现代护理学系列丛书

急诊护理学

主 编 姜 平 姜丽华

副主编 戴 红 王起兰 庄丽娜 王 涛

编 者（按姓氏笔画排序）：

于 虹　于蕾均　马 慧　马丽梅
王 涛　王月珠　王起兰　冯海莹
刘春鸣　庄丽娜　宋爱君　张 岚
张 彤　张 杰　张端凤　杨 晶
陈爱军　姜 平　姜丽华　费 娜
凌 峰　桑 琳　贾 平　曹鹏龙
韩 玲　戴 红

中国协和医科大学出版社

图书在版编目（CIP）数据

急诊护理学／姜平，姜丽华主编. —北京：中国协和医科大学出版社，
2014. 11

（现代护理学系列丛书）

ISBN 978-7-5679-0193-3

Ⅰ. ①急…　Ⅱ. ①姜… ②姜…　Ⅲ. ①急诊-护理　Ⅳ. ①R472.2

中国版本图书馆 CIP 数据核字（2014）第 246153 号

现代护理学系列丛书

急诊护理学

主　　编：姜　平　姜丽华
责任编辑：吴桂梅

出版发行：**中国协和医科大学出版社**
　　　　　（北京东单三条九号　邮编 100730　电话 65260378）
网　　址：www. pumcp. com
经　　销：新华书店总店北京发行所
印　　刷：北京佳艺恒彩印刷有限公司

开　　本：700×1000　　1/16 开
印　　张：32.75
字　　数：500千字
版　　次：2015 年 6 月第一版　　2015 年 6 月第一次印刷
印　　数：1 —3000
定　　价：68.00 元

ISBN 978-7-5679-0193-3

前　言

急诊护理学是护理学的重要组成部分，已逐渐形成了相应的院前急救护理、急诊抢救护理和危重症监护三大护理体系。近年来，随着灾害医学、救援医学的发展，急救医疗服务体系（EMSS）的不断完善，更显出急诊护理的重要性。它始终贯穿于救护的全过程，而只有高质量的护理才能保证救护的质量。为进一步充实，并加速急诊护理学科的发展，特编写本书。

本书内容共分十四章，重点介绍院前急救、急诊科及急诊重症监护室管理、急救操作技术、心脏骤停与心肺脑复苏、重症监护、常见急症的急救护理、休克的急救护理、常见临床危象的急救护理、常见危重症的急救护理、急性器官衰竭的急救护理、创伤的急救护理、环境及理化因素损伤的急救护理及急诊心理护理等内容。同时详细介绍了常用的急救、监测护理技术，读者可全面地学到急诊护理的理论知识与救护技术。

本书内容翔实，可作为广大临床护理教学及临床护理工作者参考使用。

限于编写水平及时间有限，书中难免有疏漏或不妥之处，敬请读者和同仁批评指正。

编　者

2014 年 12 月

目 录

第一章　绪　论

第一节　急诊护理学概述

一、急诊护理学的起源与发展

护理学是自然科学和社会科学相互渗透的一门综合性的应用学科。护理学以基础医学、临床医学、预防医学、康复医学以及与护理相关的社会、人文科学理论为基础，形成其独特的理论体系、应用技术和护理艺术，为人们生老病死这一生命现象的全过程提供全面的、系统的、整体的服务。

急诊护理学是与急诊医学同步成长的一门新学科，也是护理学专业化的产物，主要研究各种急性疾病、急性创伤、慢性病急性发作及急、危重患者的抢救护理等。随着急诊医学的发展和仪器设备的不断更新，急诊护理学的研究范畴也在日益扩大，内容也更加丰富。

急诊护理学的起源可追溯到19世纪南丁格尔的年代。在1854~1856年，南丁格尔亲自率领38名护士前往克里米亚战场，由于她们重视战地救护，使伤员的病死率由42%下降到2%，这充分说明了急诊护理工作在抢救危重患者中的重要作用。

急诊护理学是急诊医学的重要组成部分，是伴随急诊医学和危重病医学发展起来的护理学科。

急诊医学作为医学领域的一个分支，创建于20世纪50年代，是近30多年来发展较快的一个临床学科。在国际上，早在1924年就在意大利的佛罗伦萨建立了世界上第一个急救医疗服务组织来进行伤员的救护和转运。20世纪的两次世界大战以及朝鲜战争、越南战争期间，伤员的死亡率分别是18%、4.5%、2.5%，伤员死亡率的递降，充分显示出现场急救的重要作用。近半个世纪以来，由于城市汽车的不断增多，交通事故急剧增加，其他意外事故和心脑血管疾病也不断增多，各国政府逐步认识到发展急诊医疗服务的重要性和迫切性。1968年美国麻省理工学院倡导建立"急诊医疗服务体系（EMSS）"；1970年美国部分城市成立了地区性的急诊医疗体系，通过通讯指挥中心统一的急救呼叫，协调院前的现场急救；1972 年美国医学会正式承认急诊医学是医学领域中的一门新学科，当时的尼克松总统决定由联邦政府拨款建立急诊医疗系统试点；1973 年美国国会通过了"加强急诊医疗法案"；1976 年美国国会又对急诊医疗法案进行了修改，并完成了立法程序，建立了全国规模的急诊医疗服务网络。

在我国，急诊护理工作开始于抗日战争和解放战争时对伤员的战地初级救护和快速转运。20 世纪 50 年代，我国部分大、中城市成立了院前急救的专业机构，即"救护站"；20 世纪 80 年代，北京、上海等大城市正式成立了急救中心；1983 年卫生部颁发了《城市医院急诊科建设方案》，许多医院相继成立、发展急诊科；进入 21 世纪，进一步完善了急救中心-急诊科-ICU 一体化的急诊医疗服务体系，有效地促进了急诊护理学的发展。近年来，中华护理学会和各省市急诊护理工作委员会积极开展专科培训和学术活动，培养了大批急诊护理人才，进一步推动了急诊护理学的发展。

2005 年，在《中国护理事业发展规划纲要（2005～2010 年）》中提到"护理在急危重症、疑难症患者的救治方面发挥着重要作用。"在"2005～2010 年内，分步骤在重点临床专科护理领域，包括重症监护、急诊急救、器官移植、手术室护理、肿瘤患者护理等专科护理领域开展专业护士培训，培养一批临床专业化护理骨干，建立和完善以岗位需求为导向的护理人才培养模式，提高护士队伍专业技术水平。"这将成为我国急诊专科护理建设与发展阶段的重要标志，说明了急诊护理在急诊医疗服务体系中所显示出的重要地位和作用。

二、急诊护理学的概念

急诊护理学是以挽救患者生命、提高抢救成功率、促进患者康复、减少伤残、提高生命质量为目的，以现代医学科学、护理学专业理论为基础，研究急危重症患者抢救、护理和科学管理的一门综合性应用学科。它以院前急救护理、院内急诊护理及重症监护患者的护理为主要内容。临床实践证明，急诊急救与护理工作承前启后，将正确的诊断和治疗与优良的护理工作结合起来，是取得良好急救医疗效果的基本保证。

三、急诊护理学的范畴

急诊护理学的范畴包括以下 7 个方面：

1. 院前急救 院前急救又称院外急救，是指急、危、重症患者进入医院前的医疗救护。主要任务是把有效的初步急救措施，以最快的速度送到病、伤人员身边，以维持生命，即进行基础生命支持和基础创伤生命支持。一般可由急救中心和急救站的医护人员完成。院前急救包括现场急救和转运途中的救治与监护。院前急救是决定危重患者抢救能否取得成功的关键。

2. **院内急救** 医院急诊科是接收院前急救站送来的或用其他方法到院救治的急症患者的第一线，是所有急症患者入院治疗的必经之路。除具备急诊独立小区和合格的装备外，急诊科要具有足够、固定的编制及高素质的医护人员，以提高急诊抢救的水平及应急应变能力。现在的急诊科多数设立有重症监护病房（ICU），多数危重症患者可在急诊科得到及时、正确的治疗和护理，部分患者需留观或转入相应的专科病房进一步治疗，仅有个别的危重患者需送到重症监护病房进行加强治疗和监护。院内急救是院前急救的延续，也是非常重要的救护环节。

3. **危重症救护** 是指受过专门训练的医护人员在 ICU 接收急诊科和各有关科室转入的危重患者，对其进行全面的监护和治疗。ICU 的研究范围主要有：①危重患者的监护与治疗；②ICU 人员、设备的配备与管理；③ICU 技术。

4. **灾难救护** 灾难包括自然灾难（如地震、台风、海啸、火山爆发、泥石流等）和人为灾难（如交通事故、化学中毒、放射性污染、流行病等）。突发性集中的人员伤亡是许多灾难的共同特征，必须做好灾难前的各项准备工作，以尽量减少灾难带来的损失。一旦灾难发生，应立即组织有关医务人员赶赴现场进行及时抢救，快速实施检伤分类；开展现场自救、互救；及时分流转送，还应重视灾后预防，防止传染病、流行病的发生。

5. **中毒救护** 中毒分为急性中毒和慢性中毒两类。急诊护理学主要研究和救护急性中毒。毒物的范围很广，包括工业毒物、农药、医用药物、家用杀虫剂、有毒植物和有毒动物、细菌污染的食物以及军用化学毒剂等。

6. **急救医疗服务体系的完善** 研究如何建立高质量、高效率的急救医疗服务体系，大力建设和完善城市及乡村紧急呼救通讯设施，已经建立者则应不断研究如何充实和完善。

7. **急诊护理管理学** 对急诊护理实践进行科学管理是急诊护理学学科发展的要求。如何把患者所需的急救医护服务及时送到患者身边、在抢救过程中医护人员如何有机配合、如何改进急诊中医护人员的服务态度等，都需要进行严格的科学组织与管理，合理利用有限的医疗资源，提高社会和患者的满意度。急救护理人员的技术业务培训工作也是发展我国急救事业的一个重要方面。为了适应急诊医学发展的水平和社会的需要，要与有关部门联合开展急诊护理的科学研究及情报交流工作。

四、急诊护理的特点

1. 时间性 生命急救具有很强的时间性，急诊患者的病情特点为急、危、重，一切急救护理工作都要突出一个"急"字，分秒必争。因此，要求急救护理人员在急救过程中要做到反应迅速，思维敏捷，有条不紊，判断正确。救治及时是抢救成功的关键，急诊护理应充分体现"时间就是生命"。

2. 复杂性 急诊护理的对象是人，鉴于急诊患者的健康基础不同、年龄跨度大、病史叙述不详、疾病种类复杂、病情变化快、就诊人数多和随机性强等特点，增加了急诊护理工作的复杂性。尤其是发生意外灾害时，要承担大批伤病员的抢救护理工作。因此，在救护工作中，必须做到忙而不乱、紧张有序，使抢救过程畅通无阻。

3. 社会性 急救技术水平的高低和抢救服务质量的优劣有很强的社会性，是最能体现急救体系救死扶伤特色的窗口。公众对医院要求高，社会影响面大，因此，要求急救护理队伍应高效、高速、高度负责和高质量地为急症患者服务。

4. 多学科性 急诊护理涵盖了所有专科的急危重症处理，同时又有自身的院外急救、中毒急救、灾难急救和战伤急救，通常需要多专科救护人员的协作，因此，要有高效能的组织指挥系统和协调体制。

5. 条件性 因为各类各级医院性质不同，医疗设备、专业分工、技术力量、人员素质、管理水平、抢救条件等有所不同，所以救治水平高低和护理质量优劣受到诸多因素影响。

6. 涉法性 在医院急诊科经常出现涉及法律的医疗问题，如打架斗殴、交通事故、自杀、他杀、意外中毒等，均应及时报告当地公安部门，特别是对于非正常死亡者。

五、急诊护理的要求

急诊护理既具有护理的共性，又具有服务于急诊伤病员的特性。所以，急诊护士应具有良好的素质和工作能力。

1. 具有救死扶伤的责任心 护理工作者需要动态、定量地严密观察病情，快速准确地协助医生做出早期诊断、有效治疗和护理。而先进的监测仪、治疗设备只能帮助我们观察和解决过去无法得到的信息和难以解决的问题，不可能代替医护人员对病情的密切观察和处理。因此，护理人员应以患者为中心，一切为了患者的利益，将严谨求实、认真负责的工作作风自始至终体现在急诊患者的救护过程中。

2. **具有扎实的基础理论知识与急救技能**　由于急诊护理学涉及各个专业，如儿科、外科、妇科、麻醉科的基础和临床医疗及护理知识，要求急诊护理人员不但要具备心肺复苏、创伤急救、各脏器系统病理状况下的功能监测和支持管理的扎实知识，还必须对全身各系统常见病的治疗原则和护理操作技能有较全面的掌握和了解，能熟练掌握急危重症患者的急救程序及心电监护仪、呼吸机、除颤仪、输液泵的使用与心肺复苏技术、气管插管、心电图描记等技能的操作。急诊护士的专业素质是其知识、技能和道德水平的综合体现。

3. **具有敏锐的观察能力和快捷的应急能力**　急诊护理的特点是应急性较强，不能计划和预测什么时间有多少患者和多少种疾病的患者来就诊，患者需要哪些紧急护理或一般护理措施，如何分配有限的急诊资源等。因此，要求护士有高水平的专业技能，思维敏捷，有迅速应变的能力，对病情观察有预见性，能迅速做出判断和积极处理。

4. **具有健康的身体素质**　急危重症患者的病情危重、变化快，抢救工作紧张，随时会出现大批的患者，使工作负荷骤然加大。良好的身体素质是急诊护士出色完成繁忙、紧张的急诊和急救护理工作的首要前提。

5. **具备良好的沟通能力**　急诊工作的性质要求护士必须具备良好的人际沟通能力，包括护患沟通、医护沟通和护际沟通能力，以有效地应对和缓解与工作有关的各种压力。

6. **具有科学的护理管理能力**　急诊护理中管理非常重要，能否排除抢救护理的各种障碍，协调好各方面的关系直接关系到抢救工作能否顺利进行。护士是将各种救护措施实施到患者身上的执行者，在急救情况下应分清主次，保证用药准确及时，标记清楚有序；要保证抢救仪器始终处于良好备用状态，辅助抢救人员正确使用各种仪器，积极配合各种急救操作；物品定位，随时取用；迅速、准确地对外联系。

7. **重视临床与基础理论相结合**　急诊护理学是一门多学科、跨专业的学科，涉及范围非常广，与多种基础医学知识和临床多个专科关系尤其密切。要学会将各相关理论基础和临床知识进行垂直和水平的整合，并重视临床实践，这样才能进一步地巩固以往所学过的知识。

8. 掌握急诊护理学新信息　急诊护理学发展迅速，急诊护士的知识结构也需要不断更新，扩大自己的知识范围。了解、学习和掌握急诊护理学领域的新进展，可正确指导护士的急诊护理工作，更好的理解和配合医疗急救。

9. 要不断总结经验，研究创新　急诊护士要能够在急诊工作中体验成功与失败，感受因各种原因使伤病员没有得到及时抢救而死亡或致残的严重后果对人的震撼，能在长期的护理实践中自觉的学习，不断总结经验和教训、研究与创新，养成对急诊工作的特殊敏感性，培养良好的急诊护理意识。

第二节　急诊医疗服务体系

急诊医疗服务体系（EMSS）是集院前急救、院内急诊科诊治、重症监护病房救治和各专科的"生命绿色通道"为一体的、完整的、现代化的医疗急救网络。它既适合于平时的急诊医疗工作，又适合战争或突发的事故急救。

EMSS 的目的是用最短的时间把最有效的医疗服务提供给急危重症伤病员。一个有效的急诊医疗服务系统应包括完善的通讯指挥系统、现场救护、有监测和急救装置的运输工具以及高水平的医院急诊服务和强化治疗。该系统的各个组成部分既有各自的工作职责和任务，又相互密切联系，从而形成一个有严密组织和统一指挥机构的急救网络。

EMSS 的任务有：①实施院前急救；②对群体突发性事故进行医疗救援的领导；③医疗服务的社会化及大范围医疗救护的预测；④对专业人员进行高级急救培训并开展相关的科研工作。

一、EMSS 的形成与发展

20 世纪中叶，随着社会的发展，城市汽车的不断增多，交通事故所致的伤害急剧增加，为使危及生命的急危重伤患者得到及时的救治，各国都十分注重现场救护与转运，积极培训急救医护人员和加强院外运输工具的装备；同时，现代化先进仪器的出现，使院内急诊急救、重症监护飞速发展，急救医疗服务体系在实践中逐渐形成。目前在世界上已有不少国家将院外救护、院内急诊急救和重症监护连在一体，建立了 EMSS，各国模式和投入的医疗技术力量虽不尽相同，发展也不平衡，但均具有其特色。

二、国外 EMSS 的发展状况

1. **英国** 1948 年，英国开始推行"国家卫生服务制"，向全体国民提供包括急诊在内的免费医疗服务，目前它的院前紧急救助中心是世界上最大的免费紧急救助机构。英国的院前急救体系由地面紧急、空中紧急医疗救助中心和空中紧急医疗求助中心两部分组成，它与医院急诊科（中心）和 ICU 构成了一个完善的紧急救助服务网络，做到从陆地到空中进行立体救治和运送。急救工作的人员，须经过专业培训、考试合格获得国家卫生部门授予的专业职称后，才能从事急救工作。

2. **法国** 1965 年，法国形成急救医疗服务体系。急救模式以院前急救为主，称紧急医疗救助中心，它的理念就是当患者出现紧急情况时，医院应走向患者。法国以地域划分为 101 个紧急医疗救助中心（SAMU）。每个 SAMU 又设立若干个移动的急救单元（SMUR），又称为移动重症监护单元，以执行 SAMU 下达的急救任务。SAMU 的任务是受理呼救电话，调配医疗资源，组织现场抢救、医疗救护、转运和入院的交接。凡参加该体系网络的法国公民，在世界任何地方发生意外，均可向该机构呼救。院外急救由急诊专业医师负责，该机构负责接受求助和呼救要求，并尽快给予合适的答复，从最简单的提供咨询至立即派出一个有全套急救设备和包括急诊专科医师或麻醉师和一名护士及一名救护车驾驶员组成的医疗组，救护车被作为可移动加强监护病房（MICU），赶赴到危及生命的急诊或严重创伤患者的急救现场进行初步救护与深入救治，必要时派遣直升机到现场抢救，并通过无线电通信网络，使急救工作的各个环节全面运作。

3. **德国** 德国救护车标准早已名列世界前茅，但由于交通的堵塞，出现急救车不能及时奔赴现场，从现场又不能及时返回医院的现象。作为地面医疗救护系统的支持和补充，德国空中救护高度发达，堪称世界楷模。1930 年，德国首次民用空中救护演习在柏林 Tempel Hof 机场举行，1960 年联邦国防军首次派遣一架直升机参与高速公路交通事故伤的救护。20 世纪 70 年代来自 ADAC 空中救护公司的第一架救急直升机在慕尼黑正式投入运营，是德国 EMSS 迅速发展的一个里程碑。德国的直升机运送伤病员，也称"空中救护车"，具有速度快、随带急救仪器药品齐全、训练有素的专业医护人员在飞机中仍可进行救护的优势。到 1980 年底已发展到 30 个直升机救护站，覆盖全国领空 95%，实行 40~80 千米半径空中救护，许多医院都有直升机停机坪，10 分钟赶赴现场。1990 年第一架重症转运直升机（intensiv-transport-hubschrauber，ITH）正式投入运营。目前，分布于德国的 3000 余个急救站和 8000 余名急救工作人员构成了世界上最密集的院前急救网络，采用统一的急救呼救号码"112"，是世界上急救工作最有成效的国家之一。

4. 美国 美国 EMSS 建立较欧洲一些国家晚，但发展较快，在不断地完善。1968 年，麻省理工学院倡导建立急救医疗体系。1970 年部分美国城市成立了急救医疗体系，通过通信指挥中心和统一的急救呼号，协调院前的现场急救。同年成立急诊护士协会。1972 年美国医学会正式承认急救医学是医学领域中的一门新学科。1976 年在第 94 届国会上正式通过 EMSS 法案，将全国分成 304 个 EMSS 区，各自负责管区的急救工作，既独立，又相互联系，形成急救网，使危重患者得到及时有效的救护。20 世纪 90 年代，美国 EMSS 跨入一个崭新时代，医疗救护员（EMT）被社会认可。随着自动体外除颤器（AED）的问世与应用，使得初级医疗救护员（EMT-B）也能够完成一些较为复杂的高级生命支持（ALS）。进入 21 世纪以来，无论在偏僻山区还是繁华都市，美国 EMSS 日益科学和完善，美国将警察、消防、医疗救援综合为一体形成"911"体系。该体系"网络"星罗棋布，既各自独自运行，又紧密协调配合，快速有效的处理国民危重急症、意外伤害直至重大突发群体事件。

5. 日本 日本在 1963 年《消防法》规定急救患者的运送由消防机构负责。1991 年日本官方确立了专门的随行医务人员系统。1997 年 11 月政府建立了公立的急救医疗系统。至 2004 年 11 月，有 173 个急救医疗救护中心遍布日本，自 2006 年后，全国救护车在接到 120 急救电话后平均 6 分钟之内可以到达呼救地点。目前已建立了三级急救医疗机构和急救情报系统，还建立了急救医疗教育制度，加强了大学附属医院的急救医疗工作。日本的急救医疗系统主要由三部分组成，即急救患者运送系统、急救患者治疗系统、急救患者医疗情报联络系统。

6. 中国 从 20 世纪 50 年代中期开始，中国曾在大、中城市建立急救站，限于当时国家的财力和认识水平，规模小、设备简陋。20 世纪 60 年代初引进和自己改装急救车，大多只能起到对伤病员的转运作用。1980年，国家卫生部颁发《关于加强城市急救工作的意见》的文件，1983 年卫生部颁布《建立医院急诊室（科）方案》，规定了急诊室（科）的任务，急诊医疗工作的方向、组织、管理以及急诊工作的规章制度，有效地促进了急救医学在国内的兴起与发展。随后，全国各大、中城市医院纷纷成立急诊科，加强了急诊的领导和管理。1987 年 5 月经中华医学会批准正式成立了"中华医学会急诊医学分会"，从此急诊医学在我国被正式承认为一门独立的医学学科。同时，心脏监护病房，各专科或综合监护病房开始相继建立，危重病监护学开始形成与发展。急救运输工具的改进，先进仪器的装备，急救人员的培训，使院外急救、院内急诊急救和重症监护均得以加强与提高。2001 年，中国第一支国际救援队成立，现已建成一支反应迅速、机动性高、突击力强，能迅速执行国内外紧急救援任务的现代化专业化救援队伍。目前，我国各地区已普遍设立了"120"急诊呼救电话与指挥系统网络，有些地区采取整合 110（公安）、122（交警）、119（消防）、120（急救）报警救援系统，形成联合出动救援模式来提升综合应急能力，提高应急救援效率，一些城市已建立海、陆、空立体救援模式。我国EMSS 从无到有，正逐步得到加强和完善。

三、建立健全急救组织，形成急救网

城市医疗救护网络是在城市各级卫生行政部门和所在单位直接统一领导下实施急救的专业组织。医疗救护网承担现场急救、途中救护以及包括医院急诊科抢救的全过程的工作。城市应逐步建立健全急救站、医院急诊科（室），并与街道卫生院等基层卫生组织相结合，组成医疗急救网。

1. 急救中心（站）

（1）急救中心（站）是在市卫生行政部门直接领导下，统一指挥全市日常急救工作；急救分站在中心急救站的领导下，担负一定范围内的抢救任务。

（2）医疗急救为中心负责对各科急、危、重症患者及意外灾害事故受伤人员的现场和转运途中的抢救治疗。

（3）在基层卫生组织和群众中宣传、普及急救知识，有条件的急救站可承担一定的科研、教学任务。

（4）接受上级领导指派的临时救护任务。

2. 医院急诊科

（1）承担急救站转送和来诊的急、危、重症患者诊治、抢救和留院观察工作。

（2）有些城市的医院急诊科同时承担急救站的任务。

3. 街道卫生院、红十字卫生站等组织

（1）在急救专业机构的指导下，学习和掌握现场救护的基本知识及技术操作。

（2）负责地段单位的战伤救护、防火、防毒等知识的宣传教育工作。

（3）一旦出现急、危、重症患者或意外灾害事故，在急救专业人员到达前，及时、正确地组织群众开展自救、互救工作。

四、急诊医疗体系的管理

1. 建立急诊医疗服务通讯网络 现代化急诊医疗服务通讯网络可以说是 EMSS 的灵魂。救护站、救护车与医院急诊科应配备无线通讯，有条件的城市应逐步建立救护车派遣中心和急救呼叫专线电话。通讯网络的完善与建设，有利于急救工作的顺利开展。目前，我国许多地区将 120 与 110、119、122 四号合一，能更快速地应对各类复杂的情况，如广州、武汉等地。许多大城市的急救中心拥有高智能的系统，120 电话采用智能接听，运用 GPS（全球卫星定位系统）和 GIS（地理信息系统）技术，提升指挥调度能力。患者在任何一个地方打求助电话，计算机将迅速显示出患者所在的位置、距离患者最近的救护车空车运行情况、患者周边医院专科设置情况和专家库情况，根据这些信息和患者的病情，计算机立即自动显示抢救预案，发出调度指令，可以在最短的时间内为患者提供最好的抢救。

2. 改善院前急救的运输工具 急救运输工具是急救单位执行紧急救护任务不可缺少的设备，可以使急救做到行动迅速，抢救及时，提高应急能力。一旦呼救，立刻到现场，经过妥善救治，待患（伤）者病情稳定后，及时安全地转送到医院，以减少死亡和伤残。

救护站要建立必要的通信设施，要配备一定数量的车况良好、具有必要的救护装备的救护车，必须改变救护车仅仅当作运送工具的状况。另外，虽然目前的运输工具以救护车为主，但在沿海地区、边远地区、牧区及有条件的城市，应因地制宜，根据急救需要发展急救直升机或快艇。在紧急情况下，有关部门应向具有以上快速运输工具的单位或部队提出呼救援助。各级卫生行政部门，要制定急救运输工具的使用管理制度，保证其正常良好地运转。

3. 现场急救人员的组成和物质供应 现场急救人员由城市急救医疗单位，二级、三级综合医院的各级医务人员和红十字初级卫生人员 3 部分组成。调集的医务人员，要具备较丰富的临床经验和较强的应急能力，急救操作熟练，基本功过硬，要具有独立作战能力。应急的急救人员要求相对固定。急诊医疗的器械、仪器设备和药品以及救护车、通信设施和相应的物质，由卫生行政部门提出统一要求，实行规范化管理；而各级医疗单位应根据统一要求，装备齐全、完善、实用，平时准备就绪，放置固定地点，指定专人定期检查更换，一旦接到命令可携带至现场抢救，做到有备无患，处于临战状态。

4. 救护人员的培训 急诊医疗服务体系的医疗质量高低受多方面因素的影响，如医护人员的业务技术水平。特别是院前急救是目前我国医疗急救的薄弱之处，严重影响危重病及创伤救治的效果。因此，加强对救护人员进行急救技术的培训，是当务之急。一是要加强救护人员对创伤初期急救的训练，通过培训掌握经口气管内插管、食管内插管、异物钳的应用、静脉内给药、胸腔穿刺术、心脏骤停的复苏、非同步心脏复律等急救技术；二是要加强管理急诊科医师对进一步创伤急救的培训。

5. 社会急救 政府和各级各类医疗卫生机构应广泛宣传培训，普及急救技术，如徒手心肺复苏、骨折固定、止血、包扎、搬运等，当意外灾害发生时，在专业人员尚未到达现场时能自救和互救。同时，如果广大群众在各种场所遇到急诊时，有义务向就近医疗机构或急救部门呼救；社会各部门、各单位接到呼救信息，必须从人力、物力、财力和技术方面给予全力援助。

6. 加强城市急诊科的建设，提高急诊科的应急能力 城市医院急诊科应有独立的"小区"，要有专门的医护人员编制，要有一定规模的装备，还要有对内对外的通讯联系设备。加强急诊科（室）的业务管理，应从以下几方面入手：

（1）提高急诊科医务人员的急救意识和群体素质。通过有计划、有组织的业务目标训练，组织考核，使训练计划落到实处。

（2）建立和健全急诊科、抢救室的各项规章制度。

（3）推行急诊工作标准化管理，提高急诊科的应急能力。为了随时准备救治严重创伤患者，医院还应组织创伤急救小组，并每日将该小组值班人员的名单公布于急诊科，遇到严重创伤的患者来院，该小组成员应迅速到位对患者实施急救。

第三节 急诊分诊

分诊是急诊护士对每位来诊患者进行简单迅速的评估，了解其医疗需求，判断就诊的紧急程度，使其在恰当的治疗区域获得恰当的治疗与护理的过程。急诊患者往往具有数量多、病种繁杂、病情危重、变化迅速而多样的特点，有时甚至难以预料结果。因此，急诊分诊是急救医疗服务体系中的重要环节，是抢救危急重症患者的关键。急诊护士能否对急诊患者的病情做出准确判断与及时有效的处理，对于争取时间，挽救每位患者生命具有十分重要的意义。

一、分诊区的设置

1. 分诊区的位置与环境 分诊区需设置在急诊科区域明显的位置，一般在急诊科入口，有明显标志，患者进入急诊科时应立刻看到分诊区，分诊护士也能够首先清楚地看到每位前来就诊的急诊患者，即刻就能够按需提供主动的服务。分诊区应与挂号处相邻或共用，面向候诊区，连接治疗区，患者经过分诊后可以就近进入相应的治疗区域。分诊区最好空间宽敞，光线充足，设有屏风，在护理体检时使患者隐蔽、舒适，便于交谈。

2. 分诊处的备品

（1）基本评估用物：如体温计、血压计、听诊器、体重计、手电筒、压舌板等。

（2）简单急救用物：如无菌敷料、止血带、口咽通气导管等。

（3）患者转运用具：轮椅、平车。

（4）办公用物：如计算机、电话、病历、常用检查表格、记录表格、笔等。

（5）宣教资料：如就诊流程图、科室设置介绍、相关疾病健康教育信息等。

（6）其他：有条件医院还可设置电子显示屏，显示正在就诊和准备就诊患者的情况，分配的诊室以及一些收费信息，方便患者了解就诊情况。亦有必要配备一些纸杯、手纸等简单便民物品。

3. 分诊区的人员设置 分诊区是急诊科迎接急诊患者的第一个窗口，服务质量直接涉及患者生命的安危、疾病救治的急缓以及患者对医院服务水准的评价。因此，要合理的配备分诊区人员。

（1）分诊区至少应设置分诊护士1名（3年以上的工作经验），负责收集医疗护理相关信息，如患者的就诊原因、主诉、血压、脉搏、呼吸、体温、体重、既往史、过敏史、病情危重程度判断等级等。

（2）如设置挂号员可负责收集患者的自然情况、保险情况、或挂号收费等，并负责将相关信息录入计算机，提供急诊就诊病历。

（3）护理辅助人员若干名，负责护送患者进入治疗区，陪同患者检查、入院等。

（4）保安人员若干名，协助维持急诊科的正常工作秩序。分诊区工作人员数量是以急诊科日平均患者流量为参考而设置的，因此，急诊患者流量大的医院，可以适当增加分诊工作人员的数量。

二、分诊区的作用

1. 患者登记 患者登记的内容包括医疗信息和挂号两方面。

2. 治疗作用 这里的"治疗"指的是两种情况：一是指分诊护士对患者评估后，发现患者病情危重，危及生命而采取的必要的初步急救措施，如患者心跳呼吸骤停时行心肺复苏术、患者呼吸道阻塞时立即开放气道；二是指患者病情暂无生命危险但对随后的治疗有帮助的简单处置，如外伤出血部位给予无菌纱布覆盖、压迫止血等。诸如此类治疗工作，分诊护士可根据院内规定或分诊预案为患者提供。

3. 建立公共关系 分诊护士通过准确、快速、有效的分诊，判断患者病情的严重程度，决定患者就诊的优先次序，合理的安排医疗资源，缩短患者就诊的时间，使危重患者尽快得到救治，增加患者对急诊工作的满意度，为下一步的急诊救治过程建立和谐的护患关系奠定基础。分诊护士亦有责任对急诊以外的患者提供力所能及的帮助，通过文明的语言和行为，向社会展示急诊科乃至医院的良好社会形象。

4. 统计数据和分析 应用计算机对患者登记时录入的信息进行数据的整理、统计和分析，可全面掌握急诊科工作的运转情况。按要求上报日、月统计报告，如就诊患者总人数、各科系就诊人数、就诊患者平均年龄、各病情危重等级患者就诊人数，入院、出院、留观人数，新生、死亡人数等。根据要求，还可排列急诊就诊的主要病种和所占比例、就诊高峰时间、急诊平均停留时间等，为急诊科管理、科研和教学提供数据和决策证据。

三、分诊程序

1. 护理评估 护理评估是收集患者主观与客观信息的过程。其目的是帮助护士对下列事宜做出迅速的判断：①病情急重危程度；②患者就诊的顺序；③恰当的治疗区；④即刻需要实施的护理措施；⑤根据分诊标准规定需要开始的诊断性检查项目；⑥合适的治疗；⑦患者可选择的其他医疗服务部门。

护理评估包括初步评估与进一步评估两个步骤。

（1）初步评估：即评估患者的气道、呼吸和循环（airway, breathing and circulation, ABCs），亦称 ABCs 程序。

1）气道情况：分诊护士可采用询问的方式与患者对话，如患者答话清楚，可以判定气道畅通。昏迷患者可因舌后坠阻塞气道，急性过敏的患者易引发喉水肿阻塞气道，分诊护士应加以注意。

2）呼吸情况：观察呼吸的频率、节律、深度、形态等，决定是否存在呼吸异常，如呼吸困难、呼吸窘迫、呼吸急促及呼吸节律异常。

3）循环情况：评估内容主要包括血液循环和组织灌注量是否充足、有无需要即刻心肺复苏的指征、有无明显的活动性大出血、有无休克的早期表现、有无危及生命的胸痛症状等。分诊护士在初步评估中发现任何 ABCs 方面的问题，均说明病情可能比较危急，应立即送入抢救区，迅速通知负责医生与护士，及时采取相应抢救措施，其他资料随后再收集补充。

4）神经系统状况——意识水平：意识水平的评估可应用 Glasgow 评分对眼球运动、语言、肢体运动项目的快速评价或应用 AVPU 法（A-表示清醒；V-表示对声音刺激有反应；P-表示只对疼痛刺激有反应；U-表示对所有刺激都无反应）的简单描述来实现。

5）暴露和环境控制：皮肤黏膜色泽，创伤的部位及程度，中毒后是否迅速脱离原环境等。

（2）进一步评估：护士进行初步评估后，如果没有即刻危及生命的情况存在则需要进行进一步评估。进一步评估主要包括从头到足收集患者的主观与客观信息。

1）创伤评估顺序：在初步处理后进行进一步评估：①询问病史和损伤机制；②头面部评估：有无出血、挫伤、颅高压；③颈部评估：有无压痛、畸形等，必要时予以颈托固定、制动；④胸部评估：呼吸运动是否对称，有无压痛、畸形等；⑤腹部评估：有无压痛、反跳痛、肌紧张等；⑥骨盆评估：有无压痛，要注意骨盆骨折可伴有多量的失血，单处骨折可失血 500ml 以上；⑦四肢评估：有无畸形肿胀、骨擦感。

2）非创伤评估顺序：①接诊；②护理体检，即用护理观察方法（看、问、闻、触）来分析患者的主诉与现病史，评估其症状和体征，如了解疼痛或不适的性质、部位与范围、程度、病程、持续时间、相关症状和体征等，并注意鉴别。创伤和非创伤患者的进一步评估内容一般均应包括：①患者自然情况，如姓名、年龄、地址、保险等情况；②血压、脉搏、呼吸、体温等生命体征信息。以上评估应在 1~2 分钟内完成，如有生命危险，应立即停止，先行抢救。

（3）评估过程中的技巧：在某些专项评估中可借助一些技巧使评估简单、完整、迅速，充分体现分诊工作的专业性。例如，可使用 TRTS 评分评估患者呼吸、血压和意识，PQRST 公式进行疼痛患者的评估，使用

AVPU 方法描述意识状态，使用 CRAMS 评分法进行创伤评估记录等。

1）TRTS 评分：主要指标：①呼吸频率：10~30 次/分，4 分；>30 次/分，3 分；6~9 次/分，2 分；1~5 次/分，1 分；②收缩压：>90mmHg，4 分；76~90mmHg，3 分；50~75mmHg，2 分；<50mmHg，1 分；③Glasgow 评分：13~15，4 分；9~12，3 分；6~8，2 分；4~5，1 分；3，0 分。

2）PQRST 公式：①P（provokes，诱因）：描述疼痛的诱因；②Q（quality，性质）：描述疼痛的性质，如剧痛、钝痛等；③R（radiation，放射）：描述疼痛有无放射及放射部位；④S（severity，程度）：将疼痛的程度由无疼痛到疼痛不能忍受按照 1~10 的数字排列，让患者说出对应于自己疼痛程度的数字；⑤T（time，时间）：描述疼痛的起止时间、持续时间。

3）AVPU 描述法：A：清醒；V：对声音有反应；P：只对疼痛有反应；U：对所有的刺激都无反应。

4）Glasgow 计分标准：①睁眼反应：自动睁眼 4 分，呼唤睁眼 3 分，刺激睁眼 2 分，不睁眼 1 分；②语言反应：回答正确 5 分，答非所问 4 分，胡言乱语 3 分，只能发音 2 分，不能发音 1 分；③运动反应：按吩咐运动 6 分，刺痛能定位 5 分，刺痛能躲避 4 分，刺痛肢体屈曲反应 3 分，刺痛肢体过伸反应 2 分，不能运动 1 分。总分 13~15 分为轻型颅脑损伤，9~12 分为中型，3~8 分为重型。计分越低，预后越差。

5）CRAMS 评分法：包括循环、呼吸、腹部、运动、语言每项各 2 分，总分为 10 分，如果得分≤8 分为重度创伤，得分≥9 分为轻度创伤。

不同专科疾病所应用的评价手段、量表等都有所不同，分诊护士在评估时应灵活应用。分诊护士的评估应具有高度的灵活性，在评估的过程中不能仅将精力放在某一位患者上，应该同时关注到每一位来诊患者及其病情的严重程度，灵活、高效安排患者就诊。

2. 分析、判断病情严重程度

（1）病情严重程度分类：根据评估所获得的信息，对病情进行全面分析，识别患者的危急状态，将患者病情按严重程度划分优先就诊等级，使有生命危险的患者，在现代化抢救仪器配备区域获得快速、有效的救治。

因各国国情不同，社会福利和急诊科设置等因素的影响，病情严重程度的分类法有多种，如二级分类法、三级分类法、四级分类法、五级分类法等。目前，我国急诊常用的是三级分类法，而英国、加拿大等国家应用的是五级分类法。现将三级分类法和五级分类法分别做以下介绍。

1）三级（Ⅲ级）分类法：Ⅰ级：急危症；Ⅱ级：急重症；Ⅲ级：普通急诊。

Ⅰ级急危症：危及患者生命或肢体的急重症，如不立即抢救与治疗，患者将会丧失生命或肢体。例如，心跳呼吸骤停、剧烈胸痛疑为急性心肌梗死、呼吸窘迫、休克、急性中毒以及严重创伤伴无法控制的动、静脉大出血等。

Ⅱ级急重症：患者病情严重，在短时间内可以等待，但仍须尽快治疗。例如，高热（体温>40℃）、腹痛，但生命体征平稳等。

Ⅲ级普通急诊：患者常患有一般急症或轻度不适，无生命危险，可以等待就诊。例如，上呼吸道感染、皮疹、踝扭伤等。

2）五级（Ⅴ级）分类法：Ⅰ级：急危症；Ⅱ级：急重症；Ⅲ级：紧急；Ⅳ级：亚紧急；Ⅴ级非急诊。

Ⅰ级急危症：生命体征不稳定，如不立即抢救危及生命。

Ⅱ级急重症：有潜在的生命危险，病情随时可能变化，需要紧急处理及紧密观察。

Ⅲ级紧急：生命体征目前稳定，但有可能病情恶化，紧急症状（如高热、呕吐等）持续不缓解的。

Ⅳ级亚紧急：病情稳定，可以等候一段时间再就诊。

Ⅴ级非急诊：不属于急诊的患者，可以长时间等候或转到门诊就诊。

亦可采用颜色法来代替病情严重程度分级，在院内通常用六种颜色表示，如用红、橙、黄、绿、蓝、黑六种颜色来表示病情的危重程度。

急诊科可根据自己医院的建制规模、院内规定、科室设置，选择和使用合适的分类方法，保障患者快速、安全的就诊。

（2）常见危重病情判断

1）生命指征：对急症患者首先是掌握生命指征情况，因为突发的急症病情是不稳定的，有可能是致命性的。

2）意识障碍及精神症状：意识障碍范围很广，包括嗜睡、昏睡、昏迷及精神障碍。严重的意识障碍一般均能意识到病情危重，而对轻度意识障碍及精神症状常认识不足。一旦发生意识障碍，则意味着病情严重。如老年人发生轻度意识障碍，如嗜睡应想到严重感染，如出现症状性精神症状，亦应想到病情严重，凡躯体性疾病引起意识或精神异常，即使症状轻微，亦是病情严重的表现。

3）呼吸异常：检测呼吸频率是判断病情的先导。在四大生命指征中，呼吸常不被重视，其原因可能是量化概念不如血压、心率明显。呼吸困难除从解剖及神经调节的角度来理解以外，更应从病理生理的角度来理解，如呼吸衰竭、ARDS、急性肺水肿等均可反映呼吸异常，而这些病理生理改变存在于各科的危重患者中。

①喉梗阻：是最危急的呼吸困难，表现为吸气性呼吸困难、三凹征、失声。

②端坐呼吸：常见于急性左心衰竭、哮喘、气胸。

③深大呼吸：应考虑酸中毒，常见有糖尿病酮症酸中毒、尿毒症、休克等。

④原因不明的呼吸困难：所谓原因不明是指除外一般的心肺疾病、血液及神经系统疾病所致的呼吸困难，应想到心包疾病和肺梗死。

⑤肝硬化合并呼吸困难：应考虑肝肺综合征。

⑥尿毒症并发呼吸困难：应考虑急性左心衰竭、肺水肿、尿毒症肺。

⑦严重贫血并发呼吸困难：应考虑急性左心衰竭。

⑧呼吸肌麻痹所致的呼吸困难：可无呼吸急促，而是主诉气憋。可见于吉兰-巴雷综合征和周期性麻痹。

⑨易并发急性肺损伤及 ARDS 的几种疾病

A. 肺炎：肺炎合并呼吸困难表明病情危重。糖尿病患者如并发肺炎或肺部感染，因有毛细血管病变，易发生低氧血症；老年性肺炎如呼吸急促在 25~30 次/分，亦表明病情危重。

B. 急性重症胰腺炎：急性胰腺炎判断病情轻重是很重要的，因严重型或坏死型胰腺炎死亡率高，而肺为最易受损伤的器官。据文献报告，70% 急性胰腺炎患者并发不同程度呼吸功能不全。对急腹症患者如有呼吸急促，应考虑急性胰腺炎，因其最易发生肺损伤。

C. 严重腹腔感染：严重腹腔感染患者可因呼吸急促来诊。

4）休克：休克是常见危重急症，常表现为组织缺氧，如四肢厥冷、冷汗、指压痕、呼吸急促、心率加快、少尿、血压下降、脉压缩小。早期血压可正常，甚至升高。

5）抽搐：抽搐亦是一个危重急症，常见的病因有脑血管病、肺心病、癫痫、颅内感染、尿毒症、中暑、肝性脑病、低血糖、高渗昏迷、颅压高、药物（氯丙嗪、三环类抗抑郁药）、中暑等。在炎热的夏季，如有高热、昏迷、抽搐患者，多考虑中暑，特别有超高热的患者。

6）腹胀：腹胀是一个不令人注意的症状，通俗地说有"气胀"和"水胀"。前者是胃肠功能衰竭，为肠麻痹，叩诊呈鼓音，或称假性肠梗阻，是多脏器功能衰竭的一部分，有严重的基础病，或伴有呼吸或循环功能衰竭，如伴随腹胀，则应考虑胃肠功能衰竭，是比呼吸循环衰竭更难处理的危重症，应及早处理。腹腔积液，有移动性浊音，常见于重症胰腺炎、异位妊娠、腹膜炎（原发性、继发性、多浆膜炎）等，重症胰腺炎可二者并存。

7）脑干征兆：眩晕是常见急症，老年患者多数是椎基底动脉供血不足，而预后绝大多数是好的；但少数可能是椎基底动脉闭塞，即脑干或小脑梗死，可引起呼吸骤停而致命。

8）烦躁不安与呻吟不息：烦躁不安应理解为一种意识障碍，呻吟不息是病痛超过其耐受能力病情笃重的表现，一定要认真对待，详细检查。如此类患者突然变为安静无声，是临终表现，可能是极度衰弱，无力呻吟。对烦躁不安患者必须亲自查看，检查有无尿潴留、缺氧、心衰、休克等。

9）序贯性脏器功能衰竭：临床上常见高龄患者（>80岁），初来诊时病情并不严重，但逐步进展，最后死亡。如初诊时可能仅是肺部感染，但随之心力衰竭、呼吸衰竭或肾衰竭，接踵而来，其原因是老年患者有多器官功能障碍，一旦有诱发因素，则全面崩溃。一定要熟悉老年患者的特点，对这些患者做出预后判断尤为重要。高龄患者发生肺部感染常并发心力衰竭，应加注意，如突然出现满肺干湿啰音、咳白色泡沫痰，应想到合并心力衰竭。

10）其他：如发绀，意味着严重缺氧。

3. 计划与实施　此阶段是根据患者病情严重程度，或按照急诊科分诊预案，计划并实施必要的检查与护理措施，选择、护送患者到合适的治疗区，选择并通知合适级别的医生为患者治疗。

急诊患者来诊后，除了解患者的生命体征外，分诊护士还可根据部门的规定（或分诊预案）和患者的病情，提出相关辅助检查申请：①血液常规检验：白细胞计数及分类计数，血红蛋白测定，必要时进行出、凝血时间测定，血型鉴定，血交叉配合试验等；②尿液常规检验：尿蛋白、尿糖、酮体等；③粪便常规检验：粪便涂片镜检、潜血试验等。帮助分诊护士准确分诊，加速病情的判断，缩短患者就诊时间。

4. 评价　主要包括两部分，一是对已经就诊的急诊患者进行评价，判断分诊工作的准确性；二是对等待就诊的患者病情进行及时的评价，确定病情变化情况，必要时，需要对病情进行重新评估、分类及更改就诊次序。

5. 记录　在分诊过程中护士所获得的信息、实施的护理措施，需要记录在医疗病历或护理病历的首页上。

6. 分诊注意事项

（1）在临床护理工作中，最常见需要分诊的重点疾病或症状主要有：①可能威胁生命的疾病；②疼痛；③出血；④意识改变；⑤体温改变。

（2）日常急诊分诊时需注意和综合考虑的情况

1）优先分诊的人群：儿童、老人、身体有残疾或有智力障碍的患者、频繁就诊的患者、再次就诊的患者、在其他地方就诊过的患者。

2）需要注意的人群：有虐待或攻击倾向的患者、受酒精影响的患者。

3）急诊部门的因素：急诊工作量、人员配备情况、空床床位数量、分诊业务水平等。

以上几个方面对分诊均有直接影响，尽量使各因素调节到最有利于急诊救治工作的进行。

四、成批伤的分诊

成批伤是指同一致伤因素导致 3 人或 3 人以上同时受伤或中毒。

1. 成批伤院前分诊 成批伤由于具有突发性强、患者较多、损伤的种类和性质复杂、发生地点在院外、环境条件差等特点，给急救工作造成很多困难。由于时间短促，要求快速进行，目的是决定转送先后次序，所以比医院分诊简单，以颜色分诊法常用，一般分红、黄、绿、黑四种等级。红色表示病情危重需要立即转运，黄色表示病情重需要尽快转运，绿色表示病情一般可以暂缓转运，黑色表示已死亡不必转运。分诊时，只有患者在气道阻塞或大出血两种情况时才立即处理，其他情况均在分诊后再做处理。

现场进行分诊时，还需处理好分诊与救治的关系，应用上述提到的初步评估法和进一步评估法，迅速做出分诊决定及处理。处理原则是"先救命，再救伤"。即首先应保证患者维持有效的呼吸和循环功能，视病（伤）情和条件进行分诊，在采取输液、镇痛、包扎、固定、解毒等救治措施之后，通过各种联络工具，向救护站或医院呼救，为患者争取最大的抢救时机。

2. 多发伤现场分诊时的抢救措施

（1）体位安置：对轻症或中重度患者在不影响急救处理的情况下，协助患者处于舒适卧位，对于危重患者应予平卧位，头偏向一侧（怀疑颈椎损伤者除外）。

（2）畅通呼吸道：观察口腔或咽喉部有无异物、舌后坠，及时解除梗阻。

（3）维护呼吸功能：观察呼吸的频率、幅度、节律，有无呼吸困难，检查局部有无创伤。换气正常者给予鼻导管或面罩吸氧，若换气不佳或无呼吸者，可酌情选用口咽通气管、面罩、气管插管或气管切开予以呼吸支持，有条件者可行脉搏血氧饱和度（SpO_2）监测。

（4）建立有效循环：观察脉搏、血压、皮肤色泽，无脉搏者立即行基础生命支持。循环衰竭时，应立即建立快速有效的静脉通路，积极查找病因或出血来源，注意控制严重的外出血。

（5）简单的神经系统检查：观察意识水平，瞳孔形状、大小、光反射的变化及有无肢体活动。

（6）彻底暴露患者：在不影响体温的情况下，可脱去或剪去病员衣服，以利全面检查与伤情评价。

3．院内成批伤分诊

（1）检伤：包括初步评估气道、呼吸、循环、出血情况。进一步评估意识、颈椎损伤的可能性、有无开放性伤口、骨折、烧伤或其他损伤。

（2）给予简便而迅速的措施稳定病情，但不要投入到费时的抢救当中。

（3）病情严重程度分级：如采用六级分类法，用红、橙、黄、绿、蓝、黑六种颜色来表示病情的危重程度。红色表示最紧急需立即救治，橙色表示非常紧急应在 10 分钟内救治，黄色表示紧急应在 60 分钟内救治，绿色表示普通可在 120 分钟内救治，蓝色表示不紧急可在 240 分钟内救治，黑色表示患者已经死亡，不需救治。另外，院内分诊也可采用三级或四级分类法。

（4）分配治疗区：急诊科内区域相对分区，决定各类伤员放置区域。院内分流包括手术室、ICU、各专科病房等。

（5）提供病历，无名者编号：对于昏迷、休克等无法回答问话并且身份不明的患者，建立病历时，患者姓名可暂按无名处理，按阿拉伯数字编号，同时要在患者身上作出明显标记，并通知其他人员查找家属。

（6）通知报告有关部门或领导。

（7）与医生、护士及时交流，协调急救。

（8）与家属交流，需要时，简要告知伤员救治情况。

五、分诊标准规定

为了帮助护士对病情的严重程度做出准确地判断，防止延误治疗，可制定分诊标准或分诊预案。分诊预案是急诊科医生与护士共同讨论制定的有关决定病情严重程度及安置患者到合适治疗区进行治疗的一系列文字与规定，其作用在于既可以保证分诊过程的标准化，又有利于在紧急情况下患者可以得到分诊标准或分诊预案允许的急救措施和检查。例如，不同的疾病有不同的就诊优先等级、不同的就诊区域，见图 1-1。

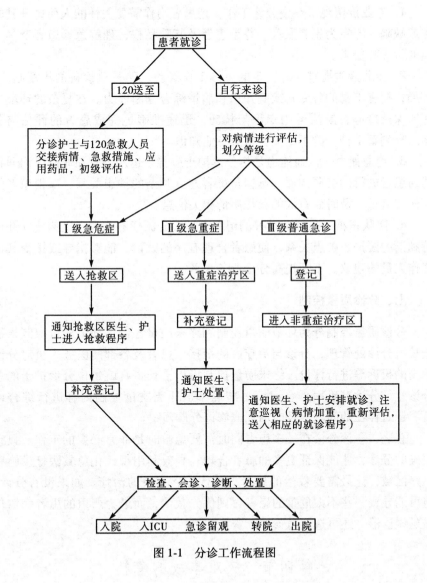

图 1-1　分诊工作流程图

六、分诊护士应具备的基本素质

分诊作为急诊科工作的第一关，不仅可以反映整个急诊科甚至整个医院的工作作风和服务形象，还将关系到患者救治的及时性与准确性。因此，分诊护士需要具备较高的素质。

1. 专业价值观 热爱分诊工作，把患者当作需要关怀的人而抛开其缺点或缺陷，愿意为患者服务。尊重患者及其隐私权，理解急诊患者及其家属的行为和要求。

2. 专业素质要求 有一定的急诊工作经验，熟悉急诊科的规章制度、布局；拥有丰富的各专科疾病知识和病情综合判断能力。在复杂的环境中能够保持冷静，灵活运用知识与技巧，迅速准确地完成患者的评估与分诊。有创新精神，能不断完善自身专业知识。

3. 沟通能力 沟通能力是指分诊护士应善于运用语言和非语言沟通技巧与患者进行的必要沟通，迅速与患者建立和谐的护患关系，赢得患者的信任与尊重，及时而有效的获得病情相关信息。

4. 团队精神 包括有良好的组织管理、分派任务能力，迅速建立并保持和谐的医护、护患关系，使患者合理有序的就诊。能够指导或接受其他工作人员的建议，不断提高分诊业务水平。

七、分诊质量控制

分诊质量控制分为环节质量控制和终末质量控制。环节质量控制指护士长就分诊处管理，分诊与治疗区的衔接，患者及各部门医务人员对分诊护士的投诉等进行评价。终末质量控制指护士长每月就每位分诊护士的总分诊量、分诊准确率、登记填写准确率、环节质量控制内容进行综合评价。针对存在的问题，及时培训或修订分诊预案。

总之，急诊分诊在较多患者同时需要急救时是非常必要的工作。只有正确的分诊，才能保证更多的患者合理、高效利用现代化急救医疗设施和治疗区域，让最需要救治的患者得到优先、有效的治疗。如果没有分诊，将可能导致一些不太危重的患者得到优先救治，而最为严重的患者病情却被延误诊治，还可造成急诊医疗资源的浪费。

第四节　灾难事故的急救

重大突发事件、局部战争、恐怖事件、特种意外伤害已成为当今"世界公害"。当灾害或意外发生时，第一时间内现场死亡人数是最多的，对现场急救来说，时间就是生命。传统的急救观念往往使得处于生死之际的伤员丧失了最宝贵的几分钟、十几分钟的"救命黄金时间"。所以必须提倡和实施现代救护的新概念和技能，重视伤后 1 小时的黄金抢救时间，10分钟的白金抢救时间，使伤员在尽可能短的时间内获得最确切的救治，最好将救命性外科处理延伸到事故现场。

一、灾难的定义

1. 世界卫生组织的定义　世界卫生组织将灾难定义为任何给灾区造成重大破坏，严重经济损失，给人类生命造成大量伤亡，在一定程度上损害健康和破坏卫生服务的事件，也就是指突发事件造成伤患的数目与治疗所需的医疗资源失衡的情形。

2. 美国疾病预防控制中心的定义　美国疾病预防控制中心于 2001 年12 月 21 日制定的国家突发公共权利标准法案草案，将灾难事件定义为："发生的或即将发生的，威胁健康或引起疾病的事件。"这些事件可由生物恐怖事件、传染病或生物毒素、自然灾害、化学或核武器的恐怖袭击或事故泄露所引起。这些事件可造成大量受感染人群死亡，严重的或长期的残疾，暴露于可以导致长远健康危害的大量病原体或毒物之中。

3. 中国对灾难的定义　中国 2003 年 5 月颁布实施的《灾难事件应急条件》中规定：灾难事件是指突然发生，或者可能造成社会公众健康严重损害的重大传染病疫情、群体不明原因疾病、重大食物中毒以及其他严重影响公众健康的事件。

二、灾难事故现场方案的制订

1. 指挥方案的制订　灾难事故发生后，迅速建立强有力的现场医疗救援指挥机构极为重要，其组成必须包括医疗管理部门负责人和医疗救援专家，这种组合既有医疗行政命令的指挥能力，又有科学严谨的医疗指导能力，从而保证现场救援顺利进行。

每一位参加现场救治的医护人员都应该具有独立作战的能力，能果断处理各种伤病员；同时，作为抢救队伍的一员，又必须服从统一指挥，且与其他救护人员通力合作，共同并充分利用团队的力量和资源。

2. 救治方案的制订　因为灾难事件的种类和分级不同，所以对灾难的紧急医疗救援行动也应该分级响应。应对灾难的最大困难在于它的不可预见性，而要有效地应对灾难事件，就必须制订有很强针对性的应急预案。

应急预案是针对可能发生的重大灾害事故，为保证迅速、有序、有效地开展应急与救援行动、降低事故损失而预先制订的有关计划或方案。制订计划的原则是：①统一领导、分级负责；②依法规范、科学决策；③属地管理、明确职责；④整合资源、信息共享；⑤以人为本、急救优先；⑥反应及时、措施果断；⑦加强合作、减少危害。

现场应急医疗救援的主要任务有：①对伤病员进行快速检伤分类，首先要检出生命受到威胁的危重伤员，并紧急处置其致命伤；②对危重伤病员应保持其气道通畅和氧的供给，并维持循环稳定，以满足其基本的生命需要；③迅速安全地将所有伤员疏散或转运到具有救治能力的医院。围绕这三项任务，应急医疗救援人员应根据灾情与伤情的整体情况及现场可利用医疗资源等条件，紧急制订现场救援方案，并在现场医疗指挥的监督下，进行严格组织实施。

（1）强调安全第一的现场救治原则：现场医疗救援强调安全第一，即伤病员的安全和救援人员自身的安全。这就需要救援人员在进入现场前，应根据灾害事故的性质采取必要的安全防护措施；到达现场后还要立即判明周围环境是否安全，确定是否处于危险境地或排除可能造成继续伤害的各种因素。虽然重伤员应尽量就地抢救，但在环境危险程度不允许就地处置时，应移至安全处再进行检查处置。

（2）分级救治与合理转运相结合的方法：首先应全面清查受伤人数，迅速判定全体伤员伤情的轻重缓急，不要仅仅判定受伤的种类，而应着重判别其危及生命的严重程度或致命性的并发症。通常情况下将伤员分为四类，并给予相应的分级、分区急救处理和及时转运。在医疗资源不足的灾害现场，必须合理利用有限的人力物力，达到救治尽可能多的，有生存希望伤员的目的。因此，伤员分级处理及转运，不能单纯以伤情的轻重来判定是否给予优先救治，而是对那些可以获得最大医疗救治效果的重伤员实施优先救治，其他轻伤可给予简单处理，濒死或特重伤救治无望成活者可暂不做处置，以免过多牵涉医护人员精力，而延误大多数有望救治成活的危重伤病员的救命治疗。

（3）"先救命，后治伤"的现场救治程序：只有在生命得以拯救之后，才谈得上减轻伤残或恢复功能的问题。故应首先考虑伤病员的呼吸、循环状况，或是否有缺氧和休克等致命问题。在条件允许时应尽早吸氧、积极止血并适当补液，给予呼吸循环支持始终是医疗救援的关键内容。

3. 转运方案的制订

（1）危重伤病员的转运：对危重伤病员必须进行必要的现场处置后再

转运。例如，活动性大出血患者应先止血处理、气道梗阻的患者要保持气道通畅、脏器外溢时须进行减压与包扎、严重脊柱骨盆或长骨干骨折的患者须先进行临时外固定等。一般不采取"scoop and go"的原则，即使用铲式担架将伤病员"铲"起就走的做法。此种方法表面上缩短了伤病员接受正规医疗之前的滞留时间，但由于忽视了危重伤病员的紧急救命处置和转运途中可能造成的"二次损伤"，而使伤员总的救治成功率下降，伤残率反而有所升高。但也不能过度强调现场处置，而过多地延长现场救治和转运的时间，延误必需的早期专科手术或医院内的高级医疗救治。

（2）生命支持问题：关于灾害事故现场的伤员是应该"迅速转运"还是"生命体征稳定后再转运"，还存在争议。但大多数学者认为应对危重伤病员，现场进行必要的基础生命支持（BLS），即徒手心肺复苏、吸氧、止血、包扎和严重骨折的临时外固定等非侵袭性干预措施，而对于现场实施高级生命支持（ALS），即气管插管、静脉输液用药、休克裤使用等侵袭性或操作复杂的治疗，则多有疑义。其主要原因是现场进行 ALS 抢救可能延误运送患者至医院的时间，而且没有任何一项 ALS 干预方式被明确证明在院前急救中对严重创伤患者有益。

（3）可进行途中救治：迅速转运是现场医疗救援的主要原则，尽可能在伤员转运途中进行输液等医疗操作，必要时可停车进行抢救。

三、灾难事故的现场检伤分类

现场检伤分类的目的是合理利用灾害现场有限的医疗救援资源，对成批伤病员进行及时有效的检查处置，达到挽救尽可能多的伤员生命，最大限度地减轻伤残程度，以及安全迅速地将伤病员转运到有条件进行进一步治疗的医院。

1. 现场检伤分类的要点

（1）进行现场检伤分类是一项专业性很强且关系重大的工作，虽然最先到达现场的医护人员须尽快进行检伤分类，并尽可能由具有一定创伤救治经验的高年资医生进行最后复检确定，切不可"走马观花"。

（2）检伤人员须时刻关注全体伤员，而不是仅检查救治某个危重伤员，应处理好个体与整体、局部与全局的关系。

（3）现场检伤时的检查方法须简单易行，既认真又要迅速。任何延误就意味着放弃生命。

（4）一般的医疗专科检查分类主要是为便于决定采取相应的治疗方法，但现场检伤分类的主要目的是救命，故其重点不是受伤种类和机制，而是创伤危及生命的严重程度和致命性并发症。

（5）因严重创伤后伤情复杂多变，检伤人员须认识到检查结果仅仅是一时的"状态"，只是伤情发展变化"过程"中的一个阶段，故对于危重伤员需要在不同的时段由初检（first stage certification）人员进行反复检查记录，并比较前后检查结果的动态变化，即对伤情进行"再估价"。

（6）通常初检完成，当伤员脱离危险境地进入安全的"伤员处理站"，并已经接受初期急救处置后，还应该进行复检（second stage certification）。复检对于昏迷、聋哑伤员或小儿更为重要，已有经验证明，很多"黄标重伤员"是在复检中发现的。

（7）初检时主要注重危及生命伤情的病理过程（如呼吸道堵塞、活动性大出血等）；伤情相对稳定后的复检，则应该对伤员按系统或解剖分区进行检查。复检后还应根据最新获得的伤情资料重新进行分类，并采取相应的更为恰当的处理方法。对伤员进行复检再估计时还应该将伤员的性别、年龄、一般健康状况和既往疾病等因素考虑在内，注意同样的损伤对不同的人可以导致不同的后果。

（8）检伤中应尽量减少翻动伤员的次数，并选择合适的检查方式，须避免造成"二次损伤"（如脊柱损伤后不正确翻身，造成脊髓的医源性损伤）。注意检伤不是目的，不必在现场强求完全彻底。当检伤与抢救发生冲突时，应以救命为先。

（9）检伤中应着重认真检查那些"不声不响"反应迟钝的伤员，因其多为真正的危重者；而那些尚能够"大喊大叫"的伤员，虽容易引起救助者注意，但其伤情未必真的非常严重。

（10）双侧对比是检查伤员的简单有效方法之一，如果在检查中发现双侧肢体出现感觉、运动、颜色或形态上不一致（如肢体活动功能不同，双侧胸廓呼吸运动幅度或呼吸音不对称等），则高度怀疑有潜在损伤的可能。

2. 现场检伤分类的方法　目前灾害现场及战场对群体伤的检伤，通常采用"五步检伤法"及"简明检伤分类法"［即简单的分类和快速治疗（simple triage and rapid treatment，START）］；前者主要强调检查内容，后者则将检伤与分类一步完成。二者的共同点均为简单易行并注重生命体征的判定，都是为了迅速将那些有生命危险，但给予紧急处置则可以抢救成功的伤病员鉴别出来，立即给予急救处理，这两种检伤方法快捷简单，不需要借助特殊器械工具，又能够科学准确地判定大批伤员的不同伤情及其危及生命的程度，故建议在初检时选择采用。

（1）五步检伤法

1）气道检查：首先判定呼吸道是否通畅，有否存在舌后坠、口腔、咽喉、气管异物梗阻、或颜面部及下颌骨折等，并采取相应措施以保持气道通畅。

2）呼吸情况：观察伤员是否有自主呼吸，每分钟呼吸的次数，呼吸深浅或胸廓起伏程度，双侧呼吸运动的对称性，双侧呼吸音的比较以及伤员口唇颜色等。如疑有呼吸停止、张力性气胸或连枷胸存在，须立即给予相应的人工呼吸、胸腔穿刺减压术或胸廓固定处理等。

3）循环情况：需估计血压［检查桡、股、颈动脉搏动，如果动脉搏动可触及，则其收缩压分别在 80mmHg（10.7kPa）、70mmHg（9.3kPa）和 60mmHg（8.0kPa）左右；观察指端毛细血管再灌注时间（正常在 2 秒内可再充盈）］和活动性大出血情况，以便及时止血或应用抗休克裤等。

4）神经系统功能障碍：检查意识状态、瞳孔大小及对光反射情况，有无肢体运动功能障碍或异常及进行昏迷程度评分。

5）充分暴露检查：根据现场具体情况，短暂解开或脱去伤员衣服充分暴露身体各部位，进行望、触、叩、听等检查，这便于发现危及生命或正在发展为危及生命的严重损伤。

（2）简明检伤分类法（START）：此法可以快捷地将伤员分类，最适用于初步检伤，目前在很多国家和地区都在采用。通常分四步完成：

1）行动能力检查：首先引导行动自如的伤员到轻伤接收站，暂不进行处理或仅提供敷料绷带等，嘱自行包扎皮肤挫伤及小裂伤，通常不需要医护人员立即进行治疗。但其中仍然有个别伤员可以有潜在的重伤或可能发展为重伤，故需要复检判定。

2）呼吸检查：对不能行走的伤员，进行呼吸检查之前须打开气道，此时须注意保护颈椎，可采用提颌法或改良推颌法，尽量不使伤员头后仰。检查呼吸须采用"一听、二看、三感觉"的标准方法。

没有呼吸者标黑标，暂不处理；自主呼吸存在，但呼吸次数每分钟超过 30 次或少于 6 次者均标红标，属于危重伤病员，常需优先处理；每分钟呼吸次数在 6~30 次之间者，则开始第三步骤——循环检查。

3）循环检查：伤病员循环状况的迅速检查可以简单通过触及桡动脉搏动和观察指端毛细血管复充盈时间来完成。搏动存在并复充盈时间<2 秒者为循环良好，可以进行下一步检查；搏动不存在且复充盈时间>2 秒者为循环衰竭的危重伤员，标红标并优先进行救治。后者多并发活动性大出血，需立即给予有效的止血措施及补液处理。

4）意识状态检查：在意识状态判断前，首先应检查伤员是否有头部外伤，然后简单询问并命令其做诸如张口、睁眼、抬手等动作。不能够正确回答问题和按照指令动作者，多为危重伤病员，标红标并给予优先处理。能够准确回答问题并按照指令做动作者，可按轻伤员处理，标绿标，暂不给予处置。但依然需要警惕，初检定为轻伤的患者可能隐藏有内脏等严重损伤，或可能逐渐发展为重伤。

（3）其他方法：在急诊科、ICU常用的伤病评分方法，例如，简明损伤程度评分（AIS）、损伤严重度评分（ISS）、创伤损伤严重度评分（TRISS）及急性生理功能和慢性健康状况评分法——Ⅱ或Ⅲ等均不适用于灾害事故现场大批伤病员的快速初级检伤分类（the primary triage）。但院前评价指数（PI）、创伤评分法（TS）或创伤指数（TI）及昏迷分级法（GCS）等是采用数学分级的方法，着重从生理学的角度来评价创伤的严重程度，尤其是观察人体对创伤的生理和病理反应，有利于确定创伤对伤员生命构成威胁的程度，且使用起来也比较简单快捷，不需特殊仪器设备，故也可以在现场检伤复检时参考应用。

3. 现场检伤分类的标准 伤病员检伤的目的就是为了伤员分类，分类是在现场医疗救援人力物力不足的情况下，决定哪些伤员应该给予优先救治和转运，以达到挽救大多数伤员生命，将伤残程度减低到最低的根本目的。根据检伤的初步结果，通常将伤病员分成四类，并分别给予不同颜色的醒目标志，以此为标准进行先后处置。

一般将伤病员分为危重伤员——红标，优先处置转运；重伤员——黄标，次优先处置转运；轻伤员——绿标，延期处置转运；濒死或死亡伤员——黑标，暂不做处置。

（1）危重伤病员：有危及生命的严重损伤（创伤评分4~12分），如窒息、活动性大出血及休克、开放性气胸、内脏溢出或大于30%~50%体表面积Ⅱ~Ⅲ度烧烫伤等，但经过适当的紧急医疗处置能够救治成功的患者，多需立即标红标，进行现场致命伤的简单处理，控制大出血和保证呼吸道通畅等措施，优先进行转运及尽快手术治疗。

（2）重伤员：有严重损伤（创伤评分12~15分），如胸部外伤不伴有呼吸衰竭、腹部外伤不伴有大出血休克、头部外伤不伴有意识障碍、脊柱骨折伴或不伴有脊髓损伤等，经过紧急救治后生命体征或伤情可以暂时稳定，须标黄标，进行现场处理外伤。因与危重伤员相比可以拖延一段时间，故应次优先转运及急诊手术治疗。

（3）轻伤员：没有严重损伤（创伤评分16分），如软组织挫伤、轻度烧烫伤等，无需现场特殊治疗，一般可以自行处理，须标绿标，并根据现场条件稍延迟进行转运。

（4）濒死或死亡伤员：遭受致命性损伤（创伤评分≤3分），如严重毁损性颅脑外伤伴大量脑外露；大面积重度烧伤伴头、胸、腹严重复合伤；已经呼吸心跳停止且没有给予心肺复苏救治超过12分钟（成活率≈0），即使再进行急救也必然死亡者；或因头、胸、腹等部位严重外伤而不能实施心肺复苏抢救者。须标黑标，停放在特定区域内，并保存好其证件等所有物品，以备后期查验。

4. 特殊灾害事故的现场检伤分类

（1）中毒事件：遇有中毒事件，在现场检伤分类之前或同时应注意以下几点：

1）尽快查明引起中毒的毒物种类（或注意留取毒物样本备查）。

2）初步判明毒物致人中毒的方式或途径（呼吸道途径、消化道途径及接触中毒等）。

3）加强自身相应防护，迅速控制毒源及其污染，保护伤病员，中断继续中毒并尽快清除毒物，给予相应解毒剂解毒。

4）注意是否有中毒以外的其他损伤存在〔烧（烫）伤、创伤等〕，并进行相应紧急处理。

5）在检查伤病员呼吸、循环系统致命性损伤情况的同时，还应注意昏迷、惊厥、抽搐等神经系统异常的存在，并适当给予镇静解痉治疗。

6）当遇有不明物质中毒时，可采取一般处置，保持呼吸通畅并有效供氧，维持循环功能稳定，并按红标伤病员进行迅速转运。

（2）核放射事件：如果伤员受到大剂量核辐射损伤（辐射剂量>6Gy），可以在10多分钟内出现恶心、呕吐、腹泻等胃肠道症状，且症状严重程度与受照射剂量成正比。受到致死剂量照射（>10Gy），还可以很快出现急性脑病，导致昏迷、休克等严重症状。所以除了现场放射性检测结果以外，伤后出现的临床症状也是检伤分类的重要依据。凡在事故后很快出现上述症状者，说明受到了严重放射损伤，均应该分类为红标危重伤病员，并优先处理。当伤员被送到安全区域的治疗站后，可以对其尿、粪或分泌物进行再次放射性测定，并间接推算伤员被污染的程度。

对于并发有创伤或烧伤的放射损伤伤员，在经过"五步检伤分类"或"四步检伤分类"后，如果有胃肠道症状，即使不严重，分类也应该至少上调一级，给予充分重视和优先处理。其他诸如受辐射时间的长短、年龄、原来身体健康状态及疾病等因素，也是现场判定伤员危险程度时应该考虑的内容，但目前尚无规范统一的评分方法，有待进一步完善。

如果伤员以单一的创伤及烧伤为主，可以按照前述方法检伤分类，并确定是否优先处置转运。

（3）淹溺事件：除了经常造成各种机械力创伤以外，如果人体呼吸系统吸入 2.2ml/kg 的水即可以发生伤员淹溺窒息或严重低氧血症及其他一些并发症。在此类灾害事故中除常规现场检伤分类外，还须根据其特殊的淹溺机制对伤员进行评价。

1）淡水溺水伤员：将水及杂物吸入气管或肺内，早期损害主要是阻碍了气体交换而窒息死亡，或并发严重低氧血症及呼吸困难，其现场初检亦无特殊性。但当吸入肺内的水被吸收入血，使血液稀释，可以导致伤员急性溶血、血钾和血钠快速升高，甚至出现心室颤动及急性肾衰竭，故在"复检"时应注重发现此类症状，一旦存在应上调一级处理。

2）海水溺水伤员：将高渗盐水吸入肺内，可以导致血管内的血浆蛋白等大量渗入肺泡内，使肺水肿进行性加重，可以出现顽固的低氧血症。此类伤员早期可以因为吸入的海水量少而没有窒息或呼吸困难，症状较轻，但大多数患者病情变化快，现场应该进行"复检"，防止意外死亡发生。一旦出现呼吸困难，应该认识到其通气障碍并不在气道，而是由于肺泡水肿所致，须给予呼吸末正压通气。

3）有10%~20%的溺水伤员被发现肺内无水或肺泡内仅有很少水存留，这是因为溺水时人体受到强烈刺激后，反射性喉痉挛闭锁造成的所谓"干性溺水"。对于此类伤员，检伤中不能仅以其肺部症状作为依据，应该综合其呼吸、循环等全身状况进行全面考虑。

4）溺水伤员检伤中，意识状态及其神经系统体征应该成为检查重点。伤员溺水前后即使头部没有受到剧烈撞击造成颅脑外伤，也可以因为肺内水分吸收，血液稀释导致严重的溺水后急性脑水肿或脑损伤，伤员可以出现癫痫或其他精神异常。

5）溺水并发其他较严重开放性创伤者，其失血量常难以估计，加之伤口被海水或污水浸泡，可以迅速发展为失血性或感染性休克，此类伤员分类应该上调一级处理。

6）溺水者如长时间浸泡水中，体能或热量消耗极大，可因寒冷等原因出现低体温等问题，故在检伤中应该增加体温测量，如体温低于28~30℃，应按照红标危重伤员处理，并防止低温导致心室颤动的发生及猝死。

7）溺水者淹没后约需数分钟或更长时间才会因体内氧含量极度降低导致心跳停止；人体在淹溺后立即出现的"潜水反射"，使心率减慢，外周小动脉收缩及血液向心、脑集中；水温低、水流急造成人体体温下降使代谢水平降低，这些因素都可以使人在缺氧的情况下能够存活较长时间。所以对于呼吸心跳停止的溺水者，要积极进行心肺复苏，不要轻易放弃，尤其是对于心肺储备功能较好的年轻患者。

（4）火灾事件：伤员多以烧伤（包括呼吸道烧伤）和烟火毒气窒息为其特征，部分伤员可以因爆炸、房屋倒塌、跳楼逃生、遭受砸伤或坠落伤等。其中体表烧伤严重程度以损伤深度和面积大小为分类依据：通常烧伤总面积<10%，且无Ⅲ度烧伤者为轻伤，标识为绿标；总面积 10%~50%，Ⅲ度面积<30%为重伤，标识为黄标；总面积>50%，且Ⅲ度面积>30%者为危重伤，标识为红标。

对于伤员呼吸道烧伤问题，目前尚没有简单快捷准确的判定方法，早期因毒气刺激损伤或缺氧等原因，大多数火场伤员都可以表现为呼吸困难，故容易在初检中漏诊。但随伤后气管水肿、肺泡炎或肺水肿等病理过程的进展，伤员的呼吸状况可以不断恶化，有必要进行复检，并随时密切观察。在复检中即使伤员烧伤面积未达危重伤标准，但只要伴有声嘶或发绀缺氧症状，都应该按危重伤员对待，标识为红标，并优先处理。

（5）爆炸事件：除烧伤和一般机械外力创伤外，还可造成爆震伤或弹片、子弹嵌入及贯通伤，故现场紧急处置应借鉴战伤检伤分类经验。其特点主要有：

1）在体表受伤的同时，由于爆炸冲击波作用人体，可以造成脑、胸、腹的严重内伤或闭合损伤，除某些脏器损伤症状外，还可以因神经、内分泌、心血管及免疫功能紊乱出现"急性挫伤震荡综合征"，表现为呼吸和心率加快及中枢神经系统功能障碍。检伤中应对伤员此类症状进行综合评价，并给予红标及优先处理。

2）弹片或子弹多属于高速投射物，根据弹道学原理其组织损伤范围程度远较伤口本身广泛复杂，因组织密度不同，射入物可以造成曲折轨迹或弹道，甚至可以因子弹射入人体时的冲击波在体内传导使远离伤口的组织器官受到损伤，故检伤中应给予足够重视。

（6）空难事件：多数造成机械性损伤，如发生爆炸起火还可造成爆震伤、烧伤或烟雾吸入中毒、窒息等，此类损伤均可以按前述方法检伤分类。

航空事故造成的特殊损伤是高空飞行的飞机机舱突然失去密封，舱内压力骤降引起的减压伤、急性重度低氧血症和冻伤。一般出现事故时飞行的高度越高，舱内外压差越大，减压的速度越快，则造成的减压伤越严重。轻者可以出现急性缺氧，急剧胃肠胀气并自口鼻喷出胃内容物；在万米以上高空可以出现血管内气栓，甚至体液沸腾，加之突然降温几十度和剧烈碰撞摔跌，常会造成极为严重的复合损伤。伤员可以在很短的时间内意识丧失，并迅速出现急性心功能衰竭、呼吸衰竭等致命性病理改变。

检伤分类中对曾经遭受空中急剧减压损伤并出现严重头痛、恶心，尤其是呼吸困难或神经系统功能异常等减压伤早期表现的伤员，即使没有其他严重创伤，也应该按照红标危重伤员给予优先处理，并迅速转运到能够进行高压氧治疗的医院急救。

四、灾难事故的现场紧急处理

1. **现场分区管理**　原则上通过检伤分类将伤病员分为红标危重伤员，给予优先处理；黄标重伤员，次优先处理；绿标轻伤员，延期处理；黑标濒死或已死亡伤员，暂不做处理。具体实施中应该根据伤员人数、灾害现场环境、场地大小、光源水电供应、医疗救援人力物力资源等情况酌情设立几个特定功能分区。对不同级别的伤病员进行分区和分级处理，有利于提高抢救效率，避免混乱情况出现。除现场指挥调度、通讯中心以外，通常设立以下医疗救援分区，有条件时各区设立帐篷，设置明显标志牌，并标以相应色带或色旗。

（1）初检分类区：选择灾害现场就近，且安全、明亮、宽敞的区域，将所有伤病员最先在此处集中，由医务人员执行快速初检分类并标记。随后将不同类别伤病员立即送至相应区域处理。一般插白底红十字标志旗。

（2）危重伤病员处理区：应邻近检伤分类区，并设立宽大帐篷，临时接收红标危重伤员和黄标重伤员，由医务人员酌情给予最必要的治疗，如保持气道通畅并维持呼吸氧供、可疑颈椎骨折予以颈托固定、控制活动性大出血、胸腰椎及长骨干骨折进行临时固定等。一般插红旗和黄旗。

（3）轻伤员接收区：选择空旷的安全场地，只接收绿标轻伤员，不需医务人员立即进行特殊处理。可以提供饮水、食物及简单包扎用敷料、绷带等物品。一般插绿旗。

（4）急救车辆待命区：为急救车单辟停车场及通路，便于出入，并要求司机随时在车内待命，后者十分重要。只有这样才能保证伤员的及时转运。

（5）伤员转运站：由专人负责，并根据伤员救治优先原则统一指挥伤员的转运，避免急救车各自为战，避免从不同区域无序地转运伤员。同时，要求急救车按照指挥中心的指示，将伤员运送到指定医院。指挥中心应联络就近医院，确定伤病员数量和种类，了解各医院的条件及状况，并协调指挥分流疏散伤病员。

（6）临时停尸站：在现场特辟区域，仅停放黑标濒死伤病员或已经死亡者，一般插黑旗。

（7）直升机降落场：根据需要，选择空旷平整场所，供急救直升机起降，以快速转运危重伤病员。一般标白色巨大英文字母"H"，便于驾驶员识别。

各区应指定一名主要管理人员负责协调指挥本区工作，并向医疗救援总指挥负责。各区之间须互相支持协作，保证检伤分类及现场紧急处置工作的顺利进行。

2. 现场生命支持 现场伤员处置以救命为主要内容，其次才是防止"二次损伤"或尽量减轻致残及并发症，简单易行，快捷有效。处置方法尽量采用无创措施，一般仅给予基础生命支持（BLS），不得不做的情况下再给予气管插管、补液用药等高级生命支持（ALS）治疗。时刻牢记挽救生命，并在保证安全的前提下，将所有伤病员尽快运送到有条件收治的医院是现场救援的最高目的，而不是在现场做大量治伤工作。

（1）心肺复苏：心肺复苏术是挽救伤员生命的最后防线或努力，也是所有参加灾害医疗救援人员应该掌握的最基本技能。首先凭借高度警惕的救命意识和敏锐的观察力及时发现生命垂危或已经呼吸心跳停止的伤病员是复苏的第一步。现场抢救时判断呼吸心跳停止的方法应力求简单易行。

（2）呼吸支持

1）体位：在呼吸支持中最容易被忽视的是昏迷伤员的体位问题，简单将伤员置于头后仰卧位，虽然可以防止舌后坠并打开气道，但不能保证不出现误吸的问题，故强调所有昏迷伤病员在现场抢救处置及转运途中如果没有实施气管插管，应该尽量保持在复苏体位，即稳定侧卧位，以利口内呕吐物及唾液、血液流出，避免造成气道堵塞或误吸。对于胸壁广泛损伤造成"连枷胸"的伤员可以采取俯卧位，有利于限制反常呼吸及减少纵隔摆动。没有脊柱损伤的伤员，如果需要还可以采取半卧位，有利于呼吸，并利于将气道内异物、痰液等咳出。

2）开放气道：头后仰是现场急救防止舌后坠并打开气道的简便方法，但应该注意的是，对于没有颈椎损伤的伤员，也仅可以采用压额抬下颌的方法，以往曾经广泛应用的压额抬颈的方法已经废弃。另外，不同年龄的伤员头后仰的最大角度亦不同，成人为90°（下颌-耳垂连线，与地面垂直）；1~8岁儿童为50°，1岁以下小儿为30°。对于疑有颈椎损伤的伤员，在打开气道时禁忌使其头后仰，可以采用提颌法或改良推颌法，即抢救者蹲跪伤员头前，双手拇指前推伤员下颌，余四指上提下颌支，同时向头顶方向牵引拉直颈椎。抢救者还应该注意随时发现伤员口腔内异物，并及时清除。

3）呼吸方式：对于呼吸暂停或呼吸困难的伤员，不必急于花费过多的时间进行气管插管。例如，在保证气道通畅的前提下，正确使用简易呼吸器（皮球面罩），有充足的氧气供应时，多数情况下能够维持伤员血氧饱和度达 98%~100%，故应该作为首选方法。仅对少数较长时间没有自主呼吸，但又有可能获救的伤员，才在现场施行喉罩通气或气管插管等有创治疗。如果已经实施气管插管，还应该强调将导管牢固绑扎固定，近期临床统计显示意外脱管是造成伤病员窒息死亡的重要原因之一。

4）潮气量：呼吸支持给予的潮气量不宜过大，在有氧气供应的情况下，以往 10~15ml/kg 的标准已经改为 6~8ml/kg（对成人呼吸支持，单手按压气囊至拇指与其余四指对合即可），主要因为大潮气量呼吸弊大于利；但在没有氧气供应的现场抢救，仍然应按 10ml/kg 的标准（700~1000ml）给予。

5）呼吸兴奋剂：在没有自主呼吸恢复的情况下，不主张应用呼吸兴奋剂，仅在呼吸恢复且自主呼吸不够时，才考虑给予呼吸中枢兴奋剂静注。

（3）循环支持

1）止血：许多院前急救研究发现，在没有有效止血之前，单纯补液或提升血压不仅不以补足失血复苏成功，反而加重血液丢失降低救治成功率（这也是部分学者反对现场静脉输液的原因之一）。故有效止血被认为是循环支持的重要内容，必须给予足够重视。

2）补液：在有条件的情况下或已经采取有效止血措施后，对循环不稳定的危重伤员紧急开放静脉输注生理盐水，尤其给予少量高渗盐液有一定的抗休克作用，同时为伤情恶化或生命垂危时的抢救用药预留一条通道。但不要在现场勉强为之，切忌过多耽搁时间，以至延误最根本的医院内输血及手术治疗。可以在运送伤员途中进行输液准备，仅短暂停车穿刺置管，然后继续转运并调整补液。心肺复苏期间不主张使用含糖溶液，伤员因应激反应可以产生"胰岛素抵抗"，对外源性碳水化合物等减少利用或不利用，造成一过性高血糖症；还因为低氧代谢状态可以产生大量乳酸，从而加重酸中毒，且可以增加肝、肺负担，并对保护脑组织不利。

3）休克裤：尽管公认使用休克裤对于血压下降的危重伤员可以起到

减少下肢及腹部供血，从而增加心脏和大脑血供的作用，但目前仍然没有充足的临床证据表明其使用可以提高灾害事故现场伤员救治成功率。故休克裤或充气式抗休克装置的使用被列为高级生命支持（ALS）的范畴，并不推荐现场必须应用。

4）卧位：休克伤员如果伤情允许，可采用头高、足高的"抗休克卧位"，但不要取坐位，因为此类伤病员坐或站起时其头部的血供可以明显减少。

（4）致命伤处置：需要在现场进行紧急处置的损伤主要有活动性大出血、开放性气胸、内脏外溢、肢体毁损或离断、异物刺入、头外伤后脑脊液耳鼻漏、严重骨盆及长骨干骨折、脊柱骨折等。

1）止血措施：及时有效阻断体表伤口活动性大出血是成功救治的基础，一旦发现务必立即采取止血措施。首先直接压迫止血，如不能完全止血，可辅以相应动脉间接压迫的方法，并随之给予加压包扎止血。遇有伤员伤口较深或肢体贯通伤，体表压迫止血效果不佳，可给予填塞止血后再加压包扎。对于肢体部分毁损或离断伤员可于上臂上 1/3 处或股中上段结扎止血带止血，但要注意切勿缠扎过紧并须标记时间，以利运送途中每隔40 分钟松解止血带 1 次（2 分钟/次），让血流通过，防止远端肢体缺血坏死。如果怀疑伤员内脏破裂大出血，须争分夺秒运送到医院手术止血，途中酌情补液抗休克。

2）开放气胸处理：开放气胸伤员应立即关闭伤口，可用大块厚敷料或衣物填压伤口并加压包扎，避免因胸腔负压不足或两侧压力不等，造成严重呼吸困难或者纵隔摆动，诱发心脏骤停而死亡。

3）内脏外溢处理：常见于腹部开放伤致腹腔内大网膜及肠管外溢，或颅骨开放凹陷骨折后脑组织外溢，此类伤员可按"减压包扎"的原则处理：①不能将溢出内脏还纳，防止腹腔或颅内感染；②不能直接加压包扎，防止脑组织或肠管血管受压，导致脑或肠坏死。可以先在溢出内脏上覆盖干净薄敷料或毛巾，再加盖饭盒、饭碗等支撑物使内脏免受直接压迫，然后再用三角巾进行包扎固定。

4）肢体离断伤处理：部分肢体毁损或离断伤可以在有效止血带止血后简单包扎伤口，携带所有离断肢体争取在 6 小时以内，将伤员送达有条件的医院行断肢再植术。断肢、断指可先用干净敷料包裹，将其置于密封塑料袋中并低温保存送至医院。

5）躯体异物处理：较大异物刺入或嵌入人体，现场不允许拔除，防止伤员在拔除异物后大出血，来不及送到医院就休克死亡。应将刺入异物保持原位，并尽快将伤员送到医院，在充分准备后手术取出。

6）脑脊液"耳鼻漏"处理：伤员受到头部外伤后如果耳、鼻有血性液流出，有可能是因为颅底骨折致使鼻腔、外耳道与颅内相通，部分脑脊液与骨折出血混合外溢，被称为"颅底骨折后耳鼻漏"。此类伤员处理比较特殊，不能给予填塞止血，因其可以导致耳、鼻内的污血回流入颅内引起严重颅内感染，或使颅压升高形成脑疝，最终使死亡率增加。应将头外伤后有"耳鼻漏"者视为红标危重伤员，立即送往医院观察治疗。路途中不仅不止血，相反嘱其出血侧向下侧卧，使血液及脑脊液流出减压，防止急性颅压升高引发脑疝死亡。

7）骨折处理：一旦发生骨盆骨折，因其周围多为松软的结缔组织，不能形成限制出血的"压力腔"，一般出血都大于 1000～1500ml。如果出血停止，多是靠血凝块堵塞血管，但转运途中颠簸或搬动伤员都可以因为骨折断端移动摩擦使血凝块脱落，再次引发大出血。所以灾害现场检伤发现骨盆挤压痛阳性的伤员，都应该用布单等用力包裹固定其臀部，使骨盆骨折断端没有移动的余地，保持相对稳定的位置，才能减少发生二次大出血的机会，使伤员安全运抵医院。长骨干骨折临时给予简单外固定，防止骨折的锐利断端在运送途中或搬动伤员时刺断神经、血管，造成不必要的"二次损伤"。对于脊柱骨折伤员处理应执行"原木原则"，即保证伤员受伤脊柱不旋转、不折弯，多采用颈托或脊柱板固定，防止脊髓损伤。

8）伤口处理：对于严重软组织破损、骨折断端刺出皮肤外露的巨大伤口，现场处理主张采取"三不原则"，即"不冲洗、不还纳、不胡乱上药"。不冲洗是因为冲水可以使凝血块脱落而引起再次出血，且伤口表层污物可以随冲水进入深部组织，诱发严重的骨髓炎或感染；不还纳是为防止牵拉复位骨折移位时可以将夹持的神经、血管损伤，也可以因外露污染的骨折断端不洁复位造成深部感染；不胡乱上药，尤其不往伤口上涂抹油膏类药物或带有颜色的药水，是为了便于伤口清创，手术中辨认神经、肌腱和血管断端，防止错误吻合。

第五节　急症患者的转运

急诊医学主要包括院前急救、医院急诊、重病监护病房三个部分，其中院前急救是在从现场到医院的途中进行的，因此，暂时的、应急的处理措施对于一些特殊的重症患者极为重要。如果没有在院前急救过程中所争取的分分秒秒，即使院内条件再好，医师技术再高，抢救也难达到最好的效果，可以说院前急救是急诊医疗体系的最前沿阵地。

一、概述

1. 转运目的 危重患者能否转运，取决于转运利益与风险的综合评估。转运目的是因患者在现治疗单位因条件受限，转往能得到更好救治，包括医疗设备的使用、明确疾病诊断和采取进一步治疗方案的接收单位。

2. 风险控制 转运危重患者有可能增加死亡率与伤残率。可通过计划、人员、设备三方面控制来降低转运危险，改善患者预后。危重患者转运中的监护与生命支持是不可缺少的，人员与设备也要足以应对预想和突发的抢救需要。

3. 转运计划 理想的转运是由受过专项训练的转运组实施。在需要院际转运时，转运组并不随叫随到，因此，各医院与科室要制订完善计划，以应对在不能自行完成转运时临时组织人员。切实可行的院际转运计划包括以下四个重要因素：

（1）由医生、护士、呼吸治疗师、医疗管理人员、当地急救员组成多层次小组来计划并实施转运。

（2）小组根据当地患者数量、转运频率、转运区域和可用资源（人员、设备、急救服务、通讯手段）对医院的转运需求提供指导。

（3）据上述资料制订并实施转运计划。

（4）转运计划的定期修改和完善。

二、院前转运

1. 基本原则 在患者的转运工作中应该遵循以下原则：

（1）统一指挥：为保证现场转运资源（车辆、担架、人员及其他运输工具等）的集中使用，由有经验的医护人员或管理者进行统一指挥和协调管理十分重要。

（2）分类转运：坚持科学的优先转运原则，在检伤分类的基础上，优先转运红标危重伤者和黄标重伤患者，绿标轻伤患者可暂缓运送。

（3）相对集中：设置伤患者集中、车辆集结、飞机起落、火车船只停靠的特殊区域，开通并保持转运专用通道的畅通。

（4）充分准备：提前与收治伤患者的单位进行联络，统筹安排，合理分流伤患者，并组织动员目的医院和血液中心提前做好治疗准备。防止出现"突然袭击"或"患者扎堆"现象。指挥中心还须随时向运送患者的救护车发出指令，按"应急预案"引导和指挥患者的分流疏散。

（5）合理调配

1）根据患者伤情轻重，采用分级运送的方法。从仅有临时吸氧的简易担架，及配置有能进行一般处置治疗急救包的普通急救车，到可以进行生命体征监测及高级心肺复苏，甚至可以进行手术治疗的标准化移动加强监护治疗单位（MICU）都应进行合理调配。

2）从非专业救援志愿者及初级急救员，到经验丰富的高年资急救医师，也应根据需要分别组合，用于不同伤情的患者运输，既做到有限资源的充分利用，又能够保证患者运输的安全有效。

2. 准备工作　运送前充分准备并正确把握转运指征及时机，包括患者的准备、运输工具和车上设备，物资准备及医护人员和通讯准备。

（1）转运时机：一般转运前，首先应该对威胁患者生命的损伤进行紧急处置，并待患者生命体征相对稳定后再运送。例如，活动性出血伤口的止血包扎、严重骨折或脊柱损伤的临时固定、呼吸道堵塞或高位截瘫呼吸功能障碍的处理、重度休克患者的开放静脉补液、适当的镇痛镇静治疗等。但在特殊情况下，患者伤情危急且现场又不具备抢救条件，或者可以在运送的途中进行处置及救治，但应该由经验丰富的急救医生来决定。

（2）运输准备：运送危重患者时，为应付运送途中可能遇到的紧急情况，所用运输工具的可靠性、适用性及稳定性必须有保证（担架牢固、车况正常等）；途中使用的监护抢救仪器设备和急救物品必须齐备并性能良好，如多参数监护设备、除颤仪、吸氧装置、吸引器、气管插管或气管切开置管等物品、绷带敷料、骨折临时固定器材和足够的抢救用药及液体等。

当进行长途转运时，更应该保障直升机、救护飞机、飞艇、火车和船舶等运输工具安全可靠。其监护抢救用仪器设备和物品的准备与车载运输基本相同，指挥并组织好这些运输工具与汽车运送的衔接亦十分重要。

（3）通讯准备：安全转运患者的另一个重要条件是通讯联络必须通畅可靠，包括车载电话和专用无线电台。指挥中心除了随时向急救车护送人员发布命令定向疏散患者，还要及时通知灾情变化、道路交通拥堵情况并指点迷路司机；护送人员也需要及时向指挥中心汇报患者伤情变化和任务完成情况，并需提前联络接收医院。目前部分急救车还安装了全球卫星定位系统（GPS），有利于指挥者随时了解掌握车辆转运情况并就近调度派车。

（4）患者准备

1）危重患者须由有经验的专业急救医生护送，行前须认真检查患者并了解受伤经过及现场治疗情况，记录患者生命体征，确定气道通畅情况、静脉通道的可靠性、骨折临时固定的牢固程度、患者标志物是否清楚准确等。

2）为避免误吸和车辆颠簸的刺激，尤其是对于需要长途转运的患者，患者启运前可根据具体情况，考虑使用甲氧氯普胺（胃复安）等镇吐药物及地西泮（安定）等镇静剂。

（5）急救用品代用法

1）长筒袜：可在应急处理时作绷带用。

2）领带：骨折时可以作固定夹板用或作止血带用。

3）浴巾：上肢骨折时可作三角巾用。

4）手帕：用电熨斗充分熨烫后可作消毒纱布用。

5）手帕、手巾：出血时可用作止血，也可作冷湿敷用。

6）杂志、尺子、厚包装纸、伞、手杖均能在骨折时作夹板用。

7）乘坐汽车发生事故时，用椅罩止血是不干净的。

8）不管用什么物品来替代止血带止血，都应每隔 0.5～1 小时放松 1 次，如不定时放松止血带，会引起远端坏死，甚至导致必须截肢。

9）当用木棒、裁尺、木板、手杖、厚杂志等代用品当夹板用时，其外边最好再用毛巾之类包衬，使患部得到充分固定。

3. 途中处理

（1）体位：运送患者时采取何种体位，要根据患者的具体情况而定。

1）仰卧位是一般患者最常用的体位，如果患者处于昏迷状态，应将其头部偏向一侧，以免咽喉部的分泌物或呕吐物吸入气管，引起窒息。

2）侧卧位可用于一侧肺炎、气胸、胸腔积液或积脓的患者，患者可取患侧卧位，以减少对健侧肺的压迫，有利于保持呼吸功能。

3）心力衰竭或支气管哮喘患者出现呼吸困难时，采取坐位有助于减轻症状。

4）头低足高位适用于脑缺血、低血压或休克患者，可防止脑供血不足。

5）头高足低位适用于脑炎、脑外伤或脑卒中患者，可降低颅压，减轻脑水肿。

（2）病情观察

1）严密观察患者生命体征的改变，包括神志、血压、呼吸、心率及口唇黏膜的颜色等。

2）密切观察和随时检查损伤和治疗措施的动态改变情况，例如，外伤包扎固定后有无继续出血、肢体肿胀改变及远端血供是否缺乏、脊柱固定有否松动、各种引流管是否通畅、输液管道是否安全可靠、氧气供应是否充足、仪器设备工作是否正常等。发现问题及时采取处理措施，以维持患者在途中生命体征平稳。

3）在严密监控下适当给予镇静或镇痛治疗，防止患者坠落或碰伤，适当保暖或降温，酌情添加补液或药物支持。

4）注意与清醒患者的语言交流，不仅能了解患者意识状态，还可以及时给予心理治疗，帮助缓解紧张情绪，有利于稳定患者的生命体征。

5）当转运途中伤病员发生病情变化时，可以考虑停车进行抢救。

（3）注意事项

1）担架搬运患者时，须将患者头后足前放置，利于后位担架员随时观察患者神志变化。患者体位可以根据其伤情及呼吸循环状况决定。长途搬运时务必系好保险带，防止其滑落摔伤，但同时应该采取加垫、间断按摩等措施，防止出现局部压伤。担架员行进步调应尽量一致，以减少颠簸。

2）汽车运送患者时，多因灾害区域道路条件差而颠簸严重，须妥善固定患者及车载担架，并酌情阶段缓行。因为颠簸还可以加重伤口出血，检查导联及输液管、引流管、吸氧管是否脱落。行车中难以进行有创治疗或心肺复苏术，必须做时应停车进行。

3）火车运送患者一般比较平稳，多用于大批患者长距离转移，因此患者分类标记务必清楚牢固，重伤患者应放置在下铺，容易观察治疗。因为运送时间长，生活护理十分重要，必须给予足够重视。专业护理要求做到"四勤"，即勤巡回、勤询问、勤查体、勤处理。

4）船舶运送患者时，晕船容易引起恶心、呕吐，可以造成患者窒息并严重污染舱内环境。因此，提前用药防止晕船和及时发现呕吐者，并给予相应处理非常重要。呕吐物须及时清扫并适当通风换气，防止舱内污染和发生传染病。

5）飞机运送患者时，同样存在晕机呕吐的现象，除此之外值得关注的问题是机舱内压力的变化可以影响患者的呼吸循环状态，并导致颅、胸、腹及受伤肢体内压改变，引起一系列严重后果。途中使用的输液袋、引流袋、气管导管及导尿管气囊等中空物品也都可能随舱内压力变化出现破溃溢液等问题。因此，尽量实施低空飞行，保持舱内压力恒定十分重要。

使用高速喷气飞机运送时，起飞降落时的加速运动和减速运动，可以直接影响患者脑部的供血。因此，应该尽量将患者垂直飞行方向放置或头后足前位，防止飞机起飞时的惯性作用造成患者一过性脑缺血。

6) 对特殊患者应采取适当防护隔离措施（如传染病和一些特殊中毒患者），医护人员也须做好自身防护。对于有特殊需要的伤病员，应在途中采取防光、防声刺激或颠簸的措施。

4. 记录与到达后交接 转运前须在检查患者，处置致命伤的同时，做好详细记录，包括一般情况（姓名、年龄、性别、身份证号码、住址、单位、联系人及联系方法、电话等）、伤情（受伤地点、机制、性质、部位、程度等）、抢救治疗经过及反应、目前状况等内容，还应该标明抢救人员姓名、单位和患者拟转运的去向等信息。

转运陪护医务人员在出发前务必仔细了解前期抢救情况，聆听经治医生介绍，并认真阅读及携带早期病历。在转运过程中，须随时记录伤情的变化、所给处理、反应结果和仍然存在的主要问题。

到达指定医院后须向接诊医生认真交待，包括口头介绍和转交所有病历资料，交接双方都应在病历或记录表格上签字。每一位参加现场医疗救援的医护人员都应该重视记录和保存病历的工作，不仅有利于伤病员个体的后期继续治疗，还为全面统计掌握伤者人数、伤害性质和程度、患者流向，评估灾害严重程度及后期可能发生的影响提供第一手材料。通过分析总结这些原始材料，还可以为今后的灾害预防和医疗救援积累宝贵的经验教训。

三、院内转运

院内转运过程必须有组织、高效率，因为把危重患者转出危重病治疗科室具有潜在危险，制订转运方案时，应明确沟通、人员、设备、监护。

1. 转运前沟通

（1）当患者需转运由另一组医疗人员接手治疗时，应通过医-医和（或）护-护交接以落实治疗的延续性，交接内容包括病情与治疗计划。每当患者负责权移交时，这种交接要进行。

（2）转运前，接收科室要保证可以立即对来到的患者进行治疗或检查，及时通知转运的其他随从人员（如呼吸治疗师、医院警卫）以便从时间上能配合转运，并保证所需设备。

（3）负责人员要对转运经过清楚，病历资料由原治疗科室送出，内容包括转运指征以及转运全过程中患者状况。

2. 陪从人员

（1）护送 1 名危重患者至少由 2 人陪同，其中 1 名护士，要具备危重病护理资格并经过为胜任转运所进行的基础培训和专项训练；另一名陪从人员可以是呼吸治疗师、注册护士或其他危重病技术人员。

（2）当患者病情不稳定时，应极力倡导医师陪同，该医师应接受过气道管理培训、高级生命支持培训、危重病治疗培训或其他同类培训。

（3）如果预计转运耗时较久，而接收科室又具备足够受过培训的人员，若双方认可，患者转运监护可由接收科室完成，可最大限度利用人力与资源。

（4）如患者监护权未移交，转运陪同人员要一直陪护患者直至送到危重病治疗科室。

3. 所需器材

（1）监护设备：每名患者都需血压监护仪（或测血压袖带）、脉氧仪、心电监护/除颤器。最好携带有记忆功能、可以存储并复制患者床旁数据记录的监护仪，以便回顾转运过程中收集到的患者资料。尺寸合适的气道管理器材要随时携带，氧气供应应超出全程所需 30 分钟以上。

（2）急救药品

1）每名患者转运都要携带包括肾上腺素和抗心律失常药物的急救药品，以备患者转运中心脏骤停或出现心律失常时使用。

2）其他药品既可随急救药品一同携带，亦可定点放置在转运路线或接收科室的药品车中以备随时可取。

3）毒麻药品，如镇静剂、麻醉剂、镇痛药等可根据患者的特殊情况携带。

4）要带足液体和静滴药物，并由使用电池的输液泵控制给药速度。

5）如医生不陪送患者，应提前制订治疗方案，并授权受过训练的陪同人员在紧急情况下使用这些液体和药物。

（3）给氧设备：为了方便，院内转运常使用瓶装氧气，便携式呼吸机由于能提供分通氧量与氧气浓度的控制，在转运中应用日益增多。无论成人或儿童，转运中常常错误地使用 100%氧浓度。实际上这一高浓度给氧仅限于新生儿、存在心室疾病或依赖从右向左分流以维持血供的充血性心力衰竭患者。对需要机械通气的患者，收治科室要能提供和转出科室一致的通气支持条件；出发前应标定气管插管深度、牢固固定；保证氧气与呼吸机在转运中的正常使用，偶有患者转运前通气条件在收治科室和转运途中无法获得，此时，原治疗科室要在转运前对患者试用替代通气条件，以证实患者能耐受并且病情平稳。如替代通气条件无法确保安全，则转运的风险和利益就要重新权衡。转运呼吸机应具备管道脱开和气道高压报警装置，并有备用电池。

4. 转运中的监护 转运中生命体征监护水平应等同于 ICU 监护水平。至少要有持续心电监护、持续氧饱和度监护、外周血压监护、脉率与呼吸监护，更高级的监护包括有创血压监护、肺动脉压监护、颅压监护和二氧化碳浓度监护等。特殊情况下要监测心排血量与肺毛细血管楔压。

四、搬运要点

在灾害现场，多因伤者人数众多且伤情危重，救助人员急于将伤者从危险境地移出或送上救护车，对伤者检查过于简单，不能查清重点伤所在，继而采用不适当的搬抬方法，这种一时的疏忽大意，可以造成极为严重的后果。

人工搬运伤者一般采用搀扶、抬抱、背负、拖拽等方法，为了防止增加伤者痛苦，特别应该注意防止造成颈、胸、腰椎或其他部位的"二次损伤"。如果在受伤现场对脊柱或长骨干骨折给予临时固定，活动大出血时给予填压包扎处理，然后再搬动伤者，可以减少这种机会。只要没有继续伤害的因素存在，如烟熏、火烧、坠落砸伤等都应该对可以迅速致命或可以造成严重并发症的损伤进行简单处置以后再搬动伤者。

如果条件许可，应该尽量使用铲式担架、脊柱固定板、移动板等简单工具，减少脊柱损伤患者的人抬手搬。上下普通担架或脊柱板可以采用同轴侧滚的方法，没有工具时可以多人一侧或双侧同步抬抱搬运，人少时还可以采用床单、雨衣、毛毯拖拽的方法，应该遵循"原木原则"，即尽量防止受伤脊柱的折弯或旋转。其他没有脊柱损伤或四肢骨折的伤者，可以酌情采用搀扶、背负或抱持搬运法。

1. 搬运的基本原则 主要目的是避免伤者受到不必要的干扰，使患者脱离危险地区迅速送到医院得到进一步救治。运送患者时，担架员应考虑的因素主要有现场环境的安全性和稳定性，伤者的伤势，担架员的数量，重大事故时有多少可运用的器具及物资。运送患者时，应使用最有力的身体部分，如腿与肩，并尽量将重量贴近自己的身体。

2. 搬运的注意事项

（1）在运送患者前，应先迅速检查患者头、颈、胸、腹、背及四肢的伤势，并给予适当的、必要的、初步救护处理。

（2）在意外事故的现场患者的性命如受火、水、下坠中的石块或有毒气体的危及时，应迅速移离现场或就地蔽护并给予急救。要根据伤情，灵活地选用不同搬运方法和工具。

（3）若需要将患者拖至安全地带，应将其身体以长轴方向直向拖行，不可从侧面横向拖行。

（4）凡是头部、股部、小腿、手臂或骨盆发生骨折或背部受伤的患者，均不得让其坐在担架上运送。

（5）外伤患者的运送必须是安全而稳定的，避免再造成意外伤害。

（6）无论何时，尽量找担架接送患者，而非将患者搬运至担架所在位置。

（7）除使用常备担架运送患者外，还可就地取材，如用座椅、门板、毛毯、衬衣、竹竿等制作临时担架。担架要牢固，避免患者跌落。搬运动作宜轻而迅速，避免震动，争取在短时间内将患者送往医院。

3. 搬运方法

（1）单人担架员徒手搬运

1）扶行法：适用于清醒，没有骨折，伤势不重，能自己行走的患者。救护者站在患者身旁，将其一侧上肢绕过救护者颈部，用手抓住患者的手，另一只手绕到其背后，搀扶行走。

2）背负法：适用于老幼、体轻、清醒的患者，尤其适用于搬运溺水患者。救护者背朝向患者蹲下，让其双臂从担架员肩上伸到胸前，两手紧握。担架员抓住患者的股部，慢慢站起来，注意有上、下肢和脊柱骨折不能用此法。

3）拖行法：适用于体重体型较大的患者，自己不能移功，现场又非常危险需要立即离开时。非紧急情况下，不要用此种方法，以免造成患者二次伤害。

救护者抓住患者的踝部或双肩，将其拖出现场。如患者穿着外衣，可将其衣扣解开，把其身下的外衣拉至头下，这样拖拉时，可使伤患者头部受到一定保护。拖拉时不要弯曲或旋转患者的颈部和后背。

4）下梯法：适用于清醒或昏迷者；体型较大、较重伤者。从楼梯往下运送。

5）爬行法：适用于清醒或昏迷伤者在狭窄空间或浓烟的环境下。

6）抱持法：适用于年幼伤者，体轻者没有骨折，伤势不重，是短距离搬运的最佳方法。救护者蹲在患者的一侧，面向患者，一只手放在其股下，另一只手绕到其背后，将患者轻轻抱起。有脊柱或股部骨折者禁用此法。

（2）双人担架员徒手搬运

1）轿杠式：适用于清醒患者，能用一臂或双臂抓紧担架员的患者。两名救护者面对面各自用右手握住自己的左手腕，再用左手握住对方右手的手腕。然后，蹲下让患者将两上肢分别放到两名救护者的颈后，再坐到相互握紧的手上。两名救护者同时站起，行走时同时迈出外侧的腿，保持步调一致。

2）椅托式：适用于体弱而清醒的患者。两名救护者面对面蹲在患者的两侧，分别将靠近患者一侧的手伸到其背后握住对方的手腕，各自将另一只手伸到患者的股中部（腘窝处），握住对方的手腕。同时站起，行走时同时迈出外侧的腿，保持步调一致。

3）双人拉车式：适用于意识不清的患者移上椅子、担架或在狭窄地方搬运伤者。两名救护者，一人站在其背后将两手从患者腋下插入，把其两前臂交叉于胸前，再抓住其手腕，把患者抱在怀里。另一人反身站在患者两腿中间将其两腿抬起。两名担架员一前一后地行走。

4）双人扶腋法：适用于清醒患者，双足受伤者（由于此法简便省力，常在运动会场采用）。

5）用靠椅抬走法：使患者坐在椅上，一人在后抬靠椅背部，另一人在前抬椅脚。

（3）三人或四人徒手搬运：三人或四人平托式，适用于脊柱骨折的伤者。

1）三人同侧运送：三名（或四人）救护者站在患者未受伤的一侧，分别在肩、臀和膝部，同时单膝跪在地上，分别抱住患者的头、颈、肩、后背、臀部、膝部及踝部。救护者同时站立，抬起患者，齐步前进，以保持其躯干不被扭转或弯曲。

2）三人异侧运送：两名救护者站在患者的一侧，分别在肩、腰、臀部、膝部，第三名救护者可站在对面的患者的臀部位置，两臂伸向其臀下，握住对方担架员的手腕。三名担架员同时单膝跪地，分别抱住患者肩、后背、臀、膝部，然后同时站立抬起患者。

（3）器械搬运：担架的搬运既省力又方便，是常用的方法。适用于病情较重，不宜徒手搬运，又需要转送远路途的患者。常用的担架有帆布折叠式担架，此担架可适用于一般患者的搬运，不宜运送脊柱损伤的患者。若要使用，必须在帆布中加一块木板。另一种是组合式（铲式）担架，适用于不宜翻动的危重患者。

4. 抬担架时的注意事项

（1）担架搬运时，患者的足在前，头在后以便于观察，先抬头，后抬脚，担架员应步调一致；向高处抬时，患者头朝前，足朝后（如上台阶、过桥），前面的担架员要放低担架，后面的要抬高，以使患者保持水平状态。下台阶时相反。

（2）担架员应边走边观察患者情况，如神志、呼吸、脉搏。病情如有变化，应立即停下抢救，先放足，后放头。

（3）用汽车运送时，担架要固定好，防止在启动、刹车时碰伤。

（4）夏天要注意防暑，冬季要预防冻伤。

5. 几种特殊伤的搬运

（1）脊柱骨折的搬运：脊柱骨折的患者，在固定骨折或搬运时要防止脊椎弯曲或扭转。因此，不能用普通软担架搬运，要用木板担架，严禁用一人抬胸、一人抬腿的拉车式搬运。

搬运时必须使患者的头、肩、臀和下肢保持固定状态，这样不使患者的脊柱强度弯曲以免造成脊髓断裂和下肢瘫痪的严重后果。

（2）颈椎骨折的搬运：需要3~4人，搬运方法同脊柱骨折，保持身体稳定，有六种锁定方法。首先要有专人牵引，固定头部，然后一人托肩，一人托臀，一人托下肢，动作一致抬放到硬板担架上，颈下必须垫一小垫，使头部与身体成直线位置。颈两侧用沙袋固定或用颈托（临时颈托也可），肩部略垫高，防止头部左右扭转和前屈、后伸。

（3）临时颈托的制作方法：将报纸或画报折成长约40cm，宽约10cm，用三角巾或毛巾包好，将临时颈托环绕颈部在前面打结。

（4）胸、腰椎骨折的搬运：先将一块木板（长度和宽度可容患者俯卧）平放在患者一侧，然后由3~4人，分别扶托患者的头、肩、臀和下肢，动作一致，将其抬到或翻到硬木板上，使之处俯卧位，胸上部应稍垫高并要取出患者口袋内的硬东西，然后，用3~4根布带（三角巾）将其固定在板上。

（5）骨盆骨折搬运：应使患者仰卧，两腿髋、膝关节半屈，膝下垫好衣卷，两大腿略向外展。用1~2条三角巾折成宽带，围绕臀部和骨盆，在下腹部前面中间打结，用另一条三角巾折成宽条带围绕膝关节固定，由三人平托放在木板担架上搬运。

（6）开放性气胸搬运：首先应严密地堵塞伤口，用三角巾悬吊固定伤侧手臂，再用另一条三角巾围绕胸部加以固定。搬运时患者应采取半卧位并斜向伤侧，迅速运送医院。

（7）腹部内脏脱出的搬运：内脏脱出应首先用消毒纱布与碗固定脱出的内脏，搬运时患者应采取仰卧位，膝下垫高，使腹壁松弛，减少痛苦，同时还应根据伤口的纵横形状采取不同的卧位。如腹部伤口是横裂的，就必须把两腿屈曲；如是直裂伤口就应把腿放平，使伤口不易裂开。

（8）颅脑损伤搬运：颅脑损伤（包括脑膨出）搬运时患者应向健侧卧位或稳定侧卧位，以保持呼吸道通畅，头部两侧应用衣卷固定，防止摇动并迅速送医院。

（9）颌面伤搬运：患者应采取健侧卧位或俯卧位，便于口内血液和分泌液向外流，保持呼吸道的通畅，以防止窒息。若伴有颈椎伤时，应按颈椎伤处理。

院前急救的根本任务就是抢救生命和将患者安全地送到医院治疗，而途中救护及救护车上的诊疗护理则是院前急救中最为关键的一个环节，尤其对危急重症的途中救护十分重要。

第二章 院前急救

第一节 院前急救概况

院前急救是对发生在医院外的，正在或将要危及生命的急危重症、严重创伤和各种意外的抢救，使患者迅速脱离危险或延长生命的医疗过程。近几十年来，院前急救已经发展成为一门独立的临床医学学科。院前急救的任务是针对生命指征出现的问题尤其是对心、肺、脑功能的衰竭进行复苏（CPCR）以及对外伤的止血、包扎、固定和搬运等，能使患者初步得以救生和脱离险境的各种对症抢救。院前急救的对象是在医院外发生的各种急危重症患者，常态下是社会公众中的个体，非常态下是社会公众中的群体，甚至是危及社会稳定和大众安全的突发公共卫生事件或突发重大灾害事故。

院前急救是院内急救的延伸和发展，它与院内急救有很大差别。其主要不同为：①到达现场的医疗急救资源有限；②现场或途中急救的医疗环境比较差；③诊断抢救的时间有限；④患者常常病情危重，且难以鉴别。这些特点对从事院前急救人员的素质、技能和处理问题的方式都提出了更高的要求。

院前急救需要具备覆盖本地区的良好的通信环境，以传递呼救信息和保持指挥机构与抢救现场、与救护车、与医院、与政府领导的通信联系；需要对呼救者进行医学情况判断和对急救人员下达指令、组织指挥、实时监控和联系医院；需要能够提供多种信息和操作的指挥调度系统，以辅助调度人员组织院前急救、辅助政府领导决策指挥的实施；需要热爱急救事业的、训练有素的、装备齐全的、编制足够的急救人员，以及对急危重症患者实施现场抢救和对突发事件进行紧急医疗救援；需要性能良好的、防护严密的、乘坐舒适的、数量充足的、可以全天候安全快速行驶的救护车，以提供适合运送患者和急救人员的交通工具；需要合适的和足够的值班人员、药品、设备、器材、车辆、生活环境和物质条件，以保证院前急救工作的实施；需要具有高度责任感的、熟悉院前急救业务和管理科学的管理者，以及组织和管理院前机构、院前急救过程和院前急救人员，实现为患者服务，为政府解忧的目标。

第二节　院前急救的任务、原则及特点

一、院前急救的任务

1. **对呼救患者的救护**　急救中心（站）接到患者的紧急求救后应立即通知有关部门，调派救护车及医护人员携带急救设备、器械、药品以最快速度到达现场实施救援，是急救中心（站）的基本职能。

2. **重大灾难、战争或群体发病时的救护**　如2001年美国"9·11"事件，2003年的非典型性肺炎（SARS）在全世界范围内流行，2005年2月印度尼西亚地震引发的海啸以及战争伤害、水灾、火灾及交通事故等重大灾难事件中，致死、致伤人数众多，其规模和强度超出了受灾社区的自救和承受能力。此时应由有关领导部门统一协调、指挥，进行院前急救，如医护人员迅速进行伤检、分类，先负责抢救有生命危险的伤员，负责安全运输和疏散伤员至相应的医院。

3. **防范性救护**　如遇大型集会、运动会等情况，应设立临时急救站，以便及时对群众的突发病情实施救护。

4. **通信网络中心的枢纽任务**　通信网络一般由3部分组成：一是市民与急救中心（站）的联络；二是急救中心（站）与所属分中心（站）、救护车、急救医院的联络；三是急救中心（站）与上级领导、卫生行政部门和其他救灾中心的联络。急救中心（站）负责承上启下的枢纽任务。

5. **急救知识的普及**　提高公民的急救知识及技能水平，能极大提高急救成功率。可通过各种媒体，如报纸、电视、广播等进行急救知识和技术的教育和培训。

二、院前急救的原则

院前急救大多没有充分的时间和条件做出鉴别诊断，因此，必须遵循对症治疗的总原则。具体来说，院前急救必须遵循5条原则。

1. **先复苏后固定**　遇到有心脏骤停伴有骨折伤员时，应先进行胸外按压和开放气道，待心跳、呼吸恢复后，再进行骨折固定。

2. **先止血后包扎**　遇到大出血又伴有创口者，应立即止血，再对创口进行处理。

3. 先重伤后轻伤　遇到垂危的和较轻的伤员时，应先抢救危重伤员，后抢救病情较轻者。

4. 先救治后运送　遇到需要急救的伤员，应先救治后运送，不要先送后救，以免耽误宝贵的救治时机，并注意在转运伤员的途中，不要停止救护措施。

5. 急救与呼救并重　遇有成批的伤员时，要注意急救与呼救同时进行，特别是有多人在现场的情况下，要紧张而有序地开展工作，分工明确，较快地争取急救外援。

三、院前急救的特点

院前急救与院内急救相比较，情况更复杂，无论在地点、环境、时间方面，还是患者对医疗服务要求等方面有诸多不同，形成了具有突发性、紧迫性、艰难性、复杂性、灵活性等特点。

1. 突发性　进行院前急救的对象一般是人们预料之外突然发生的各种急症、创伤、中毒及灾难事故导致的伤病员，由于事件突发，随机性强，往往让人措手不及。因此，普及和提高广大公民的救护知识和技能，是非常重要的一项社会性工作，当发生突发事件时，人们能够积极参与自救、互救和专业救援，减少伤亡。

2. 紧迫性　院前急救的紧迫性不但体现在患者病情急、时间紧迫，而且患者及家属在心理上存在焦虑和恐惧等特点。因此，救护人员应常备不懈，一旦接到"呼救"信号必须立即出车，刻不容缓；到达现场立即抢救，充分体现"时间就是生命"的紧迫性。

3. 艰难性　院前急救的现场复杂，大多环境较差，如在马路街头、公园、游览区等地，有较多的围观群众，使环境拥挤嘈杂；家中光线暗淡，狭窄的楼道不能为伤病员安置抢救的特殊体位；运送途中救护车震动与马达声等均会影响对伤病员的病情诊断与救治。因此，护理人员要熟练掌握急救知识与技能操作，以适应较差环境下的救护。

4. 复杂性　呼救人员多为急危重症患者，且涉及各科疾病，病情复杂。急救人员应在熟练掌握急救知识与技能的前提下，对伤病员立即做出病情判断，果断进行处理，以抢救生命、对症治疗为主。

5. 灵活性　院前急救所在环境一般无齐备的抢救器材和药品，故在抢救现场应机动灵活的寻找代替用品，就地取材，为患者争取更好的抢救时机。

第三节 院前医疗救援设备及物品

一、院前急救供应室的设置

院前救治的患者情况及病种复杂，每天使用的医疗仪器及一次性物品较多，出车回来后，需要进行常规清洁、消毒、养护及补充，这就要求设置专用的院前急救供应室。

供应室是储存、检查、消毒、养护各种医疗仪器、设备及补充各种一次性物品的单位。通常设有里、外两间房屋，外间也可以是一条较宽的通道，其主要用途是回收急救车带回的污染的医疗垃圾、生活垃圾，并对当班收回的各种仪器、出诊箱外表进行清洁、消毒，再进入里间。外间还需备有洗手池、手消毒液、烘干机供医务人员使用。

里间要有独立出口，设有各种适宜的物品架，用于摆放各种医疗抢救仪器及出诊箱。墙壁配有专用仪器电源插座，用于对仪器充电（急救车上使用的仪器都应是直流电）。还应配有若干个无菌物品柜，存放各种无菌包及一次性无菌物品。此外，供应室还需设置应急物品架，储备各种仪器、药品、应急外伤包、各种固定垫、一次性担架单和尸袋等，供急救人员临时借用。

急救供应室应有专人值班，负责每日清点仪器、物品，对借出及回收要有登记，清洁、消毒室内环境，定时对仪器、电池充电养护，按时补充、更换各类应急物品及过期物品，定时配制各类消毒液，清洗消毒毛巾。遇有大型突发事件，值班人员可作为替补人员参加现场抢救工作。

二、院前急救供应车

供应车是用于院前急救现场的流动医疗物资配送车，主要是为应对各种大型灾害事故和抢救成批伤员，特别是需要急救人员较长时间滞留现场时所配备的一种特殊车辆。发生大型灾害或公共突发事件有其一定的特殊性和偶然性，急救人员到达现场后，可能没有携带、配备足量或适宜的抢救设备、物品或防护用品，直接影响在现场实施有效的抢救工作。此时就需要急救供应车支援。

供应车出动时要有专人跟车，到达抢救现场后，负责补充、供应各种急救物品、药品。平时供应车要固定车号、固定车位，定期清点物品、药品，有查车记录，及时补充、更换，以确保随时处于待命状态。

供应车可根据当地的城市规模、人口数量、社会和经济发展特点及交通状况等因素，配备各种院前急救器材和药品。主要物品有：

1. 常用急救物品和药品 根据需要准备一定的仪器、物品，如氧气瓶、烧伤油单、尸袋（单）、充气床垫、救生保暖单、各种解毒剂、液体、输液器、注射器。

2. 应急外伤包（若干） 内有三角巾（尽可能多些）、绷带、颈托、小夹板、手电筒、胶布、上下肢止血带、伤情识别卡。

3. 防护用品 防毒面具、安全帽、乳胶手套、棉纱口罩、雨衣、雨鞋、消毒剂。

4. 辅助用具 应急照明灯、特殊警戒线、灭火器、大剪刀、铁锹。

5. 其他 配备少量的生活用品，如大衣、卫生纸、毛巾、口杯等。

三、急救车上的装备

1. 医生出诊箱 一般选用重量轻、坚固、耐磨、防水和不易变形的材料制成，以内科为主。内有听诊器、表式血压计、叩诊锤、剪刀、止血钳、镊子、体温计、手电筒等各1个。止血带不少于3根（一人一带，用后带回供应室消毒）。5ml注射器、10ml注射器、输液器、静脉留置针各5副。20ml注射器、50ml注射器1~2支，输液贴膜、棉签、胶布、消毒棉片若干（出诊箱内不宜用碘酒、酒精瓶，因为每周消毒不方便，途中颠簸易损或溢出，弄污诊箱、腐蚀金属器材，所以最好选用酒精棉片）。心电监护电极片1包，导电膏1支、心内针1~2支、死亡证明3张，药品处方若干（一式两份，底联给患者）。

急救药品，根据需要一部分药品标准配备，一部分新药可选配。常用的急救药品有中枢神经兴奋剂、拟肾上腺素药、强心药物、血管扩张剂、抗心律失常药、利尿剂、激素类药、抗胆碱药、镇痛镇静类药、解毒剂和止血药等。

其他：25%葡萄糖注射液、10%硫酸镁注射液。

液体：5%葡萄糖注射液250ml×2、生理盐水250ml×2、25%甘露醇250ml×2、5%碳酸氢钠250ml×1。液体应选用软包装，不用排气针，因为院前抢救条件差，空气污染较重，宜用软包装全密闭式输液方法。

2. 心肺复苏插管箱（包） 手柄1把、喉镜（大、中、小）3个、一次性气管插管3根（不同尺寸）、导丝1根、5ml注射器1支、口咽通气管2支、给氧面罩1个、呼吸皮球1个、心脏按压泵1个、备用电池2节、吸痰管2根。

3. 外伤急救包 军用三角巾 10 个、绷带 2 列、颈托 2 个、夹板 2 付、上下肢止血带各 1 根、一次性乳胶手套若干副、尸袋 1 个。

4. 各种仪器 除颤监护仪（最好带自动除颤及血压检测功能）、心电图机、输液泵、车载氧气瓶（20L 以上）、便携式氧气瓶（2~4L）2 个、血糖测试仪、吸引器、锐器盒（存放用过的针头、针芯及安瓿）。

5. 车上备用药品 10%葡萄糖液 250ml×2、5%葡萄糖液 250ml×2、生理盐水 250ml×2、706 代血浆 500ml×2、林格液 500ml×2。

供应室还需准备供临时借用的器材，包括呼吸机、血氧监测仪、导尿包、脐带包、抗休克裤等。每日下班后，急救车上所有的急救仪器和设备应交回供应室，进行外表清洁、消毒；急救车车厢每天也要进行清洁、消毒。

西方一些发达国家还在急救车上配备了血气、心肌酶、CO、血红蛋白检测仪、袖珍冰箱（存放胰岛素及某些血检验试纸）、微型便携式 B 超仪（用来判断有无内脏出血或腹主动脉瘤）等先进的仪器设备。

第四节 我国主要急救机构的主要组织形式及设置

世界各国的急救医疗发展都经历了漫长的过程，并具有本国特色。特别是近 30 年来，急救医学发生了根本性变革。以美国、德国、法国为代表的一些国家建立了急救医疗服务体系（MESS），MESS 越来越受到世界各国的重视，并得以迅速发展。而我国主要城市的院前急救组织管理形式和设置也各有自己的特点。

一、我国院前急救机构的主要组织形式

目前，我国各大中城市及地区根据各自不同的特点设有不同形式的院前急救机构，主要有以下几种：

1. 急救指挥中心形式 急救指挥中心形式是目前我国大多数城市所采用的急救机构组织形式。指挥中心受当地卫生行政部门的直接领导，由医疗急救中心站及其分站与该市若干医院组成急救网络，一般设有"120"急救专线，其职能是接到求救要求后，由指挥中心调度就近分站的急救人员及救护车进行现场急救，然后将患者监护运送到网络医院进一步救治。

2. 依附医院的急救中心 此模式多见于中小城市和县中心医院，目前重庆等城市采用的即为这种模式。它是在本地区的市卫生部门的领导下，附属于某一大型综合性医院的急救机构组织形式，此模式的急救中心实质

上是医院的一个部门，其职能是接到求救要求后，由医院的院前急救部派人派车到现场施救，然后将患者监护运送回医院实施院内急救。

3. 附属消防署的急救形式 在香港特别行政区，院前急救组织隶属于消防署，下设多个救护站，形成急救网络，在香港政府直接领导下，可与警察、消防等联合行动，快速有效地进行院前急救。此种模式有利于对灾难、意外事故的快速联合行动。

4. 综合自主形式的急救中心 此模式见于北京，由院前急救、急诊科急救、重症监护构成。急救中心拥有现代化的调度通信设备，可以和北京市政府、北京市卫生局、北京各大医院直接进行通信联系。院外急救工作由医师、护士协作承担，部分患者经院外急救处理后转送中心监护室继续治疗，多数患者则被转运到其他医院，急救中心是北京市院外急救和重大急救医疗任务的统一指挥、调度和抢救中心。

二、设置

急救中心（站）的设置应根据区域的地理位置、经济条件、医疗条件、交通状况、急诊需求、人口密集程度等多种因素来综合考虑、合理布局。

1. 地点 急救中心（站）应设立在区域的中心地带或人口密集区，要求车辆出入方便，尽量靠近大型综合医院、市区，服务半径一般为 3~5 公里，郊区、县为 10~15 公里。

2. 建筑设施及规模 急救中心建筑面积应>1600m^2，急救站的面积应>400m^2，具备通信、运输、行政办公和急救医疗场地。急救中心要设一定数量的急救分站，应考虑布局合理，并与医院建立密切联系，形成一定的急救网络。

3. 数量 拥有 30 万以上人口的地区，应建有 1 个院前急救中心（站），并使用"120"急救专线电话。

4. 设备的配备 急救中心（站）应配备一定数量的救护车，同时还应准备现场急救和途中急救最基本的医疗设备和药物，如心电监护、除颤仪、心电图机、供氧装置、气管内插管器械、简易呼吸器、便携式呼吸机、吸引器、建立静脉通道的所用物品等。

5. 反应时间 反应时间是指急救中心在接到呼救电话至救护车到达现场所需要的时间，是评价急救中心（站）院前急救服务质量的重要指标之一，一般要求在接到救护指令后，急救车必须在 3 分钟内开出医院，在市区 10km 以内，救护车到达现场的时间为 10~15 分钟。

第五节　院前急救护理

救护人员到达急救现场后，应向患者或目击者简单询问病史及发病过程，迅速、果断地对伤病员做出准确的评估后采取必要的救护措施支持生命，然后将其安全转运。

一、护理评估

1. 评估生命体征

（1）判断意识：观察患者意识状态，瞳孔大小、对光反应、是否散大固定。

（2）观察有无呼吸以及呼吸节律、频率、深浅度，是否有特殊气味。检查呼吸道是否通畅。

（3）触摸桡动脉及全身大动脉搏动是否存在，听诊心音，判断是否有心律失常，测量血压，了解全身循环情况。

（4）测量体温，可用体温计测量或直接用手触摸，了解患者体表温度。

2. 全身检查

（1）头颈部：仔细触摸头颈部，判断是否有颅骨骨折、颈椎骨折、皮肤裂伤。检查耳、鼻、眼、口腔是否有出血或其他液体流出，是否有异物。观察面部、口唇、耳垂皮肤颜色是否发绀。检查颈部抵抗力增强或下降，棘突有无压痛。

（2）胸腹背部：观察胸腹背部是否有损伤或骨折，胸廓是否对称，听诊肺部呼吸音，考虑有无出血、气胸存在。外伤患者注意有无内脏损伤，必要时行胸部穿刺或腹部穿刺。观察疼痛的性质，有无放射性疼痛，有无腹肌紧张等急腹症症状，检查脊柱是否有骨折，应避免盲目搬动患者，以免造成继发损伤。检查骨盆及尿道、外阴部有无损伤。

（3）四肢：观察四肢皮肤颜色、温度、末梢循环情况，有无出血点。检查有无畸形、疼痛、肿胀、关节活动情况。检查四肢肌张力情况，是否存在偏瘫或四肢瘫。

（4）其他：女性患者应注意有无阴道流血。

二、初步病情判断

根据国家卫生部第 39 号令规定，在现场医疗救护中，尤其是重大灾难救护时，应依据伤员的伤病情况，按轻度、中度、重度、死亡分类，分别以"绿色、黄色、红色、黑色"的伤员卡做出标志，置于伤员的左胸部或其他明显部位，便于医护人员辨认并采取相应措施。

1. 危重伤 是指危及患者生命，需要立即急救，并需要专人护送、严密观察、迅速送往医院救治的伤情。伤情范围包括各种原因引起的窒息、昏迷、休克、大出血、溺水、电击、中毒以及头、颈、胸、腹的严重损伤等危及生命时。

2. 中、重度伤 是指暂不危及生命，可在现场处理后由专人观察，并运送到医院进一步救治的伤情。伤情范围包括头部、胸部、颈部、腹部损伤及两处以上肢体骨折、肢体断离、大出血、骨盆骨折、大面积烧伤、软组织伤等。

3. 轻伤 是指伤情较轻，能行走或仅有 1 处软组织挫伤的伤情，如皮肤割裂伤、擦伤、小面积烧伤、关节脱位或 1 处肢体骨折者。

4. 死亡 是指呼吸、心跳停止，各种反射均消失，瞳孔散大者。

三、初步救护措施

做出初步判断后，护理人员应遵医嘱，配合医师对患者实施救护措施，包括协助患者取合适的体位、快速建立静脉通道、实施基础生命支持（BLS）和进一步生命支持（ALS）技术，如人工呼吸、胸外心脏按压、心脏电除颤、心电监护、气管内插管、止血、固定等措施。

1. 协助患者取合适的体位 对意识丧失者，应将头偏向一侧，防止舌后坠或呕吐物等阻塞呼吸道引起窒息。对需行心肺复苏术者，在其身体下垫上硬板，并开放呼吸道，应取去枕平卧位，头向后仰，上提下颌，以利人工呼吸。对一般患者，根据病情取舒适体位，如屈膝侧卧位、半卧位等。

2. 保持呼吸道通畅，维持呼吸功能 注意清除患者口腔、咽喉和气管内的异物及痰液等。昏迷者要防止舌后坠，用口咽管通气或用舌钳牵出固定。缺氧者给予有效的氧气吸入。对呼吸停止者，迅速开放呼吸道，进行人工呼吸，如气管内插管、应用简易人工呼吸器、环甲膜穿刺等。开放性气胸者，应立即封闭创口。张力性气胸的患者，立即穿刺排气。对胸腔内积血、积液者，进行胸腔闭式引流。

3. 维持循环功能 包括高血压急症、心力衰竭、冠心病、急性心肌梗死的处理和各种休克的处理，严重心律失常的药物治疗、心电监测、心脏电除颤和心脏起搏及胸外心脏按压术等。

4. 迅速建立静脉通道　建立有效的静脉通道，维持有效循环血量和保证治疗药物及时进入体内。危重症患者需建立两路静脉通道。静脉输液最好选用留置针，保证输液快速、通畅地进行。

5. 创伤的处理　对各种创伤可采取针对性的止血、包扎和固定措施。

6. 脑复苏　实施基础生命支持时即开始注意脑复苏，及早头部降温，以提高脑细胞对缺氧的耐受性，保护血脑屏障，减轻脑水肿，降低颅压，减少脑细胞的损害等。可采用冷敷、冰帽、酒精擦浴等降温措施。

7. 心理护理　突遇意外，患者往往没有心理准备，可出现各种心理反应，如焦虑、恐惧、抑郁等，此时护理人员应保持镇静，并以娴熟的救护技术对患者实施救护，同时应关心、安慰患者。另外，对患者家属应客观地介绍病情，以取得其合作和理解。

四、伤员的转运及途中护理

1. 转运前救护准备

（1）转运前准备：急救护士应检查急救车上的急救药品、器械和设备，针对病情做好充分的准备，确保转运途中能正常使用。

（2）通报病情：救护人员应向患者及家属做好转运解释工作，说明病情及转运途中可能出现的危险，取得患者及家属的理解和配合。

（3）通信联络与急救中心（站）或医院取得联系，并通报患者的伤情，以利于医院做好接收患者的准备。

（4）病情评估：转运前必须再次测量患者各项生命体征。

2. 搬运技巧　伤员搬运工作应在原地进行抢救及止血、包扎、固定伤肢后进行。搬运重伤员时，动作要轻柔。遇颈椎、腰椎损伤患者必须 3 人以上同时搬运，保持脊柱的轴线水平，以防受伤的脊柱发生错位继发脊髓损伤导致患者截瘫。常见的搬运方法有：

（1）四人搬抬法：每人将双手平放后分别插入到患者的头、胸、臀和下肢下面，使伤员身体保持在同一水平直线上。一人负责其头部稳定，一人负责搬抬胸背部，一人负责腰及骨盆，一人负责下肢搬抬。准备好后，喊"一、二、三"，同时将患者轻轻搬起，保持脊柱轴线水平稳定，然后平稳地把患者搬运到担架上。

（2）侧翻搬抬法：患者侧卧，将担架正面紧贴患者背部，由 2~3 人同时将伤员连同担架侧翻，使伤员置于担架上。

3. 转运途中的护理

（1）体位：根据病情选择安全舒适的体位，如一般伤员在担架上取平卧位；昏迷、恶心、呕吐的伤员取侧卧位，以防呕吐物误吸引起窒息；颅脑损伤患者则应垫高头部，并用沙袋固定头部以减少震动和损伤；对气胸和腹部损伤的伤员可用被褥或大衣垫成半卧位；对高位截瘫患者，应取平卧位，同时注意保持头颈部的稳定；休克患者若使用飞机转运，因其血容量少，血压低，头部应朝机尾，以免飞行中引起脑缺血。

（2）心电监护：应用监护仪对患者进行持续的心电监护时，应注意心电示波的图形、P-QRS-T 是否顺序出现，各心电波形间隔是否相等，频率多少，有无期前收缩，是否存在心肌供血不足或严重心律失常，护理人员对常见的心律失常要有识别能力，并及时报告医师。对特殊病例，必要时使用遥测心电监护装置，向接收医院求救。

（3）给氧或机械通气：对应用鼻导管给氧或面罩给氧的患者，应保持气道通畅，确保患者得到氧疗，如及时清除患者口腔内的分泌物，防止误吸。自主呼吸极其微弱者，可应用面罩给氧或使用机械通气。如患者呼吸停止或自主呼吸无效行气管插管，护理人员要注意插管位置的固定。对接受氧疗的患者，护士要密切观察，如呼吸频率及幅度的改变，有无被迫呼吸体位，唇、甲及其他部位的末梢循环是否良好，并及时记录。

（4）保持各管道的畅通：护送带有输液管、气管插管及其他引流管的患者时，护理人员应注意保持各管道的畅通，防止下坠、脱出、移位、扭曲、受压和阻塞等，转运途中由专人观察、保护。特别是有效的静脉通道，是对重症患者进行高级生命支持急救的主要护理措施。在转运途中，常因搬动使穿刺针头位置移动，造成外渗。故在转运途中，应注意保持穿刺点的固定。

（5）其他：对于使用止血带的伤员，要特别注意定时松解（30~60 分钟松解 1 次，每次持续 2~3 分钟），松解止血带时要用力按住出血的伤口，以防发生大出血并及时准确记录上止血带及松解止血带的时间。使用担架转运工具时遇恶劣天气，必须注意保护伤员，担架上应备有防雨、防暑、防寒用物，如雨布、棉被、热水袋等。若转运路途较远，护理人员应注意预防压伤和压疮，定时为患者翻身或调整体位。

第六节　院前消毒及隔离技术

一、工作人员的消毒与隔离技术

院前工作与院内工作在消毒隔离和个人防护上有很大的差别，因为当医务人员接到出车转运的任务时，经常由于呼叫120的人员不是医务人员，无法准确告之患者的诊断，使得医务人员处于无个人防护的状态，所以医务人员必须掌握隔离的种类和措施。

1. 隔离的种类及措施

（1）以类目为特点的隔离（A系统）

1）严密隔离：严密隔离为预防高度传染性及致命性强毒力病原体感染而设计的隔离。目的是防止经空气和接触等途径的传播。用于白喉、肺鼠疫、天花、艾滋病、播散型带状疱疹及病毒性出血热等疾病的隔离。

2）接触隔离：接触隔离为预防高度传染性和严重流行病学意义并经过接触途径（直接和间接）传播的感染而设计的隔离类型。用于新生儿脓疱疹、播散性单纯疱疹、淋球菌眼结合膜炎、风疹、狂犬病、白喉、大面积皮肤烧伤和创伤、婴幼儿急性咽炎、肺炎以及多重耐药菌株感染者及定植者。

3）呼吸隔离：呼吸道隔离为防止传染病经空气中气溶胶（飞沫）短距离传播而设计的隔离类型。隔离疾病有麻疹、腮腺炎、百日咳、流行性脑脊髓膜炎、肺炎、传染性红斑等。

4）结核菌（病）隔离（AFB隔离）：结核菌（病）隔离是针对结核患者（痰涂片结核菌阳性或阳性的X线检查证实为活动性结核，包括喉结核）而设计的隔离。婴幼儿肺结核一般不要求此类隔离。

5）肠道隔离：肠道隔离为预防通过直接或间接接触感染性粪便而传播的疾病，目的是切断粪-口传播途径。隔离疾病有霍乱、副霍乱、甲型肝炎、传染性腹泻、脊髓灰质炎、由肠道病毒引起的脑膜炎、坏死性肠炎、柯萨奇病毒感染以及各种肠道病原体引起的胃肠炎等。

6）引流物-分泌物隔离：引流物-分泌物隔离为防止直接或间接接触感染性脓液或分泌物的传染而设计的隔离。隔离疾病有轻型皮肤伤口及烧伤感染（重型的归在接触性隔离中），轻型感染性溃疡、皮肤及伤口感染。

7）血液-体液隔离：血液-体液隔离是防止通过直接或间接接触传染性血液及体液的感染而设计的隔离。适用于病毒性肝炎（乙肝、丙肝、戊肝）、艾滋病、疟疾、钩端螺旋体病、梅毒、回归热、登革热、黄热病及鼠咬热等。

表 2-1　类目隔离法的预防措施

措施	严格隔离	接触隔离	呼吸道隔离	结核菌隔离	肠道隔离	引流-分泌物隔离	血液-体液隔离
口罩	+	+D	+D	+D	-	-	+
手套	+	+B	-	-	+B	+B	+B
隔离衣	+	+A	+A	+A	+A	+A	+A
洗手	+	+	+	+	+	+	+
焚烧污物	+	+	+	+	+	+	+
小心利器	+	+	+	+	+	+	+
标记	黄色	橙色	蓝色	灰色	棕色	绿色	粉红色

注：+需要；-不需要；+A 处理污物时需要；+B 接触感染性材料时需要；+C 患者卫生条件差时需要；+D 对接近传染患者时需要。

（2）以疾病为特点的隔离（B 系统）：根据每种疾病的需要而采取的隔离措施，各种疾病的预防措施是依据美国疾病控制中心将分泌物、渗出物、排泄物、体液和脑脊液分为传染的或可能传染的建议拟定的并采用了相应的隔离措施提示卡。

（3）体内物质隔离法：体内物质隔离法的对象为"所有"患者都采用屏障隔离措施，又称全面性屏障隔离，主要是对血液和体液实施全面屏障隔离。

1）体内物质隔离的范围：主要是指血液、精液、阴道分泌物、脑脊液、心包液、腹膜液、胸膜液、滑膜液和羊水，但不包括汗液、泪液、唾液、粪便、鼻分泌物、尿液、痰液和呕吐物。

2）保护屏障与预防措施：何时需要采取保护屏障主要取决于患者所患疾病病原体的传播途径而予以选择。措施包括洗手/洗手设备，戴口罩/眼罩、护目镜、手套（一次性手套），穿隔离衣、塑胶围裙，废弃物和污染物的处理，标本的运输和处理，空针和尖锐物品的处理，医疗器械的处理。

（4）普遍预防：普遍预防措施是指预防在医疗机构内非胃肠道、黏膜和不完整皮肤暴露于经血传播的病原体。建议进行乙肝免疫接种，作为暴露于血液者普遍预防措施的一种重要辅助手段。

普遍预防措施包括：洗手/洗手设备，戴口罩/眼罩、护目镜、手套

（一次性手套），穿隔离衣、塑胶围裙，废弃物和污染物的处理，空针和尖锐物品的处理。

应禁止有渗出性损伤或皮肤炎症的卫生保健工作人员从事患者的直接护理工作或接触患者的诊疗器械，直到伤病痊愈。

如果诊断或疑似诊断的传染病不是经血液传播者时，如有必要则按 A 系统或 B 系统采取相应的隔离措施。

（5）标准预防

1）认为患者的血液、体液、分泌物、排泄物均具有传染性，需进行隔离，不论其是否具有明显的血液污染或是接触非完整的皮肤与黏膜，既能防止血源性疾病的传播，也能防止非血源性疾病的传播。

2）双向保护，既强调防止疾病从患者传至医护人员，也强调防止疾病从医护人员传至患者和患者传至医护人员再传至患者。

3）其隔离措施是根据各种疾病的主要传播途径（接触、空气、微粒、常规工具和虫媒五种），包括接触隔离、空气隔离、微粒隔离三种。

4）甲类传染病及乙类传染病中的传染性非典型肺炎、人感染高致病禽流感防护用品及防护服的穿脱方法。

（6）全套防护服：包括工作服、隔离衣、连身防护服、布帽子、12 层以上纱布口罩+带鼻夹的外科口罩（或戴 N-95 口罩）、防护眼镜，头盔（必要时用）、胶皮手套，防水围裙（必要时用）、长筒胶靴和鞋套。

（7）穿防护服的流程：应备三层服装，包括分身工作服、分身隔离服、连身防护服。

1）分身工作服外穿分身隔离衣。

2）工作帽，盖住头发、两耳和颈部。

3）口罩两层（口罩要戴严），并在鼻翼两侧塞上棉球。

4）穿连身防护服、长筒胶靴、鞋套（上车前或进病房时穿）。

5）戴胶皮手套（两层）、防护眼镜。

（8）脱防护服的流程

1）转运患者（消毒车辆）结束后，双手戴手套在 0.5% 过氧乙酸消毒液中浸泡 3 分钟。同时穿长筒胶靴站在盛有 0.5% 过氧乙酸消毒液深度为 30~40cm 的药槽中浸泡 3~5 分钟。

2）取下护目镜放在 0.3% 过氧乙酸消毒液中浸泡 30 分钟，清水冲洗晾干备用。

3）脱连身防护服、鞋套、外层手套及外层口罩，并将连身防护服、手套、鞋套及口罩浸泡于 0.5% 过氧乙酸消毒液中 1 小时后按医疗垃圾处理。

4）布隔离服及布帽子浸泡于0.5%过氧乙酸消毒液中1小时后，封闭在双层黄色垃圾袋内送洗衣房消毒清洗后方可再次使用。

5）内层手套、内层口罩按医疗垃圾处理。

6）脱胶靴前应再次用消毒液浸泡3分钟，再次洗手。

7）入污染区：泡手（套）泡足（鞋）→摘护目镜→脱防护服→鞋套→外层口罩。

8）入半污染区：脱布隔离服→布帽子→脱内层口罩→脱胶靴→脱内层手套→洗手（按六步洗手法进行）。

9）入清洁区：下班前进行卫生通过（淋浴，口腔、鼻腔及耳道的清洁消毒）后方可离开工作区域。

2. 工作人员的手消毒 每次转运患者后及全天工作结束前用干燥肥皂或无菌肥皂液，用流动水，按六步洗手法进行洗手，用擦手毛巾（纸）擦干。擦手毛巾要每日消毒，不能使用公用毛巾，也可用烘手器烘干。必要时进行手消毒。

二、急救车上医疗仪器设备、医疗用品及车辆的消毒

1. 医疗仪器设备及医疗用品的消毒 急救车上装备仪器及物品的消毒包括听诊器、表式血压计、叩诊锤、剪刀、止血钳、镊子、体温计、手电筒、止血带（一人一带）、注射器、输液器、静脉留置针、输液贴膜、棉签、胶布、酒精消毒棉片。

心肺复苏插管箱（包）包括手柄、喉镜、一次性气管插管、导丝、口咽通气管、给氧面罩、呼吸皮球、心脏按压泵、吸痰管。

仪器设备有除颤监护仪、心电图机、输液泵、车载氧气瓶、便携式氧气瓶、血糖测试仪、吸引器、锐器盒等。

医院消毒工作包括清洁、消毒、灭菌三个方面。对于急救车上的抢救仪器，由于不是进入人体的高危险性物品，一般情况下要求保持清洁。如果遇有转运消化道、呼吸道等传染病的患者后，对使用后的医疗仪器，应该采取消毒→清洁→再消毒措施。消毒应该采用对仪器表面没有损坏的中效消毒剂。在转运甲类传染病、乙类传染病中传染性非典型肺炎、人感染高致病性禽流感等患者后，消毒应该采用对仪器表面没有损坏的高效消毒剂。

2. 车辆的消毒 凡转运甲类传染病及乙类传染病中的传染性非典型肺炎、人感染高致病禽流感等传染病患者时，车辆应回到污染停车场，消毒

人员穿全套防护服消毒车辆。

首先关闭车窗，用0.8%过氧乙酸消毒液进行气溶胶喷雾消毒，空气用量20~40ml/m³，表面及地面喷至湿润，参考用量100~200ml/m³。消毒完毕后关闭车门，作用60分钟后开窗开门通风，进入清洁停车场备用。

转运甲类传染病及乙类传染病中的传染性非典型肺炎、人感染高致病禽流感等传染病患者的车辆，前后舱要有隔断，消毒时前后舱均应消毒。

车内消毒顺序：先从外到里，再从里到外、从上到下。

凡传染病患者可能污染的部位均应重点消毒（如后舱内外门把手，窗户开关，担架扶手等）。

三、医疗垃圾的分类与处理

1. 分类

黑色垃圾袋——一般性废弃物，医患人员普通生活垃圾。

黄色垃圾袋——医用固体废弃物、感染性废弃物。

坚固的容器——锐利物品。

2. 处理

（1）医用固体废弃物

1）需要废弃的敷料（棉球、棉签、纱布、棉垫、绷带、引流条）。

2）用后的注射器、输液（血）器、套管针、止血带、压舌板等。

3）被血液及感染性体液污染的一次性布类、纸类及其他类。

4）需废弃的空尿袋（管）、引流袋（瓶）、引流管、手套、插管等。

5）需废弃的帽子、口罩、患者被服、衣裤等。

此类废弃物属于医疗垃圾，应放入黄色垃圾袋，统一带回医院医疗垃圾站，由医院统一清运、焚烧。

（2）锐利物品

1）各类刀片、缝针、针灸针。

2）实验室废弃的载玻片、玻璃试管。

3）废弃的安瓿、破碎体温计的玻璃部分。

4）使用后的注射器针头，输液器、输血器的上下两端锐利部分。

此类属于医疗垃圾中锐利物品，应统一放入锐器盒内，装满3/4后封闭容器，统一带回医院医疗垃圾站，由医院统一清运、焚烧。

3. 其他

（1）各类引流液在倾倒前，必须经500~1000mg/L含氯消毒剂消毒30

分钟后倒入污水池。

（2）被体液、血液污染及传染病患者污染的衣物、被服应密封在黄色垃圾袋中，送到医疗垃圾站，由医院统一清运、焚烧。

（3）被特殊病原体（艾滋病、气性坏疽、破伤风等）污染的衣物、被褥、敷料等密封在双层黄色垃圾袋中，送到医疗垃圾站，由医院统一清运、焚烧。

（4）被特殊病原体（艾滋病、气性坏疽、破伤风等）污染的器械用2000mg/L 含氯消毒浸泡 30 分钟后再进行清洗。

第三章　急诊科及急诊重症监护室管理

急诊科是急诊医疗服务体系的一个重要组成部分，急诊服务质量直接关系到患者的生命安危，也是反映医院管理、医疗技术和服务水平的窗口。急诊科要提供 24 小时开放性、快速而高效的服务，因此，对急诊科的硬件建设及管理提出了更高的要求。

第一节　急诊科的设置

我国急诊科（室）的组建始于 20 世纪 80 年代初。根据卫生部要求，500 张床位以上的医院应设急诊科，500 张床位以下的医院应设急诊室。急诊科的专业设置主要有两种形式：一种是以内、外科为主的综合急诊科；另一种则是以各分科为主的专科急诊科，通常设内、外、妇、儿、五官科（眼科、耳鼻喉科、口腔科）等专科急诊。急诊科（室）必须实行 24 小时应诊，建立"绿色通道"，使患者能在到达 5 分钟内得到处置。

一、急诊科的布局与要求

1. **急诊科的位置**　急诊科应设置在医院的最明显位置，有独立入口，大门宽敞，运送患者的车辆可直接到达。急诊科应有救护车专用停车点，并保持救护车道路通畅。

2. **急诊科的总体布局**　急诊科空间应宽敞、通风，候诊区宽敞、明亮，轮椅和推车出入无阻碍。抢救室、各科诊室、重症监护室、手术室、治疗室、输液室、检验科、影像科、药房、挂号收费室等宜设置在同一平面内，各功能部门的布局应以减少交叉穿行、减少院内感染和节省时间为原则，使总体布局合理，就诊路线清晰通畅、方便。

3. **急诊科的标志**　急诊科标志必须醒目、突出，方便患者寻找。各功能部门的标志也应醒目，最好采用灯箱，从远处就能看见。为减少询问，在通往抢救室的方向可采用一定的方式，如沿墙或地面涂上色标，悬挂醒目指示牌，建立快捷通道等。急诊大厅应有急诊科各个层面的平面图。

二、急诊科的部门设置

1. 初诊区（接诊区）

（1）分诊处：亦称预检台，是急诊患者就诊的第一站，应设在急诊科最明显的入口位置，标志醒目，出入方便，足够的使用面积，以避免各种原因造成的拥挤。在分诊台或周围安装相应的现代化仪器、设备，如电视监控系统，随时掌握抢救室、内科、外科、治疗室、监护室、观察室等处的工作情况；配备必要的通讯器材，如电话、对讲机、信号灯、呼叫器等，以便及时与相关人员、相关科室取得联系；还应配备一定数量的候诊椅；另外，为方便患者还应放置平车、轮椅、饮水桶、公用电话等，并配备有导医或导诊员、基础服务员等。

（2）急诊室（区）：一般综合性医院应设立内科、外科、小儿科、妇产科、眼科、耳鼻喉科、口腔科、皮肤科等分科诊室或诊区。室（区）内除备有必要的诊察用具与设备外，还需按各专科特点配备急诊所特别需要的器械与抢救物品，并做到定期清洁消毒和定期检查。小儿诊区与成人诊区应分开。另外，还应设有特殊患者，如精神病患者、囚犯等诊室。

（3）急诊抢救室：抢救室是急诊科设置中最重要的部门，是危重患者抢救场所。抢救室应设置在接近急诊分诊或入门处，使危重患者进入急诊科后，以最短的距离、最快的速度获得最及时有效的救治。抢救室要有足够的空间，便于工作人员及时实施各种抢救技术以及抢救仪器的摆放和使用。单床抢救室面积 $>20m^2$，多床抢救室每单元（床）使用面积 $>12m^2$。

（4）清创室、手术室：手术室应紧靠外科诊察室，是快速处置外伤患者、减少伤残率必备的部门。目前有些医院的急诊科只设清创室，有些医院的急诊科设置了条件较好的手术室，使急、危、重的外伤患者能就地进行紧急外科手术。清创室应至少设 1 张清创手术台。急诊手术室可根据具体情况设置 2~3 张手术床，配备完善的洗手设施，相应的手术包、手术器械及必要的麻醉、抢救设备、消毒和良好的照明设施，能随时开展急救手术。

（5）急诊洗胃室：配备自动洗胃机及各神插管洗胃设备、抢救物品、电热水器及淋浴设备。

（6）急诊观察室：急诊观察室主要为短时间不能明确诊断、病情危重的患者，或抢救处置后需要待床进一步住院治疗的患者而设置。观察室患者原则上在 48~72 小时内离院、转院或收留住院。观察床位应根据各医院的急诊量和抢救人数合理设置。要具有中心供氧装置、负压吸引装置、压缩空气、轨道式输液架等设施。

（7）治疗室：治疗室包括准备室、注射处置室，位置应设在各科诊察室（区）的中心部位。治疗室内应有无菌物品柜、配液台、治疗桌、治疗盘及消毒用品，室内还应有空气消毒和照明设备。

（8）急诊输液室：应分设小儿输液区与成人输液区。配备专用输液床（椅）。

（9）急诊辅助检查部门：应设置X线室、CT室、超声检查室、临床生化检验室、药房，集中在急诊区域，使急诊患者的基本辅助检查项目均可在急诊区域内完成。

（10）其他辅助及支持部门：包括登记挂号处、收费处及保安、保洁等。急诊常涉及治安、交通等法律纠纷事宜，需通过保安与有关部门建立联系。

2. 急诊监护室　监护床位数不低于年平均急诊患者数的5%，最少不低于6个监护单元，其中应设有1~2个独立的隔离监护病室。

3. 急诊病房　是近几年来规模较大的医院在急诊科内设置的一个部门，隶属急诊科管辖的病房，能弥补医院某些专科设置的缺失，方便突发性、季节性疾病的收治，促进患者分流。

三、急诊科护理人员要求

1. 急诊护士要求　应具有一定的临床经验，且专业知识扎实、技术熟练、责任心强、服务态度好。从事急诊工作的护士必须受过正规的护理专业教育，经过院内主要科室轮转学习，对各专科危重患者有一定的专业护理能力和知识结构，毕业2年或2年以上。在急诊科接受短期的重症急救技术加强训练，经过有护师职务以上人员带教1~6个月（根据本人能力确定具体带教时间），并经过技能测试合格后，方可承担急诊护理工作。随着急诊专科护士概念的引入，需要探讨和研究更加完善的急诊专科护士从业标准。

2. 急诊护理人员配置　急诊科的护士要有固定的、单独的编制。医院应根据急诊就诊人数、抢救量及观察床位数相应地制定急诊护士编制。一般要求设有科护士长1名，护士长1~2名，各职称护士若干名，形成Ⅰ、Ⅱ、Ⅲ三级人员负责制式的梯队，切实做好急诊护理工作。卫生部《专科医生培养标准——急诊科细则》对急诊护士配置要求如下：

（1）分诊处：急诊预检分诊是一项技术性较强的工作，应由有一定临床实践工作经验的护士担任。建议至少由4名具有3年以上急诊临床护理工作经验的护师承当。

（2）急诊抢救室：抢救单元（床）与护师（士）之比不少于1:3。

（3）急诊监护室：床位与护师（士）之比不少于1:3。

（4）急诊病房：床位与护师（士）之比不少于3:1。

（5）急诊观察室：床位与护师（士）之比不少于4:1。

（6）急诊输液室：床位与护师（士）之比不少于4:1。

3. 配有一定数量的导诊员 为患者提供系列必要的服务，包括迎接患者就诊，送患者到就诊区，陪护患者做超声、X线及CT等辅助检查，为患者送取检验标本、检验单、药品等。

四、急诊科主要仪器设备及药品配备

1. 仪器设备

（1）急诊抢救室基本设备

1）足够的照明设施，照明设备最好采用旋转式无影灯，可调方向、高度和亮度。

2）足够的电源，避免抢救设备电源的反复拔插，避免电线交错及多次连接。

3）抢救床应设置为硬板式，灵活移动与固定，床头隔板可拆卸，床头和床尾可抬高，床体不宜过高、过宽，以便实施人工心脏按压。最好为多功能抢救床，配有吸氧、负压吸引装置，并便于床上X线摄片检查身体各部位。

4）床旁配备多功能监护仪、呼吸机、除颤器、自动心肺复苏仪、无创心脏起搏器、床边X线摄片机、洗胃机、12导联心电图机、中心吸引接口或电动吸引器、中心供氧接口或氧气筒、输液泵、微量注射泵、抢救车等抢救物品。

（2）急救包：气管切开包、胸腔穿刺包、腰椎穿刺包、清创缝合包、脑室减压包等。

（3）抢救车：内备麻醉咽喉镜（大、中、小）、各型号气管插管、管芯、各型号气管切开套管、麻醉面罩、简易呼吸器、牙垫、胶布；吸氧管、吸氧面罩、吸氧装置、吸痰管、吸引装置；手电、电池；各型号套管针、注射器、各种液体；各种抢救药品等。

（4）氧气袋和5~10L氧气瓶：供患者检查和转运时使用，各种仪器应定人保管，定点放置，定期检查维修，建立使用说明卡，用后立即消毒并及时安装备齐，归还原处，以备急用。所有抢救仪器设备应处于备用

状态。

2. 抢救药品

（1）急诊科应备有的药品范围：主要包括中枢神经兴奋剂，升压、降压药，强心剂，利尿脱水剂，抗心律失常药，血管扩张药，局部麻醉药及常用液体等。

（2）各种药品应标签清晰，分类定位放置，定人管理，定期清查，用后及时补充，并列入交班内容。毒、麻药品应加锁专人保管，特殊交班。

第二节　急诊科的护理管理

急诊科是医院危急重症患者集中的部门，是医院的"窗口"。因此，应严格执行《全国医院工作条例》中有关急诊方面的各项规章制度，不仅急诊科的组织形式、人员编制有特殊要求，还应制订完善的各项护理工作制度及从事急诊护理人员的基本素质要求。

一、急诊科工作制度

1. 对急诊患者的接诊、紧急处理等应有高度的责任感，认真严肃，迅速准确，避免发生各科室相互推诿的现象。

2. 急诊室内各分科诊疗室的一切用品实行"四固定"制度（定数量，定位置，定人管理，定期检查、消毒和维修）。

3. 急诊护士必须坚守岗位，随时准备抢救患者，如需暂时离开，必须告知有关人员。非固定在急诊室的其他各科急诊值班医生，应有固定地点或通讯联系方式，便于一呼即到。若需临时离开固定地点，应随时将去向通知急诊科值班护士。

4. 急诊护士在治疗时应严格执行"三查七对制度"，严防差错事故发生。

5. 做好急诊科的各项统计工作。

二、急诊科医护人员工作职责

1. 急诊科主任工作职责

（1）在医务科领导下，负责急诊科的医疗、教学、科研、护理和行政管理工作。

（2）负责组织开展急诊科各项工作及专科技术的培训。

（3）负责制订本科工作计划和发展规划，并组织实施，督促检查，按期总结汇报。

（4）负责各科急诊值班人员的行政领导和业务指导、考勤、考核工作，协调急诊科内部及与其他科室的联系和协作。

（5）加强对各级医护人员的思想政治工作和医德教育，不断提高医疗服务质量。

（6）加强急诊业务管理，定期查房，解决重、危、疑难患者诊断、治疗问题。

（7）组织、指导和参与医护人员进行业务学习，运用国内外医学先进经验，开展新技术、新疗法，进行科研工作，并及时总结经验。

（8）负责组织领导危重患者的抢救工作，确保急诊患者得到及时正确的抢救处理。

（9）检查督促本科人员认真执行各项规章制度和技术操作常规，防止并及时处理差错事故。

（10）负责安排各科急诊医师的轮换、值班工作，决定患者住院、转院，组织临床病例讨论、会诊等。

（11）负责本科室人员的业务训练和技术考核，提出晋升、奖惩意见，并妥善安排进修、实习人员培训工作。

（12）与科室护士长共同制订科室预算和协调管理科室工作。

2. 急诊主任医师工作职责

（1）协助科主任完成急诊科管理。

（2）独立负责日常急诊住院患者的救治工作，组织抢救，并与各专科会诊医师共同研究，确定急诊患者的治疗方案，完成院内、外会诊工作。

（3）加强急救理论与技术的巩固，当发生各类突发事件时，积极参加院内外的应急救治工作，并接受各种临时指令性任务。

（4）协助主任根据医院医疗质检要求建立完善本部门医疗质量的保证体系，并保证实施。完成住院医师教学工作及医师的再教育工作，对所负责住院患者每周至少1次查房，提出意见，组织并参加疑难病例和死亡病例讨论。

（5）协助主任组织科室医师积极参加科研工作，并对开展相应工作的医师给予必要的支持和帮助。

（6）协助主任进行本科室人员的医德、医风、遵纪守法教育，保证医院的各项规章制度在本部门贯彻执行。

（7）指导各种设备和器械的管理和使用。

3. 急诊主治医师工作职责

（1）在科主任领导和上级医师指导下，负责本科一定范围的医疗、教学、科研和技术培训工作。

（2）按时查房，参加值班及会诊工作，并指导下级医师进行急诊、急救患者的诊疗抢救工作。

（3）主持本科急、危、重症病例讨论，检查、修改下级医师书写的医疗文件，决定患者的特殊诊疗、转科、出院，审签出（转）院病历，检查传染病、中毒等疾病疫情报告情况。

（4）掌握患者的病情变化，患者发生病情变化和其他重要问题时应及时处理，并向科主任及上级医师报告。

（5）认真执行各项规章制度及技术操作规程，严防差错事故，一旦出现医疗差错事故本着患者安全第一的原则，积极采取补救措施，尽量减轻事故造成的后果，缩小不良影响，事后必须调查研究，提出处理意见，报告科主任。

（6）组织下级医师学习，并运用国内外先进经验开展新技术、新疗法，进行科研工作，努力提高急诊急救水平。

（7）担任进修、实习医师的临床教学和日常管理工作。

（8）参加医院指定的院外会诊，在医院统一组织下指导下级医疗机构的业务工作。

4. 急诊医师工作职责

（1）在科主任领导和上级医师指导下，负责一定数量急诊患者的医疗工作，担任急诊的值班工作。

（2）在上级医师指导下，负责急诊患者的检查、诊断、治疗。认真执行首诊医师负责制，密切观察急诊患者病情变化，做好各项记录，力求尽早明确诊断，及时治疗抢救。对危重疑难病例及时请示上级医师或申请他科会诊，请他科会诊时应陪同诊视。

（3）按规定书写急诊病历或留观记录。有急、危重患者要随叫随到，遇重大抢救，应立即报告科主任和院领导。凡涉及法律纠纷的患者，在积极治疗的同时，要保留一切物品和标本，并向有关部门及时报告，妥善处理。

（4）参加科内查房，向上级医师详细报告病情和诊疗情况，提出问题，听取意见，做好记录。

（5）掌握医技科室的常规检查原理、操作方法、正常数值，具备阅读各种图像的能力，熟练掌握急诊仪器设备的使用方法，在上级医师的同意或指导下，开展特殊诊疗急救操作。

（6）认真执行各项规章制度和技术操作规程，亲自指导护士进行重要的检查和处置，严防差错事故发生。一旦发生差错事故，应及时向上级医师汇报，并注意医疗保护制度。

（7）学习运用国内外先进医疗技术，在上级医师指导下开展新技术和科研工作，并认真总结经验，撰写论文。

5. 急诊值班医师工作职责

（1）在急诊科主任领导下，以高度负责的精神，严谨、认真、及时地进行急诊、抢救医疗工作，对急诊科患者应密切观察病情变化，及时详细记录。

（2）对疑难危重患者，应立即请示上级医师诊视，对病情危重不宜搬动的患者，就地组织抢救，待病情允许时再护送到病区。

（3）坚守工作岗位，若因工作需要暂时离开，应认真做好交接班后方能离开。

（4）严格执行各项规章制度、技术操作规程，严防医疗差错事故。

（5）对危重急诊患者，凡经预诊鉴别后划定归属某科的患者，该科医师应及时进行诊治，不得推诿，需要时可再邀请会诊。

（6）负责留观患者的诊治工作，详细询问病史，认真进行诊视，及时书写病历记录，密切观察病情变化，及时处理。

（7）认真做好口头、书面、床头交接班。凡涉及法律纠纷的患者应及时上报科主任，并向医务科和院领导逐级报告。

（8）负责指导进修、实习医师工作，认真书写各种医疗文件。

6. 急诊首诊医师工作职责

（1）在急诊科主任领导下，按照首诊医师的各项规章制度工作。

（2）对来院的急、危、重症患者，首诊医师必须采取有效抢救措施。

（3）需会诊的应立即会诊，接到会诊通知的科室和值班医师需立即赶到，首诊医师负责介绍病情，需转入专科或住院治疗的由转入科室接诊处理。

（4）对急重病或各科"临界患者"，首诊医师必须进行必要的检查、抢救或处理，并做好记录，同时请有关科室共同会诊。

（5）对需要紧急手术的患者，由接诊科室医师立即与手术室联系安排，并同时进行必要的术前检查和准备，及时手术处置；手术室和各辅助检查科室应立即安排，不得延误时间丧失手术抢救的机会。

（6）发生重大伤亡抢救事件或突发性灾害事故时，应及时上报急诊科主任，同时通知医务科和相关领导。

7. 急诊出诊医师工作职责

（1）负责医院外急诊出诊工作，坚守工作岗位，当接到出诊抢救通知时，应立即前往目的地。

（2）对急危重患者应就地抢救，做好记录，待病情允许时方可离开或护送回医院，必要时可用电话先与医院取得联系。

（3）出诊前检查各种抢救必备药品器材，出诊返院后做好登记，并及时做好药品器材的补充。

（4）出诊医师必须取得医师从业资格证及职业资格证，方可出诊进行急救治疗。

（5）应严格遵守医院的急救规章制度，严防差错事故发生。

（6）到达现场后，争取第一时间救治，挽救生命，减少伤残。

（7）对待突发事件应沉着冷静，时刻将患者生命安全放在首位。

8. 急诊调度员工作职责

（1）在科主任的领导下，负责接听、记录、录音急救电话，调度车辆和急救人员。

（2）严格执行交接班制度，上班后要了解当班次医、护、驾驶人员情况及车辆的状况，做到心中有数，合理调度。

（3）接听呼救电话必须迅速、准确，简要询问病情、地址、等车地点，并做好记录。

（4）接听呼救电话时，要做到态度热情，使用礼貌、文明用语。

（5）坚守工作岗位，不得擅离职守。

（6）遇有突发灾害性事故或重大伤亡事件，必须果断调度指挥，快速调度首批车辆，及时报告领导，迅速组织后备急救力量。

（7）随时与急救人员保持联系，了解各值班车辆的位置和急救情况，以便正确及时调度，确保急救任务的完成。

（8）必须及时准确地填写各项记录和日报表。

（9）负责急救电话和通讯器材的管理与使用，确保畅通，发现问题及时报告。

（10）无车出救必须向呼救方解释清楚原因，并留有详细记录及录音，以免引起纠纷。

（11）严格执行各项规章制度和通讯技术操作规程。认真学习通讯调度方面的新知识、新技术，不断提高服务质量。

（12）负责调度室清洁卫生工作。

9. 急诊护士长工作职责

（1）在护理部、科护士长直接领导下，科主任指导下，负责急诊室的行政管理、技术管理及组织管理。落实等级医院的护理质量标准。

（2）根据护理部的年、季、月、周工作计划及科内存在问题，制订本科质量标准。明确具体计划，并组织实施，做到岗位责任清楚，各班按日程、周程完成职责。每季度信息反馈，半年工作总结。上交科护士长及护理部。

（3）按急诊管理标准、各班工作质量标准及各种护理操作质量标准，每周逐项检查各级护理人员工作，及时认真填写日常工作考核表，并落实轮转护士的培训计划，及时填写轮转护士考核表，上交科护士长。

（4）解决急诊复杂的疑难护理问题，并亲自参加、组织指导危重、大型抢救患者的护理技术操作，总结经验，不断修改完善急诊室的护理常规。

（5）加强对护理人员的素质教育，督促检查护理人员执行各项规章制度及操作规范，发现不安全因素，及时报告科护士长，杜绝差错、事故发生。出现差错及时讨论，找出纠偏措施后，上报科护士长。负责并做好安全管理工作，防范不安全因素。

（6）负责护理人员的业务学习、技术培训、抢救操作技术训练，定期考试、考核并记录，积极开展新技术、新业务及护理科研，定期进行护理讲座，提高急救质量和应急能力。

（7）负责实习、进修护士的学习安排，提高带教学水平，保证落实学习计划，及时填写学习效果评价表，并负责实习、进修医生的有关指导工作。

（8）负责急诊固定资产的保管，有计划地领请用品，执行赔偿制度。仪器、设备、药品管理做到"五定"，各仪器功能完好，保证工作正常运行及抢救工作有效配合。

10. 预检护士工作职责

（1）预检是接待患者的第一站，必须做到

1）语言文明，礼貌待人，态度和蔼，热情接待。

2）在任何情况下，都不能与患者及其家属争吵，要耐心解释，满足患者的合理要求。

（2）分诊是保证患者及时准确就诊、治疗的重要环节，要求

1）按预检有关规定做到一看、二检查、三分诊、四请示、五登记，按要求进行预检分诊。

2）分诊时要询问耐心，观察仔细。

3）分诊准确、迅速。

（3）加强工作责任心，主动服务，既要照顾到先后次序，又要分清轻重缓急，合理安排就诊秩序，要求

1）对急、危、重患者先抢救、后挂号。

2）对直接送到各诊察室、抢救室的急、危及老年患者要主动到诊察室、抢救室查对、分类及挂号。

（4）保证预检分诊物品供应工作

1）负责保管、消毒体温表及测量体温。

2）负责保管擦手毛巾、更换压舌板及消毒液。

3）负责麻醉处方的保管及发放工作。

4）负责各种图章的保管及使用工作。

5）负责每日急诊就诊人数的统计报表工作。

6）负责第二天病历准备及其他准备工作。

7）负责预检台内、外的清洁、消毒工作。

8）负责预检登记、死亡登记、传染病登记及救护登记工作。

（5）遇有下列情况及时报告科主任、护士长、医务科，并通知有关科室协助抢救

1）遇到大批患者、中毒患者时。

2）英雄模范、知名人士来诊时。

3）涉及法律问题时。

4）遇有复合伤、无名等。

11. 抢救护士工作职责

（1）对救护车来诊的患者应做到

1）"一迎"：听到救护车警笛声，立即出门迎接，并向随车医生和家属了解患者的病史和症状。

2）"二送"：根据患者的病情直接护送患者到抢救室。

3）"三落实"：落实好患者的就诊医生，无坐班医生科室，要迅速通知有关人员赶赴诊治现场。

4）"四措施"：在医生未到之前，立即实施抢救流程常规，如监测生

命体征、建立静脉通路、备血等。

（2）负责内、外科及专科患者的抢救、治疗、护理工作，并负责抢救室临时留观患者的病情观察、治疗及护理工作。

（3）负责各种消毒液的更换配制工作、各种皮试液配制及擦手毛巾的更换消毒工作。

（4）负责抢救室抢救仪器、抢救药品、各种抢救包的检查、清点、整理、清洁、消毒、补充等工作。

（5）负责抢救室及各科诊察室的就诊秩序工作，保持室内安静，及时抢救患者，保证医生诊治。

（6）患者需要急诊手术时，应提前通知手术室并做好手术前准备。

（7）做好抢救文书记录，并妥善保管。

12. 急诊监护室护士职责

（1）熟悉各种监护仪器的性能、操作和保养，掌握抢救复苏技术和准确使用抢救药品、抢救仪器，配合医师进行急诊抢救。

（2）严密观察病情变化，认真书写监护记录，正确执行医嘱，准确及时完成各项护理工作。

（3）严格执行各项护理规章制度和技术操作规程，避免差错事故的发生，保证患者安全。

（4）严格执行探视制度，保持监护室安全、肃静，物品摆放定点定位，清洁无杂物。

（5）严格执行分级护理制度，密切观察病情及监护，发现异常立即通知医生，遵医嘱做好相应处置并记录。

（6）依工作需要参加科主任、主治医的查房，了解医嘱及特殊治疗的意图，并观察治疗效果。

（7）协助医师进行各项诊疗工作，负责采集各种检验标本。

（8）负责患者基础护理，做好疾病相关知识宣教、康复指导及心理护理，防止并发症的发生。

（9）负责所用护理用具的终末处理，严格执行消毒隔离制度，防止交叉感染。

（10）严格执行交接班制度，出现问题及时报告护士长。

13. 观察室护士工作职责

（1）负责急诊留观患者入观察室手续的办理，向患者或家属做好入观察室介绍，如病室环境介绍、规章制度介绍等。

（2）认真执行无菌操作及三查八对制度，执行医嘱时要做好三准确，即抄写医嘱、执行医嘱、执行时间等要准确。

（3）负责各种消毒液的更换配制工作及擦手毛巾的更换消毒工作。

（4）经常检查各种导管，如氧气管、导尿管、输液管、胃肠减压管是否通畅，发现异常及时处理。每日做好备用管道的清洁消毒工作，预防感染，如更换氧气管、湿化瓶及湿化水、导尿袋、胸腔引流瓶等。

（5）经常巡视病房，密切观察病情变化，要做到病情七知道：姓名、床号、性别、诊断、主要病情、治疗要点、护理措施；三及时：及时发现病情变化、及时报告、及时处理。

（6）认真执行各项护理治疗工作，各班次要严肃认真地执行本班次的工作。

（7）留观患者死亡或传染病者离室后所用物品应按消毒隔离常规处理。

（8）加强危重患者的基础护理工作。口腔护理、会阴护理每日2次，对病情允许翻身的患者要协助家属翻身，对有压疮的患者要及时更换敷料，并严格进行交接班。

14. 处置室护士工作职责

（1）负责室内定期消毒。紫外线消毒每日2次，每次30分钟，并做好登记。

（2）负责每日每班各种消毒包及敷料的检查、清点、保管、登记、统计、更换、补充工作。

（3）负责每日清点检查有无过期包，做好耳鼻喉科、眼科、口腔科、妇产科等器械的消毒工作。

（4）做好各科清创缝合的配合工作。

（5）负责处置室及抢救室抢救物品、器材的请领和保养工作，保证完好无损、处于良好备用状态。

（6）负责检查冰箱是否清洁、有无过期药品等。

（7）严格执行无菌操作及操作规程。

（8）负责每日结账、登记工作，及时收回手术单。

（9）处置室内不准吃饭、会客及存放个人物品。

（10）对于用完的物品器械及时清点，以免丢失。

15. 发热诊室护士工作职责

（1）负责发热诊室环境、物体表面的消毒工作。

（2）负责各种消毒液的更换配制工作及更换消毒工作。

（3）详细登记患者姓名、性别、年龄、住址及联系方式等基本信息。

（4）做好发热诊室的通风和空气消毒工作。紫外线消毒每日 4 次，每次不少于 1 小时，且做好登记。

（5）做好患者血常规、痰液、鼻咽拭子等标本的采集工作，并及时送检。

（6）严格遵守各种操作流程，做好自身防护，严防交叉感染。

（7）负责发热诊室各种抢救器材及物品的检查、清点、消毒、补充工作。

（8）协助医师联系院内、院外的专家，并严格执行零报告制度。

（9）指导卫生员做好诊室的清洁、消毒、标本送检等工作。

（10）适时健康宣教，耐心疏导患者，使患者配合治疗护理。

三、急诊科抢救室制度

1. 急诊抢救室是抢救危重患者的场所，应严格遵守制度。设备、药品要求齐全，各类仪器与物品保证性能良好，完好率 100%，做到能随时投入抢救工作。

2. 抢救室急救物品一律不得外借，值班护士每班交接抢救设备与物品，并有交班记录。

3. 参加抢救的医护人员要严肃认真，动作迅速而准确。抢救过程中的指挥者应为在场工作人员职务最高者；一般应以急诊主治医生或以上人员指挥为主。各级人员必须听从指挥，既要明确分工，又要密切协作。

4. 医护密切配合，共同完成所承担的任务。口头医嘱要求准确、清楚，尤其是药物的使用，如药名、剂量、给药途径与时间等。护士在执行口头医嘱前要求复述一遍，避免有误，事后由医生补写医嘱。护士应核对补写医嘱的执行情况，并应及时签字，注明执行时间。对医嘱有疑问时，要及时与医生确认，询问清楚后方可执行。

5. 一切抢救工作应及时做好记录，要求记录及时、准确、客观、真实、完整，并且注明执行时间。

6. 各种急救药物的安瓿、输液空瓶、输血袋及卡等均应集中放置，以便查对与统计，避免差错。

7. 遇有大批需抢救的患者同时就诊时，应立即报告护士长、科主任及院领导，以便及时组织抢救。

8. 患者经抢救后，应根据情况留在监护室或观察室进一步观察处理，待生命体征或病情稳定后送至有关科室继续治疗。入院前应电话通知接收单位，极其重危患者应由医护人员共同护送转运。

9. 抢救物品用后要及时清理、补充，保持整齐清洁。抢救设备使用后要及时整理、检查，并放回原处。有蓄电池的仪器按要求充电，随时保持备用状态。

10. 抢救室除工作人员外，一切非工作人员未经许可禁止入内。

四、预检分诊管理要求

1. 实行昼夜 24 小时应诊，要求迅速准确；急诊分诊应由有经验的护士担任。

2. 遇有涉及刑事案件者应向保卫部门和派出所报告。

3. 对传染病或疑似传染病患者，应直接送传染病专科诊室就诊。

4. 对就诊伤（病）员要简要询问伤病情况，做好诊前处理，如测量生命体征，分诊后迅速通知有关科室医生及时救治。

5. 按伤情分轻、重、急依次组织就诊，对危重伤（病）员应立即送抢救室并通知医生和抢救室护士，迅速组织抢救。

6. 遇有严重工伤事故或集体中毒而来诊的大批伤（病）员时，应立即报告科主任、行政总值班及院领导。

7. 严格执行登记制度，做好传染病登记、预检登记、急救患者转接登记、死亡登记、入院登记。

8. 坚持首诊医生负责制，不得随便涂改科别，或让患者去预检分诊更改科别。

9. 掌握急救绿色通道的适应证，保证绿色通道畅通。

五、急诊手术室管理要求

1. 进入手术室人员必须衣帽整齐，更换拖鞋及手术衣、裤、口罩，外出时应更换外出鞋，着外出衣。每次手术完毕，手术衣、裤、口罩、帽子、拖鞋须放回指定地点，外人不得擅入手术室。

2. 手术室内应保持安静、整洁，禁止吸烟及大声谈笑。

3. 手术人员应精神集中，严肃认真，严格遵守无菌操作规范，有菌手术与无菌手术应分室进行。手术前后手术室护士应详细清点手术器械、敷料及缝针等数目，应及时消毒、清洗、处理污染的器械和敷料。

4. 室内的药品、器械、敷料专人保管，定期查对，及时修理补充，用后放在固定位置，急诊手术器材、设备定期检查，以保证手术正常进行。

毒、麻、限制药品标志明显，严格管理。不得擅自外借一切器械、物品。

5. 严格执行交接班制度。手术室设 24 小时值班，坚守岗位，随时接收急诊抢救，不得擅自离岗。

6. 急诊手术由值班医师通知手术室，并填写手术通知单。需特殊器械或有特殊要求，应在手术通知单上注明。如有变更，应预先通知。

7. 严格执行消毒隔离制度，做好无菌管理，防止交叉感染。

六、监护室管理要求

1. EICU 患者收治指征与转出标准　EICU 收治对象原则上为各种危重、急性可逆性疾病的患者，对于已明确诊断脑死亡、急性传染病、晚期癌症等患者不应收入 EICU。患者在 EICU 治疗主要是渡过危重阶段。无意外事故的大手术后，经监护未发现异常生理功能改变者，一般在 24~72 小时转出 EICU；监护中发现生理指标改变，经处理 72 小时仍无明显改善者，可延长 3~7 天；生理功能严重障碍，生命体征不稳定，需用氧气、药物维持，人工呼吸机支持者，要长达 4~8 周，甚至更长时间才能转出 EICU；生命体征正常，但留有某些后遗症需康复医疗的患者，也应转出 EICU。

2. 监护室监护指标

（1）循环功能监护：①连续床旁和中央心电监测；②有创和无创血压监测；③中心静脉压（CVP）监测；④血流动力学主要指标监测；⑤出入量监测；⑥临时心脏起搏术后监护；⑦主动脉内囊反搏监护。

（2）呼吸功能监护：①机械通气患者监护；②血气分析标本采集。

（3）肾功能监护：①尿量与尿比重监测；②尿色；③实验室有关指标监测。

（4）脑功能监护：①颅压监护；②脑电图监护。

（5）体温监护：①过低体温监护；②过高体温监护；③围手术期体温监护。

七、处置室管理要求

1. 主动热情接待患者，对重症和不能走动的患者应给予关照和方便。

2. 处置室保持清洁、整齐、安静、安全、空气流通、温度适宜，每日紫外线消毒 2 次。

3. 处置室所有器械、药品、用具、敷料等排列有序，定位放置，定期检查，保养维修，保证使用，按管理制度执行。

4. 做好处置前的一切准备工作，检查各种消毒治疗包、器械、敷料用具等是否备齐、合格。工作完毕，所有物品分别终末处置，分类整理包装送供应室消毒。

5. 严格执行查对制度、消毒隔离制度和无菌操作规范，操作时应戴口罩、帽子、手套，做好自我防护，防止交叉感染。

6. 处置时，先处理清洁伤口，后处理感染伤口。

7. 特殊感染不得在处置室内处理。

八、观察室管理要求

1. 凡收入观察室的患者，及时填写急诊病历，护士要随时执行医嘱，并严密观察病情，做好病情记录。

2. 值班护士随时巡视患者，按时进行诊疗护理并及时记录，反映情况。

3. 值班医护人员对留观患者要密切观察病情变化，要随找随到，以免贻误病情。

4. 值班医护人员对观察床患者要按时、认真的进行交接班，必要时有书面记录。

5. 凡进入留观的患者，由观察室医师重新下医嘱，护士严格执行，保证医疗安全。

6. 患者离开观察室应有医生的医嘱，离开时要妥善交待病情和注意事项。

九、急诊护理文件书写记录要求

1. **急诊登记记录** 对每位就诊患者分诊护士需填写急诊登记或由相关人员录入计算机内，内容包括患者姓名、性别、年龄、职业、初诊科别、初步诊断、就诊日期、时间及联系方式、转归等。从急诊登记中可以掌握和分析整个急诊科的运转情况，如了解每日、月、年的急诊工作量，急诊患者就诊时间分布，各专科疾病所占比例，各年龄段的发病率以及传染病的发生情况等，方便家属查找急诊就诊患者，追踪随访急诊患者。同时对急诊工作的计划与安排、合理使用人力资源有一定的指导意义。

2. **危重症患者护理记录** 危重症患者护理记录是急诊护理文件中的重要项目，抢救时的护理记录是急诊患者抢救诊治全过程的真实反应。危重症患者护理记录也是检查急诊护理工作质量的依据，是急诊护理、教学、科研的宝贵资料。还可能是出现法律纠纷时的部分法律依据。因此，凡危重症患者必须填写危重症患者护理记录。护理记录书写要求字迹工整、清晰，力求客观、准确、真实、及时、完整。应详细记载患者来诊时间、来诊时状态、各种特殊检查项目与时间、病情变化、抢救措施与结果等情况。要注意保管好护理记录。

十、涉及法律问题的伤病员处理办法

1. 对于自杀、他杀、交通事故、斗殴致伤、无名及其他涉及法律问题的伤病员，医护人员应实行人道主义精神，积极救治，同时应增强法制观念和意识。

2. 分诊护士应立即通知医务部或门诊部，并上报保卫或治安部门。

3. 病历书写、开具验伤单及诊断证明时要实事求是，并经上级医生核准。对医疗工作以外的问题不得随便发表自己的看法。

4. 若是服毒患者，须留取患者的呕吐物、排泄物送毒物鉴定。若系昏迷无家属伤病员，需与陪送者或院内保卫人员共同检查其随身财物，若有贵重物品或钱财，暂由值班护士或院内保卫人员代为保管，但应同时有两人签写财物清单。家属到来时应交给家属（要有第三者在场）。

5. 涉及法律问题的伤病员在留观察期间，应有家属或公安人员陪守。

第三节　急诊重症监护室管理

急诊重症监护室（EICU）是集中经过专业训练的医护人员和先进的现代化医疗监测仪器和设备，对危重症患者进行全面、深入而有系统的监护，动态观察和病情分析，采取及时、有效的措施进行加强治疗的场所。实践证明，EICU 是抢救危重患者、提高医护抢救水平最有效的组织形式。对提高危重患者急救的成功率，降低伤残率和死亡率具有极其重要意义。建立 EICU 是完善的急救系统的重要组成部分。

一、EICU 的设置

三级医院 EICU 的监护床位数的设置至少应占所在急诊科年平均每日急诊患者数的 5%，最少不得低于 6 个监护单元。独立监护病室每单元床所占面积不少于 $20m^2$，多床监护病室每单元床所占面积不少于 $16m^2$。

EICU 按国家有关标准行封闭式设计，特别是应具备完备的消毒隔离设施（如层流等）。监护单元中至少有一间为具备接收严重传染性疾病患者能力的独立的隔离监护单元。室内带负压系统，独立的双回路供电系统，有中心供氧系统，中心负压吸引系统，医疗区与功能支持区分布合理等。

EICU 床位与医生之比为 1：（1~2），EICU 床位与护师（士）总数之比不少于 1：（3~4）。

二、EICU 的仪器设备及其管理

1. 基本设备　每个床头应设中心供氧、中心吸引，还有中心供压缩空气，以便呼吸机的使用；输液瓶悬吊装置与天花板滑槽轨道。床头有照明光源、应急光源、多功能电源插座数个。

2. 监护治疗设备

（1）中心监护系统：多功能监护仪 1 台/监护床，基本功能有心电、呼吸、血氧饱和度、呼气末二氧化碳、无创血压、有创血压、体温监测、24 小时监测结果回顾等，并具备监测功能的可扩展性、心排出量监测装置或与监护仪配套的心排出量监测模块等。中心监护仪同时可显示多张床位患者的监护数据，配有打印机，并设有回放记忆等功能。

（2）抢救治疗设备

1）呼吸机：其功能模式为 CMV、SIMV、PSV、CPAP/PEEP、新型通气模式≥2 项，FiO_2 可调；可监测潮气量、气道峰压、平台压、平均气道压、分通气量、FiO_2；其中至少 1 台呼吸机为便携式，可在转运患者时应用。

2）除颤器、临时起搏器、12 导联心电图机。

3）麻醉咽喉镜、面罩和简易呼吸器。有条件备纤维支气管镜。

4）床边血液净化机（有条件）。

5）输液泵、注射泵。

6）气管插管、气管切开套管等抢救物品。

7）各种抢救包：如气管切开包、清创缝合包、胸腔穿刺包、腰椎穿刺包、脑室减压包等齐全并有储备。

（3）辅助检测设备：床边 X 线摄片机、床边便携式 B 超机、血气分析仪、快速血糖自动测定仪等。

3. 仪器设备管理

（1）交接制度：每班护士需认真交接各种抢救仪器，确保数目准确、运转正常，呈备用状态。

（2）仪器使用：各种仪器，如监护仪、呼吸机、除颤器、心电图机、输液泵等，要按照说明书写出操作程序并挂在仪器醒目位置。护士应掌握操作面板的英文标识，必要时翻译成中文。

（3）仪器维护：制订各种仪器的清洁、消毒程序并悬挂在仪器上。

1）正在使用的仪器应每日擦拭浮灰1次，保证仪器清洁无污迹。

2）仪器使用后由专人彻底清洁、消毒，如呼吸机管道的消毒（一次性管道除外）、湿化罐的消毒、细菌滤过器的消毒等。消毒配件应备双套，立即连接好仪器，并充电使仪器处于备用状态。同时做好"已消毒"标识，并登记在仪器使用和维护登记本上。

3）每周由专人对仪器进行维护保养，检查各电源线路，各仪器运行是否正常。如发现异常，应立即通知护士长与维修部门联系检修，确保EICU抢救设备与仪器完好率100%。

4）公示各仪器维修人员的联系方式，以备仪器出现故障及时联系维修。

5）仪器维修后，维修人员应在仪器使用和维护登记本上登记故障原因及处理结果。

三、EICU 抢救物品与药品管理

1. 抢救物品与药品管理

（1）抢救物品做到定物、定量、定位。

（2）抢救车专人保管，定时检查并有记录。

（3）抢救物品清洁、完整、无尘、无血迹。

（4）抢救车无过期物品。

（5）抢救物品好用、呈备用状态，完好率100%。

（6）抢救药品定位、定数、标记清楚、无过期。

（7）抢救物品与药品交接班清楚、有记录，使用情况有记载。

（8）护士长定期检查，有记录。

2. 毒麻药品管理

（1）毒麻药品专人管理并上锁。

（2）毒麻药品要账目清楚。

（3）毒麻药品交接班清楚、有记录，使用情况有记载。

（4）毒麻药品使用按要求登记，项目齐全。

（5）护士长定期检查，有记录。

四、EICU 感染监控

为挽救危重患者的生命，侵入性操作增加，加之患者免疫功能下降，

出入患者之间的交叉感染，易感人群密集，通风设施欠佳，EICU 内的感染已是一个突出问题，它远远高于普通病房院内感染。

1. EICU 内预防污染设施

（1）自然通风：开窗换气，每天通风 2~3 次，每次 20~30 分钟。

（2）机械通风、空气净化设备：可用 $5\mu m$ 过滤器及轻度正压通风，并将污染的空气流向排污处，采用湍流或层流净化空气进行通风，以后者为好，可清除空气中细菌，控制空气污染，保持室内相对无菌的环境。

（3）紫外线循环风消毒机：紫外线是 EICU 常用空气消毒方法，使用正确可降低空气中 50%~70% 悬浮微生物。一间 $10~15m^2$ 房间应安装 1 个 30W 无臭氧紫外线循环风消毒机（对人无害），距离地面 2.5m 左右，有效照射强度须达 $70\mu W/cm^2$ 以上，每日定时照射 2 次，每次 2 小时。

（4）各种消毒液：室内物体表面用 500mg/L 有效氯消毒液擦拭，墙壁每周擦拭 1 次，门窗、床头柜、床等每日擦拭 1 次，地面每日不少于 4 次，可减少细菌数达 95% 以上。

（5）设备与用具的清洁、消毒：EICU 提倡使用一次性医疗物品，以预防交叉感染。认真做好床上用品终末消毒。擦布、拖把、扫把用后用 500mg/L 有效氯消毒液消毒后晾干，并按不同用途分开使用，不得混用。

2. 空气微生物监测

（1）空气微生物监测：每月 1 次，方法有两种：①采样器采集法：用采样器采集空气中悬浮微生物，采样高度距地面 1.5m，采样时间 1 分钟，立即送检。置于 37℃ 培养 24 小时后计算菌落。消毒后空气中菌落量每立方米应小于 500 菌落形成单位（500CFU/m^3），含菌量计算公式为：CFU/m^3=采样条上菌落数/采样时间（分）×2.5；②平板暴露法（平皿沉降法）：将普通琼脂平皿放在室内四角及中央各 1 个，暴露 10~15 分钟，然后将平皿置于 37℃ 恒温箱 24 小时培养，计算菌落数。CFU/m^3=50000N/A×T。其中 A 为平皿面积（cm^2）；T 为暴露时间（分钟）；N 为平皿菌落数（CFU）。

（2）消毒液浓度监测：含氯消毒液浓度每周 2 次用消毒液试纸测试，确保消毒液配制浓度准确。

对以上监测结果必须认真记录、存档，以利于今后对 EICU 感染监控情况的了解和分析，及时消除不利因素。

3. 人员要求

EICU 的每位医护人员，应具备较强的预防感染的意识，自觉遵守消毒隔离制度。对具有一定传染性的感染性疾病要穿隔离衣。检查完每个患者都要洗手或用含酒精消毒液消毒，严格按照六步洗手法洗手。

五、EICU 的患者收治

1. EICU 收治对象　EICU 的病员是急诊科经现场抢救之后转入的患者：①严重创伤，特别是多发伤、复合伤和大手术后生命体征不稳者；②各种原因（如创伤、感染等）造成的 MODS；③各种类型的休克、严重感染、败血症患者；④心肺脑复苏者；⑤急性心力衰竭、急性心肌梗死、严重心律失常、低心排出量综合征；⑥各种原因所致的急性呼吸衰竭（如重症肺炎、ARDS、重症肌无力危象、各种内分泌危象、吉兰-巴雷综合征等）；⑦急性中毒。

2. EICU 患者的收治

（1）了解病情：负责护送患者的护士需电话提前通知 EICU 护士，报告将要收治患者的诊断、意识状态、生命体征情况及所需准备抢救仪器、设备及物品等情况。

（2）接收准备

1）床位准备：根据病情所需，备好气垫床、一次性床单、固定器材等。

2）抢救仪器：备好呼吸机、除颤器、心电监护仪、输液泵、注射泵等。

3）抢救物品：备好吸氧、吸痰物品并连接到中心吸氧、负压吸引装置等，备好人工气道护理用品，备好抢救车（内有麻醉咽喉镜、气管插管、各种抢救药品等）。

（3）途中要求：入住 EICU 患者途中要有医护人员陪同，有条件者可使用便携式心电监护仪，呼吸衰竭者可同时使用氧气袋或小氧气筒接简易呼吸器或转运呼吸机，为防止气道阻塞，带简易吸痰器，维持静脉通路，带好复苏抢救药品。

（4）交接患者：EICU 护士与护送患者的护士共同将患者安全转运至监护床上，连接好吸氧装置、心电监护仪等，交接患者病情、生命体征、用药情况，交接各种管道的长度及是否通畅（如气管插管、留置胃管、导尿管、输液管路等），并认真交接患者皮肤情况。

（5）建立护理记录：根据部门要求，EICU 护士可建立护理记录单或护理病历、脏器功能监测表格、危重症评分表等，并根据要求进行填写、评分。

（6）入室患者家属宣教：向家属交待 EICU 监护特点，探视时间，留下患者家属联系电话、地址，发生病情变化时及时通知家属。

六、EICU 的护士素质与培训

EICU 护士要具有高度的责任心，敏锐的洞察力，扎实的急救理论知识和熟练的急救操作技能。EICU 护士必须严格挑选，并经 3~6 个月的 EICU 专业培训，掌握和熟悉重症监护技术的理论及各项抢救技术（如 CPR，气管插管配合，心电图机、除颤器、输液泵、心电监护仪的操作，呼吸机管道连接和基本参数调节，各种仪器的报警原因分析及故障解除等），能熟练配合医生完成各项抢救工作。在日常工作中，EICU 护士要定期参加各种业务培训，不断提高专业技能及理论水平，了解 EICU 的新进展。

第四章　急救操作技术

第一节　气管内插管术

气管插管术是需紧急解除上呼吸道阻塞，吸取下呼吸道分泌物和便于给氧、加压人工呼吸的一种急救方法。气管插管能有效地保持呼吸道通畅，便于清除气道分泌物或异物，增加肺泡有效通气量，减少气道阻力及死腔，提高呼吸道气体交换效率；便于应用机械通气或加压给氧，并利于气道雾化及气道内给药等。

【目的】

1. 保持呼吸道通畅，及时吸出气管内痰液或血液，防止患者缺氧和二氧化碳积蓄。

2. 进行有效的人工或机械通气。

3. 便于吸入全身麻醉药的应用。

【适应证】

1. 呼吸功能不全或呼吸困难综合征，需行人工加压给氧和辅助呼吸者。

2. 呼吸、心脏骤停行心肺脑复苏者。

3. 呼吸道分泌物不能自行咳出，需行气管内吸引者。

4. 各种全麻或静脉复合麻醉手术者。

5. 颌面部、颈部等部位大手术、呼吸道难以保持通畅者。

6. 婴幼儿气管切开前需行气管插管定位者。

7. 新生儿窒息的复苏。

【禁忌证】

1. 喉水肿、急性喉炎、喉黏膜下血肿、插管创伤引起的严重出血等。

2. 咽喉部烧灼伤、肿瘤或异物存留者。

3. 主动脉瘤压迫气管者，插管可导致主动脉瘤破裂。

4. 下呼吸道分泌物潴留所致呼吸困难、难以从插管内清除者，应做气管切开。

5. 颈椎骨折脱位者。

【操作前准备】

1. 器械

（1）麻醉喉镜、各种型号气管导管、牙垫、气管插管导丝、吸痰管。

（2）注射器、针头、氧气。

（3）各种型号的呼吸器。

（4）吸引器或中心负压。

（5）听诊器及简易呼吸器等。

2. 患者准备

（1）先清除患者口、鼻咽内分泌物、血液或胃反流物。

（2）取下活动性义齿，清醒患者应先做好解释工作，以消除心理紧张，同时给予适当的镇静剂或肌松剂。

（3）插管前应先给予纯氧吸入，以纠正患者的缺氧状态。

3. 向家属交代插管的必要性和危险性

【操作步骤】

1. 经口腔明视插管法

（1）患者仰卧，使口、咽、气管处于一条轴线。术者站在患者头顶端，右手启开口腔，左手持喉镜从患者口腔右侧插入，将舌推向左侧，暴露腭垂，将喉镜窥视片继续向前推进，待镜片进入舌根与会厌沟部后，向上、向前提起喉镜暴露声门。

（2）左手保持喉镜位置，右手持气管导管后端，使其斜面朝向左侧，轻轻转动导管使其由两声带间滑入，导管气囊进入声带下方后，取出喉镜，注意维持导管位置。对于成人管头应位于声带下 5~6cm 处。

（3）置入牙垫，用胶布将气管导管和牙垫一起捆扎固定。在气管导管前端的套囊注入 5ml 左右空气（注意有无漏气）。听诊双肺，确认导管位置后用胶布固定导管和牙垫，将气管导管与呼吸机连接，进行机械通气。

2. 经鼻腔明视插管法

（1）插管前先用麻黄碱和液状石蜡滴鼻，导管选择应比口腔插管时小2F，用弹性好、较柔软的塑料导管。

（2）适当应用诱导麻药（常用的麻醉药有 2.5%硫喷妥钠、地西泮、氯胺酮等），但麻醉不宜太深，一般不用肌松剂，使患者保持自主呼吸。

（3）先将气管导管经鼻腔送至咽喉部。

（4）明视下暴露声门，一手将导管尖端缓慢送入声门，或用导管钳将其送入声门，确认导管在气管内，将其固定，接呼吸机辅助呼吸。

（5）如插入后患者无法耐受，可适当加深麻醉，以免引起呛咳。

【注意事项】

1. 操作要轻巧准确，插管大小适宜，插管时间不宜超过 72 小时。

2. 带气囊导管气囊内不宜充气过多，每小时放气 5~10 分钟，以防引起局部压迫性坏死，并使用抗生素控制感染。

3. 施行气管插管前，除选择预计型号导管外，还要备好相近型号大小导管各 1 支，以便临时换用。

4. 经鼻气管插管较困难、费时、损伤大，且可能将鼻腔细菌带入下呼吸道，故一般选用经口气管插管术。但在某些情况下，如患者仍有自主呼吸且无窒息、下颌活动受限、张口困难或不能将头部后仰（如颈椎骨折）等，就需要经鼻途径插管，且患者对鼻导管较经口导管易于耐受，尤适用于需较长时间插管呼吸支持的患者。

5. 气管导管误入食管后应立即拔出，重新行气管内插管。

【护理措施】

1. 严密观察患者生命体征，包括血压、脉搏、呼吸、血氧饱和度、神志等。

2. 保持口、鼻腔清洁，口腔护理每 4~6 小时 1 次。

3. 妥善固定导管，防止患者翻身躁动时牵拉脱出。每班记录气管导管插入的长度，并做好交接班。

4. 保持呼吸道通畅，定时吸痰。吸痰时应注意无菌操作，动作轻柔、迅速，每次吸引时间不超过 15 秒。用一次性吸痰管，每次吸完应更换，且口腔、鼻腔、气管导管的吸痰管不能共用。如痰液黏稠，可先向导管内注入生理盐水 2~4ml 湿化稀释痰液后再抽吸，吸痰前后均应充分给氧。

5. 如果气管导管不接呼吸机，可用单层盐水纱布覆盖导管口，以湿化吸入的气体并防止灰尘吸入。

6. 拔管护理　气管插管一般留置不超过 72 小时，否则应改气管切开术。

（1）拔管前应进行深呼吸、咳痰训练，以便拔管后能自行清理呼吸道。

（2）拔管时应该先吸尽口腔、鼻腔导管内的分泌物，以防拔管时误吸。

（3）拔管后立即给予面罩吸氧或高流量的鼻导管吸氧，30 分钟后复查血气分析。

（4）拔管后应注意观察患者有无声嘶、呛咳、吸气性呼吸困难等。

（5）鼓励患者咳嗽排痰，定时变换体位，叩背。

第二节 环甲膜穿刺术及切开术

环甲膜穿刺术及切开术可改善急性上呼吸道梗阻引起的缺氧，达到抢救患者生命的目的。

【目的】患者呼吸道内异物窒息，出现缺氧时，紧急建立人工呼吸道的方法。

【适应证】

1. 各种原因引起的上呼吸道完全或不完全阻塞，需通气急救者。

2. 牙关紧闭经鼻气管插管失败，需通气急救者。

3. 喉水肿及颈部或面颌部外伤致气道阻塞需立即通气急救者。

4. 3 岁以下的小儿不宜做环甲膜切开而需通气急救者。

5. 注射治疗药物，湿化痰液。

6. 注射局麻药物为气管内其他操作做准备。

【禁忌证】有出血倾向。

【操作前准备】环甲膜穿刺针或 6 号注射针头或用作通气的粗针头，无菌注射器，1%丁卡因溶液或所需的治疗药物，必要时准备支气管留置给药管。另加手术刀、弯止血钳，有条件者可备气管切开用品。

【操作步骤】

1. 患者取仰卧位，去枕，将肩部垫起，使头部后仰；亦可取半卧位，头部后仰。

2. 常规局部皮肤消毒后，以 1%普鲁卡因 1ml 局部麻醉。情况特别紧急时，可不必消毒；如患者已意识丧失，可不必麻醉，以免浪费时间而延误抢救。

3. 环甲膜位于环状软骨与甲状软骨之间正中凹陷处。术者以左手示、中指分别固定环甲膜两侧，右手持注射器，针头斜面向下，从环甲膜正中处垂直刺入，刺穿时可感觉到阻力突然消失，并可抽出空气，患者可出现咳嗽反射。

4. 注射器固定于垂直位置，可注入丁卡因等少量表面麻醉剂，然后再换 15~18 号大针头刺入，以解除气道梗阻导致的通气障碍。

5. 做环甲膜切开时，可在环甲膜皮肤处做一长约 1.5cm 的横向切口，然后用刀尖将环甲膜切开，根据情况可再用止血钳将切口稍行扩大，再插入气管套管或钢笔杆、塑料管等，必须注意插入深浅适度，以防过深，插到气管后壁而无法通气，或过浅容易脱落。

6. 如发生皮下气肿或少量出血，可对症处理。

【注意事项】

1. 注意定位准确。

2. 环甲膜穿刺通气用的针头及 T 型管应作为急救常规装备而消毒备用。接口必须紧密不漏气。

3. 穿刺时勿过深，以免损伤气管后壁黏膜。

4. 患者出现剧烈咳嗽时应放弃穿刺。

5. 穿刺或切口部位有明显出血时，应注意止血，以免血液反流入气管内。

6. 一次性的锐器应放在锐器盒中集中处理。

7. 经环甲膜穿刺置管时间不宜过长，以免损伤环状软骨，造成声门下瘢痕狭窄，儿童尤应注意。

8. 环甲膜穿刺或切开术仅仅是呼吸复苏的一种急救措施，不能作为确定性处理，因此，在初期复苏成功后应该改做正规气管切开或立即做消除病因的处理。

【护理措施】

1. 注意观察患者的生命体征，包括血压、脉搏、呼吸、体温、血氧饱和度及神志。

2. 观察患者的穿刺或切开部位有无出血，有出血时应注意止血，以免血液反流入气管内。

3. 记录穿刺或切开的日期、时间。·

第三节　呼吸道异物的现场急救

呼吸道异物引起呼吸道阻塞通常被认为是最具生命危险的急诊，现场急救迅速解除梗阻是抢救成功的关键。在事故现场无任何抢救器械的情况下，可采用喉异物紧抱急救法（Heimlich 紧抱急救法），婴幼儿可采取倒提拍背法，如有条件可采用环甲膜穿刺进行急救。

【目的】迅速清除呼吸道异物，解除呼吸道梗阻，挽救患者生命。

【适应证】突然发生呼吸道梗阻者。

【操作前准备】环甲膜穿刺术需备 16 号粗针头、皮肤消毒剂、孔巾、T 形管、10ml 注射器。

【操作步骤】

1. 喉异物紧抱急救法

（1）患者站立时，术者于患者身后，两臂绕至患者腹前抱紧，一只手握拳以拇指顶住患者腹部，可略高于脐上、肋缘下，另一只手与握拳的手紧握，并以突然出现的快速向上冲力，向患者腹部加压（必要时可反复数次），异物可从喉部喷向口腔，并冲出体外。

（2）患者坐位时，术者可在椅子后面取站立或跪姿，使用上述手法。

（3）患者卧位时，先将其翻至仰卧位，然后术者跪姿跨于患者两胯处，以一只手置于另一只手之上，下面手的掌根部置于患者腹部（脐上胸肋缘下），以快速向上的冲力挤压患者腹部。

（4）患者自救时，以自己握拳的拇指侧置于腹部，另一只手握紧这只手，同样快速向上冲压腹部，将异物喷向口腔而排出体外。

2. 倒提拍背法 本方法主要适用于婴幼儿。术者一只手握住患儿双足提起，使患儿倒立，另一只手用适当的力量拍其背部，使异物从口腔排出。

3. 环甲膜穿刺术 详见环甲膜穿刺术相关内容。

【注意事项】

1. 呼吸道异物引起的呼吸道阻塞，尤其是完全性呼吸道阻塞应争分夺秒进行抢救，因为脑缺氧时间的长短直接关系到患者的生命及复苏后的预后。

2. 使用喉异物紧抱急救时，用力要适当，防止暴力冲击造成腹腔脏器损伤。

3. 环甲膜穿刺术仅仅是呼吸复苏的一种急救措施，不能作为确定性处理。因此，在初期复苏成功后应改做正规气管切开或做异物摘除等处理。

4. 一般情况下环甲膜穿刺部位有较明显的出血时应注意止血，以免血液反流入气管内。

5. 在清除呼吸道异物、解除呼吸道梗阻过程中，如果患者发生心脏骤停，应立即进行心肺复苏。

第四节　心脏电复律术

心脏电复律是在短时间内向心脏通过以高压强电流，使心肌瞬间同时除极，消除异位性快速心律失常，使之转复为窦性心律的方法。最早用于消除心室颤动，亦称心脏电除颤。

心脏电复律术的问世给快速心律失常的治疗带来了里程碑式的飞跃。

从整体上看，其疗效和安全性都大大优于抗心律失常药物。随着除颤器的普及、发展和广泛应用，电击复律术已经成为现代医学中必须掌握的主要急救技术之一。

【目的】用高能脉冲电流，经过胸壁或直接作用于心脏，消除心室扑动或心室颤动，使心脏恢复窦性心律。

【适应证】

1. 急诊电复律指征

（1）室上性心律失常

1）室上性心动过速：经刺激迷走神经方法及药物治疗无效，并有明显的血流动力学改变者。

2）急性心肌梗死：并发室上性心动过速、心房扑动或心房颤动，室率较快，伴有明显的血流动力学障碍者。

3）预激综合征：并发极快心率的室上性心动过速（心室率超过200次/分）、并发心房颤动（室率较快），药物治疗无效，伴有血流动力学明显障碍者。

（2）室性心律失常

1）心室颤动：是电复律治疗的绝对指征，应当分秒必争地进行，在30~45秒内转复为窦性心律最佳，最迟不宜超过4分钟。

2）室性心动过速：室速伴有血流动力学显著改变，并出现心力衰竭、休克等，应立即行电复律治疗。血流动力学改变不明显时，可先试用抗快速型室性心律失常的药物治疗，一旦无效立即行电复律术。

2. 择期电复律指征

（1）室上性心动过速：药物及兴奋迷走神经的方法治疗无效时需考虑电复律治疗。

（2）心房扑动：常首选电复律术治疗，一般情况下心房扑动对药物治疗的反应差而电复律成功率高。

（3）心房颤动伴有下述情况时应考虑电复律术治疗

1）心房颤动时室率过快，药物控制室率不满意或伴有心绞痛频繁发作或心力衰竭，电复律后有希望改善者。

2）房颤持续时间不足1年，心脏无显著增大者。

3）近期有栓塞史者。

4）去除基本病因后房颤仍持续，如甲状腺功能亢进治愈后，心脏瓣膜病或缩窄性心包炎术后4~6个月仍为房颤者。

【禁忌证】

1. 洋地黄中毒性心律失常和（或）低钾血症引起的快速性心律失常（室颤除外）。

2. 心房颤动或室上性心动过速伴高度或完全性房室传导阻滞。

3. 病态窦房结综合征。

4. 复律后不具备长期用药物维持治疗者或药物维持治疗下反复发生心房颤动。

5. 巨大左房或二尖瓣有明显反流者。

6. 心脏扩大明显，心胸比例>60%，房颤病史>5年者。

7. 风湿性心脏病伴心房颤动，且风湿活动者。

8. 器质性心脏病心力衰竭未纠正者。

【操作前准备】

1. 心房颤动伴有心力衰竭者，先用洋地黄等以控制心室率，改善心功能，使心率在静息状态下为70~80次/分，可提高转复成功率。但在复律前2天停用强心利尿剂，纠正低血钾或酸中毒。

2. 过去有栓塞史，超声心动图发现有心房内附壁血栓及人造生物瓣膜者，均应在复律前用华法林类药物抗凝2周，复律后应继续服用至少2周。

3. 心房颤动者复律前2天服用胺碘酮。

4. 直流电复律除颤器、气管插管器械和急救药品。

【操作步骤】

1. 非同步直流电复律

（1）两电极板涂导电糊或用湿生理盐水纱布包裹，分别放在心尖部和胸骨右缘第2~3肋间，两电极相距约10cm，避免两电极间因盐水或导电糊而短路。

（2）打开除颤器电源开关，选择"非同步"按钮。

（3）按充电按钮，充电能量至需要水平。

（4）按放电按钮，此时患者身体抽动一下说明已放电，此后立即移去电极。

（5）观察示波器或记录心电图，判断患者心律是否已转为窦性心律。不成功时应立即准备第二次放电。不仅要观察心电，还应注意患者神志、发绀等情况。

（6）开胸手术或开胸心脏按压抢救时，消毒心电极板用消毒盐水纱布包扎后，分别置于心脏前后，充电、放电等操作与胸外心脏电除颤相同，阴极置于左心缘，阳极置于右心缘（两电极板相距应较远），能量常为

20~50J。

2. 同步直流电复律

（1）患者卧于木板床上或背部垫木板，空腹并术前排空尿，建立静脉输液通道。测血压，记录12导联心电图以了解心律失常和ST段情况，接好心电示波连续监测。

（2）选择R波较高的导联进行观察，测试同步性能，将电钮放在同步位置，则放电同步信号应在R波降支的上1/3。除颤电极板的放置位置和方法同前。

（3）常用硫喷妥钠和地西泮或丙泊酚麻醉。缓慢注入地西泮20~30mg，同时嘱患者报数。"1，2，3……"直至患者入睡，睫毛反射消失，按压充电按钮，根据心律失常类型选用不同能量充电（单相项波除颤、心房扑动为50~100J，心房颤动、室上性心动过速、室性心动过速为100~150J）。一切工作人员离开床边，放电方法同前，但应持续按压放电按钮，待放完电后再松手。首次失败后间歇5~10分钟后进行第二次放电，能量可增加50~100J。若再不行，可第3次电击。一般来说，择期性电复律一天内不超过3次。

（4）复律成功后，应观察患者血压、心律、呼吸，直到患者清醒。清醒后让患者四肢活动，观察有无栓塞现象。术后给予维持剂量的抗心律失常药物，胺碘酮每天0.1~0.2g，可继续服用3~6个月，也可用几年。

【注意事项】

1. 室颤和室扑　应按心脏骤停复苏处理，必须分秒必争地迅速除颤。因患者神志消失，故无须行麻醉。电除颤的成功标志是心电图由室颤或室扑变成一条直线，至于是否复律，则由窦房结或房室结是否能复跳所决定。如电击后心电图为一直线而不复跳，则应注射肾上腺素及心外按压。

2. "潜伏"室颤　对已经停跳的心脏进行除颤并无好处，然而在少数患者，一些导联有粗大的室颤波形，而与其相对导联则仅有极微细的颤动，或出现一条直线类似于心脏停搏，称为"潜伏"室颤，在2个导联上检查心律有助于鉴别这种现象。更重要的是，有研究提出"误导"心脏停搏，由于技术错误出现心搏呈现直线（如无电源、未接导联、参数设置错误、导联选择不正确），临床上这种情况多于潜伏的室颤。为了应付随时可能发生的室颤，除颤器应随时处于待机状态。建立使用检查记录以避免除颤设备性能障碍和不正确操作，而不适当地维护或电源故障通常是除颤器性能障碍的主要原因。

3. 电极板　放置的部位有2种：一前一后，阳极放在左背部肩胛下区，阴极放在胸骨左缘第 5 肋间水平；一左一右，阴极放在左腋前线的心尖水平，阳极放在胸骨右缘 2~3 肋间处。如胸部有埋藏起搏器者，应尽量避免电极板接近起搏器。电极板应涂导电糊或垫盐水纱布，且加压使电极板紧密接触胸壁。注意两电极板不宜相接近，亦不宜让导电糊或盐水相通以免短路。

4. 同步与非同步模式

（1）电复律时电流波与 QRS 波群相同步，从而减少诱发室颤的可能性，如果电复律时正好处在心动周期的相对不应期，则可能形成室颤。

（2）在转复一些血流动力学状态稳定的心动过速时，如室上性心动过速、房颤和房扑，同步模式可避免这种并发症的发生，室颤则应用非同步模式。

（3）有些室速及预激综合征并发房颤患者采用同步模式复律非常困难。因 QRS 综合波的形态变化很大，除颤器不能识别 R 波，故无法放电，此时可选择非同步模式复律。但是，室速用非同步模式电击后，可能恢复窦性节律，也可能由于电流与 QRS 波群不同步，落到心肌易损期，转变为室颤。此时应再用非同步模式除颤，使之恢复窦性节律。

（4）室速时患者如存在无脉搏、意识丧失、低血压或严重的肺水肿，可适时选择非同步电复律，以避免因反复试图用同步模式复律不成功，而延误治疗。

（5）发现室颤或无脉性室速一般应在数秒钟内给予电除颤。

5. 电复律术的并发症

电复律术的并发症发生率为 4%~6%，部分并发症与麻醉有关。

（1）低血压：使用高能量放电时容易出现，不需特殊处理，数小时后自行恢复。

（2）心肌损伤及心肌顿抑：复律后可出现心肌损伤性心电图表现，可持续一段时间，不需特殊处理。

（3）心律失常：电复律术可引起多种心律失常，多数情况历时短暂，不需处理，诱发室性快速性心律失常，可再次电击治疗。

（4）栓塞：少数病例可发生肺血管或周围血管栓塞。可在术前服适量抗凝药物，但不作为常规用药。

【护理措施】

1. 操作完毕及时擦干患者胸前及电极板上的导电糊。

2. 密切观察患者的神志、血压、心率、心律变化。

3. 除颤位置的皮肤如有灼伤则按一般烧伤处理。

4. 及时记录患者电复律的日期、时间、选择的电能、复律的效果。

【自动体外除颤器】自动体外电除颤（AED）使用非常方便，尤其适合急诊使用。其结构主要包括自动心脏节律分析和电击咨询系统，还可建议术者实施电击，而由操作者按下"SHOCK"按钮，即可行电除颤。

使用 AED 前，须首先判断是否有禁忌证，主要包括：患者处在水中、8 岁以下或体重<25kg 的儿童、除颤部位敷有外用药物以及患者装有起搏器或自动体内除颤器。

操作程序：患者仰卧，AED 放在患者耳旁，在患者左侧进行除颤操作，这样方便安放电极，同时可另有人在患者右侧实施 CPR。

1. 四步操作法

第一步：接通电源。打开电源开关，方法是按下电源开关或掀开显示器的盖子，仪器发出语音提示，指导操作者进行以下步骤。

第二步：安放电极。迅速把电极片粘贴在患者的胸部，一个电极放在患者右上胸壁（锁骨下方），另一个放在左乳头外侧，上缘距腋窝 7cm 左右。若患者出汗较多，应事先用衣服或毛巾擦干皮肤。若患者胸毛较多，会妨碍电极与皮肤的有效接触，可用力压紧电极，若无效，应剔除胸毛后再粘贴电极。

第三步：分析心律。应确保不与患者接触，避免影响仪器分析心律。心律分析需要 5~15 秒。如果患者发生室颤，仪器会通过声音报警或图形报警提示。

第四步：电击除颤。按"电击"键前必须确定已无人接触患者，或大声宣布"离开"。当分析有需除颤的心律时，电容器往往会自动充电，并有声音或指示灯提示。电击时，患者会出现突然抽搐。第一次电击后，先不要重新开始 CPR，AED 会手动或自动重新开始心律分析。若心律仍为室颤，AED 会发出提示并自动充电，后进行第二次甚至第三次除颤。以 3 次除颤为 1 组的目的是尽快判别并治疗致死性心律失常。完成 1 组 3 次的除颤后，仪器会自动停止 1 分钟，以便再进行 CPR。因此，3 次除颤后，应检查患者的循环并进行 1 分钟的胸外按压和人工呼吸。

2. 电击指征

（1）重新出现室颤，3 次除颤后，患者的循环仍未恢复，复苏者应立即实施 CPR，若心律仍为室颤，则再行 1 组 3 次的电除颤，然后再行CPR，直至仪器出现"无电击指征"信息或行高级生命支持。

（2）不要在 1 组 3 次除颤中检查循环情况，避免影响仪器的分析和电击，快速连续电击可部分减少胸部阻抗，提高除颤效果。

3. 无除颤指征

（1）无循环体征：AED 仪提示"无除颤指征"信息，检查患者的循环体征，如循环仍未恢复，继续行 CPR。3 个"无除颤指征"信息提示成功除颤的可能性很小。因此，行 CPR 后，需再次行心律分析。心律分析时，应停止 CPR。

（2）循环体征恢复：如果循环体征恢复，检查患者呼吸，如无自主呼吸，即给予人工通气；若有呼吸，将患者置于恢复体位，除颤器应仍连接在患者身体上，如再出现室颤，AED 仪会发出提示并自动充电，再行电除颤。

【双相波除颤器】 单相波是以单方向释放电流（从正极到负极，一次放电），如果单相波逐渐降至伏特点时，则称之为"正弦衰减"，如果单相波迅速下降，则称之为"指数截断"。这种采用单相波释放电流的除颤器称单相波除颤器。相反，双相波电流在一个特定的时限是正向的，而在剩余的数毫秒内其电流方向改变为负向（从正极到负极，再从负极到正极，共 2 次放电）。此双相指数截断波形能够有阻抗补偿。这种采用双相波释放电流的除颤器称为双相波除颤器。

1996 年 FDA 批准了第一台双相波自动除颤器，除颤能量固定在 150J，有研究比较其与传统单相正弦衰减波形 200J 和 360J 能量水平的除颤效果，结果表明，首次电除颤时 150J 双相波除颤器能达到与 200J 传统单相正弦衰减波形除颤器相同的除颤成功率，而前者造成 ST 段的改变则明显小于后者。但目前双相波除颤最适能量尚未能确定，多首次使用<200J 的固定能量。

双相波除颤器比单相波除颤器的优点：①成效较高；②电流和电压较低，对心脏损害较小；③耗电量低，电池较轻和长寿。

总之，电复律是治疗心律失常和心脏复苏的主要方法，对于抢救严重心律失常极为有用。电复律术终止心动过速疗效明显优于药物治疗，在密切监护患者的条件下，以一精确调控的"电荷量"便可立即且安全地使心律恢复为窦性。其次，电复律术中鉴别快速心律失常是室上性还是室性也不如药物治疗时迫切，不需费时调节药物剂量，避免了药物不良反应。故电复律术具有安全、迅速、高效而又操作简便的特点，已成为一种临床常规治疗方法。

第五节　洗　胃　术

洗胃术即洗胃法，是指将一定成分的液体灌入胃腔内，混合胃内容物后再抽出，如此反复多次。其目的是为了清除胃内未被吸收的毒物或清洁胃腔，为胃部手术、检查作准备。对于急性中毒，如吞服有机磷、无机磷、生物碱、巴比妥类药物等，洗胃是一项极其重要的抢救措施。

【目的】

1. 除去胃内的有毒物质或刺激物，避免其被胃肠道吸收。

2. 减轻胃黏膜水肿，如幽门梗阻的患者，通过胃灌洗，将胃内潴留食物洗出，减少滞留物对胃黏膜的刺激，从而消除或减轻黏膜水肿。

3. 为胃肠道等手术或检查做准备。

【适应证】

1. 口服毒物中毒，清除胃内未被吸收的毒物。

2. 治疗完全性或不完全性幽门梗阻。

3. 急、慢性胃扩张。

【禁忌证】

1. 吞服强酸或强碱等腐蚀性毒物时切忌洗胃，以免造成穿孔。

2. 严重的心肺疾患。

3. 惊厥未控制者不宜插胃管，强行试插常可诱发惊厥。

4. 消化道溃疡、食管阻塞、食管静脉曲张、胃癌等患者应慎重。

一、口服催吐法（适用于清醒、能合作的患者）

【操作前准备】治疗盘、橡皮围裙、水桶、清水。

【操作步骤】

1. 患者取坐位，戴好橡皮围裙，水桶放置患者座位前。

2. 嘱患者自饮大量灌洗液，引发呕吐，不易吐出时，可用压舌板压其舌根刺激引起呕吐；反复进行，直至吐出的灌洗液清亮无异味为止。在此过程中要注意患者的一般情况，询问其感受，并予以必要协助，观察呕吐物，注意有无出血等。

3. 协助患者漱口，擦脸，必要时更换衣物，卧床休息。

4. 清理用物，整理患者床单位。

5. 记录灌洗液名称及液量，呕吐物颜色、气味及量，必要时将呕吐物送检。

二、注射器洗胃法（主要用于儿童患者）

【操作前准备】治疗盘内有：①弯盘；②治疗碗；③液状石蜡；④纱布；⑤压舌板；⑥多孔喷洒式硅胶胃管；⑦20ml、50ml 注射器；⑧棉签；⑨水温计；⑩垫巾。胶布、听诊器、清水桶、污水桶、洗胃机、洗胃溶液。

操作者洗手，戴口罩。物品准备齐后携用物至患者床旁，向患者解释洗胃的目的，介绍插管步骤和插管过程中的不适，望其配合。

【操作步骤】

1. 摆体位，协助患者取左侧卧位。

2. 取垫巾放于患者头部，如有活动性义齿应先取下，弯盘置于患者口角处。

3. 右手示指分别按压双侧鼻翼查看鼻腔是否通畅。

4. 取棉签蘸清水清洁双鼻腔，选择较大一侧为插入端。

5. 插胃管

（1）戴清洁手套。

（2）测量插入胃管长度，由耳垂经鼻尖至胸骨剑突下 45~55cm。

（3）取棉签蘸液状石蜡润滑胃管前端 14~16cm。

（4）左手用纱布托胃管，右手用纱布裹胃管前端 5~6cm 处，从一侧鼻腔缓缓插入，当胃管插入 10~15cm 时（咽喉部），嘱患者做吞咽动作，轻轻将胃管推进，当插入 45~55cm 时（相当于从患者的耳垂至鼻尖再至剑突下的距离），胃管进入胃内。

6. 取 20ml 注射器连接胃管，判断胃管位置：①抽吸胃内容物，抽出胃液证明在胃内；②将听诊器放在患者胃部，用注射器向胃管内注入 10ml 空气，听气过水声；③将胃管末端置于盛水容器内，查看是否有气泡逸出。

7. 固定胃管，用 50ml 注射器抽净胃内容物，注入洗胃液约 200ml，再抽出弃去污水桶内，如此反复冲洗，直至灌洗液澄清无异味为止。

8. 冲洗完毕后，反折胃管，迅速拔出。

三、洗胃机洗胃法

洗胃机洗胃法是采用多孔喷洒式硅胶胃管，使洗胃溶液对胃壁黏膜进行冲洗，同时将胃内污液通过胃管抽出，达到迅速排出毒物的目的。

【操作前准备】治疗盘内有：①弯盘；②治疗碗；③液状石蜡；④纱

布；⑤压舌板；⑥多孔喷洒式硅胶胃管；⑦20ml、50ml注射器；⑧棉签；⑨水温计；⑩垫巾。胶布、听诊器、清水桶、污水桶、洗胃机、清胃溶液。

操作者洗手，戴口罩。物品准备齐后携用物至患者床旁。备齐用物，携至患者床旁，查对姓名，向患者解释洗胃的目的，介绍插管步骤和插管过程中的不适，望其配合。

【操作步骤】

1. 摆体位，协助患者取左侧卧位。

2. 取垫巾放于患者头部，如有活动性义齿应先取下，弯盘置于患者口角处。

3. 右手示指分别按压双侧鼻翼查看鼻腔是否通畅。取棉签蘸清水，清洁双鼻腔，选择较大一侧为插入端。

4. 插胃管方法同注射器洗胃法。

5. 取20ml注射器连接胃管，判断胃管位置，方法同注射器洗胃法。

6. 固定胃管，使用50ml注射器抽吸胃内容物，留做标本检测。

7. 将胃管末端与洗胃机相连接。首先将胃内液通过胃管抽出，再利用洗胃液对胃壁黏膜进行反复冲洗，直至洗出液澄清无味为止。

8. 洗胃完毕，反折胃管，快速拔出。

【注意事项】

1. 在插管过程中如遇患者有恶心或呛咳，应将胃管拔出，休息片刻后再插，以防误入气管。

2. 胃管插入困难的原因

（1）气管插管术后。

（2）食管痉挛。

（3）躁动、不配合。此时强行插管，易造成食管和胃穿孔。食管痉挛患者可考虑先给阿托品类药物；躁动患者可考虑先镇静，再插胃管。

3. 毒物不明时，应抽出胃内容物送检，洗胃液选择清水，待毒物性质明确后，再采用拮抗剂洗胃。

4. 昏迷患者洗胃宜谨慎，应取去枕平卧位，头偏向一侧，建议先行气道保护，以免造成分泌物误入气道。

5. 在洗胃过程中应随时观察脉搏、呼吸、血压及患者腹部情况，如患者主诉腹痛，且流出血性灌洗液或出现休克体征，应立即停止洗胃操作，通知医师，并配合相应抢救工作且在记录单上详细记录。

6. 每次灌洗液量以200~300ml为限，须反复多次灌洗，如灌入量过多，液体可从鼻腔内涌出而引起窒息，同时还易产生急性胃扩张，使胃内压上升，增加毒物吸收，突然的胃扩张又易兴奋迷走神经，引起反射性心脏骤停，对心肺疾患患者更应慎重。

7. 洗胃机压力设置不宜过大，应保持在 100mmHg，以免损伤胃黏膜。

8. 洗胃过程中应注意变换体位，以利"盲区"毒物的排出，无论何种体位，必须将头偏向一侧，防止误吸。

9. 胃管阻塞的处理方法是采用充气与间断负压吸引的方法。将洗胃机调至"停档"，分离胃管，连接皮球，按漏斗式洗胃法向胃管内充气数次，然后取下皮球，将洗胃机调至"吸档"，放低胃管，反复吸引 2~3 次，通畅后，再连接洗胃机继续洗胃。

10. 洗胃完毕，胃管宜保留一定时间，不宜立即拔出，以利再次洗胃，尤其是有机磷中毒者，胃管应保留在 24 小时以上。

11. 使用洗胃机前，应检查机器运转是否正常，各管道衔接是否无误。

12. 对于中毒患者，应根据毒物性质选择洗胃溶液；1605、1059、乐果等禁用高锰酸钾洗胃，否则可氧化成毒性更强的物质；美曲膦酯（敌百虫）遇碱性药物可分解出毒性更强的敌敌畏，其分解过程可随碱性的增强和温度的升高而加速。

四、其他方法

1. 灌流洗胃法

（1）患者取坐位或侧卧位，昏迷者取头低位。

（2）将胃管前端涂以液状石蜡，经口腔或鼻腔将胃管缓慢送入约 50cm。插管后如能抽出胃内容物或从胃管注入空气时在上腹部用听诊器能听到气过水声，则证实胃管已入胃内，固定胃管。

（3）插入胃管后先用注射器抽出胃内液体。将胃管末端的漏斗提高 50cm，注入洗胃液 200~300ml，然后将漏斗放低，利用虹吸原理吸出胃中液体。或用一个三通管，放在低于病床平面，一端与盛洗胃液的输液瓶相连，一端与胃管相连，另一端连接橡皮管用作排出胃内容物的通道，将连接输液瓶管道上的夹子放松，这样经胃管流入洗胃液 200~300ml，夹紧夹子，放松排出管道夹子，胃内液由虹吸原理引流至污物桶。

（4）当流出量基本等于灌入量时，再抬高漏斗，重新注入洗胃液，如此反复清洗直至流出液无味为止。

2. 胃造瘘洗胃术　在一些特殊情况下因患者喉头水肿、食管阻塞或食管狭窄致胃管插入困难，或有插管禁忌证但又有严重的急性口服中毒，可

行胃造瘘洗胃术，在直视条件下对胃反复灌洗。

3. 气管导管引导法 临床抢救有机磷中毒患者时，经常遇到的问题是患者来诊时或来诊后很快呼吸停止，即给予气管插管机械通气，但每位患者又都需要尽快插管洗胃。由于气管插管气囊压迫食管，牙垫及气管插管改变了正常的咽部、食管及气管间的相互关系，常规方法置入胃管更加困难，有时需拔出气管导管方能插入，个别患者即使拔出气管插管胃管插入也很困难。

气管导管引导法是从通常行气管插管时气管导管有时误入食管而得到的启发。在喉镜暴露声门下，有意将气管导管插入食管作引导，选择较大号气管导管，胃管经气管导管入口处很顺利地插入胃内。

4. 钢丝导引法 对于一些已进行气管插管的患者，采用钢丝导引法，不影响人工通气，可使胃管顺利插入。具体方法为：

（1）采用未开封的冠状动脉造影导引钢丝（含整的外包装塑料软管），长120cm，将两端锐利缘磨平，用碘酒消毒后备用。

（2）大号胃管（保证胃管内径大于导引管外径）根剪去顶端10cm，消毒备用。

（3）先将涂有液状石蜡的导引管插入胃管内，一端露出胃管尾部约5cm。将胃管外周涂上液状石蜡后，左手扶住胃管中段，右手持导引管通过牙垫孔，保持导引管与食管同一走向（防止抵住咽侧壁而卷曲在口腔中），轻轻插入即可顺利进入食管，估计进入深度1cm左右时，保持导引管另一端不动，借助导引管的导向将胃管送入胃内，拔出导引管即可进行洗胃等操作。

（4）也可先将导引管放入食管，再将胃管套套在导引管上，以同样方法送入胃管，导引管在跨咽部时如遇阻力，可将导引管后退至口腔，保持与食管同一方向再次插入即可进入食管。

（5）由于气管插管气囊压迫食管，导引管在跨过咽部过程中有一定突破感。此方法利用导引管内导引钢丝的韧性和外包装塑料管的硬度，加上塑料管管径细小，能很快地将胃管导入胃内，对正在进行的人工通气无不利影响，人工通气也不影响胃管的放入操作，且由于低压气囊的阻力，导引管很难进入气管。

【洗胃术的护理措施】

1. 清醒患者一定要做好解释工作，拒绝洗胃患者要家属理解取得配合。

2. 为提高插管成功率，清醒患者当胃管插入10~15cm（咽喉部）时，嘱患者做吞咽动作，轻轻将胃管推进。如患者呈昏迷状态，插管前用开口器撬开口腔，当胃管插至咽喉部时，用一手托起头部，使下颌靠近胸骨柄、咽喉部弧度增大，再插至需要长度。

3. 在插入胃管过程中如遇患者剧烈呛咳、呼吸困难、面色发绀，应立即拔出胃管，休息片刻后再插，避免误入气管。

4. 检查胃管在胃内的方法

（1）经胃管抽出胃液。

（2）将胃管的末端置于装水碗中，查看无气泡逸出。

（3）用注射器注射 10ml 空气注入胃管，听诊胃区有气过水声。

5. 洗胃过程如患者出现大量呕吐，可采取头低位并转向一侧，以免洗胃液误入气管内，患者出现呕吐时应及时清理口腔及呼吸道异物，保持气道通畅。

6. 密切观察患者的生命体征变化，特别是呼吸的变化，解开紧身内外衣，减少呼吸运动障碍，必要时吸痰、吸氧。最好做血气分析，如氧分压低于 6.65kPa（50mmHg），则应气管插管，使用呼吸机。

7. 拔管时分离胃管后注意反折夹紧，用纱布包裹胃管，嘱患者深呼吸，于呼气末时拔管，管端至咽喉部快速拔出，避免管内液体流入气管。

8. 洗胃完毕，协助患者漱口、洗脸、更换衣服，必要时洗头、擦身，更换床单、枕套、被套，做好环境清洁，整理用物，归回原处。

9. 洗胃机处理　排水→消毒清洗→关机→放固定位置备用。一次性用物用黄色垃圾袋装好送指定地点。

10. 做好洗胃记录，包括患者在洗胃过程出现的病情变化及处理，洗胃入量与出量，洗出液性质、气味、颜色，患者神志、生命体征变化等，洗胃后的进一步治疗。

第六节　呼吸机的使用

呼吸机作为急慢性呼吸衰竭的一种治疗措施，在我国得到了普遍推广应用，使呼吸衰竭的抢救成功率有了明显的提高。目前已广泛应用于急诊、麻醉、各种 ICU 及 CCU 中的呼吸功能不全患者的呼吸支持。

【目的】

1. **改善通气功能**　在保证呼吸道畅通的前提下，通过调节潮气量、呼吸频率，使患者维持足够的通气量，改善缺氧和二氧化碳潴留。

2. **改善换气功能**　通过呼气末加压呼吸（PEEP）或延长吸气时间等

方法，改善肺内气体分布不均匀，改善通气/血流比例失调和肺内静动脉分流增加，提高血氧分压。

3. 降低呼吸做功 应用呼吸机使呼吸肌负担减轻，耗氧量减少，有利于缺氧的改善，同时减轻心脏负担。

【适应证】

1. 外科疾病及术后呼吸支持 ①严重创伤，如胸外伤、颅脑外伤、胸腹联合伤所导致的呼吸功能不全者；②体外循环术后呼吸支持、全肺切除术后；③休克、急性胰腺炎、急性创伤、大量失血导致 ARDS 者；④重症肌无力行胸腺摘除术后导致呼吸困难或缺氧危象者。

2. 气体交换功能障碍 ①ARDS；②新生儿肺透明膜病；③心力衰竭、肺水肿；④慢性肺部疾患。

3. 呼吸机械活动障碍 ①神经肌肉疾病；②骨骼肌疾病或脊髓病变；③中枢神经功能障碍或药物中毒。

4. 麻醉及术中呼吸支持。

5. 心肺复苏术后呼吸支持。

【禁忌证】

1. 中度以上的活动性咯血。

2. 重度肺囊肿或肺大疱。

3. 支气管胸膜瘘。

4. 未减压或引流的气胸或大量胸腔积液。

5. 心肌梗死或严重的冠状动脉供血不足。

6. 血容量未补足前的低血容量性休克。

【操作前准备】

1. 呼吸机主机 临床上常用的呼吸机有两大类，即常频呼吸机和高频呼吸机，前者又分 3 大型：定压型、定容型和多功能型，各型呼吸机均有其各自的特点。

（1）定压型呼吸机：以压缩氧为动力，产生一定压力的气流。工作时，它能按预定压力和呼吸频率将气体送入肺内；当肺内压力上升到预定值时，送气停止，转为呼气，肺内气体借胸廓和肺的弹性回缩而排出体外。当压力下降到某预定值时，以产生正压送气。其工作时潮气量受气流速度、呼吸道阻力及肺、胸廓的顺应性影响。

（2）定容型呼吸机：依靠电力带动工作，提供一定的潮气量。工作时，将预定容积的气体在吸气期输给患者，然后转为呼气相，经过一定间歇，然后再转为吸气相。该型呼吸机上装有安全阀，当送气压力超过某一限度时，剩余潮气量即从安全阀自动逸出。在安全阀限度内，潮气量不受肺、胸廓顺应性和呼吸道压力的影响。其呼吸频率、吸气时间、呼吸时间比、氧浓度等可分别调节。

（3）多功能型呼吸机：这种类型的呼吸机结构复杂，一般兼容上述两种呼吸机的功能。

（4）高频呼吸机：其呼吸频率超过正常呼吸频率4倍以上。其主要工作原理是通过送出脉冲式喷射气流以增强肺内气体弥散，且不受局部肺组织顺应性及其阻力的影响，在改善通气/血流比例方面优于常频呼吸机。

2. 高压氧气管、空气管各1根，电源线1~3根。

3. 气源包括氧气和空气。

4. 减压表和扳手。

5. 管道系统及附件　主管道5~6根，信号管道（压力监测管及雾化管道），加温器，湿化器，雾化器，滤水杯，支撑架，管道固定夹，温度计。

6. 其他过滤纸，无菌蒸馏水1000ml，模拟肺，多功能电插板，可伸屈接头及无菌纱布，仪器使用登记本及笔。

【操作步骤】

1. 根据需要选用性能良好、功能较全的机型。

2. 湿化器的水罐中放入滤纸及适量无菌蒸馏水。

3. 连接呼吸回路、测压管、雾化管及模拟肺，检查是否漏气。

4. 带机及用物至床旁，对床号、姓名，清醒患者给予解释。

5. 将高压氧气表与减压表进气口连接，连接好空气管道。

6. 接通电源，依次打开空气压缩机、呼吸机及湿化加温器开关，加温器需通电加温5分钟后方可给患者使用，湿化水温度以32~35℃为宜，24小时湿化耗水量要在250ml以上。

7. 调节方式选择键（MODE），根据需要设定通气方式。

（1）自主呼吸（SPONT）：患者自主呼吸好，辅助患者呼吸，增加氧气吸入，降低呼吸肌做功。

（2）同步间歇指令通气（SIMV）：是一种容量控制通气与自主呼吸相结合的特殊通气模式，两种通气共同构成每分通气量。这种通气方式一般用于撤机前的过渡准备。

（3）机械辅助呼吸（AMV）：指在自主呼吸的基础上，呼吸机补充自主呼吸不足的通气量部分。

（4）机械控制呼吸（CMV）：指呼吸机完全取代自主呼吸，提供全部通气量，是患者无自主呼吸时最基本、最常用的支持通气方式。

（5）持续气道正压（CPAP）：在自主呼吸的基础上，无论吸气还是呼气均使呼吸道内保持正压水平的一种特殊通气模式，有助于防止肺萎缩改善肺顺应性，增加功能残气量。可用于患者撤机前。

（6）呼气末加压呼吸（PEEP）：在呼气末维持呼吸道一定正压的呼吸方式，目的是在呼气终末时，保持一定的肺内压，防止肺泡塌陷。通常所加 PEEP 值为 $5 \sim 15 cmH_2O$，使用时从低 PEEP 开始逐渐增至最佳 PEEP。"最佳 PEEP"是指既改善通气提高 PaO_2，又对循环无影响的 PEEP 值。

8. 设定潮气量，一般按 $6 \sim 10 ml/kg$ 计算，可直接设置或通过流速×吸气时间设置。

9. 设定吸氧浓度（FiO_2）　现代呼吸机配有空-氧混合器，是一种可以使氧浓度在 21%～100% 间选择的装置。通常设置在 30%～50%，脱机前 35%～40%，平时可根据血气和缺氧情况调节，在麻醉复苏过程或吸痰前后可加大氧浓度。但氧浓度大于 70% 使用一般不超过 24 小时，如长时间高浓度给氧可引起氧中毒、肺损伤及婴幼儿晶状体纤维组织形成。

10. 设定呼吸频率为 10～20 次/分。吸呼比通常为 1∶1～1∶3。

11. 根据需要设定其他参数　旁路气流（bias flow）：呼气期仍流入新鲜气流以减少患者呼吸做功。触发灵敏度，是指在呼吸机辅助通气模式时，靠患者自主吸气的初始动作，使吸气管中产生负压，被呼吸机中特定的传感器感知而同步协调启动呼吸机行机械通气，这种感知域即称为触发灵敏度。

12. 设置报警上、下限范围，包括工作压力、分通气量、呼吸道阻力等。

13. 再次检查管道是否连接正确、有无漏气、测试各旋钮功能，试机后与患者连接。

14. 上机后严密监测生命体征、皮肤颜色及血气结果，并做好记录。

15. 自主呼吸恢复、缺氧情况改善后试停机。脱机步骤：

（1）向患者解释，消除患者紧张恐惧心理。

（2）使用 SIMV、CPAP。

（3）面罩或鼻导管给氧，间断停机。

（4）渐停机，如停机失败可再开机，待患者病情缓解后应积极撤机。

16. 关机顺序　关呼吸机→关压缩机→关氧气→拔电源插头。

17. 用后注意呼吸机的清洁卫生　呼吸管道应先用清水冲洗，再用 1∶200的"84"消毒液浸泡消毒 30 分钟，最后用蒸馏水冲洗晾干备用。

管道应定期采样做细菌培养。

18. 登记呼吸机使用时间与性能，清理用物放回原处。

【注意事项】

1. 根据病情需要选择合适的呼吸机，要求操作人员熟悉其性能及操作方法。

2. 严密监测呼吸、循环指标，注意呼吸改善指征。

3. 加强呼吸管理

（1）重视报警信号，及时检查处理。

（2）保持呼吸道畅通，及时处理分泌物，定期湿化、雾化。

（3）严格无菌操作，预防感染，呼吸机管道每 24 小时更换 1 次。

（4）加强患者营养，增强患者体质。

4. 加强呼吸机管理

（1）机器电源插座牢靠，不松动，保持电压在 220V 左右。

（2）机器与患者保持一定的距离，以免患者触摸或调节旋钮。

（3）及时倾倒滤水杯内的水。

（4）空气过滤网定期清洗。

（5）呼吸管道消毒应按程序进行。管道脆、易折、易破，应固定牢靠，避免过分牵拉。

（6）机壳表面用软布隔日擦拭 1 次，保持清洁。

（7）机器定期通电、检修，整机功能测试 1 次/年。

第七节　中心静脉导管置入术

中心静脉导管（PICC）是指外周静脉插管用的导管，一般采用医用高等级硅胶材料，导管非常柔软，不管是穿刺过程中还是长期留置时都不会损伤血管内膜，可降低静脉炎或血栓形成的可能，更不会造成血管壁的穿透。

【目的】

1. 监测中心静脉压（CVP）。

2. 建立有效输液途径。

【适应证】

1. 5 天以上的中、长期静脉治疗，最长可留置 1 年。

2. 输注刺激性药物，如化疗。

3. 输注高渗性或黏稠性液体，如肠外营养、脂肪乳、蛋白等。

4. 需反复输血或血制品，以及反复采血。

【禁忌证】

1. 缺乏外周静脉通道。

2. 上腔静脉压迫综合征。

3. 预插管途径有感染源。

4. 既往史预插管途径有放射治疗史、静脉血栓史、外伤史、血管外科手术史、乳腺癌根治术后患侧。

5. 有严重的出血性疾病。

6. 患者确诊或疑似导管的材料有过敏反应。

【操作前准备】75%酒精、2%碘酒、大静脉切开包1个、10ml无菌注射器2支、无菌手套2副、250ml生理盐水1瓶、肝素钠1支、透明敷料贴膜1张、一次性输液接头1个、无菌小方纱1包、绷带1卷、止血带及垫巾各1个、皮尺1副。

【操作步骤】

1. **选择穿刺点** 首选贵要静脉，体外测量定位：患者平卧，上臂外展与躯干呈90°。从预穿刺点沿静脉走向到右胸锁关节再向下至第3肋间（注意腋静脉长度），记录所测长度。戴无菌手套，打开大静脉切开包，建立无菌区，并将注射器、PICC导管、一次性输液接头无菌小方纱准备于无菌区内。打开生理盐水，倒取100ml于PICC导管内置包装盘内，用剩余无菌盐水冲洗手套上滑石粉，并以无菌纱布擦干。抽取10ml生理盐水备用，然后将2ml肝素钠与内置包装盘内生理盐水混合，预冲导管、连接器及穿刺针，检查各部件是否完好。

2. **穿刺点的消毒** 以穿刺点为中心消毒，用2%碘酒消毒1遍，75%酒精脱碘2遍。消毒范围为上下直径20cm，两侧至臂缘。铺巾：暴露穿刺点，根据需要铺治疗巾并保证无菌区足够大。扎止血带：让助手在消毒区外扎止血带，使静脉膨胀。

3. **静脉穿刺** 穿刺者一手固定皮肤，另一手以15°~30°进针行静脉穿刺，见回血，减小穿刺角度，推进1~2mm，保持钢针针芯位置，单独向前推进外插鞘管，避免由于推进钢针造成血管壁损伤。撤出穿刺钢针针芯：松止血带，一手拇指固定插管鞘，示指或中指按压插管鞘末端处静脉，防止出血，另一手撤出针芯。自插管处置入PICC，固定好插管鞘，将导管自插管鞘内缓慢、匀速地推进。至腋静脉时，嘱患者向静脉穿刺侧转头并低头以防导管误入颈静脉。插管至预定长度后撤出插管鞘，并将导管与导丝的金属柄分离，缓慢将导丝撤出。

4. 修剪固定

(1) 修剪导管长度：保留体外 5cm 导管以便于安装连接器，然后以无菌剪刀剪断导管，注意不要剪出斜面或毛碴。

(2) 安装连接器：先将减压套筒套到导管上，再将导管连接到连接器翼形部分的金属柄上，注意一定要推进到底，导管不能起褶，将翼形部分的倒钩和减压套筒上沟槽对齐，锁定两部分。

(3) 抽回血和冲管：用注射器抽吸回血，然后用生理盐水 20ml 脉冲式冲管、正压封管，并注意询问患者有无不适症状，以确定导管的位置是否正确。

(4) 安装固定翼：清理干净穿刺点周围血迹，将导管出皮肤处逆血管方向盘一流畅的 "S" 弯，取出白色固定翼，捏住白色固定翼的两个翼形部分使其自然张开，将白色固定翼加在距穿刺点 1cm 的导管上，并用无菌胶布加以固定。

(5) 导管固定：针眼处以小方纱覆盖并以透明敷料加压粘贴，然后以小方纱包裹透明敷料外的连接器部分及一次性输液接头，用胶布固定牢靠。最后以绷带在穿刺部位加压包扎，并向患者交待注意事项，收拾用物离开。

【注意事项】

1. 用外套管针穿刺时，皮肤戳口要稍大，包括皮肤全层和皮下组织，使套管针通过皮肤及皮下组织无明显阻力，避免套管口裂开造成穿刺失败。

2. 对于低血容量的患者，有时穿透静脉也未抽到回血，这时可缓慢退针，并边退边回抽，往往在退针过程中抽到回血。

3. 应掌握多种进针穿刺技术，不可在同一部位反复多次穿刺，以免造成局部组织严重创伤和血肿。

4. 穿刺过程中如需改变方向，应将针尖退至皮下，以免增加血管的损伤。

5. 穿刺成功后应立即缓慢推注生理盐水，以免血液在导管内凝固，阻塞管腔。

6. 缝针固定导管时，缝针的方向要与导管的走向平行，不横跨导管。

【常见问题及处理措施】

PICC 的常见问题及处理见表 4-1。

表 4-1　PICC 常见问题的原因及处理方法

常见问题	原因	处理方法
渗血、血肿	选择血管不当、服阿司匹林的患者、有出血倾向的患者、穿刺部位活动过度	要避免活动过度，加压止血，更换敷料，停服阿司匹林
心律失常	与导管尖端刺激上腔静脉神经丛及患者的体位有关	准确测量静脉的长度，避免导管过长，退出导管少许
刺激神经	穿刺过深刺激神经所致	避免穿刺过深而刺激神经
空气栓塞	由于拔去导丝后未及时盖上肝素帽或正压接头	拔去导丝后注意抽回血，及时盖上肝素帽或正压接头
导管异位	患者体位不当、患者血管异位、在头静脉穿刺	避免在头静脉穿刺；摆好患者的体位再穿刺；如果导管异位入颈内静脉，可用 5～10ml 生理盐水冲管，若导管进入无名静脉，应拔管
送导管困难	若选择头静脉穿刺，当导管进入上腔静脉时，易出现导管异位或送管困难；选择的血管细小，血管的静脉瓣多	选择粗直、静脉瓣少的血管进行穿刺；尽量不在头静脉进行穿刺；在腋窝处扎止血带后送管；一边输液一边送管

第八节　止血、包扎、固定和搬运

外伤四项救护技术包括止血、包扎、固定、搬运，都是在院前急救中对伤员采取的临时急救措施。一般原则是将患者移到隐蔽和较安全的地方进行就地包扎、止血和固定，然后迅速转运。首先应判断伤员有无紧急情况，如心脏骤停、窒息、大出血、休克及开放性气胸等，应有针对性地进行急救，伤员情况平稳后再进行处理。

一、止血

【目的】出血是许多疾病的一个急症，也是创伤后的主要并发症之一，现场及时止血，能预防休克发生。

【适应证】凡是出血的伤口都需止血。根据损伤血管不同，外伤出血大致可分为：①动脉出血：出血压力高，可随心搏从伤口向外喷射，呈鲜红色，如在短时间内出血量大，可危及生命；②静脉出血：血液缓慢持续从伤口流出，暗红色，一般可找到出血点；③毛细血管出血：多看不见明显伤口，量较少。

【操作前准备】根据出血性质不同，就地取材，采用不同止血措施。止血可用的器材很多。现场抢救时可用消毒敷料、绷带，甚至干净布料、毛巾等进行加压止血。充气止血带、止血钳等专用止血器械是较可靠的止血方法。

【操作步骤】

1. 指压止血法 是用于动脉出血的一种临时止血法，适用于头、面、颈部和四肢的外出血。具体操作步骤为：①找出暴露的伤口；②直接压迫伤口并加压包扎；③如无禁忌证可抬高损伤肢体，以减轻出血；④寻找相关的指压点，触摸到动脉搏动后用示指、中指指腹压向骨上并逐渐加压，直至动脉搏动停止；⑤用手指压住动脉经过骨骼表面的部分，以达到暂时止血的目的。

（1）头顶部出血：压迫同侧耳屏前方颧弓根部颞浅动脉搏动点止血（图4-1）。

（2）颜面部出血：压迫同侧下颌骨下缘、咬肌前缘面动脉搏动点止血（图4-2）。

（3）头后部出血：压迫同侧耳后乳突下稍往后枕动脉搏动点止血。

（4）颈部、面深部、头皮部出血：压迫同侧气管外侧与胸锁乳突肌前缘中点之间颈总动脉搏动点止血（图4-3）。可用拇指或其他4指用力向后压，将之压向第6颈椎横突上，以达到止血的目的。

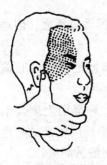 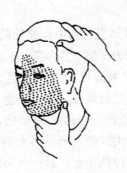 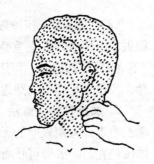

图4-1 颞浅动脉指压法　　图4-2 面动脉指压法　　图4-3 颈总动脉指压法

对颈总动脉的压迫止血取慎重态度，原因：①颈总动脉分出的颈内动脉为脑的重要供血动脉；②颈内动脉和颈外动脉分叉处，有颈动脉窦压力感受器，压力增高，会反射性导致血压下降，心率减慢，同时绝对禁止同时压迫双侧颈总动脉，以防严重脑缺血。

（5）肩部、腋部、上臂出血：压迫同侧锁骨上窝中部锁骨下动脉搏动点止血，将动脉压向第1肋骨（图4-4）。

（6）前臂出血：压迫肱二头肌内侧沟中部肱动脉搏动点止血，将动脉向外压向肱骨（图4-5）。

（7）手掌、手背出血：压迫手腕横纹稍上处尺动脉、桡动脉搏动点止血（图4-6）。

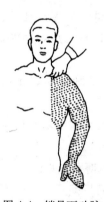 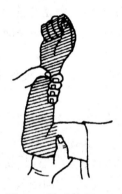 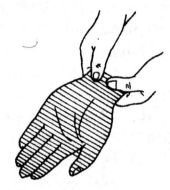

图4-4　锁骨下动脉　　　　图4-5　肱动脉指压法　　　　图4-6　尺动脉、桡动脉指压法
　　　　指压法

（8）股出血：压迫股根部腹股沟中点处的股动脉搏动点止血，因动脉粗大，可用双手拇指重叠用力压迫（图4-7）。

（9）足部出血：可用双手拇指压迫位于足背中部近足腕处的胫前动脉，或位于足跟与内踝之间胫后动脉搏动点止血（图4-8）。

2. 加压包扎止血法　一般用于较小创口的出血。局部用生理盐水冲洗、消毒，再用较厚的无菌大纱垫或无菌纱布展开衬垫，用绷带或三角巾加压包扎，一般即可止血。包扎止血同时抬高伤肢以利静脉回流。

3. 填塞止血法　主要用于较深部位出血时，单纯加压包扎效果欠佳时用无菌敷料填入伤口内，外加大块敷料加压包扎，如股根部、腋窝等处。

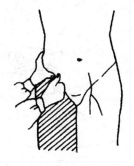

图 4-7　股动脉指压法

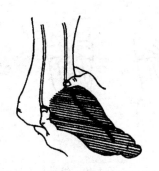

图 4-8　胫前、胫后动脉指压法

4. **止血带法**　一般用于四肢大动脉的出血，在出血部位的近心端进行肢体捆扎，以阻断血流。该方法容易引起或加重肢体坏死和急性肾功能不全等严重并发症，所以通常用于其他止血方法不能有效的情况时。

（1）勒紧止血法：在伤口近心端，用绷带、布带或三角巾等叠成带状，先绕肢体一周作为衬垫，第二圈压在第一圈上面并勒紧打结（图 4-9）。

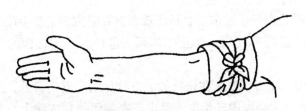

图 4-9　勒紧止血法

（2）绞带止血法：将三角巾叠成带状，在伤口近心端绕肢体一周，两端向前拉紧并打一活结，在活结的一头留出一小套，然后用小木棒、笔杆以及筷子等作为绞棒，插在带圈内，提起绞棒绞紧，最后将绞棒的一头插入小套内，把小套拉紧固定（图 4-10）。

（3）止血带止血法：抬高伤肢，在扎止血带的部位用布巾或纱布衬垫，然后将橡胶止血带适当地拉紧、拉长，绕肢体 2～3 圈后将止血带末端压入紧缠的止血带下即可。伤肢远端明显缺血或有严重的挤压伤时禁止使用止血带止血法（图 4-11）。

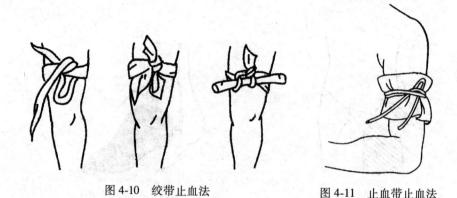

图 4-10 绞带止血法　　　　　　图 4-11　止血带止血法

常用的止血带有以下几种类型：

1）橡皮管止血带：常用弹性较大的橡皮管，便于使用。

2）弹性橡皮带（即驱血带）：抬高患肢，用宽约 5cm 的弹性橡皮带在肢体上重叠加压，环绕几圈，达到止血目的。

3）充气止血带：常用于四肢活动性大出血以及四肢手术时。压迫面宽而软，压力较均匀，还有压力表可以测定压力，比较安全。

【注意事项】

1. **止血带止血**　止血带止血是抢救大血管损伤的重要手段，但使用不当也可出现严重的并发症，如肢体坏死、急性肾衰竭，因此，必须正确使用。

（1）部位：止血带要缠在伤口的上方，尽量靠近伤口处；止血带不能直接缠在皮肤上，必须用三角巾、毛巾、衣物等垫在皮肤上，上臂避免扎在中 1/3 处，以免损伤神经。上肢应扎在上 1/3 处，下肢应扎在股中部。

（2）止血带的选择：充气性止血带最好，因其压迫面积大，可以控制压力，定时放松也方便，对组织损伤小。另外，常用的有橡皮管、带类，严禁使用电线、铁丝、绳索等止血。

（3）标准：止血带的标准压力上肢为 250～300mmHg，下肢为 400～500mmHg，无压力表时以刚好止住动脉出血为宜。不要过紧，以免压迫神经、血管、肌肉和皮肤；过松则不能阻断动脉血流，静脉血又不能回流，反而加重出血，并可造成骨筋膜间隙综合征。

（4）使用时间：为防止远端肢端缺血坏死，一般使用止血带时间不超过 3 小时，每30～60 分钟放松 1 次，时间为 2～3 分钟。如若需要再止血，必须在另一稍高平面绑扎，在放松止血带期间须用其他止血方法止血。

（5）做好标记：使用止血带的患者，应佩戴使用止血带卡，注明开始时间、部位、放松时间，便于看护者或转运时了解情况。

（6）保暖：使用止血带的患者，要注意肢体保暖，冬季更应该防寒，因肢体阻断血流后，抗寒能力下降，容易发生冻伤。上止血带处，不可覆盖，便于随时观察出血的情况。

（7）止血带的停用：停用止血带时应缓慢松开，防止肢体突然增加血流，损伤毛细血管及影响全身血液的重新分布，甚至使血压下降。取下止血带后应轻轻抚摩伤肢，缓解冰冷、麻木等不适的感觉。在松解止血带前，要先输液或输血，补充有效血容量，准备好抗休克及止血器材。如肢体严重损伤，应在伤口上方绑扎，不必放松，直至手术截肢。

（8）伤肢远端明显缺血或有严重挤压伤时禁用此法。

2. 加垫屈肢止血法

（1）有骨折和骨折可疑或关节损伤的肢体，不能用加垫屈肢止血以免引起骨折端错位和剧痛。

（2）使用此法时，要经常观察肢体远端的血液循环，如血液循环完全被阻断，要每隔 1 小时左右慢慢松开 1 次，观察 3~5 分钟，防止肢体坏死。

3. 抬高肢体止血法　四肢有骨折时禁忌抬高；脊髓损伤时严禁抬高。

4. 加压包扎止血　伤口有碎骨时，禁止用此法。

【护理措施】

1. 出血的评估

（1）评估出血的种类

1）按血液的流向，出血分为外出血、内出血和皮下出血三种。

①外出血：皮肤或黏膜的血管破裂后，血液经创口直接流至体外，易发现和辨认，处理相对容易。

②内出血：组织和脏器血管损伤后，血液流向体腔或组织间隙，体表看不到，如脾破裂、颅内出血等，处理难度大，危险性较高。

③皮下出血：血管破裂但皮肤无破裂，血液流向皮下组织，随即出现皮肤颜色改变、肿胀、疼痛等，易被发现，处理较为简单。

2）按损伤血管类型，分为动脉出血、静脉出血和毛细血管出血三种。

①动脉出血：发生在断裂动脉的近心端，流出鲜红色的血液，随心脏搏动呈喷射状涌出，出血速度快，不及时进行止血，短期内会因失血过多

而引起严重的后果。

②静脉出血：多发生在断裂静脉的远心端，流出暗红色的血液，涌出或缓慢流出，失血速度和失血量与损伤静脉管径的大小有关，若破裂的血管较大，也会危及生命。

③毛细血管出血：血液自创面渗出或流出，血色呈鲜红或暗红，通常出血缓慢且量小，多数可自愈，但如系实质脏器的渗血，如肝、脾、肾受伤所致，则会出现较危险的毛细血管大出血。

（2）全身评估

1）发生出血时，急救人员首先应迅速评估患者的生命体征，包括血压、脉搏、呼吸以及身体各部位的伤情。如患者有心肺功能障碍，应在进行有效的心肺复苏术的同时进行止血处理。如怀疑有内出血，应注意观察各种内出血的症状和体征，例如，颅内出血时可有剧烈头痛伴喷射状呕吐等症状，腹腔内出血时可有腹痛以及腹部移动性浊音等表现。

2）评估患者是否有意识障碍、紧张和恐惧等表现。

（3）局部评估

1）外出血时，应评估流出血液的量、速度、色泽，伤口有无异物、是否被污染等情况，以决定下一步的处理措施。

2）挫伤或扭伤时应评估局部肿胀以及皮下出血等情况。

2. 护理措施　同前述的操作方法。

二、包扎

【目的】包扎是创伤急救技术中最常见的方法之一，用于各种创伤术后伤口的绑扎，以达到局部施压及压迫止血的目的。

1. 固定敷料、引流、固定及制动骨折部位，避免进一步损伤神经、血管及组织。

2. 保护伤口，减少污染。

3. 减轻疼痛，提高舒适度。

【适应证】

1. 各种创伤以及手术所致的外出血。

2. 身体各部位骨折的患者。

3. 身体外部用敷料或药物需固定时。

【操作前准备】包扎使用的主要物品有绷带、三角巾、多头带等，无上述物品时，也可用毛巾、布单、衣服等替代；另外，根据伤口情况备衬垫、棉花、棉垫等；备好胶布或安全别针和剪刀。

【操作步骤】

1. 绷带包扎法　绷带包扎时，应从远心端缠向近心端，并压住绷带头，称为定带。方法是一手牵拉绷带的起始端，并平放于包扎的部位，另一手将绷带进行环形缠绕，第二周覆盖在第一周上。

（1）环形包扎法：适用于粗细基本相等部位的小伤口的包扎，如腕部和颈部。定带后在包扎部位将绷带再重复缠绕数周，每一周应完全覆盖上一周（图4-12）。

（2）螺旋形包扎法：适用于直径差异不大的部位伤口的包扎，如上臂、躯干等。定带后将绷带斜形向上30°进行环形缠绕，每一周应覆盖上一周的1/3~1/2宽（图4-13）。

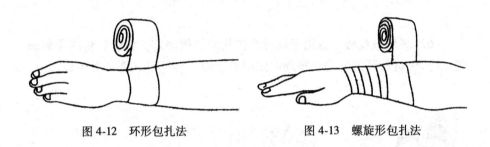

图4-12　环形包扎法　　　　　　　　图4-13　螺旋形包扎法

（3）"8"字形包扎法：适用于关节部位的包扎和制动，如肩、肘、膝等部位。屈曲关节，在伤口的远心端进行定带，然后将绷带自下而上，再自上而下，越过关节，重复进行似"8"字形的旋转缠绕，每一周应覆盖上一周的1/3~1/2宽（图4-14）。

（4）螺旋反折包扎法：适用于直径差异较大的肢体包扎，如前臂、小腿等。定带后将绷带上斜30°进行包扎，每周均将绷带向下进行反折，左手固定反折处，并依次缠绕，每周应覆盖上一周的1/3~1/2宽，反折部位相同，使之成一直线，在反折处形成"麦穗状"，注意不在伤口处或骨隆突处进行反折（图4-15）。

（5）回返包扎法：适用于包扎有顶端的部位，如头部、指（趾）端以及断肢残端。定带后将绷带向上90°进行反折（与环形包扎相垂直），先覆盖残端的中央，再覆盖左右两边，每周应覆盖上一周的1/3~1/2宽，直到全部包裹后，再用左手固定住反折的部分，将绷带反折回来（图4-16）。

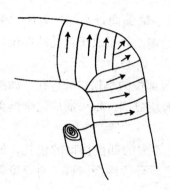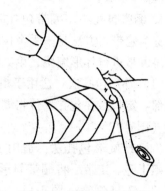

图 4-14　"8 字形"包扎法　　　　　　图 4-15　螺旋反折包扎法

（6）斜形包扎法：适用于临时性包扎或夹板固定。定带后将绷带斜形向上约 30°进行环形缠绕，每周中间留有空隙，不进行重叠（图 4-17）。

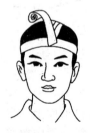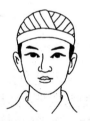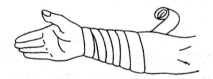

图 4-16　回返包扎法　　　　　　图 4-17　斜形包扎法

2. 三角巾包扎法　适用于大面积创伤的包扎。制作方法是：取一底边长约 130cm 的正方形布，顶角距底边中点约 65cm，对角裁开，必要时顶角钉一长约 50cm 的带子。

（1）头顶部包扎法：常用帽式包扎法。将三角巾底边折叠约 3cm 宽，底边中点平眉放于前额，顶角拉向枕部；底边经耳上向后在枕部交叉并压住顶角，再经耳上绕到额部拉紧打结，顶角向上反折至底边内或用别针固定（图 4-18）。

（2）面部包扎法：将三角巾顶角打结，套住下颌，上提底边覆盖面部，拉紧两底角至后枕部进行交叉，再经两耳上方绕至前额部打结。包扎好后在相应的部位开洞，露出眼、鼻、口（图 4-19）。

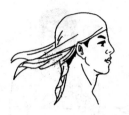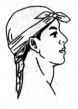

图 4-18 三角巾头顶部包扎法

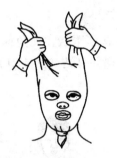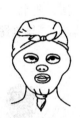

图 4-19 三角巾面部包扎法

（3）头、眼、耳处包扎法：将三角巾底边打结放于鼻背上，两底角拉向耳后，在枕后交叉绕至前额打结，反折顶角向上进行固定。

（4）一侧眼球包扎法：将主角巾叠成 4 指宽的带形，将带子的上 1/3 覆盖伤眼，下 2/3 自耳下绕至枕部，再经健侧耳上绕至前额，压住另一端，最后从上绕经伤耳，枕部至健侧耳上打结。

（5）双侧眼包扎法：将三角巾叠成 4 指宽的带形，先将带子的中部压住一眼，下端自耳后绕至枕部，经对侧耳至前额，压住上端，然后反折上端斜向下方压住另一眼，最后绕至耳后、枕部，至对侧耳上打结。

（6）下颌、耳部、前额或颞部包扎法：将带巾经双耳或颞部向上，长端绕顶后在颞部与短端进行交叉，然后将两端环绕头部，在对侧的颞部打结。

（7）肩部包扎法

1）单肩包扎法：将三角巾一底角拉向健侧的腋下，顶角盖住患肩并向后拉，用顶角上的带子在伤侧上臂的上 1/3 处绕 2 周，使其固定，然后将另一底角向肩部进行反折，绕过肩胛拉至健侧的腋前打结（图 4-20）。

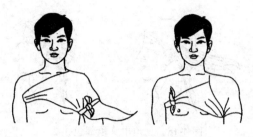

图 4-20 三角巾单肩包扎法

2）双肩包扎法：先将三角巾折叠成燕尾状，夹角向上披在双肩上，燕尾包绕双肩至腋下，与燕尾的底边相遇并打结（图 4-21）。

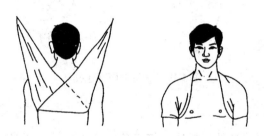

图 4-21 三角巾双肩包扎法

（8）前臂悬吊带

1）前臂大悬吊带：适用于前臂的外伤或骨折。将三角巾平铺于胸前，顶角与伤肢肘关节相平行，伤肢屈曲，提起三角巾的下端，两端在颈后打结，顶角向胸前外折，用别针进行固定。

2）前臂小悬吊带：适用于锁骨或肱骨骨折、肩关节以及上臂损伤。将三角巾折叠成带状，中央放在伤侧的前臂下 1/3 处，两端在颈后打结，使前臂悬吊于胸前。

（9）胸背部包扎法：胸部包扎与背部包扎相同。

1）单胸包扎法：将三角巾的底边横放于胸前，顶角盖住伤肩，垂向背部，两底角绕至背后打结，再将顶角的带子与之进行衔接（图 4-22）。此法如包背部，则在胸前打结。

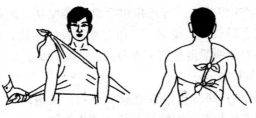

图 4-22 三角巾单胸包扎法

2）双胸包扎法：将三角巾叠成燕尾状，两燕尾向上，平铺于胸部，两燕尾在颈后打结，然后将顶角的带子拉向对侧的腋下打结。此法用于背部时，则将两燕尾拉向颈前进行打结（图 4-23）。

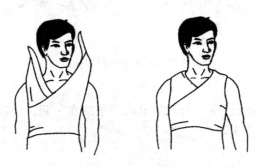

图 4-23 三角巾双胸包扎法

（10）腹部包扎法

1）腹部兜式包扎法：将三角巾底边向上放在胸腹交界处，两底角在腰部打结，顶角穿过两腿间与底边打结（图 4-24）。

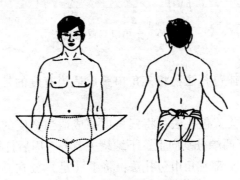

图 4-24 三角巾腹部兜式包扎法

2）腹部燕尾式包扎法：将三角巾折叠成燕尾状，向前的角应大于向后的角。底边向上横放于上腹部，夹角对准股外侧中线，两底边角在背后一侧打结；将前角围绕股至臀部下方与向后的角打结。

（11）臀部包扎法

1）单臀包扎法：将三角巾折叠成燕尾状，夹角向上，底边包绕伤侧股部并打结，两燕尾拉至一侧髂部打结（图4-25）。

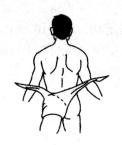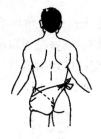

图 4-25　三角巾单臂包扎法

2）双臀包扎法：将两条三角巾的顶角结在一起，放在腰沟处与三角巾的底边打结（图4-26）。

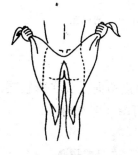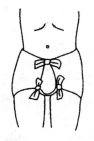

图 4-26　三角巾双臂包扎法

（12）四肢肢体包扎法：将三角巾叠成适当宽度的带状，在伤口部环绕肢体进行包扎。

（13）肘、膝关节包扎法：将三角巾叠成适当宽度的长条，将中点部分斜放在关节上，两端分别向上、下缠绕关节各一周后打结（图4-27）。

（14）手（足）部三角巾包扎法：将手（足）放在三角巾上，与底边垂直，然后反折三角巾顶角至手（足）背，最后底边缠绕打结（图4-28）。

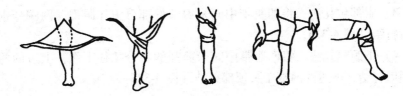

图 4-27　三角巾膝关节包扎法

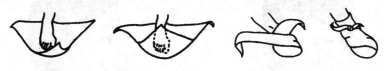

图 4-28　三角巾手（足）包扎法

3. 多头带包扎法　多头带又称多尾带，用于不规则部位的包扎，如头部、下颌、鼻部、胸腹部等。常用的有四头带、胸带、腹带等。

（1）四头带包扎法：四头带是一种两端剪开的长方形布，用于固定下颌、额、眼、枕、肘、膝、足跟等部位。

1）头部包扎法：将四头带中间未剪开的部分盖住头顶，前边的两端于枕后打结，后边的两端于颌下打结（图 4-29）。

2）鼻部包扎法：将四头带中间未剪开的部分盖住鼻部，上面的两端于颈后打结，下面的两端也于颈后打结（图 4-30）。

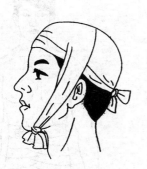

图 4-29　四头带头部包扎法

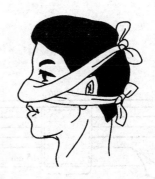

图 4-30　四头带鼻部包扎法

3）眼部包扎法：将四头带中间未剪开的部分盖住眼部，两端分别于颈后打结（图4-31）。

4）下颌包扎法：将四头带中间未剪开的部分托往下颌，上边的两端于颈后打结，下边的两端于头顶部打结（图4-32）。

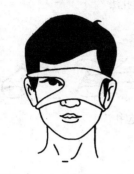
图4-31 四头带眼部包扎法

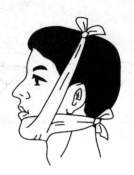
图4-32 四头带下颌包扎法

（2）腹带包扎法：腹带的中间由双层布料缝制而成，两端各有五条带子，带子的宽度及长度应根据需要而定，两条带子之间重叠1/3（图4-33）。操作时患者平卧，暴露腹部，腹带放在腰部，下缘在髋上，将左右带子依次交叉并重叠包扎。下腹部伤口应自下向上进行包扎。最后一条带子于无伤口侧打活结或用安全别针进行固定（图4-34）。

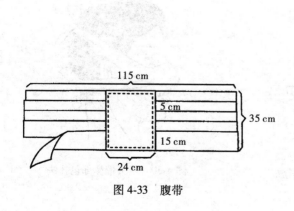
图4-33 腹带

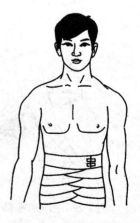
图4-34 腹带包扎法

（3）胸带包扎法：胸带的材料及制作方法同腹带，但比腹带多两条竖肩带（图4-35）。操作时患者需平卧，脱去上衣，将胸带平铺于背下，肩带自背后越过肩部，于胸前平放，依次包扎每对带子并压住肩带，最后一对带子于无伤口侧打活结或用安全别针进行固定（图4-36）。

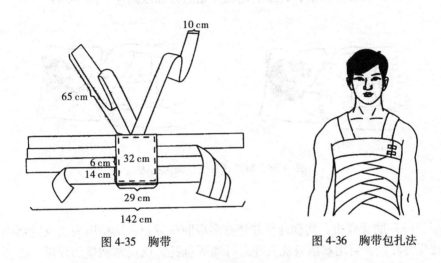

图 4-35　胸带　　　　　　　　　　图 4-36　胸带包扎法

4. 特殊损伤的包扎

（1）开放性颅脑损伤：先用大块纱布覆盖伤口，再用纱布卷成大于伤口的保护圈套住膨出的脑组织，最后用三角巾或绷带小心地包扎头部，避免包扎时骨折片陷入颅内，同时还应保护膨出的脑组织（图4-37）。

（2）开放性气胸：如有胸部外伤并伴有气胸，对于较小的伤口可采用

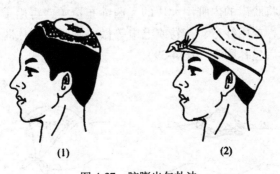

(1)　　　　　　　　　(2)

图 4-37　脑膨出包扎法

紧密包扎，避免气体从伤口进出。先用不透气的材料（如厚敷料或塑料布）覆盖，再用纱布垫或毛巾垫盖住，最后用三角巾或绷带加压包扎。对于伤口较大或胸壁的缺损较多或疑似肋间血管出血时，可用葫芦形的纱布填塞进行压迫。先用一块双层的凡士林纱布塞于胸腔内，然后在其中心位置填塞干纱布，外加敷料，最后用胶布粘贴并加压固定（图4-38）。

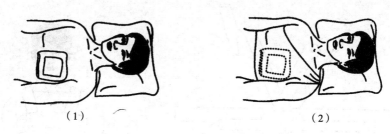

（1）　　　　　　　　　　　　　（2）

图4-38　胸部开放性气胸包扎法

（3）肋骨骨折：胸部外伤并伴有多根肋骨骨折，胸壁因失去支持而出现反常呼吸，可用衣服或枕头等进行加压包扎，以遏制胸壁的浮动，必要时还可让伤员伤侧侧卧。对于单根肋骨的骨折可用胶布进行固定，具体方法是用胶布3~4条，每条宽7~8cm，长度为胸廓周径的2/3，在患者最大呼气时进行固定，自健侧肩胛下向前至健侧锁骨中线，上下胶布间重叠2~3cm。

（4）开放性骨折伴骨端外露：包扎时不能还纳外露的骨折端，若自行还纳者须加以注明。

（5）腹部外伤伴内脏脱出：脱出的内脏不可还纳，包扎时应屈曲双腿并放松腹肌，将脱出的内脏用大块的无菌纱布覆盖，再用干净的碗、木勺或钢盔等扣上，或用纱布、布卷或毛巾等做成圆圈状套住脱出的内脏，以保护内脏，然后包扎固定（图4-39）。

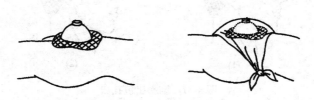

图4-39　腹部内脏脱出包扎法

（6）有异物插入身体内的伤口：不可移动异物，周围用物体（如保护环）支持，然后包扎固定。

【注意事项】

1. 包扎用的敷料应清洁、干燥、无缝边及皱褶，因潮湿的敷料易于污染细菌，增加伤口感染的机会，另外，敷料变干后会收缩变紧而压迫受伤的组织。

2. 包扎时应使患者处于舒适的体位，包扎的肢体应处于功能位置，包扎部位应适当支托，保护好受伤部位的血管和神经，胸部包扎时应松紧适度，不要影响呼吸功能。

3. 包扎四肢时应自远心端向近心端进行，利于静脉血液的回流，指（趾）端应尽量外露，便于观察血液循环的情况。

4. 包扎时用力应均匀，包扎敷料要平整无皱褶。包扎后注意观察，如患者主诉手指或足趾有麻木刺痛感或发现甲床发绀、苍白，手指或足趾冰冷、肿胀或患肢动脉搏动消失等，提示包扎过紧，应拆开绷带重新进行包扎。

5. 腋窝、乳下、腹股沟等处包扎时应以棉垫衬垫，骨突部位的包扎应用棉花、海绵或纱布衬垫，预防摩擦。

6. 包扎完毕带尾打结时，应在肢体外侧面或前面，避开伤口、骨隆突处、关节处以及易于受压的部位。

【护理措施】

1. 包扎的评估

（1）患者的神志、心理状态以及合作的程度。

（2）包扎区域皮肤的温度、颜色，有无针刺、麻木感；有无肿胀；伤口污染的情况、有无异物；肢体活动的情况、有无骨折等。

（3）应评估伤口原有敷料是否需要进行更换。

2. 护理措施 同前述的操作方法。

三、固定

【目的】急救时主要是对骨折临时进行固定，骨折以及骨关节损伤时，都应进行适当的固定以限制受伤部位的活动度。

固定的目的：①减少疼痛；②预防神经以及血管的损伤；③防止伤口的污染以及骨折的移位；④有利于受伤的肌肉、关节囊、韧带等组织的修复；⑤便于转运和护理。

【适应证】所有的四肢骨折、脊柱骨折等。

【操作前准备】夹板、绷带、棉垫，现场抢救可就地取材，如木板、树枝等，也可以用健肢固定伤肢，以达到稳定骨折的目的。

【操作步骤】

1. 锁骨骨折固定法

（1）单侧锁骨骨折：协助患者取坐位，将三角巾折叠成燕尾状，将两燕尾角自胸前拉向颈后，并在一侧颈部打结，将伤侧前臂屈曲 90°，三角巾兜住前臂，三角巾顶角放于肘后，然后向前包住肘部用安全别针固定（图 4-40）。

（2）双侧锁骨骨折：协助患者取坐位，背部放置丁字形夹板，两腋下放衬垫物，用绷带在两肩以及腰部进行包扎固定（图 4-41）。

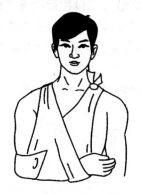

图 4-40　单侧锁骨骨折固定法

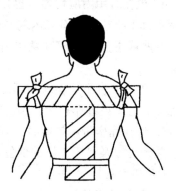

图 4-41　双侧锁骨骨折固定法

2. 肱骨骨折固定法
协助患者取坐位，将两块夹板加好衬垫物，分别放于伤侧上臂的内外两侧，再包扎固定，然后屈肘，用三角巾悬吊前臂并贴胸固定（图 4-42）。

3. 前臂骨折固定法
协助患者取坐位，将两块夹板加好衬垫物，分别放于前臂的掌侧及背侧，用带子或绷带将两夹板包扎固定，然后使肘关节屈曲 90°，用三角巾吊起夹板（图 4-43）。

4. 股骨折固定法
协助患者取平卧位，将一块长夹板（自足跟至腋下）置于伤肢的外侧，另一块（自股根部至足跟）置于伤肢的内侧，在腋下、髂嵴、髋、膝、踝、足跟等处做好衬垫，然后分段进行绑扎固定（图 4-44）。

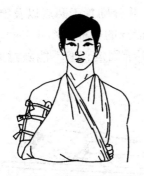

图 4-42 肱骨骨折固定法

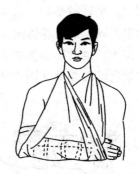

图 4-43 前臂骨折固定法

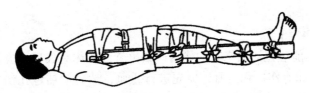

图 4-44 股骨折固定法

5. 小腿骨折固定法 协助患者取平卧位，伸直伤肢，将两块等长的夹板（自足跟至股）分别置于伤腿内外两侧。做好衬垫，用绷带或带子将夹板在上、下两端及小腿和腘窝处绑扎固定（图 4-45a）。如现场没有夹板，可将伤肢和健肢固定在一起，注意在两膝关节以及两小腿之间垫好衬垫，以保护局部组织并使固定更稳定（图 4-45b）。

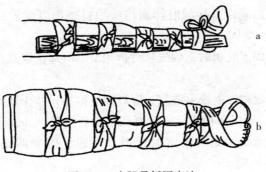

图 4-45 小腿骨折固定法

6. 脊柱骨折固定法 协助患者俯卧于硬板床上，取三块平板以"工"字形固定，垫好衬垫后，将横板压住竖板，并分别置于两肩以及腰骶部，用三角巾先固定两肩部的横板，然后固定腰骶部的横板（图 4-46a）。如现场没有夹板，也可让患者俯卧手硬板上，不予固定，但不能随意搬动患者，并禁止患者翻身（图 4-46b）。

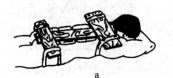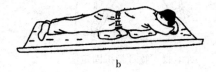

图 4-46　脊柱骨折固定法

【注意事项】

1. 固定前应先评估患者的伤情，如患者已有休克表现，应先进行抗休克的处理；如有伤口和出血，应先进行止血，然后清洁包扎伤口，最后进行固定；四肢骨折以及关节损伤伴有烧伤时，应先用清水冲洗伤肢，然后再进行包扎和固定。

2. 闭合性骨折在进行固定前，若发现伤肢有严重的畸形，骨折端压迫皮肤致远端血运障碍，应先轻轻地牵引肢体以减轻压迫，并恢复血运，以免断端刺破皮肤，然后再进行固定。对开放性骨折，清创前不可还纳骨折的外露端，以免加重损伤或造成感染。

3. 夹板的大小须与骨折的部位相适应，其长度应超过骨折部位的上下两个关节。进行固定时，除在骨折部位的上下进行固定外，还需固定骨折部位的上下两个关节，应先固定上端，然后再固定下端。

4. 夹板的两端以及接触肢体面均应用衬垫加以保护，尤其是骨隆突处，以防止组织受压。

5. 用绷带固定夹板时，应先从骨折的下端缠起，以减少患肢的充血和水肿。

6. 绑扎固定时，需松紧适宜，应以固定牢靠，并保证血运适宜。四肢骨折固定时，应露出末梢部分，以便观察血运情况。如发现末梢的肢体有苍白或发绀等情况，提示肢体血液循环不良，应立即松开并重新进行固定。

7. 肢体固定后应适当抬高，以促进静脉的回流。

8. 固定过程中尽量避免不必要的搬动，并限制患者的行动，以免加重病情。

【护理措施】

1. 固定的评估

（1）观察患者的神志、面色、血压、脉搏、呼吸等，判断有无休克等情况，有无头颅、腹腔以及盆腔器官的损伤，有无内出血。如有以上情况，应首先抢救患者的生命。

（2）观察损伤部位周围软组织的情况，有无开放性伤口、伤口污染的情况，有无出血等，有无大的血管或神经的损伤。如有伤口以及出血，应先止血，然后清洁包扎伤口，最后进行固定。

（3）评估患者的心理状态以及合作的程度。

2. 护理措施 同前述的操作方法。

四、搬运

1. 协助患者床上移动

（1）操作目的

1）协助患者定时进行体位变换，增强患者的舒适度并预防长期卧床引起的并发症，如压疮、坠积性肺炎等。

2）配合治疗、检查以及护理的需要，如更换床单、脊髓穿刺以及灌肠等。

（2）物品准备：软枕、床挡等。

（3）适应证

1）长期卧床的患者。

2）需进行腰椎穿刺、灌肠以及各种检查的患者。

（4）禁忌证

1）手术后患者敷料已浸湿，应先更换再移动。

2）行牵引术的患者移动时不能改变牵引的位置、力量以及方向。

3）颅脑手术的患者，移动时避免头部强烈的震动。

（5）操作方法

1）协助患者翻身侧卧的方法

①一人协助法：a. 携用物至床旁，核对患者并解释翻身的目的和配合的方法；b. 固定床脚的轮子，在床的右侧加床挡，松开被尾，撤去垫在骨突处的软枕，合理安置患者身上的各种管道；c. 护士站于患者的左侧，双

足前后分开，屈髋屈膝，将患者移至左侧床边。对于体重较轻的患者，护士将两手分别置于患者的肩下和腰臀部，以肘关节为支点，用前臂抬起患者，将患者身体移向左侧床边，然后将患者头部及双足移向左侧床边；对于体重较重的患者，护士将两手分别托住患者的颈部和腰背部，抬起患者，先将患者的上半身移向左侧床边，然后护士一手置患者臀下，另一手置患者膝下，将患者下半身移向左侧床边；d. 将患者翻向右侧，护士将双足前后分开，屈髋屈膝，双手分别扶托患者的肩部和臀部，将患者翻向右侧；e. 将患者的枕头移向右侧，协助患者取舒适的侧卧体位，双腿屈曲，上腿屈曲在前，下腿略微伸直，两手置于胸前和枕上；f. 在患者的背后、两腿间等处垫上软枕，合理安置患者身上的各种管道。

②两人协助法：适合体重较重的患者。a. 携用物至床旁，核对患者并解释翻身的目的和配合的方法；b. 固定床脚的轮子，在床的右侧加床挡，松开被尾，撤去垫在骨突处的软枕，合理安置患者身上的各种管道；c. 护士站于患者左侧，双足前后分开，屈髋屈膝，将患者移至左侧床边，一名护士托颈肩部和背部，另一护士托腰臀部和下肢，同时将患者抬起，移向左侧床边；d. 两名护士分别扶托患者的肩部、腰部、臀部和下肢，同时用力将患者翻向右侧；e. 将患者的枕头移向右侧，协助患者取舒适的侧卧位，双腿屈曲，上腿屈曲在前，下腿略微伸直，两手置于胸前和枕上；f. 在患者的背后、两腿间等处垫上软枕，合理安置患者身上的各种管道。

2）协助患者移向床头的方法

①一人协助患者移向床头法：根据患者的病情放平床头，将枕头横立于床头，协助患者仰卧屈膝，护士身体面向床头，两足前后分开，屈髋屈膝，足尖向床头的方向，一手抬患者的肩部，另一手托患者的臀部，抬起患者移向床头。若病情允许，可嘱患者用双手握住床头的栏杆，足蹬床面，协助护士移向床头。垫好枕头，协助患者取舒适体位，整理床单位。

②两人协助患者移向床头法：根据患者的病情放平床头，将枕头横立于床头，协助患者仰卧屈膝，两名护士分别站于床的两侧，面向床头，两足前后分开，屈髋屈膝，交叉托住患者的颈、肩及腰臀部，两人同时用力，将患者抬起，移向床头；两人也可同侧，一人托住患者的颈、肩及腰部，另一人托住臀部和腘窝，同时抬起患者并移向床头；垫好枕头，协助患者取舒适体位，整理床单位。

（6）注意事项

1）操作前应评估患者的病情和活动能力。在确保安全的情况下，尽量鼓励患者配合护士进行移动。

2）在操作过程中应灵活运用人体力学的原理。在移动患者的全过程中，护士须保持脊柱挺直，使用腿和臀部肌肉的力量；不要采取弯腰和扭腰等姿势，以保护腰部的肌肉、防止损伤。

3）翻身或移动患者的前后应注意合理安置患者身上的各种管道，防止管道受压、扭曲或脱落等。

4）对于手术后患者，移动前应先固定好伤口处的敷料；若敷料已浸湿，应先更换敷料然后再移动，移动过程中应注意保护伤口，避免受压。

5）对于行牵引术患者，翻身和移动过程中不能改变牵引位置、力量及方向。

6）对于颅脑手术患者，移动过程中避免头部强烈的震动，防止脑疝的发生。

（7）护理

1）护理评估：①了解患者病情，意识状态、肢体肌力以及配合能力；②了解患者有无约束以及各种管道的情况；③对清醒的患者，解释操作目的，并取得患者合作。

2）护理措施：同前述的操作方法。

2. 轮椅搬运患者的方法

（1）操作目的

1）协助不能行走但能坐起的患者进行入院、出院、检查、治疗或室外活动。

2）协助患者活动，促进血液循环和体力恢复。

（2）物品准备：轮椅，根据季节可准备毛毯以及别针。

（3）适应证：适用于不能行走但能坐起的患者。

（4）禁忌证：轮椅搬运患者无特殊禁忌证。

（5）操作方法

1）推轮椅至床旁，核对患者并解释。

2）将轮椅推至患者身体健侧的床尾，椅背与床尾平齐并面向床头。

3）翻起足踏板，将轮椅制动。

4）需用毛毯保暖时，将毛毯平铺在轮椅上，毛毯的上端应高过患者颈部15cm。

5）护士一手托患者的肩部，一手扶住患者，协助患者坐起，双足下垂，披上外衣并穿好鞋袜。

6）护士面向患者，环抱患者的腰部；患者用手扶在护士的肩上，慢慢下床并立于床旁。

7）护士双足分开，屈髋屈膝，下蹲，以协助患者坐入轮椅。

8）放下足踏板并盖上毛毯。

9）整理床单位并推患者到目的地。

10）推轮椅返回病床时，同样将轮椅推至床尾，将轮椅制动并翻起足踏板。

11）护士双足前后分开，屈髋屈膝，环抱患者的腰部，协助患者站起并坐于床旁。

12）协助患者躺下，取舒适卧位。

13）整理床单位，观察病情，将轮椅放回原处，洗手，做好记录。

（6）注意事项

1）操作前护士应评估患者的活动能力并选择合适的搬运工具。

2）如患者需持续吸氧，应先准备好氧气袋并连接好氧气管道，避免运送过程中发生缺氧。

3）在患者上下轮椅的过程中，注意应先将轮椅固定，避免患者坐下或起来时跌倒。

4）患者应坐于轮椅的正中，并将身体向后靠，勿前倾，双手紧握轮椅的把手，必要时可用约束带将患者约束于轮椅上。

5）推行过程中随时观察患者有无头晕以及面色苍白等，及时发现病情的变化。

6）推至下坡路时，应减速慢行，必要时可让轮椅背向前，缓慢下行。

（7）护理

1）护理评估：①患者：年龄、体重、意识状态、病情以及活动能力、病损部位以及配合能力；②资源：轮椅各部件的性能是否完好，包括坐垫、靠背、足踏板、刹车等；③环境：气温的情况。

2）护理措施（同前述的操作方法）。

3. 平车搬运患者的方法

（1）目的：协助病情较重，包括疾病或治疗限制不能行走和坐起的患者去检查、治疗以及出入院等。

（2）适应证：适用于不能行走和坐起的患者。

（3）操作前准备：准备平车，平车上放置被单、橡胶单、包好的垫子、枕头、毛毯或棉被。骨折患者，应在平车上放置木板，并将骨折部位妥善固定；颈椎、腰椎骨折以及病情较重的患者，应备有帆布中单或布中单。

（4）操作步骤

1）挪动法：适用于能在床上配合动作的患者。具体方法是推平车至病房，核对患者并解释，移开床旁桌椅，松开被尾，协助患者穿好衣服并妥善安置其身上的各种导管，协助患者移向一侧床边；平车与床平行并紧靠床边，调整床或平车的高度，使二者的高度保持一致，固定平车和床，护士协助患者按上身、臀部、下肢的顺序向平车挪动（从平车移回床上时，按照下肢、臀部、上身的顺序移动），为患者盖好被子，使患者舒适。

2）一人法：适用于儿科患者或体重较轻的患者。具体方法是推平车至病房，核对患者并解释，移开床旁桌椅，将平车大轮端靠床尾，使平车与床尾成钝角，固定平车；松开被尾，协助患者穿衣并妥善安置其身上的各种导管；患者移至一侧床边；协助患者屈膝，护士两足前后分开，屈膝屈髋，一手自患者腋下抱住患者上半身，一手置患者股下，抱起患者，转身，放于平车上，为患者盖好被子。

3）两人法：适用于不能自行活动或体重较重者。具体方法是同前一人搬运法；两名护士站于床的同侧，将患者移至一侧床边；一名护士将手托住患者的颈肩部和腰部，另一名护士双手托住患者的臀部和膝部，同时抬起患者，使其身体稍向护士倾斜同时移步转向平车，将患者轻放于平车上，为患者盖好被子。

4）三人法：适用于不能自行活动或体重较重者。具体方法是同前一人搬运法；三人站于床的同侧，将患者移至一侧床边；一名护士托住患者的头和肩胛部，另一名护士托住患者的背部和臀部，第三名护士托住患者的腘窝和小腿部，三人同时抬起患者，使其身体稍向护士倾斜，同时移步转向平车，将患者轻放于平车上，为患者盖好被子。

5）四人法：适用于病情危重或颈腰椎骨折的患者。具体方法是同前一人搬运法；一名护士站于床头，托起并固定患者的颈部，其他三名护士同三人搬运法，分别托住患者的颈、肩部、腰、臀部及下肢，同时抬起患者并转向护士，使其身体稍向护士倾斜，同时移步转向平车，将患者轻放于平车上，为患者盖好被子。

6）中单搬运法：适用于病情危重或者颈腰椎骨折的患者。具体方法是同前挪动法，在患者腰和臀下铺中单；一名护士站在床头，托起患者头和颈肩部，第二名护士站在床尾，托起患者的两腿，第三名护士和第四名护士分别站在床和平车的两侧，紧握中单的四角，四人同时抬起患者并轻放于平车上，为患者盖好被子。

7）"过床易"运送法：适用于不能自行活动的患者。具体方法是同前挪动法，两名护士分别站在平车和床的两侧并抵住，站在床侧的护士协助患者向床侧翻身，将"过床易"平放于患者身下 1/3 或 1/4 处，向斜上方 45°轻推患者；站在车侧的护士，向斜上方 45°轻拉并协助患者移向平车，患者上平车后，协助患者向车的一侧翻身，将"过床易"从患者身下取出。

（5）注意事项

1）操作前应评估患者的病情和活动能力，选择合适的搬运方法。

2）操作过程中，应合理运用人体力学的原理，保证患者的安全，避免护士受伤。

3）注意使患者平卧在平车的正中央，头枕在大轮端，因为在转弯以及推车行进的过程中，大轮端比较平稳，颠簸较少。

4）护士应站在患者的头侧推车，随时观察患者有无头晕以及面色苍白等，并及时发现病情变化。

5）护士在推平车时应使小轮在前，这样转弯时比较灵活。

6）护士推平车的速度要适中，尤其是在下坡的时候，防止发生碰撞。

7）推平车上下坡时，护士应使患者头部处于较高的位置，以减少患者不适感。

（6）护理措施

1）护理评估

①评估患者的年龄、病情、意识状态、肢体肌力以及配合能力，患者有无约束以及各种管道情况。

②评估平车的配件是否完好，包括床垫、车轮以及刹车等。

③对清醒的患者，解释操作目的并取得患者合作。

2）护理措施（同前述的操作方法）。

第五章　心脏骤停与心肺脑复苏

第一节　概　述

一、心脏骤停的原因

引起心脏骤停的原因可分为心源性和非心源性两大类。心源性因素，如急性心肌梗死、心脏破裂、严重的房室传导阻滞、室性心动过速等；非心源性因素，如窒息、溺水、电击伤、自缢等意外事件，严重的电解质与酸碱失衡、严重中毒、药物过量、过敏反应，麻醉意外，还有某些诊疗操作，如心导管刺激使心内膜应激性增高引起的室颤等。

心脏骤停可能是原发的，也可能是继发的，但不论何种原因，均可直接或间接地引起冠状动脉灌注减少、心律失常、心肌收缩力减弱或心排出量下降等症状，从而导致心脏骤停的发生。

二、心脏骤停的类型

根据心脏活动及 ECG 表现，心脏骤停可分为 3 种类型。

1. **心室纤维颤动（VF）**　是心脏骤停中最常见的类型，约占心脏骤停患者的 70%。此时心脏呈现不规则的、快速的颤动，ECG 表现为 QRS-T 波完全消失，出现大小不等、极不均匀的低小波，频率为 200～500 次/分。张力小、颤动幅度小的为"细纤颤"；张力较强、颤动幅度较大的为"粗纤颤"（图 5-1）。

2. **心室静止（AS），或称心室停顿（VS）**　心室静止时，心脏多处于舒张状态，心肌张力低，无任何动作，ECG 呈一条直线，或偶见 P 波（图 5-2）。

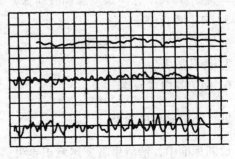

图 5-1　心室纤维颤动

3. 心电机械分离 ECG 显示宽大畸形、振幅较低的 QRS 波群，频率 30 次/分以下。但心脏已丧失有效泵血的功能，血压及心音均测不到。有人认为，心电机械分离并无确切的范围，除心室纤维颤动和心室停顿外，凡摸不到大动脉搏动的窦性、房性、交界性、室性心动过缓或心动过速均属于心电机械分离（图 5-2）。

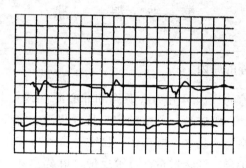

图 5-2　心室静止和心电机械分离

心脏骤停最初表现为何种类型可因人因病而异，但三种类型可相互转化，其后果均是心脏不能有效泵血，应立即展开抢救而不应拘泥于类型。

三、心脏骤停的临床表现

对心脏骤停的诊断特别强调快而准，原有 ECG 监测和直接动脉压监测者，在其发生的瞬间即可诊断，否则只有凭以下临床表现在短时间内确定诊断：

1. 清醒患者突然意识丧失或伴有短阵抽搐。
2. 触不到大动脉（颈动脉和股动脉）搏动。
3. 自主呼吸停止。
4. 心音消失，血压测不到。
5. 瞳孔散大。
6. 面色苍白或发绀。

四、心脏骤停的诊断

诊断标准中，清醒患者突然意识丧失或伴有短阵抽搐、触不到大动脉（颈动脉和股动脉）搏动最为重要，凭此即可诊断为心脏骤停，呼吸的消失常在心脏骤停后 30~60 秒才出现。其中大动脉搏动可凭触诊在 10 秒内确定，切忌反复去测血压、听心音，或寻找检测仪器来确认而延误抢救时间，使患者丧失复苏的机会。因为大动脉搏动的测量存在一定难度，对非医学的急救者不作要求，仅确定意识丧失和呼吸停止即可进行复苏。

五、心肺脑复苏的概念

心脏骤停（SCA）是指患者的心脏正常或无重大病变的情况下，受到严重打击所引起的心脏突然停搏，有效泵血功能丧失，引起全身组织器官严重缺血、缺氧和代谢紊乱。心脏骤停是临床上最严重的急症，意味着"临床死亡"的开始。

心肺脑复苏（CPCR）是指使患者迅速恢复循环、呼吸和脑功能所采取的一系列抢救措施。

第二节　基础生命支持

基础生命支持又称初期复苏或现场急救，是在心脏骤停后以徒手方法进行复苏的抢救方法。其目的是在心脏骤停后第一时间内使全身重要器官获得最低限度的紧急供血供氧，为进一步复苏创造条件。BLS 包括一系列的序贯的评估和行动，可用 CABD 四个英文字母来概括主要步骤：C（circulation）——建立有效循环；A（airway）——开放气道；B（breathing）——人工呼吸；D（automated external defibrillation，AED）——自动体外电击除颤，亦称电复律。

一、C——判断意识和有无脉搏，建立有效循环

1. **判断意识**　当救助者已经确认环境安全，就应该检查患者的反应。在检查中，可以拍打其双侧肩膀，并在其耳旁问"你还好吗?"如无反应，可立即用手指甲掐压其人中穴或合谷穴 5 秒；仍无反应者可判断为意识丧失。

2. **立即呼救**　单独的急救者发现没有反应的成年患者，应该立刻启动 EMSS，如果条件允许，在可取得一台自动体外除颤器（AED）后，立即返回受害者处进行 CPR 和除颤。如果有两个或更多个急救者，应首先开始 CPR；其他人呼救和取得 AED。如果是单独的急救者发现淹溺者或其他任何年龄的窒息者（原因为呼吸骤停），应该先进行 5 个周期的 CPR（大约 2 分钟）后再呼救。呼救时应准确告知地点、所发生的事件、患者的数量

和伤情、已经进行的救助方式，最好在接线员的询问结束后，再挂断电话，并保持通讯通畅。

3. 体位摆放　在进行 CPR 之前，首先将患者仰卧于硬质的平面。如果意识丧失的患者为俯卧位，应将其转为仰卧位，转动时应一手托住患者的颈部，另一手扶其肩部，使患者沿躯体纵轴整体翻转，避免颈部外伤患者造成颈髓损伤。如果为住院患者，已有人工气道（如气管插管、喉罩或食管气管联合式导气管）但不能放置为仰卧位（如脊柱手术中），则应努力在俯卧位进行 CPR。

4. 脉搏判断　心脏停止有效泵血的重要体征是大动脉搏动的消失，但因操作难度较大，现场检查的准确率只有 60%，故对现场普通救援者不要求进行脉搏检查，而通过无意识、无呼吸、面色苍白或发绀、瞳孔散大等体征协助判断。医务人员检查颈动脉的时间也不能超过 10 秒，如 10 秒内不能确定有无脉搏应立即开始胸外心脏按压。检查方法：救护者用示指和中指指尖触及患者环甲软骨，再向自己同侧滑动约 3cm，至胸锁乳突肌内侧缘（此处为颈动脉三角区，图 5-3）进行触摸。如颈动脉无搏动，即可判断心脏骤停，应立即进行胸外心脏按压。检查颈动脉搏动时，不可同时压迫双侧颈总动脉，否则会影响脑部血供；也不能压迫力量过大，避免刺激颈动脉窦使迷走神经兴奋反射性地引起心脏抑制。

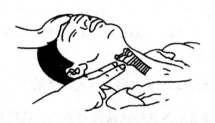

图 5-3　颈动脉检查法

5. 胸外按压　胸外按压是在胸骨中下 1/3 交界处或两乳头连线中点处实施连续规则的按压。按压可以使胸内压力升高和直接挤压心脏而引起血液流动。尽管正确地实施胸外心脏按压能使收缩压峰值达到 60~80mmHg，舒张压略低，但颈动脉的平均动脉压很少超过 40mmHg。尽管胸外心脏按压所产生的心排出量仅有正常时的 1/4~1/3，但是对于大脑和心肌的氧气和血液供给至关重要。

（1）机制：胸外心脏按压产生血液循环的原理有"心泵机制"和"胸泵机制"两种理论。"心泵机制"理论认为，胸部按压时，心脏由于受到胸骨和脊柱的挤压，导致心脏内的血液射向主动脉，形成血流；"胸泵机制"理论则认为，胸外心脏按压引起胸膜腔内压升高并均匀地传至胸廓内所有大血管，主动脉收缩压明显升高，血液向胸外动脉流去，大静脉壁比动脉壁薄，当胸内压力增大时被压陷及单向静脉瓣的阻挡，血液不能从静脉回流入心。当按压放松时，胸骨回弹，胸内压力降低，静脉管壁亦回弹，当胸内压力低于静脉压时，静脉血回流入心脏，如此反复。在人工循环的动力中"心泵"、"胸泵"两种机制共存，在一定条件下发挥各自的作用。

（2）按压方法：患者应以去枕仰卧位躺在硬质平面（如平板或地面）上，急救者立或跪在患者一侧，按压部位在胸部正中胸骨的中下1/3处或双乳头连线中点。应该把一只手掌根放在胸部正中双乳头之间的胸骨上，另一只手掌根平行重叠压在前手背上，双手手指交叉或相互握持，手指翘起不接触胸壁，只以掌根部位接触按压部位。急救者两手臂位于胸骨正上方，肘关节伸直，利用上身的力量垂直下压，胸骨下陷深度至少5cm，然后迅速放松，使胸壁完全回弹，使血流返回心脏。按压的频率为至少100次/分，按压时间和放松时间相等，力量均匀平稳（图5-4）。

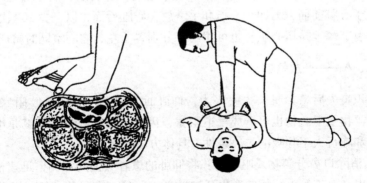

图5-4　胸外心脏按压

（3）注意事项

1）按压部位要准确：按压部位太低，可能损伤腹部脏器或引起胃内容物反流；部位太高，可伤及大血管；部位不在胸骨上，则可能引起肋骨骨折、肋骨与肋软骨分离等并发症。

2）成人按压深度至少 5cm，过轻达不到效果，过重易造成损伤。

3）按压节律均匀，配合人工呼吸后频率以 18 秒完成 30 次按压为宜。

4）按压姿势正确，注意肘关节伸直，双肩位于双手正上方，按压放松时，手掌根部不离开胸壁，以免按压点移位。

5）患者在有呼吸异常时需要配以人工呼吸，成人单人或多人抢救时按压–通气比值均为 30∶2，即每 30 次胸外按压间隔 2 次人工呼吸。但如果患者已建立人工气道，并使用机械通气时，按压以至少 100 次/分的频率进行，不用按照人工呼吸时停顿按压。

6）双人或多人急救时，每 2 分钟，即 5 个 CPR 循环（5 次 30∶2）后，应相互轮换，以防止按压者疲劳、按压质量下降，轮换中断时间不超过 5 秒。

7）在 CPR 过程中尽量减少不必要的中断，特别是胸外心脏按压的中断，会使胸膜腔内压急剧下降，影响按压效果。

8）连续进行 5 个 CPR 循环（2 分钟）后，应检查患者的呼吸和颈动脉搏动，但检查时时间不超过 10 秒。

9）在 CPR 过程中不能搬动患者。

（4）开胸心脏按压：开胸心脏按压可应用于心胸外科手术后早期或胸腹已被打开的情况下发生的心脏骤停，技术要求高，必须由心胸外科医生执行。在左前外侧第 4 肋间切口，以右手进胸。进胸后，右手大鱼际肌和拇指置于心脏前面，另四个手指和手掌放在心脏后面，以至少 100 次/分的速度，有节律地挤压心脏。也可用两手分别置予左、右心室同时挤压。

二、A——开放气道

意识丧失后患者肌肉失去张力，仰卧时舌和会厌容易后坠阻塞气道。口鼻分泌物及呕吐物也可造成气道阻塞，因此，保持呼吸道通畅是准确判断呼吸和施行人工呼吸的先决条件。具体方法如下：

1. 清除口鼻分泌物及呕吐物：将仰卧的患者头偏向一侧，迅速松开衣领、围巾、皮带等束缚物，取出活动性义齿，口内有异物或呕吐物者，应迅速清除。

2. 手法开放气道：急救人员对证明没有颈部外伤者可以采用仰头抬颏手法开放气道（图 5-5），即急救人员一手置于患者的前额，手掌用力向后下压，使头向后仰，另一手放在颏骨内面，用力向上抬起，使患者下颌向上抬，抬高程度以下颌角与耳垂的连线垂直于地面为宜。注意抬颏骨的手不要压迫颈部软组织，否则易造成气道梗阻。如怀疑颈椎损伤，开放气道应该使用没有头后仰动作的托颌方法（图5-6），即急救者用两手将患者下颌骨的下颌角托起，使下颌骨前移。但是如果托颌手法无法开放气道，则应采用仰头抬颏手法，因为在CPR中维持有效的气道、保证通气是最重要的。

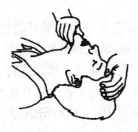 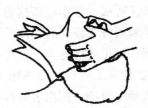

图 5-5　仰头抬颏法　　　　　　　　　　　图 5-6　托颌法

三、B——建立人工呼吸

人工呼吸是利用人工的方法使气体有规律地进入和排出肺部，供给机体基本的氧气并排出二氧化碳，是在BLS口对口（鼻）人工呼吸时最为简单有效的首选急救措施，适用于院前和医院中尚未建立人工气道的患者。

口对口人工呼吸是借助急救者呼气的力量来推动患者的肺、膈肌和胸廓的活动，使气体被推动进入或排出肺，以保证机体氧的供给和二氧化碳的排出。操作方法（图5-7）：在保持气道通畅的前提下，急救者一手托住患者颏部，并用拇指将口腔打开，另一手压住患者前额使头保持后仰姿势，用拇指和示指捏住患者的鼻腔，急救者吸气后，用自己的双唇将患者

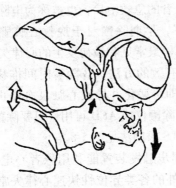

图 5-7　口对口人工呼吸

口完全罩住，呈密闭状，缓慢吹气，时间大于 1 秒，见到患者胸廓抬起为有效，然后松开患者口鼻，让患者的胸廓及肺依靠其弹性自动回缩，排出肺内二氧化碳。人工呼吸最常见的困难是开放气道，所以如果患者的胸廓在第一次人工呼吸时未发生起伏，应该重新开放气道，再进行第二次人工呼吸。

人工呼吸的频率应依据患者情况而异，如患者呼吸、循环均已停止，单人急救时呼吸应与胸外按压比例交替进行，每 30 次胸外按压进行 2 次人工呼吸；如患者已有人工气道且为双人急救，实施通气者可以进行每分钟 8~10 次的人工呼吸，而不用被胸外按压打断；对无呼吸但尚有循环（可触及大动脉搏动）的患者进行人工呼吸的频率为 10~12 次/分或每 5~6 秒 1 次。

经研究潮气量 8~10ml/kg 可以维持正常的氧合和排出二氧化碳。CPR 时患者的心排出量为正常的 25%~30%，所以来自肺的氧摄取和经肺的二氧化碳排出均减少。在成人进行 CPR 对低通气量也可以维持有效的氧合与通气，每次的潮气量以 500~600ml（6~7ml/kg）为宜。

患者牙关紧闭不能开口、口严重创伤或口对口封闭困难者，推荐使用口对鼻人工呼吸，注意向患者鼻腔吹气时，应使其口腔紧闭。对婴儿、新生儿进行人工呼吸时，急救者的口可将患儿口鼻一并包住进行。

四、D——电复律

电复律术是指用外加的高能量脉冲电流通过心脏，使全部或大部分心肌细胞在瞬间同时除极，造成心脏短暂的电活动停止，抑制异位兴奋灶，然后由最高自律性的起搏点（通常为窦房结）、重新主导心脏节律的治疗过程。因常用于室颤患者的急救治疗，也被称为电除颤。

除颤应当越早越好，早期除颤对于挽救心脏骤停患者的生命至关重要，其原因：①心脏骤停最常见和最初发生的心律失常是心室纤颤（VF）；②电除颤是终止 VF 最有效的方法；③随着时间推移，成功除颤的机会迅速下降；④短时间 VF 即可恶化并导致心脏泵血停止。当急救者在院外目睹心脏骤停并且现场有除颤仪或 AED 可用，只要除颤仪或 AED 准备就绪，则应立即使用。成人 BLS 求助法见图 5-8。

1. 同步电复律　同步触发装置能利用患者心电图中的 R 波来触发放电，可用于转复 VF 以外的各类异位性快速心律失常。同步电复律在使用时，其电击能量要低于非同步电复律。这些低能量电击应保证同步化，因为如果出现非同步化则很可能造成 VF。

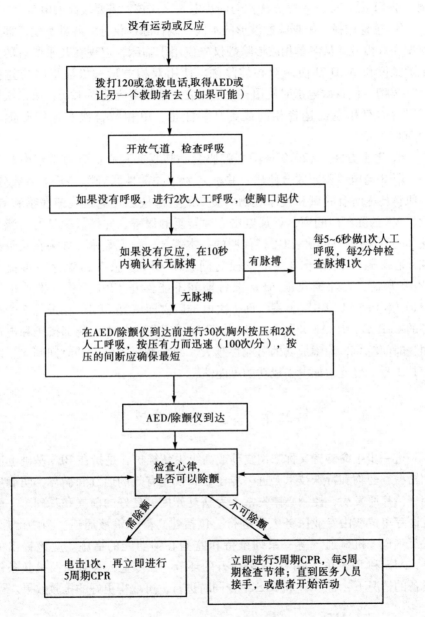

图 5-8 成人 BLS 求助法则

2. 非同步电复律 也称异步电复律，其电脉冲的释放不受 R 波的控制，是 VF 最有效的治疗方法。与同步电复律比较，需要较高的电量。

3. 电量选择 根据除颤波形的不同，现代除颤仪分为两种类型，即单相型和双相型。虽然单相波形除颤仪先应用于临床，但现在几乎所有的人工除颤仪和 AED 都使用双相波除颤。使用双相方形去极波形时应选择 150~200J，但首次电击时使用直线双相波形除颤则应选择 120J，第二次以及以后的双相电击选择相同或更高的能量。单相波首次和连续除颤均为 360J。

4. 电击方法 《2010 美国心脏协会心肺复苏和心血管急救指南》提倡，CPR 与电除颤要联合使用，并称之为"关键性联合"。VF 维持数分，心肌将耗尽所有的氧和代谢底物。短期的胸部按压可输送代谢底物和氧，延长 VF 的除颤时间窗，增加电击心律转复的概率，并提供少量的血流为脑和心脏输送一些氧气以维持代谢的基本需要。研究显示，如果在从目击院外心脏骤停到给予电除颤这段时间给予 CPR，患者的生存率可提高 2 倍，因此，在除颤仪或 AED 准备期间不能停止 CPR 操作，推荐采用"1 次放电+5 组 CPR"方案，即 1 次电击后立即恢复 CPR，在进行 5 个循环的 CPR 后，用 AED 分析心律，必要时进行再次电击。胸部按压和电击间隔时间越短，除颤成功的可能性越大。减少按压到电击的时间间隔，即使是 1 秒，也能增加电击成功的可能性。

第三节 进一步生命支持

进一步生命支持又称二期复苏或高级生命维护，是指在 BLS 基础上应用器械、药物和特殊技术，进一步建立和恢复有效的通气和循环，明确病因，治疗原发病，控制心律失常，为脑复苏提供良好的前提和基础。一般在医疗单位或由专业医务人员进行。包括建立静脉输液通道、药物治疗、人工气道、机械通气等一系列维持和监测心肺功能的措施。应该提出的是，ALS 和 BLS 并不是两个截然分开的环节，在专业人员到达及抢救条件具备的情况下，将 ALS 和 BLS 结合同时进行，可取得更好的抢救效果。

一、明确诊断

尽可能迅速进行心电监护和必要的血流动力学监测，明确引起心脏骤停的病因，以便及时采取相应的救治措施。

二、进一步呼吸支持

为了改善氧合功能，只要具备供氧条件，治疗者应该在基础生命支持和高级心脏循环生命支持过程中给予100%的纯氧吸入。吸入高浓度氧往往会使动脉血氧饱和度达到最大值，从而达到最佳的动脉血氧含量。当心排出量受到限制时，这将有助于氧的输送（心排出量×动脉血氧含量）。这种短期的氧疗方案不会造成氧中毒。

1. **口咽通气道**　口咽通气道可应用于无知觉（无反应）并缺乏咳嗽或者咽反射的患者，经口插管将舌根与咽后壁分开，其目的在于阻止舌阻塞气道。但置入口咽通气道手法不正确时会将舌压向下咽部，导致气道梗阻。

2. **鼻咽通气道**　鼻咽通气道对于存在气道阻塞或者存在气道阻塞风险的患者是有帮助的，特别是对于下颌很紧，置入经口气道有困难的患者鼻咽通气道更为适用。对于没有很深的意识障碍的患者鼻咽通气道比经口通气道更易于耐受。但鼻咽通气道置入可引起近30%的患者鼻黏膜损伤而致出血。

3. **气管插管**　通过口对口人工呼吸和简单通气道的建立，可迅速给肺供氧，但易导致通气不足和胃胀气。气管内插管可以保持气道开放，便于吸痰，输送高浓度氧，提供备选的给药途径，输送稳定的潮气量，避免误吸。气管内插管是保持气道通畅、保证有效人工通气的重要复苏措施，有条件时应及早进行。

4. **球囊-面罩给氧**　由面罩、活瓣、呼吸囊组成的简易供氧装置，又称简易呼吸器，已广泛应用于临床。操作时，使患者头部后仰，将面罩紧紧固定于患者口鼻部，用手掌挤压呼吸囊，将囊内气体吹入肺内。当松开呼吸囊时，胸廓和肺被动弹性回缩而将肺内气体"呼出"。呼吸囊上还有供氧的侧管，能与氧气源连接，输送高浓度氧到肺内。

5. **呼吸机给氧**　呼吸机是性能完善、结构精细的自动机械装置，可按要求调节多项呼吸参数，并有监测和报警系统。使用这种呼吸器不仅能进行有效的机械通气，而且能纠正患者的某些病理生理状态，起到呼吸治疗的作用，主要在院内使用。

三、进一步循环支持

1. **主动按压-减压CPR（ACD-CPR）**　主动按压-减压CPR是使用一个装配有负压吸射装置的设备，能在减压阶段主动吸抬前胸以增加静脉血回流至心脏。研究发现，无论是院内还是院外条件下心脏骤停抢救时，由训练有素的急救者进行主动按压-减压 CPR 能改善患者的血流动力学，从而提高长期存活率。

2. 胸腹部加压-减压 CPR 给氧胸腹部加压-减压 CPR 结合了间歇性腹部按压 CPR 和主动按压-减压 CPR 的概念。它使用双吸盘紧贴患者胸部和腹，用手交替按压胸部和腹部，可使胸部和腹部交替产生负压。

3. 胸外按压机械泵 机械泵设备通过安装在机器上的气动活塞来按压胸骨部分以达到胸外心脏按压的目的。在患者心脏骤停环境难以开展手工 CPR 的情况下可以考虑使用机械泵。这种设备应该设定与标准 CPR 一致的参数，应有足够的按压深度，按压频率至少为 100 次/分，按压-呼吸比为 30∶2（直到建立人工气道为止），下压时间应为整个按压周期的 50%，按压结束才能使胸壁有足够的时间回弹。

四、药物治疗

在心脏骤停治疗中，基础 CPR 和早期除颤为第一位，药物为第二位。复苏中用药的目的是为了激发心脏复跳并增强心肌收缩力，防止心律失常，调整酸碱失衡，补充体液和电解质。复苏时的给药务必快速准确，给药途径有静脉给药、气管内给药、心内注射等。

1. 给药途径

（1）静脉给药：为首选的给药途径。分为外周静脉给药和中心静脉给药两种。如已有中心静脉置管应由中心静脉给药；如果没有中心静脉置管则应迅速由肘静脉穿刺给药。尽管外周给药后血药浓度达峰值时间较中心静脉晚，但有不影响 CPR 的优点。外周静脉推注给药时若以 20ml 溶剂溶解，可使药物到达中心循环的时间提前 10~20 秒。

（2）气管内给药：如果已经气管内插管而静脉开放有困难时，可由气管内给药。一般先将以上药物的常规量以注射用水稀释到 10ml，经气管内插管迅速注入。注药后立即行人工呼吸，使药物弥散到两侧支气管。将肾上腺素、血管升压素、阿托品、纳洛酮等药物以气管内给药方式使其进入患者体内，均可使患者较好地吸收，但同等剂量的血药浓度低于静脉给药，因此，气管内给药量为静脉用量的 2~2.5 倍。

（3）心内注射：心内注射是用穿刺针在第 4 肋间胸骨左缘 1~2cm 处垂直刺入心腔，将药物注射入血液的方法。心内注射给药操作难度较大，并发症多，故不宜作为常规注射方法。只有当静脉或气管给药途径无法建立时，才能使用心内注射给药。

2. **肾上腺素（AD）**　是心肺复苏中的首选药物，具有 α 与 β 肾上腺素能受体兴奋作用，可增加心肌收缩力，加快心率，增加心排出量，使外周血管阻力增加，而不增加冠脉、脑及肺血管的阻力，以保障心肌、脑的血流灌注和肺的气血交换，促使心室纤颤由细颤转为粗颤，提高电除颤成功率。静脉用药标准剂量为 1mg，每 3~5 分钟可重复使用，并逐渐将剂量增加为 3mg、5mg；大剂量（10mg）使用肾上腺素虽然短期效果好，但并不能增加存活率，且不良反应大，故不推荐。如果是使用外周静脉给药，应将药物稀释在 20ml 生理盐水中推注，可加快药物起效时间。但肾上腺素类药物不能与碳酸氢钠及其他碱性药物混合，否则可使前者失活。

3. **血管加压素（VP）**　是外源性抗利尿激素，当高于生理剂量时（超过抗利尿作用所需剂量时），可产生非肾上腺素能样的周围血管收缩作用。研究发现，在 CPR 后恢复自主心搏的患者血中血管加压素水平明显高于未恢复自主心搏的患者，提示给予血管加压素可能有助于自主心搏的恢复。当强心和缩血管药物升压效果不明显时，血管加压素可能有效。

4. **阿托品（AT）**　是副交感神经阻滞剂，能降低心肌迷走神经的张力，提高窦房结的兴奋性，加快心率和房室传导。适用于有严重窦性心动过缓并发低血压、低组织灌注或并发频发室性期前收缩者。心脏停搏时阿托品用量为 1.0mg 静注，每隔 3~5 分可重复使用。在急性冠状动脉缺血或心肌梗死时应用阿托品应谨慎，因为心率增快可能使缺血恶化或梗死区扩大。

5. **碳酸氢钠（SB）**　机体缺血缺氧后必然有乳酸形成和二氧化碳蓄积，pH 明显降低，不仅抑制许多酶的活性，也使儿茶酚胺和拟肾上腺素药的活性降低，但这主要是呼吸性酸中毒，通过心肺复苏措施改善通气和血液循环，故不主张在复苏早期应用碳酸氢钠。只有在患者心脏骤停前，即存在代谢性酸中毒、高钾血症或巴比妥类药物中毒时可谨慎使用，避免应用过多而致医源性碱血症和高钠血症。碳酸氢钠的初始量可用 1mmol/kg，以后根据血气分析结果酌情增加，不必完全纠正酸血症。

6. **其他血管活性药物**　在心跳恢复后，收缩压在 60mmHg 左右时，可给予血管活性药物，如去甲肾上腺素、多巴胺、多巴酚丁胺等暂时性提高血压，但不宜作为长时间维持血压的办法。

第四节　延续生命支持

延续生命支持是指在对 BLS 和 ALS 评估的基础上，重点针对缺氧性脑损伤所采取的措施，目的是促进脑复苏。

一、急性脑缺血缺氧的病理生理

脑是一个血流量大、需氧量大、代谢旺盛的器官。成人脑组织约占体重的 2%，但血流量却占心排出量的 15%，占全身耗氧量的 20%。脑内能源贮备非常有限，对缺血缺氧的耐受性极差。因此，脑是全身耗氧量最多、最不能耐受缺氧的器官。心搏停止后，脑缺血缺氧所致的损害分原发性损害和继发性损害，即缺血缺氧对全脑造成的损害和血流再灌注加重全脑功能障碍和结构的损害。近来研究发现，脑血流中断和血流再灌注使脑细胞产生损伤是一个快速的代谢级联反应，包括许多环节，如能量障碍、细胞酸中毒、兴奋性氨基酸释放增加、细胞内 Ca^{2+} 失稳态、自由基生成、凋亡基因激活等。这些环节互为因果，彼此重叠，并相互联系，形成恶性循环，最终导致细胞凋亡或死亡。

1. 缺血期间（原发性）脑损伤　脑的能量 95% 来自葡萄糖的有氧代谢，而且能量是以 ATP 形式储存起来的。脑的能量仅来自血液中的氧和葡萄糖，一旦血流中断，能量代谢迅速发生变化。常温状态下，仅 10 秒脑内贮备的氧即耗尽，20~30 秒后脑电活动消失，脑电图呈现平波，2~4 分钟脑内贮存的葡萄糖和糖原耗竭，缺血后 5 分钟脑内 ATP 耗尽，能量代谢完全停止，所有需能反应，如钠泵、钙泵功能衰竭，4~6 分钟脑细胞即可发生不可逆损害。脑能量衰竭导致离子泵功能衰竭，离子内稳态失常。细胞膜的离子转运立即发生障碍；细胞内 K^+ 外流及 Na^+、水内流增加，Ca^{2+} 泵（Ca^{2+}-ATP 酶）活性下降、失活，钙通道开放，Ca^{2+} 大量内流，引起细胞内钙超载。由于有氧代谢停止，无氧代谢产生大量乳酸，导致缺血性乳酸性酸中毒。

2. 再灌注后（继发性）脑损伤　当自主循环恢复，脑组织再灌注后，脑缺血性改变仍在发展，脑细胞可出现不可逆性损害。在脑再灌注后早期，血流量高于正常水平，但分布却不均匀，微循环灌注量并不一定良好。由于脑血管痉挛、收缩、受压，脑组织内皮细胞肿胀，血液高凝状态等因素，脑循环呈现持续低灌流状态；脑细胞继续缺血缺氧。因缺血缺氧，细胞膜上的离子泵衰竭，细胞内钙、钠、氯化物与水潴留，血脑屏障受损，脑毛细血管通透性增加，导致血浆蛋白与水分外流，细胞外液增加导致脑水肿及颅压（ICP）升高，加剧了脑细胞缺血缺氧，再加上多种相互关联的代谢级联反应所产生的内源性损伤因子的参与，加速了脑细胞变性与坏死。

二、脑复苏的主要措施

脑复苏成败的关键在于：①尽量缩短脑循环停止的时间；②有效降低颅压、降低脑代谢、改善脑循环；③打断病理生理进程，促进脑功能恢复。

1. 脑复苏治疗措施

（1）体位：头部及上半身抬高 10°~30°，防止颈部扭转压迫颈静脉，以利于静脉回流。

（2）维持血压：因脑血管自动调节功能丧失，脑血流（CBF）主要依靠脑灌注压（CPP），而脑灌注压与平均动脉压（MAP）成正比（MAP=舒张压+1/3 脉压），故应维持患者 MAP 在 90~100mmHg，才能保证较好的脑血流灌注。

（3）保持呼吸道通畅，充分给氧，应用呼吸机实行过度通气，降低 $PaCO_2$，维持 $PaCO_2$ 在 25~35mmHg。纠正低氧血症，保证脑组织充分供氧，有利于降低颅压，减轻脑水肿，促进脑复苏。

（4）降温：头部降温可以降低脑代谢，降低颅压，减轻脑水肿，保护脑功能，是脑复苏的重要措施之一。可采用物理降温与药物降温相结合、以头部降温为主的降温方法。降温时间越早越好，温度以直肠温度30~32℃为宜。脑温度每降低 1℃，脑代谢下降 6.7%，颅压下降 5.5%。降温时间酌情而定，一般为 2~3 天；重者 1 周以上，复温应遵循自然、缓慢的原则，24 小时提高 1~2℃，物理降温配合冬眠药物使用，效果更好。降温时出现寒战可用冬眠合剂治疗。

（5）控制抽搐：抽搐可以加重脑水肿，增加脑能耗，应予控制。常用镇静药或解痉药，必要时可用肌松剂控制抽搐。常用药物有地西泮、异戊巴比妥、苯巴比妥等。

（6）血液稀释及抗凝治疗：如低分子右旋糖酐、林格液、肝素等可降低血液黏稠度及凝固性，常用于复苏后改善脑循环。

（7）高压氧治疗：可以增加氧供给、收缩脑血管、减轻脑水肿、降低颅压、促进苏醒和脑功能恢复，有条件应尽早使用。

（8）脑电图（EEG）监测：在脑复苏过程中 EEG 波形的变化与预后有关，因此，实施 EEG 监测对于判断疗效、评估预后有一定价值。

2. 脑复苏的药物应用

（1）冬眠药物：可以降低脑代谢，减少低温时的血管痉挛、改善脑灌注，消除低温引起的寒战、辅助物理降温，可选择冬眠Ⅰ号或Ⅳ号肌内注射或静脉注射。

（2）脱水剂：通过脱水作用可以减轻脑水肿，降低颅压，改善脑循环，宜尽早使用。常用呋塞米或20%甘露醇125~250ml，10~20分钟内静脉快速滴入，亦可用呋塞米20~40mg静脉注射，与甘露醇交替使用效果更好。

（3）激素：肾上腺皮质激素能维持毛细血管的通透性，修复血脑屏障的完整性，改善脑循环，稳定溶酶体膜，防止细胞自溶和死亡，有脑保护作用，应早期使用，首选药物为地塞米松，每天10~30mg静脉滴入，3~5天后停药。

（4）改善脑代谢药物：这类药物多有保护、修复脑神经，改善脑循环，增加脑血流，改善意识状态，促进大脑功能恢复和促醒作用。常用药物有胞二磷胆碱、纳洛酮、脑活素、细胞色素C及中药制剂等。

（5）巴比妥类药物：除了有镇静、安眠、止痉作用外，还能改善脑缺血缺氧，具有良好的脑保护作用。

（6）其他药物：如尼莫地平、盐酸氟桂利嗪、硝苯地平等钙离子通道阻滞剂，可以解除血管痉挛、改善脑循环、抑制自由基等有害物质。甘露醇、低分子右旋糖酐、维生素E、维生素C、硫喷妥钠、超氧化物歧化酶（SOD）、谷胱甘肽、过氧化氢酶等具有良好的自由基清除作用，常用于脑复苏。

三、复苏后监护

1. 循环功能监护　包括心电图、脉搏、心率、血压、中心静脉压（CVP）、末梢循环观察等内容。监护过程中若出现心律失常、血压异常，CVP偏高或偏低，观察肢体温度和甲床色泽等末梢循环征兆有异常时，均应及时报告医生并作相应处理。循环功能监护的重点在于维持脉搏、心率、血压、CVP等在正常范围。

2. 呼吸功能监护　观察患者有无自主呼吸、呼吸频率、节律；有无呼吸困难；气道是否通畅、机械通气模式及参数选择是否合理；有无皮下气肿；有无缺氧、发绀等供氧不足的表现，必要时进行血气分析，一旦发现异常应及时处理。为预防肺部感染，除了合理选用抗生素外，还应定时翻身、拍背、排痰、湿化气道。

3. 肾功能监护　动态观察患者的尿量（每小时及24小时尿量）、色泽，测定尿比重，检测血清肌酐（Cr）、尿素氮（BUN）。肾功能监护不仅可以及时发现急性肾功能不全的早期征兆，有利于防治早期肾衰竭，而且在评估体液平衡状态和循环功能方面都有重要价值。

4. 酸碱平衡及电解质监护　体液和酸碱平衡是维持人体内环境稳定和正常生理功能的必要条件，必须动态地进行血气分析和血清电解质监测。根据临床检测所获得的实际参数，结合患者生理和病理需要，调整治疗计划，维持体液、渗透压、电解质及酸碱等内环境的平衡和稳定性，避免发生呼吸性或代谢性酸碱失衡。

5. 凝血功能监护　早期复苏患者凝血功能检测包括血小板计数、出凝血时间、凝血因子检测、抗凝血因子检测、凝血酶原时间、纤溶活性检测、血液流变学等检测，有利于早期发现和纠正凝血功能异常，尤其是对于早期诊断和治疗弥散性血管内凝血（DIC）更为重要。

此外，对复苏后患者的监护还包括营养状态、免疫功能、内分泌及代谢功能、重要脏器功能、感染情况等。至于如何选择监护内容，采用何种监护方法，应该根据患者具体情况和实际条件而定。

第五节　心肺复苏常见并发症及防治

在心肺复苏过程中，操作不规范易造成患者多个部位损伤。即使操作规范，仍可能出现一些并发症。因此，在复苏过程中护理人员要认真观察、及早发现、及时处理。

一、骨折

胸外按压时如果按压用力过猛、按压姿势不正确或患者骨质脆弱，常易引起肋骨骨折和胸骨骨折，其中肋骨骨折是最常见的并发症，发生率为25%。临床表现为出现骨折音、胸壁部分塌陷、异常活动等，操作者通过直观感觉即可判断。出现骨折应立即停止胸外心脏按压，防止内脏及血管、神经损伤，有条件的情况下可改为胸内心脏按压。

二、气胸或血胸

胸外按压出现骨折时，骨折断端移位易刺破胸膜引起气胸；刺破胸壁及肺血管可引起血胸或血气胸。可根据骨折情况、胸部积气体征及胸腔穿刺进行判断。一旦确诊应立即作相应的急救治疗，如张力性气胸立即穿刺排气、血胸穿刺引流，出血量大时应及时输血、输液，必要时应在复苏的同时做紧急开胸手术止血。

三、肝、脾破裂

胸外按压时用力过大过猛或胸廓下部肋骨骨折均可刺伤肝、脾，引起内脏大出血。按压位置过低导致剑突骨折也可向后损伤肝。主要根据体征及腹腔穿刺进行判断。一旦确诊，应立即作相应的急救治疗，及时输血、输液，必要时在复苏的同时做紧急剖腹手术。

四、心脏压塞

部分患者在心脏按压时由于钝力引起的心肌挫伤、心脏破裂、冠状动脉血管损伤等均可导致心包内积血，当压力升高到一定程度，便可引起心脏压塞。心内注射操作不当亦可形成心脏压塞。主要根据体征及心包穿刺进行判断。心包穿刺既可作为诊断手段也可作为治疗手段进行穿刺引流。应尽早进行心包切除术或心包开窗引流术。

五、充气性胃扩张

为人工呼吸时给予气量过大或时间过长可引起充气性胃扩张，表现为在 CPR 过程中发现腹部逐渐隆起；出现急性胃扩张应尽早行气管插管，也可放置胃管减轻压力。

六、误吸

常见于饱胃患者发生心脏骤停进行 CPR 时，胃内容物经食管反流而引起误吸，表现为 PaO_2 降低，两肺呼吸音减低，并有湿啰音。证实有误吸应加强呼吸道的管理，并给予抗菌药物预防感染。

第六节　婴儿和儿童心肺复苏术的特点

由于儿童和成人患者心脏骤停病因学上的差异，在指南推荐的复苏顺序上有所不同。由于无法区别儿童和成人患者在心脏骤停时单个解剖和生理上的特征，专家们在基于大量先前标准和易于教学的基础上达成了年龄划分的共识。在《2010 美国心脏协会心肺复苏和心血管急救指南》里推荐：新生儿 CPR 用于出生后的第一小时还没有离开医院的新生儿，婴儿 CPR 用于小于 1 岁的患者，儿童 CPR 用于 1~8 岁的患者，成人 CPR 用于大于 8 岁的患者。

一、意识判断

对于儿童可采用拍肩呼喊的方式判断患儿意识。对于新生儿及婴儿可用手拍击其足跟部或掐压合谷穴，如有哭泣，则表明有意识。新生儿出生时可从"是否足月妊娠、羊水是否被胎粪污染或感染、有无呼吸或哭声、肌张力是否正常"四个方面判断，若有一项为否，则意味着需要复苏。

二、开放气道及呼吸判断

采用仰头抬颏手法开放气道，因为婴儿颈部柔软，要注意保持开放位置。用少于10秒的时间检查患者是否有呼吸。周期性的喘息也称濒死性喘息，不是正常的呼吸。

三、人工呼吸

儿童采用口对口人工呼吸法，新生儿及婴儿多采取口对口鼻人工呼吸法，均以胸廓抬起为有效呼吸。儿童和婴儿单人复苏时心脏按压与呼吸频率之比同成人 CPR（30∶2）；双人复苏时心脏按压与呼吸频率之比为15∶2；新生儿复苏的呼吸频率为 30 次/分。如果患儿有心跳而没有呼吸，呼吸的支持频率更应加快，儿童和婴儿达到 12~20 次/分。新生儿达到40~60 次/分。

四、循环判断

婴幼儿因颈部肥胖，颈动脉检查难度较大，可触摸股动脉检查。如果10秒内没有明确感知脉搏，即可进行胸部按压。尽管有供氧和通气，但患者脉搏<69 次/分并有灌注不足的征象（即苍白、发绀），也应开始胸部按压。

五、胸外心脏按压

视儿童的体型将一手或双手手掌根部置于胸骨下段（同成人法），注意避免压迫剑突和肋骨。将胸部压到接近胸部前后径的 1/3~1/2。婴儿和新生儿按压部位为紧贴乳头线的下方，按压有两种方法：双手拇指按压，其余手指环绕胸廓和支持背部（双拇指-环抱术），或以一手的两指按压，另一手支持背部。因为双拇指-环抱术比双指法可产生更高的收缩期峰值和冠状动脉灌注压，所以建议对新生儿实行胸外按压时采用前者。新生儿按压深度为胸部前后径的 1/3。

六、胸外心脏按压与人工呼吸的比例

儿童与婴儿胸外心脏按压与人工呼吸的比例在单人复苏时为 30∶2，双人复苏时为 15∶2。新生儿按压与通气应达到 3∶1，即每分钟 120 次动作中给予 90 次胸外心脏按压和 30 次通气。

第六章　重症监护

危重症医学是主要研究危重症患者器官功能障碍或衰竭的发病机制、诊断、监测和治疗问题的一门学科。重症监护病房（ICU）是以现代化的医疗手段对各科急重症患者集中、严密地对呼吸、循环、代谢以及其他功能进行监护与集中管理，以期收到疗效的诊疗体系。

第一节　ICU 的设置与管理

一、ICU 的设置

ICU 设置的总原则：通道宽敞，电梯便利，方便患者转运；靠近急诊科、手术室及提供经常性服务的部门，如血库、药房、检验科等；周围环境相对安静，保证患者治疗和休息；室内空间足够大，以方便抢救治疗和减少患者间的相互干扰；具备良好的通风、采光、消毒条件，室温保持在24℃±1.5℃，温度保持在 50%~60%。配有电源自动转换装置，一旦断电，可自动启动备用系统，为减少交叉感染，有条件者两床之间设洗手池，并装备自动吹干机。自来水开关应具备自动感应功能。

二、ICU 病室治疗环境的管理

病室环境对增进医疗效果，帮助患者适应角色具有不可忽视的作用，其管理的重点为：

1. **整洁病室**　整洁主要指病室的空间环境及各类陈设的规格统一，布局整齐；各种设备和用物设置合理，清洁卫生。达到避免污垢积存，防止细菌扩散，给患者以清新、舒适、美感的环境。保持环境整洁的措施：①物有定位，用后归位，养成随时随地注意清理环境、保持整洁的习惯；②病室内墙壁定期除尘，地面及所有物品用湿式清扫法；③及时清除治疗护理后的废弃物及患者的排泄物；④非患者必需的生活用品及非医疗护理必需用物不得带入病室。

2. **安静**　清静的环境能减轻患者的烦躁不安，使之身心闲适地充分休息和睡眠，同时也是患者（尤其是重症患者）康复、医护人员能够专注有序地投入工作的重要保证。①根据国际噪声标准规定，白天病区的噪声不超过 38dB；②控制噪声，医护人员应做到走路轻、说话轻、操作轻、关门轻；③易发出响声的椅脚应钉橡胶垫，推车的轮轴、门窗交合缝应定期滴注润滑油；④积极开展保持环境安静的教育和管理。

3. 舒适的环境 主要指患者能置身于恬静、温湿度适宜、空气清新、阳光充足、用物清洁、生活方便的环境中，才能安宁、惬意，心情舒畅感。

（1）温度、湿度：病室温度过高神经系统易受抑制，影响人体散热；室温过低，使机体肌肉紧张，冷气袭人导致患者在接受诊疗护理时受寒。病室适宜的温度一般冬季为 18~22℃，夏季 19~24℃，相对湿度以 50%~60% 为宜。湿度过高，有利于细菌繁殖，且机体散热慢，患者感到湿闷不适；湿度过低，则空气干燥，人体水分蒸发快，热能散发易致呼吸道黏膜干燥，口干咽痛影响气管切开或呼吸道感染者康复。因此，应根据季节和条件因地制宜地采用开窗通风、地面洒水、空气调节器等措施，调节室内温湿度，使患者感到心境愉悦，安泰处之。

（2）通风：病室空气流通可以调节室内温湿度，增加空气中的含氧量，降低二氧化碳浓度和微生物的密度，使患者感到舒适宜人，避免产生烦闷、倦怠、头晕、食欲不振等症状，有利于病体康复。合理的做法是根据气候变化情况定时开窗通风，冬季一般每次通风 30 分钟左右；病室应为无烟区；及时清除污物及不良气味。

（3）阳光病室：阳光充足，不仅能保护患者的视力，增加活力；且可利用阳光中的紫外线，发挥其杀菌作用，净化室内空气；适当的"阳光浴"还可以增进患者的体质，尤其是冬季的阳光，使患者感觉温暖舒适，激发情趣。但必须注意，阳光不宜直射眼，以免引起目眩；中午宜用窗帘遮挡阳光，避免影响患者午休；室内的人工光源，既要保证夜间的工作、生活照明，又不可影响患者睡眠。

4. 美观

（1）环境美：温冷色，能给人以沉静、富有生气的感受。神志清醒者可在其目光所及处摆放喜欢的卡通、玩具宠物或至亲者的照片等，以激发患者对生活的爱及信心，调动一切有利因素，增强机体免疫力，战胜疾病。

（2）生活美：主要指患者休养生活涉及到的各个侧面，如护理工具、餐具等生活用品美观适用；护士的心灵、语言、行为美；患者、医护人员的服饰美；医疗护理技术操作艺术设计美等。所有这些都按审美规律来做，以激励患者热爱生活，调适护患心理距离，满足患者的精神心理需要。

三、ICU 护理人员岗位职责

（一）护士长岗位职责

1. 在护理部、科护士长的领导及科主任的指导下，是本科护理质量与安全管理和持续改进的第一责任人，负责本病房的护理行政管理和业务工作。

2. 根据护理部的工作计划，制定本病房具体护理计划。认真组织实施，按要求做好总结，推动护理工作的发展。做好护理人员的政治思想工作，关心她们的工作学习和生活，使其热爱护理专业，加强工作责任心，改善服务态度，为提高护理质量做出贡献。

3. 护士长每周排班 1 次，排班时注意护士职称、年资及能力搭配。特别注意各班护士力量搭配，可按需排班，原则上减少交接班环节。

4. 负责制定本科的学习计划和人才培养目标，每月组织 1 次业务讲座和护理查房。每季度组织 1 次理论考试和技术操作考核。

5. 负责检查护理质量。督促护理人员认真执行各项护理常规，严格执行各项规章制度和技术操作规程，密切观察病情，做好抢救准备，亲自参加危重患者的抢救及复杂的技术操作，做好传、帮、带工作。

6. 主持晨会交班及床头交接班，根据患者病情，合理调配护士工作。

7. 认真实施护理，督促检查护理计划的落实，做好心理护理，及时修改护理记录。

8. 不断地进行知识更新，指导护士将新技术、新业务应用于临床，提高护士的业务水平及临床护理水平。护士长定时随同科主任查房，参加会诊及大手术或新手术的术前讨论及疑难病例、死亡病例讨论。

9. 组织并参与危重症患者的抢救。

10. 定期检查仪器、急救物品、贵重药品，保证仪器性能良好、药品齐全并记录。

11. 定期检查各项表格记录，保证其完整性与准确性。

12. 定期检查各种消毒与灭菌物品，并记录。

13. 负责护士继续教育的管理，制定各级护理人员培训计划，负责组织护理查房、护理会诊。

14. 组织本科护理科研工作，积极参加学术交流。

15. 积极听取医师及患者的意见，不断改进病房管理工作。

16. 负责科室临床教学工作的管理和实施。

17. ICU 护士长资质基本要求与能力

（1）由主管护师以上人员任护士长。

（2）经过 ICU 专业培训，并在 ICU 临床工作 5 年以上，具有较丰富的 ICU 专业护理知识，有一定的管理和教学能力，并经过护士长岗位培训。

（3）每天 24 小时、每周 7 天能够随时在病房从事 ICU 临床护理及管理工作，或是授权一名具有同样资格的主管护师承担上述工作。

（4）具有与各临床与医技科室间协调的能力，能参与检查、评价 ICU 护理质量管理。

（5）对设置床位较多、工作量较大的 ICU 护理单元（如心脏大血管外科术后 ICU 等）可设科护士长进行管理，根据工作性质及数量分设日班与夜班护士长制，或是设副护士长，以确保医疗质量与患者安全。

18. 负责本病区护理人员的正常工作安排和特殊情况下人员的调整。要充分发动群众，克服困难完成任务。

19. 经常深入病房了解患者的思想情况，定期召开工休座谈会，虚心听取患者和家属的意见，以便改进工作。

20. 负责审核领取本病房的药品、仪器、设备、医疗器械、被服和病区一切用品。并指定专人保管、保养和定期检查，遇有损坏或意外应查明原因，并提出处理意见。

21. 建立护士长留言本和护士留言本，以便与护士沟通。

22. 督促检查卫生员做好病区的清洁卫生和消毒工作，并督促配餐员做好配餐工作。

（二）副护士长岗位职责

1. 在护理部、科主任、护士长的领导下，参与本病室行政管理和护理工作。

2. 参加并指导各种危重患者的护理，督促护理人员严格执行各项规章制度和技术操作规程，有计划地检查医嘱执行情况，加强医护合作，严防差错事故。

3. 协助护士长进行护理质量控制。

4. 每天查对医嘱处理情况、护理人员执行情况。床边指导年轻护士护理工作。

5. 定期查对抢救车药品有效情况、毒麻药品应用情况，定期维护各种仪器设备。

6. 协助护理组长制定危重患者的护理重点。

7. 经常检查各项护理表格的记录情况，保证其完整性与准确性。经常检查各种消毒物品的消毒情况及医疗废物处理情况。

8. 协助护士长进行年轻护士培训工作。

（三）组长岗位职责

1. 在护士长的领导下，带领本小组护理成员做好护理工作。

2. 与护士长共同进行护理质量控制检查，制定护理重点。

3. 对本组护理工作存在问题及时发现、纠正，并向护士长汇报。

4. 每日根据患者病情及当班护士情况合理安排护士分工，确保护理质量。

5. 按时参加护理晨会及护士例会，并将有关事项传达到本组每位护士。

6. 根据工作量情况酌情安排本组护士临时休班。

7. 对新入科的护士及进修护士负责培训、指导并评估学习情况。

8. 安排本组学生带教人员并督促检查教学工作。

9. 组织协调本班内的抢救工作，并组织总结讨论。

（四）院内感染监控护士岗位职责

1. 参与制定科室医院感染管理规章制度，负责本科室的消毒隔离，督促检查工作。

2. 负责本科室对医院感染管理条例的贯彻执行。

3. 协助医师填报医院感染病例和送检标本，整理每月及每季度的院感报表。

4. 负责本科室每月或每季度的细菌学监测工作，发现问题及时协助护士长查找原因并进行处理。

5. 负责本科室有关医院感染知识的宣传培训工作。

（五）主任（副主任）护师岗位职责

1. 在护理部主任及科护士长领导下，指导本科护理技术、科研、教学工作。

2. 检查指导本科急、重、疑难患者的护理计划实施、护理会诊及抢救危重患者的护理。

3. 了解国内外护理发展动态，并根据本院具体条件努力引进先进技术，提高护理质量，发展护理学科。

4. 主持全院或本科护理大查房，指导下级护理人员的查房，不断提高护理业务水平。

5. 对院内护理差错、事故提出技术鉴定意见。

6. 组织主管护师、护师及进修护师的业务学习，拟定教学计划和内容，编写教材并负责讲课。

7. 带教护理学生实习，担任部分课程的教学，并指导主管护师完成此项工作。

8. 负责组织全院或本科室护理学术讲座和护理病例讨论。

9. 制定本科室护理科研计划，并组织实施，通过科研实践，写出有较高水平的科研论文，不断总结护理工作经验。

10. 参与审定、评价护理论文和科研成果以及新业务、新技术成果。

11. 协助护理部做好主管护师、护师的晋升业务考核工作，承担对下级护理人员的培养。

（六）主管护师岗位职责

1. 在科护士长、护士长领导下和本科主任护师指导下进行工作。

2. 负责督促检查本科各病房护理工作质量，发现问题及时解决，把好护理质量关。

3. 解决本科护理业务上的疑难问题，指导重危、疑难患者护理计划的制定及实施。

4. 负责指导本科各病房的护理查房和护理会诊，对护理业务给予具体指导。

5. 对本科各病房发生的护理差错、事故进行分析、鉴定，并提出防范措施。

6. 组织本科护师、护士进行业务培训，制定培训计划，编写教材，负责讲课。

7. 组织护理专业学生的临床实习，负责讲课和评定成绩。

8. 制定本科护理科研和技术革新计划，并组织实施。指导全科护师、护士开展科研工作。

9. 协助本科护士长做好行政管理和队伍建设工作。

（七）护师岗位职责

1. 在 ICU 护士长领导下和本科主管护师指导下进行工作。

2. 参加病房的护理临床实践，指导护士正确执行医嘱及各项护理技术操作规程，发现问题及时解决。

3. 参与病房危重、疑难患者的护理工作及难度较大的护理技术操作。带领护士完成新业务、新技术的临床实践。

4. 协助护士长制定病房护理工作计划，参与病房管理工作。

5. 参加本科主任护师、主管护师组织的护理查房、会诊和病例讨论。主持本病房的护理查房。

6. 协助护士长负责本病房进修护士的业务培训，制定学习计划，组织编写教材并讲课，对护士进行技术考核。

7. 参加护理系部分临床教学，带教护生临床实习。

8. 协助护士长制定本病房的科研、技术革新计划，提出科研课题，并组织实施。

9. 对病房出现的护理差错、事故进行分析，提出防范措施。

（八）护士岗位职责

1. 在科主任、护士长的领导下进行护理工作。

2. 自觉遵守医院和科室的各项规章制度，严格执行各项护理制度和技术操作规程，准确及时地完成各项治疗、护理措施，严防护理差错和事故的发生。

3. 具备良好的职业道德和护士素质，贯彻"以患者为本"的服务理念，做好患者的基础护理和专科护理。

4. 护理工作中有预见性，积极采取各种措施，减少护理并发症的发生。

5. 参加主管患者的 ICU 医生查房，及时了解患者的治疗护理重点。

6. 掌握常规监测手段，熟练使用各种仪器设备，密切观察病情变化并及时通知医生采取相应措施，护理记录详实、准确。

7. 抢救技术熟练，能够配合医生完成各项抢救。

8. 严格执行消毒隔离制度，防控医院感染的发生及扩散。

9. 做好病房仪器、设备、药品、医用材料的保管工作。

10. 及时了解患者的需求，经常征求患者的意见，不断改进护理工作。

11. 参与本科室护理教学和科研工作。

12. ICU 护士资质基本要求与技能

（1）符合 ICU 护士准入条件的注册护士。

（2）符合 ICU 护士技能条件的注册护士。

（九）护理班岗位职责

1. 清点病房物品并签名。

2. 与夜班护士进行严格床头交接班。

3. 晨间护理，及时更换污染床单。

4. 完成所分管患者的各项护理常规及治疗，观察药物疗效，总结出入量，做好记录。

5. 密切观察及监测所分管患者的病情变化，并做好记录，发现异常及时通知分管医师。随时做好抢救准备工作。

6. 按时翻身、拍背、吸痰，做好患者呼吸道及皮肤护理，并记录在危重患者护理单。

7. 负责护送转科患者，做好转科、出院患者床单位及各种仪器、管道的消毒处理。

8. 做好待入院患者的床位、物品、心电监护及呼吸机的准备工作。

9. 保持所分管患者床单元清洁整齐，患者卧位舒适。定时更换引流管及收集袋。

10. 督促助理护士保持患者的皮肤清洁。

11. 做好呼吸机的维护与保养。

（十）总管班岗位职责

1. 消毒无菌物品，检查无菌物品有效期。

2. 核对前一天的血气分析，并检查收费。

3. 清点总管物品交接本。

4. 检查抢救仪器的性能

（1）简易呼吸器：清点、消毒、面罩充气正常。污染者浸泡清洗干净。

（2）心电图机、电除颤仪：检查功能、充电并记录。检查所有仪器设备有无故障并签字。有故障的仪器登记故障原因并通知维修部门和护士长。

（3）抢救车：检查喉镜的性能，固定麻醉盘、气管插管、应急灯等。

5. 抢救车内备小儿简易呼吸器及面罩一套并清点。

6. 监测应用人工气道患者的气囊压力并记录。

7. 负责临时医嘱血气分析、痰培养、血培养、尿培养采集并检查收费。

8. 呼吸机消毒、管路安装、试机、模肺并签字。

9. 检查助理护士工作情况（体温单、口腔护理、会阴护理、皮肤情况）并签字。

10. 重点物品预订及接收物资。

11. 新患者入院须知宣教，与患者家属沟通，签订知情同意书。

（十一）责护岗位职责

1. 清点抢救车药品、毒麻药，并签名。

2. 检查患者床头卡、饮食标识、腕带标识，保证准确无误。

3. 查对大夜班医嘱，打印催欠通知单并告知患者家属。

4. 及时准确处理医嘱，患者需转院或转科时，通知相关科室、患者家属，分管护士做好准备。办理患者出、入、转院及转科手续，出院患者未办手续时，护理病历应封存（专锁）。

5. 打印各类执行单并核对无误。

6. 正确配置肠内营养液，帮助治疗班配制药液。

7. 执行周计划，整理办公室卫生进行交班。

（十二）夜班岗位职责

1. 提前 15 分钟清点毒麻药品、物品及抢救药品，并签名。

2. 与当班责任护士进行严格床头交接班。

3. 按时完成所分管患者的各项护理常规及治疗。

4. 查对白班医嘱并签名，及时准确处理并执行本班的医嘱。

5. 观察患者病情及睡眠情况，加强翻身、拍背、吸痰，做好呼吸道及皮肤护理。配合医师做好危重患者抢救工作。认真书写护理记录单。

6. 按医嘱分类留取标本，记录各种引流量，总结 24 小时出入量，并记录在体温单上。

7. 更换各种引流袋并标记时间。

8. 整理床单元、治疗室、治疗车卫生。

9. 晨间交班时，组长书面交班。

（十三）治疗班岗位职责

1. 清点治疗班固定药品，并签名。

2. 配置冲管肝素盐水，并签名。

3. 清点核对静脉配置中心及当日常规液体，并发放液体。

4. 清点并固定用物（密闭式吸痰器、加温仪、人工鼻、雾化吸入器）等。固定气管插管车、静脉置管等物品，并检查收费。

5. 及时正确执行医嘱，并签名。药物过敏试验结果录入医嘱系统，阳性结果应在患者一览卡、床头牌、护理记录、病历记录中标识。

6. 无菌物品按时消毒，定位放置有序。

7. 及时清点并补充治疗柜及抢救车内药品，保持备用状态。

8. 整理治疗室、处置间的卫生，做好医疗废物处置。

9. 严格执行周计划。

（十四）ICU 助理班岗位职责

1. 白班助理护士职责（8am~4pm）

（1）上午

1）更换所有氧气管及氧气瓶。

2）更换吸痰水、气道湿化液，整理治疗盘，更换鼻饲空针。

3）更换胃管及污染的胶布。

4）更换冲洗中心静脉压、有创血压肝素盐水，给予患者膀胱冲洗、肢体功能锻炼。

5）协助患者翻身，处理尿便。

6）处理转科、出院患者床单元及更换床单。

（2）中午：送化验及取药，协助患者进午餐。协助翻身，处理患者卫生。

（3）下午

1）消毒呼吸机注水口及更换湿化水。

2）膀胱冲洗，肢体功能锻炼。

3）清点污染的治疗碗、弯盘，交给总管。

4）处理转科、出院患者床单元。

5）协助患者翻身，处理尿便。

2. 中班助理护士职责（4pm~10pm）

（1）协助患者进晚餐。

（2）卫生处置（刮胡子、剪指甲）。

（3）温水擦浴并在特护单上记录。

（4）画体温，贴化验单。

（5）口腔护理或口腔冲洗。

（6）清点污染的治疗碗、弯盘，交给下一班。

（7）送化验及取药。

3. 夜班助理护士职责（10pm~8am）

（1）画体温。

（2）协助患者翻身，处理尿便。

（3）口腔护理或口腔冲洗，会阴擦洗。

（4）清点污染的治疗碗、弯盘，交给总管。

（5）温水擦浴并在特护单上记录。

（6）画体温、送化验及取药。

（7）协助患者进早餐。

（十五）护理员岗位职责

1. 打热水（上班后、下班前共 2 次）。

2. 倾倒、清洗吸痰瓶（上班后、下班前共 2 次）。

3. 倾倒垃圾，应用含氯消毒液 250mg/L 擦拭生活区、工作区每天 2 次。

4. 擦拭消毒床单元、仪器（含氯消毒液 250mg/L），做到一人一桌一抹布。

5. 每天更换吸痰连接管处头皮针，更换锐器盒。

6. 接收并清点患者饮食及物品。

7. 应用含氯消毒液 250mg/L 浸泡消毒拖鞋 30 分钟，冲洗晾干备用（上班后、下班前共 2 次）。

8. 清点污染被服，接收清洁被服。

9. 转出患者终末消毒（含氯消毒液 250mg/L），整理仪器导线。

10. 清理用过的空针、输液器、空输液瓶等垃圾（上班后、下班前共 2 次）。

四、ICU 管理制度

（一）护理人员工作制度

1. 坚守岗位，严格履行岗位职责，有严肃认真的工作态度。

2. 保持室内清洁整齐，做到物归原处。

3. 仪器及物品不能外借，必须经护士长和主任同意。

4. 按规定时间探视，不能会客、大声喧哗、闲谈、打私人电话，保持安静。

5. 严格执行查对制度，除抢救外不执行口头医嘱。

6. 工作有条不紊，分轻重缓急。

7. 严格执行保护性医疗制度。

8. 患者转入后要耐心解释各项检测的目的、治疗、监测的必要性。

9. 转出时要说明目的及注意事项，护送患者转回相关科室。

（二）护理人员准入制度

1. 护士准入条件（新上岗）

（1）具有护士执业资格。

（2）有 2 年以上的临床护理实践经验，熟练掌握专科疾病的护理常规。

（3）通过 3 个月以上的危重症护理在职培训。

（4）经考核合格方可从事 ICU 临床护理。

2. 护士独立工作准入资格

（1）实行一对一带教，直至其能独立完成危重症患者的护理工作。

（2）带教期间在带教老师指导下进行各项护理操作。

（3）带教期间，每月由护士长和临床教师对其进行 ICU 临床技能考核。

（4）带教期结束后，能熟练掌握 ICU 各种规章制度、规程、岗位职责，并通过严格的理论及技能考核合格后方可独立工作。

（三）新入科护士培训制度

1. 科室要制定详细的新毕业护士培训计划，新护士要尽快熟悉工作环境和各种规章制度，积极参加科内组织的各项活动。

2. 专人带教，新护士要留有学习笔记，制定个人工作学习计划。对新毕业护士工作，护士长、小组长应分层次把关。

3. 根据培训计划要求，分阶段对新护士进行考核，常规 3 个月、半年、1 年进行 1 次。尤其是前 3 个月，培训工作要细化，有布置、有落实、有检查、有总结，使新护士工作奠定良好的基础。

4. 护士长定期与新毕业护士谈话，了解需求，提出合理化建议，多采用激励机制，使新毕业护士不断进步。

（四）进修护士管理制度

1. 进修来院护士必须持有护士执业证书，必须经过医院教育管理处审批同意办理正常进修手续。

2. 进修学习的科室、项目、内容，必须以进修申请表填写内容为准，不得随意更改要求。

3. 进修期间应自觉遵守所在科室、部门规章制度和操作规程等，服从护理部和护士长安排，在带教老师指导下完成科室相应岗位的工作。

4. 为保证进修期间培训质量，护理部必须提供进修手册，进修者按进修计划，在护士长指导帮助下，完成进修项目，并认真填写进修手册，及时做好出科小结交护士长评定。

5. 进修时间一般不少于 3 个月，特殊情况可 6 个月，但不能经常请假、缺席，自行要求提前结束时，必须与进修单位协商，取得同意，为此不能如期完成进修计划应由本人承担，并不予做进修鉴定。

6. 适时、适宜安排进修人员参加本院各项业务活动、教学查房及科室新技术、新业务观摩学习。

7. 进修科室应根据进修要求制定切实可行的进修计划，指导专人带教，定期进行小讲课、示教等辅导。

8. 护理部总带教负责人应经常深入科室，掌握进修护士学习情况，定期评估进修质量，确保学习实效。

（五）实习护生管理制度

1. 实习期间，严格遵守医院各项规章制度，服从医院的管理。

2. 服从带教老师安排，不私自换班，尊重老师，团结协作，及时完成老师交给的任务，树立良好的医德、医风，对患者有高度的同情心和责任心，全心全意为患者服务。

3. 严格遵守医院劳动纪律，上班不迟到、不早退，工作时间不串岗、不闲谈、不打私人电话，不阅读与专业无关的书籍，因病或因事不能上班者，必须按规定办理请假手续。病假者需经医师证明开具病假单，并将病假单交带教老师或护士长，护理部同意后方能离开。

4. 仪表端庄，服装、鞋帽、口罩整齐清洁，必须佩戴胸卡，如胸卡遗失应及时补办，上班时间不能佩戴耳环、戒指等饰品，不留长指甲，不涂指甲油，不浓妆艳抹。

5. 实习期间，贯彻理论联系实际的原则和实事求是的科学态度，严格遵守各项操作规程，培养认真踏实、虚心好学、一丝不苟的工作作风，加强基本功训练，熟练做好基础护理工作和各项专科护理。

6. 工作中忠诚老实，严肃认真，避免差错，杜绝事故，一旦发生护理缺陷、事故，应及时向科室护士长及带教老师汇报。

7. 爱护公物，厉行节约。

8. 认真填写各科实习手册，并在出科前及时将实习手册交给带教老师。

（六）护士紧急替代制度

1. 科内备好护理人员联络网，每名护士休息期间做好随时备班准备。

2. 科内护理人员因疾病等原因需休假时，应提前与护士长联系，以便进行班次调整。

3. 如遇重大抢救，护理人员需求超出科内人员安排范围时，应立即上报护理部并请求人员支援。

4. 护理部及科内应有紧急人员替代预案。

（七）查对制度

1. 查对基本原则　严格执行查对制度，三查八对一注意及五不执行。

（1）三查：操作前、操作中、操作后。

（2）八对：床号、姓名、药名、浓度、剂量、方法、时间、有效期。

（3）一注意：注意用药后的不良反应。

（4）五不执行：口头医嘱不执行（除抢救外）、用药时间剂量不准确不执行、医嘱不全不执行、医嘱不清楚不执行、自备药无医嘱不执行。

2. 护理查对制度

（1）所有 ICU 患者均佩戴"腕带"标志，并建立完善的识别和交接记录。"腕带"填入的识别信息必须经两人核对并亲视佩戴，若损坏更新时同样需要经两人核对。

（2）用药严格执行三查八对制度。查对药品质量，注意配伍禁忌，询问患者有无过敏史（如患者提出疑问应及时查清方可执行）。

（3）医嘱需两人核对后方可执行，记录执行时间并签名（若有疑问必须问清后方可执行）。

（4）认真查对医嘱，规范本科室医嘱查对时间及人员要求。

（5）抢救患者时，医师下达口头医嘱，执行者需复述一遍，由两人核对无误后方可执行，并暂保留用过的空安瓿，以便查对。

3. 医嘱查对制度

（1）开医嘱、处方或进行治疗时，应查对患者姓名、性别、床号、住院号。

（2）医嘱做到班班查对，建立医嘱查对登记本，每日查对登记，转抄医嘱者与查对者都必须签名。

（3）临时医嘱记录执行时间并签名，对有疑问的医嘱必须问清楚方可执行。

（4）抢救危重患者时，医师下达口头医嘱，执行者须复述一遍无误后才执行。保留用过的空安瓿，必须经过两人核对无误后方可弃去。

（5）整理医嘱单后，必须经第二人查对。

（6）护士长每周查对医嘱1~2次。

4. 输血查对制度

（1）医生下达医嘱后，认真核对姓名、床号、化验单。

（2）采集血样前，两人再次核对姓名、床号、年龄、性别、病案号、血型。

（3）采集血样时，如同时采集两人或两个以上人的血样，应分别分次采集。

（4）将血样及输血申请单同时送至血库并与对方逐项核对，并做好登记。

（5）去血库取血与发血者共同核对，内容包括：

1）交叉配血试验单：受血者姓名、科别、血型、血液成分、有无凝集反应、病案号。

2）检查血袋标签：血袋号、血型、血液有效期、储血号。

3）检查血袋有无破裂或渗漏、血袋内血液有无溶血或凝块，核对无误后双方在交叉配血试验单上签字。

（6）输血前由两人核对无误后再执行

1）受血者姓名、床号、血型、血液成分、有无凝集反应、病案号、血袋号、血型、血液有效期、储血号。

2）再次检查，血袋有无破裂渗漏，血液有无凝集或溶血。

3）输血前后用生理盐水冲洗，输两袋血之间应用生理盐水冲洗。

5. 服药、注射、处置查对制度

（1）服药、注射、处置前必须严格执行"三查八对"制度。

（2）备药前要检查药品质量。水剂、片剂注意有无变质，安瓿、针剂有无裂痕，液体瓶口有无松动，有效期和批号如不符合要求或标签不清者不得使用。

（3）摆药后必须经第二人核对后方可执行。

（4）易致过敏药物给药前要询问有无过敏史，有过敏者应在床头做明显标记。使用毒麻、精神药物要反复核对，用后保留安瓿，以备检查。给多种药物时要注意配伍禁忌。

（5）发药、注射时，患者如提出疑问，应及时查对，无误后方可执行。

（6）晨间输液需经两人以上查对，输液时再查对一遍后方可执行。输液执行单放在患者床尾，更换液体时要注明更换药物名称、时间、执行者，并签全名。

6. 饮食查对制度

（1）每日查对医嘱后，按饮食单核对患者床前饮食卡，核对床号、姓名及饮食种类。

（2）发饮食前查对饮食单与饮食种类是否相符。

（3）患者饮食前，在患者床前再查对一次。

7. 病历查对制度

（1）责任护士查对当班执行的所有医嘱，执行后在护理执行单上打"√"并签名，需下一班执行的医嘱用红笔标示并交班。

（2）对转科患者，白班负责查对医嘱单、体温单、特护记录单等，查对无误后方可转出。

（3）对出院、死亡患者，白班负责将病历排序，全面查对体温单、医嘱单、特护单，病历有缺项者及时通知相关医生。

（4）患者出院或转科前，白班将病历再查对一次，全部整理好后转出。

（八）交接班制度

1. 交接班基本要求

（1）每班必须按时交接班，在接班者未接清楚之前，交班者不得离开岗位。

（2）严格床旁交接班，交班中发现疑问，应立即查证。

（3）交班内容及要求：交班内容突出患者病情变化、诊疗护理措施执行情况、管路及皮肤状况等。

（4）五种情况不交接：本班工作未完成不交接；患者、床单元、治疗车、床尾桌不整洁不交接；危重患者未及时处置不交接；物品未点清不交接；患者尿便未处置不交接。

（5）特殊情况（如仪器故障等）需当面交接清楚。

（6）晨会中护士长可安排讲评、提问及讲课，布置当日工作重点及应注意改进的问题，一般不超过15分钟。

2. 病房交接班制度

（1）护理班认真床头交接班，特殊需要观察的内容和需采取的护理措施要书面交接（写在特护单或交接本上）。

（2）护理组长进行书面交班。

（3）交班过程中如有疑问必须查清楚后交班者方可离去，交接班时发现问题由交班者负责，接班后发现的问题由接班者负责。

（4）交班过程中要求做到"二轻"，即说话轻、操作轻。保持床单元清洁整齐，治疗车、床尾车清洁干净，保持病区安静，全部患者均交完班后，交班人员方可离开。

（5）总管班、治疗班清点并补足各种物品及液体，以备夜间急用，并交接班。

（6）外借药品，要在登记本上登记，白班要认真查对，所借药品、物品及时归还。

3. 与手术室手术患者的交接制度

（1）根据约床信息准备好床单位及相关仪器。

（2）根据病情需要，先接好呼吸机、监护仪（心电、血压、血氧饱和度），检查引流管并妥善固定，从头到足细致检查患者皮肤。

（3）向麻醉师及手术医生了解术中情况及患者术后护理注意事项（如体位、引流管、病情观察等）。

（4）同手术室护士交接内容包括患者用物交接（患者衣服、药品、血袋等）、病情交接、输注液体交接、各类管路识别交接（如动脉置管、中心静脉置管、留置针、各类引流管等）、患者皮肤交接，详细规定患者的识别和交接措施。并请手术室护士填写交接本并签字。

（5）遇有义齿或其他贵重的私人物品，及时交给家属并签字为证。

（6）安置好患者，记录特护记录单，处理临时医嘱，并随时观察患者病情变化。

4. 接急症入院或病房内转入患者交接制度

（1）平稳搬运患者至病床上，立即接心电监护仪或呼吸机等，心跳、呼吸骤停者立即组织抢救。

（2）认真检查患者皮肤，向交班人员或家属询问病情，与急诊科或病房护士交接液体、物品等，请交班人员填写"ICU 患者交接登记本"，并签名。

（3）安置好患者，贵重物品交给家属或陪护人员并在交班本上签字，记录特护记录单，处理临时医嘱，随时观察病情变化。

5. 转出患者交接制度

（1）医生下达转科医嘱后，通知相关科室转出患者的姓名、大约转出时间、是否备微量泵等，并通知家属等候。

（2）整理患者，查看交接登记本，携带好患者的物品及病历护送患者到病房，根据病情携带氧气枕或便携监护仪。

（3）将患者主要的病情变化和相关治疗、物品与病房护士交接清楚。

（4）将患者的私人物品交给其家属，向患者表示问候后离开。

（5）病历交到病房主管班护士手中，清点好平车上物品返回 ICU 病房。

（九）抢救制度

1. 抢救制度

（1）抢救的基本原则是：立即进行抢救，从维持患者生命的角度考虑具体处理措施，估计病情可能要发生突然变化者要先做好准备。

（2）抢救时做好组织工作，合理安排人力，做到忙而不乱。护理人员各司其职，密切配合，护理人员应维持气管插管、胃管、静脉输液管路通畅，防止脱出，密切监测生命体征，保证抢救药物的及时应用。

（3）由分管护士记录抢救有关资料，如患者心跳、呼吸停止时间，复苏过程，记录要详细，时间具体到分。

（4）一人机动，以便随时提供必要的人力、物力支持。

（5）安排好其他患者的监护，防止意外情况的发生。

（6）抢救车做到"五定"（定位置、定品种、定数量、定专人管理、定期检查补充），每班认真检查登记，使用后及时补充药品、物品，处于备用状态。

（7）抢救完毕护理记录单上要记录参加抢救人员，提醒医生及时补齐医嘱，与特护单核对无误后签名。

（8）抢救过程中在保证抢救过程不间断的情况下，主管医生要随时通知患者家属，遇重大抢救或重要人物抢救要及时向上级领导汇报。

2. 抢救物品管理制度

（1）抢救物品有固定的存放地点，定期清点并登记。

（2）抢救用品应保持随时备用状态，定期进行必要的维护检查并有记录。

（3）抢救用品使用后应及时清洁、清点、补充、检测、消毒，处理完毕后放回固定存放处。

（4）抢救用品出现问题及时送检维修，及时领取。

（5）进行维护检查时、检查后或消毒时有明显的标识。

（6）严格规范管理毒、麻、剧毒药品，对高危药品应单独存放、标识明确，使用的剂量及途径要规范。

3. 抢救车管理制度

（1）由专职人员负责抢救车管理。

（2）每日清点药品及物品的数量、质量、性质，并做好记录。

（3）每月检查药品的质量、规格、批号及有效期。

（4）每日检查抢救车的急救设备的性能，保持性能良好，使之处于备用状态。

（5）抢救车保持清洁整齐，药品一目了然，放置合理，便于使用。

（6）药品及设备出现短缺或不合格时应及时维修更换，及时补足。

（7）抢救物品登记本与实物必须相对应，不应有缺项、多项。

（8）每日用 250mg/L 含氯消毒剂清洁抢救车内外，如有特殊患者或疫情发生时浓度为 500mg/L。

（9）抢救过程中如有质疑情况发生，应保留用药后的空瓶以便提供抢救的客观依据。

（10）护士长定期抽查抢救车内的物品准备情况，发生问题及时解决。

（11）抢救药品及用物因抢救患者消耗后，应及时清点补充，使其处于备用状态。

（12）不能挪用抢救车内的药品及器材。

（十）仪器管理制度

1. 所有仪器应分类妥善放置，专人管理，正确使用。

2. 保证各种仪器能正常使用，定期检查、清点、保养，发现问题及时修理。

3. 保持各种仪器设备清洁，备用设备必须处于消毒后状态，有备用标识。

4. 仪器设备原则上不能随意外借，遇有特殊情况由医疗行政部门协调调配。

5. 科内应定期对员工进行仪器应用培训，包括消毒操作与流程、常见故障排除方法等，做到熟练掌握。

6. 医院设备科对 ICU 抢救主要仪器应及时维修、定期检测并有相关记录。

（十一）患者告知制度

1. 告知制度

（1）主管医生及护士应将自己的姓名主动告知患者。

（2）特殊诊断方法、治疗措施均应告知患者及家属。未经患者和（或）家属的理解和同意，医务人员不得私自进行相关特殊诊治。

（3）有关诊断、治疗措施可能出现的问题，如不良反应，可能发生的意外、合并症及预后等，应向患者及家属做出通俗易懂的解释。

（4）从医疗角度不宜相告或当时尚未明确诊断的，应向其家属解释。

2. 应用保护性约束告知制度

（1）根据病情对患者实施保护性约束，如有创通气，各类插管、引流管，有精神、神志障碍，治疗不配合等。

（2）通知家属，说明目的和必要性，取得家属的理解和配合。

（3）对清醒患者需实施保护性约束时，应向患者讲清保护性约束的必要性，取得患者的配合。

（4）对昏迷或精神障碍患者，先向家属讲清必要性，取得家属的理解和配合后实施强制性约束，以保证患者的医疗安全。

（5）注意做好约束处皮肤的护理，防止不必要的损伤。

（6）对昏迷或精神障碍患者，若家属不同意保护性约束则需要签字注明，由此发生的意外后果家属负责。

3. 压疮评估报告制度

（1）借助评分量表对 ICU 内危重患者进行评估，评分≤16 分时有发生压疮的高度危险，护士长填写压疮高危上报表在 24 小时内上报护理部，并采取积极的预防措施。压疮危险因素评分表每周评价 1 次，评估患者的皮肤转归情况，根据患者最新的压疮危险因素评分修改压疮预防措施，再次进一步落实。

（2）发现皮肤压疮，无论是院内发生还是院外带来，均要及时登记，24 小时内报护理部，报表填写要详细，措施要有针对性。

（3）密切观察患者病情变化，准确记录皮肤相关情况，并及时与患者家属沟通。

（4）当患者转科时，要详细进行皮肤交接，并将科室评估表带至所转科室。

（5）患者出院或死亡时，评估表随病历送病案室，出院患者有压疮者要与家属交接皮肤，交代注意事项并请家属在护理记录单上签字。

（十二）陪护与探视管理制度

1. 陪护管理制度

（1）ICU 的患者均要求留一名家属在等候室等候，无关人员不允许在等候室停留，家属有事要离开时应告之护士长或监护护士，并留下联系电话。

（2）等候室床位安排与病房内床位一对一入住。

（3）家属在等候室期间，应服从医院管理，爱护公共设施，每床留一人陪护，以便医护人员能随时与家属联系。

（4）等候室内不允许使用酒精炉、电饭锅等，家属应自觉遵守，并相互监督。

（5）家属在等候室期间，应保管好个人贵重物品，以免丢失。

2. 探视管理制度

（1）为保证危重患者的安全，防止院内感染的发生，ICU 患者禁止陪护，除规定时间外，谢绝探视。

（2）探视时间每周二、四、六下午 14：00~14：30，其他时间一律谢绝探视。

（3）住院患者每次允许两位家属或亲友探视，入室要洗手、换鞋或穿鞋套、穿隔离衣，其余探视者在室外等候替换。

（4）探视期间不能触摸患者的伤口、各种管道及仪器。

（5）未经允许不能给患者送任何食物。

（6）保持病房清洁及安静，室内禁止吸烟。

（7）在室内不能使用手机，以免干扰仪器正常运行。

（8）危重患者在抢救期间，未经医生允许不得探视患者，以免影响抢救。

（十三）患者转运制度

1. 对患者的初始评估制度　对所有进入 ICU 患者的病情迅速进行系统准确的评价，据此制定诊治原则。

（1）一般观察

1）根据心肺复苏 CAB 原则迅速确认循环状态气道是否通畅和判断通气。

2）确认所有的监测导联线、静脉管道、胸管、尿管是否通畅并正常工作。

3）确认 ICU 所有的监护仪已校对并正确连接。

（2）呼吸系统

1）确认呼吸机已连接并调整。

2）检查气管插管的位置和气囊容量。

3）接呼吸机前手控呼吸时，听诊双肺呼吸音质量及气流分布。

4）确认胸腔引流管开放并引流。

5）如在 ICU 开始机械通气，初始吸氧浓度为 60%~100%，以后根据动脉血气分析和胸部 X 线片结果进行调整。

6）如有呼气末二氧化碳监测，观察波形以确认气管插管的位置和有无气道梗阻。

7）经皮脉搏氧饱和度评价动脉血氧合情况。

（3）循环系统

1）检查心率和心律：心电图监测有无心肌缺血和（或）心律失常。检查起搏器的功能。

2）评价体循环：比较动脉血压和袖带血压结果。检查周围脉搏、皮肤颜色、体温和尿量，测定中心静脉压、肺动脉压和肺毛细血管楔压（如有漂浮导管）。热稀释法测定心排出量，计算心脏指数、体循环阻力和肺循环阻力（如有漂浮导管）。

（4）检查术后出血情况：注意伤口有无渗血、引流管及胸管的引流量。

（5）中枢神经系统：观察患者意识状态、瞳孔大小、对光反射及四肢活动变化。

（6）肾脏系统

1）日尿量与单位时间尿量。

2）注意尿的性质（尿浓缩、血红蛋白尿或血尿）。

3）必要时叩诊膀胱有无尿潴留，并留置尿管。

（7）胃肠系统：胃管的通畅和位置，胃管引流有无血性液体。

（8）皮肤：受压部位有无皮肤损害。

（9）体温

1）测定中心体温和外周体温。

2）如直肠温度低于 35℃，用加热灯或复温毯复温。

3）注意有无寒战并给予治疗。

（10）完成 APAC 时 EⅡ评分或 Glasgow 昏迷评分（因中枢神经系统疾病而昏迷的患者）。

2. 患者转科（院）制度

（1）患者需要转回原临床专业科（院）继续治疗原发病时，由医生向家属交代患者病情及途中风险，取得家属同意并签字后，方可进行转科（院）事宜。

（2）根据转科医嘱，进行转移前患者评估及各项护理准备，并通知接收科室的主班护士。

1）检查患者护理记录齐全，记录内容完整。

2）检查患者的个人卫生，转出时患者面部、手足、会阴、皮肤是否清洁，有无压疮。

3）检查各种管道应清洁通畅，固定合理、牢固，引流袋应清洁。注明插管/换管日期、时间，伤口敷料保持干燥清洁。

4）检查静脉穿刺部位，保持输液通畅，所用药物标识清楚。

5）备妥病历记录、各种检查胶片、有关药品和患者的物品，准备移交。

6）向接收科室护士介绍患者的情况，姓名、诊断、主要治疗、皮肤及各种管道情况。

（3）根据患者病情危重程度，安排医师护师陪同。

（4）转科（院）途中备好必要的抢救药物及用物。认真观察患者病情变化，保证各种管路通畅。

（5）到达新科室（院）后，认真与该科（院）的主管医生、护士进行床旁交接班，由交、接双方填写交接记录。

3. ICU 患者检查和治疗转运制度 为保障转运途中及检查治疗过程中的安全，特制定转运制度、转运原则，确认转运的必要性，转运前充分的评价，并做好必要的准备（人力、物力），确保患者安全。

（1）转运前评估及知情同意

1）危重患者转运必需确认是必需和必要的，并由上级医生对转运前患者的生命体征及转运的可行性做出评估和批准。

2）应该充分向患者或家属说明检查或治疗的必要性及转运风险，征得患者或家属的同意，使用正规的知情同意书，由患者或家属签字认可。

（2）转运前协调与沟通：转运前必须协调好相关部门，包括目的地科室相应人员、途经各关口（电梯、门卫、急救车等）。

（3）转运时人员要求：根据患者的危重程度，协调组织必要的医护人员，要求至少是熟练掌握 ICU 技能的医生或护士。

（4）转运设备及药物准备

1）设备需要

①生命支持设备简易呼吸器，必要时应用便携呼吸机，状况良好的氧气瓶，连接用管路，手动或脚动吸痰器。

②便携式监测仪，至少具有 SpO_2 及心率监测功能。

2）药物需要

①常用复苏药物，如肾上腺素、阿托品等。

②常用镇痛及镇静药物，如吗啡、地西泮等。

（5）临转运前再次评估患者及调整相应物品，防止窒息、缺氧、脱管等意外。

1）评估是否需要人工气道，若已经存在，检查其固定是否可靠，并保证通畅。

2）患者生命体征维持相对稳定。

3）需保证有畅通的静脉通路（两条或两条以上）。

4）患者身体其他管路及引流装置保证固定牢固，如胃管、腹盆腔引流管等。

（6）转运时注意事项

1）密切监测 ICU 患者各项生命指征。

2）保证生命支持设备工作稳定（患者生命体征稳定）。

3）保证各种附属管路固定可靠（以防脱落）。

4）防止患者发生意外损伤。

（十四）意外事件上报制度

1. 科室患者发生意外情况，如坠床、跌倒、气管插管脱出或其他各种引流管脱出等，当班护士立即报告小组长及值班医生，针对当时的情况进行抢救或紧急处理，防止出现严重后果。

2. 情况严重立即报告护士长及科主任，做好抢救工作。

3. 当班护士做好记录。

4. 及时填报患者发生意外上报表，逐级上报。

5. 当事人及科室认真总结经验教训，引以为戒。

五、ICU 护理质量标准管理

（一）病区管理质量

包括护士管理、病区环境管理、物品管理、护理安全管理。

1. 护士管理

（1）排班按要求，坚守岗位。

（2）护士仪表、行为符合要求，护士态度热情、礼貌待人。

（3）进入ICU的人员要更衣、换鞋、戴帽子、戴口罩、洗手，护士外出穿护士鞋、着装整齐。

（4）护士不打私人电话聊天。

（5）紧急状态下遵守科室护士调配预案。

（6）严格执行护士条例，无执照护士不能单独上岗。

2. 环境管理

（1）各工作室（办公室、治疗室）物品放置有序，保持整洁，有标识，治疗室清洁区、污染区划分合理。

（2）病区信号灯齐全、功能良好。

（3）推车、轮椅清洁、功能良好，定点放置。

（4）有医院统一的各种护理标记（护理级别、饮食、药物过敏等）。

（5）病区安静，护理人员做到四轻：说话轻、走路轻、操作轻、开关门轻。

（6）健康教育资料册（有探视和陪护制度、患者作息制度、办理出入院流程、分级护理内容、专科健康教育资料）。

（7）窗帘、隔帘悬挂整齐、清洁。

3. 物品管理

（1）各类仪器妥善保管，及时维修，保持完好状态。

（2）药品（内服药、注射药、外用药、麻醉药等）分类定点放置，药物标签字迹清晰、醒目。

（3）药物定期清点，做到药品无浑浊、无变质、无过期、有效期标识明显、药柜整洁，高危药品有醒目标识。

（4）剧毒麻药及一类精神药专人、专柜加锁管理，有使用记录，每班清点，账物相符，签全名。

4. 安全管理　完善护理安全、应急预案制度、工作流程，切实执行安全控制措施，有效堵漏差错，保证工作安全。

（1）严格执行各项规章制度、技术操作规程及护理常规。

（2）做好交接班，危重患者的转科交接符合要求。

（3）结合岗位做好三查八对。

（4）认真执行医嘱查对制度并记录，每班各查对1次，护士长每周总查对 1 次。

（5）输血有医护人员两人核对并签名及时间，输血一次一人一份，输血患者有记录。

（6）输液有输液卡，项目填写齐全，瓶签有患者床号、姓名，并有配液及执行护士的签名及时间，输液滴速符合要求。

（7）药物过敏试验阳性者有标识。药物试验阳性标识应填写在医嘱单、护理记录单、床头卡、病历夹封面等。

（8）有专用药物过敏试验盒，盒内有肾上腺素 1 支、注射器 1 副、砂轮 1 个。

（9）根据患者需要放置安全防护工具（床栏、约束带等）。

（10）危重患者转运及外出检查有医务人员护送，备相应急救用物。

（11）根据专科病房环境特点设立警示标识。

（12）护士知晓"患者安全管理应急预案与处理程序"，并有运用能力（如失火、停电、坠床、误吸、猝死等）。

（13）科室制定有患者安全管理应急预案与处理程序。

（14）有差错及时汇报，不隐瞒，有讨论、原因分析、定性和处理改进措施。每月有差错情况记录。

（15）质控工作有组织、有计划、有检查、有评价及改进措施，并有记录，每月对各项护理工作质量监控不少于 2 次。

（二）基础护理质量

实施"ICU 基础护理质量标准化规范"，明确护理工作目标和责任。

1. 床单位整洁、干燥。

2. 衣裤整洁。

3. 指（趾）甲剪平、清洁、无污垢。

4. 头发清洁，胡须短。

5. 皮肤、口腔清洁、无异味。

6. 及时协助患者进食、服药。

7. 患者体位舒适，病情允许给予半卧位，符合病情需要和治疗护理要求。

8. 意识障碍的患者有安全护理措施，无护理并发症，如烫伤、坠床、压疮（经论证、备案者除外）。

9. 做好压疮预防护理，护理措施妥当。

10. 对不能自行翻身的患者定时翻身，有翻身记录。

11. 为患者及家属提供护理咨询并进行健康教育。

（三）分级护理质量

依据"危重患者护理质量标准"进行临床护理工作。重点以安全管理为目标。

1. 基本要求　一览表、床头牌标记齐全、清楚、正确，护理级别与病情、诊断、医嘱相符，24 小时有专人护理。

2. 病情观察

（1）护士掌握危重患者八知道：①姓名；②诊断；③主要病情（症状和体征、目前主要阳性检查结果、睡眠、排泄等）：④心理状况；⑤治疗（手术名称、主要用药的名称、目的、注意事项）；⑥饮食；⑦护理措施（护理要点、观察要点、康复要点）；⑧潜在危险及预防措施。

（2）床头交接班内容包括病情、治疗、护理、皮肤情况等。

（3）护理记录客观、及时、准确、完整。体现出严密观察生命体征及病情变化，发现问题及时处理。

3. 专科护理

（1）输液通畅，用药及时准确，滴速与病情需要或医嘱要求相符。

（2）患者能按时服用药物。

（3）各种治疗（如吸氧、雾化、鼻饲等）及护理准确及时。

（4）根据病情备齐急救药品、器材。

（5）各种治疗工作到位。

（6）熟悉现用仪器（如心电监护仪、呼吸器、输液泵等）的操作规程、识别故障，并能及时处理。

（7）特殊导管有标识，记录留置开始时间及更换敷料时间。

（8）管道护理做到正确使用、妥善固定、通畅清洁、按要求更换。

（9）护士掌握管道护理的相关知识。

（10）掌握专科护理观察指标，有异常及时采取相应护理措施。

（四）消毒隔离质量

按照医院统一消毒隔离制度实施 ICU 消毒隔离工作，每日检查消毒隔离工作的规范性、有效性。

1. 无菌操作

（1）无菌操作前洗手、戴口罩，无菌操作符合要求。

（2）掌握正确的洗手方法，护士指甲短。

（3）做完每一项治疗或护理后及时洗手或做手消毒。

（4）注射做到一人一针一消毒，静脉穿刺做到一人一针一管一巾一用。

（5）抽出的药液、开启的静脉输入用无菌液体须注明时间，有效时间≤2小时，启封抽吸的溶剂有效时间≤24小时。

（6）治疗车上层为清洁区，下层为污染区，清洁物品和污染物品分开放置，治疗车进病房应备快速手消毒剂。

（7）各种治疗、注射均带治疗盘，严格执行无菌技术操作规程。

2. 无菌物品管理

（1）无菌、非无菌物品严格区分，各类物品放置整齐规范，标识清晰。

（2）无菌物品专柜放置（离地面20cm，距墙5cm），柜内清洁，无积灰尘，标记明显。

（3）无菌物品在有效期内使用，按灭菌日期或有效期依次放入专柜，无过期物品，无菌包清洁、干燥、无破损，包外有物品名称、灭菌日期、有效日期（或失效期）、化学指示带（封在开口处）及签名或工号。

（4）碘酒、酒精密闭保存，每周更换2次，容器每周灭菌2次。

（5）无菌敷料罐每天更换并灭菌。

（6）储槽关闭严密，置于无菌储槽中的灭菌物品（棉球、纱布等）开启后注明日期、时间，有效期≤24小时。

（7）一次性无菌物品集中定点、分类，按有效期排列放置，无过期，包装完好。

（8）无菌持物钳（镊）、筒配套合适、加盖，消毒液液面位于镊子的1/2~2/3之间，每周清洁消毒并更换消毒液2次，采用干镊筒有启用时间，有效时间≤4小时。

3. 消毒隔离

（1）治疗室、换药室清洁区、污染区标识清楚。

（2）污被、污物入袋放置，不落地。

（3）护士执行标准隔离，接触患者或操作时防护措施符合要求。

（4）床单位终末消毒符合要求，患者出院后用消毒液擦拭病床、床头柜、椅子。

（5）特殊感染（炭疽、破伤风、气性坏疽）的物品应注明并密闭运送相关部门处理。

（6）吸氧管每人一套，连续使用的湿化瓶、雾化器、湿化液每天更换并消毒，用毕终末消毒。

（7）面罩、螺纹管每次使用后及时送供应室处理，连续使用的螺纹管每周清洁、消毒 1 次。

（8）治疗室、换药室整洁、无积灰，物品放置有序、整洁，污染物分开放置，诊疗床整洁。

（9）各种消毒液配制正确、标识清晰，物品浸泡时间符合要求。

（10）医疗废物按《医疗废物管理办法》等国家相关要求分类收集、管理。

（五）急救物品质量

专人负责急救物品管理，每班清点、检查急救物品的备用状态并严格交班，定时或不定时对 ICU 护理人员进行急救物品使用方法的考核。

1. 总要求

（1）物品做到五固定（定数量品种、定点放置、定人保管、定期消毒灭菌、定期检查维修）、二及时（及时检查维修、及时领取补充），抢救器材（除颤仪、呼吸机、简易人工呼吸器、麻醉咽喉镜）每天检查安全性能 1 次，呼吸机有性能标识，保持性能良好，抢救药品标签清楚，无破损、变质、过期失效，保持急救物品完好率 100%。

（2）物品放置整齐、清洁。

（3）总管护士每班交接抢救物品，并有记录，护士长每月检查 1 次并有签名。

2. 供氧装置物品齐全　处于完好状态。有中心供氧使用说明书。

3. 简易呼吸器完好　处于备用状态，用后清洗、晾干、消毒备用。

4. 吸引装置

（1）备用物品齐全，处于完好状态。

（2）吸痰器：吸引表面清洁无积灰，有中心吸引使用说明书。

（3）吸引瓶：每班及时倾倒瓶内液体或视需要随时更换接液袋、管。

5. 抢救车内抢救药品及器材根据专科特点备用　抢救车有物品清点卡，卡物相符，班班交接。

（六）护理文书书写质量

严格按照护理文书书写要求进行书写，护士长定期检查护理文书书写情况。

1. 护理记录单

（1）外观整洁、无破损。

（2）字迹清楚可辨、无涂改。

（3）使用医学术语。

（4）按《护理文书书写内容及要求》用蓝色笔书写。

（5）眉栏及尾栏填写完整。

（6）记录内容客观、真实、及时、准确、完整。

（7）记录中有错字时，在错字上画"＝"，在其上方或后面写正确的字，然后签名。不能在原字上改，不能刀刮、胶粘和用涂改液。

（8）书写错误时按规范要求修改方法修改，每页不超过 3 处。

2. 体温单

（1）入院日期、住院日数、手术（分娩）日数按要求填写、书写正确。

（2）按要求填写 40℃ 以上及 35℃ 以下的项目，表格内各项连线、各种表示方法书写正确，线条清晰。

（3）高热采取降温措施后有体温变化的标识。

（4）按要求记录血压、便、尿、出入量、体重等项目，无错漏。

（5）药物过敏栏内填写符合要求。

3. 医嘱单

（1）及时执行临时医嘱，由有执业资格的护士签名、签时间，准确到分。

（2）医嘱有皮试者，填写过敏试验的结果正确，无漏填写。

六、ICU 护理安全管理

（一）严格执行"三查八对"

由于 ICU 护理工作繁重，护士为了节省时间且自认为对患者很熟悉，未认真核对床号、姓名、药名、诊断等，导致口服药、静脉取血、静脉给药差错。为杜绝这类安全隐患，应严格执行"三查八对"制度。采集标本、用药、输血等操作前使用床号和姓名进行患者识别，标本条码需反复核对后方可粘贴，输血完毕后血袋放置冰箱保存 24 小时后方可丢弃。

患者身份识别制度：

1. 医务人员在进行各种诊疗操作时，必须严格执行三查八对制度，至少同时使用两种患者身份识别的方法，如姓名、性别、住院号等，不得单独使用患者床位号或病房号核对患者。

2. 实施有创（包括介入）诊疗活动前，实施者要亲自告知患者或家属，严格执行查对制度，以确保对正确的患者实施正确的操作。

3. ICU、新生儿科/室、手术患者、意识不清、无自主能力的患者、不同语种语言交流障碍的患者入院即使用"腕带"，作为实施抢救、输血、输液等各项诊疗、护理活动时辨识患者的有效手段。腕带内容包括患者科别、床号、姓名、性别、年龄、住院号、血型。新生儿腕带内容包括床号、母亲姓名、新生儿性别等。腕带由病房护士双人填写并亲视患者佩戴。

4. 手术前一天，各病区分管护士根据医嘱查对手术患者床号、姓名、性别、年龄、住院号、血型、手术名称、手术部位无误后，进行术前准备。手术当天，手术室工作人员在病房接患者时应核对病历及腕带的内容，并与患者或家属核对，无误后方能接走。进入手术室与巡回护士再次核对，无误后方能进入手术间。手术开始前，由麻醉师、手术医师、巡回护士再次核对，术后手术室仍应持手术患者接送卡及病历与病区做好病情、药品及物品的交接，无误后填写手术患者交接记录本离开。

（二）建立健全交接班制度

ICU危重患者的交接至关重要，交接班不仔细、不严格执行床边交接班制度、遗忘医嘱、遗忘危重患者的特殊处理，将会造成严重后果。ICU除常规的交接班内容外，应特别加强对患者的交接，ICU患者都应该在床边交接，对患者身上的每根管路都必须交接清楚，检查管路通畅与否、固定正确与否，同时还应注意输液部位反应及皮肤受压情况。真正做到床旁看清楚，书面写清楚，口头说清楚，耳要听清楚，脑要记清楚。建立健全急诊、病房、手术室与ICU之间的交接规范，内容包括患者用物交接（患者服、药品、血袋等）、病情交接、输注液体交接、各类管路识别交接（如动脉置管、中心静脉置管、留置针、各类引流管、血液透析置管等）、患者皮肤交接，详细规定患者的识别和交接措施。所有ICU患者均佩带腕带作为识别标志，并建立完善的识别和交接记录。

（三）保证用药安全

ICU患者均为危重患者，危重患者使用的药物种类多，且存在潜在的药物不良反应，要确保危重患者用药正确、安全，用药前要认真了解用药注意事项（如配制方法、输注速度要求、配伍禁忌等），防止发生不良反应，确保药物安全注射。

（四）正确执行医嘱及履行报告制度

1. **正确执行医嘱** ICU收治的均为病危、病重患者，临时医嘱多，而且患者随时面临抢救，任何情况下必须确保医嘱的正确执行。护士在抢救危重患者时，医生的口头医嘱，医护双方必须大声复述，确认无误后方可执行，抢救完毕6小时内记录抢救时执行口头医嘱的药物及各项紧急处置的内容和时间，保留抢救用品，事后由医护双方进行确认、核查。为了建立与完善在特殊情况下，医护人员之间的有效沟通，做到正确执行医嘱，现将相关规定说明如下：

（1）严格执行《护理工作管理规范》中核心制度的医嘱查对制度。

（2）强调非紧急情况下护士不能执行口头医嘱。

（3）因抢救危重患者需下达口头医嘱时，执行护士应大声复述1次，双方确认无误后才可执行。在抢救结束后应督促医生立即如实补记医嘱。

（4）抢救车内应设抢救用药登记本，记录抢救时执行的口头医嘱的药物名称、剂量、用法及各项紧急处置的内容和时间，保留抢救用品，事后由双方确认核查。

（5）执行双重检查要求（特别是超常规用药）医嘱时，医护双方需复述1遍，双方确认无误后方可执行，并做好记录。

（6）各科室建立口头和电话通知的"危急值"报告记录本。

（7）接收者必须在"危急值"报告记录本上规范、完整地记录检查结果和报告者姓名与电话，双方复述确认无误后，方可提供给医生使用。

（8）病区设立医嘱问题本，对有疑问的医嘱先记录，经核实清楚后再执行，不能自行停、改医嘱，切忌代替他人签名。

（9）留取标本时准确了解其采集时间、容器、量及方法等方可执行；防止漏送标本，每班下班前应检查标本柜中的标本是否送出。

（10）患者或家属提出的疑问，应及时查对清楚后方可执行。

2. 履行报告制度　ICU护士在观察病情发现病情变化时，应立即报告值班医师，做出相应处理，并在护理记录内详细记录。科内发生的特殊事情要向科主任及护士长汇报，如有纠纷苗头，应立即采取措施制止，杜绝医疗纠纷、差错的发生。

（五）建立临床实验室"危急值"报告制度

ICU患者的各项化验指标是决定抢救治疗成功与否的重要因素，必须确保危重患者各类"危急值"准确迅速地报告，及时采取相应的处理措施。

1. 临床辅助检查"危急值"报告制度　为加强对临床辅助检查"危急值"的管理，保证将"危急值"及时报告临床医师，以便临床医师采取及时有效的治疗措施，保证患者的医疗安全，杜绝患者意外发生，特制定本制度。

（1）"危急值"是指辅助检查结果与正常预期偏离较大，当这种检查结果出现时，表明患者可能正处于生命危险的边缘状态，此时如果临床医师能及时得到检查结果信息，迅速给予患者有效的干预措施或治疗，可能挽救患者生命，否则就有可能出现严重后果，甚至危及生命，失去最佳抢救机会。

（2）各医技科室在确认检查结果出现"危急值"后，应立即报告患者所在临床科室，不得瞒报、漏报或延迟报告，并详细做好相关记录。

（3）临床科室接到"危急值"报告后，应立即采取相应措施，抢救患者生命，保障医疗安全。

2. 具体操作流程

（1）当检查结果出现"危急值"时，检查者首先要确认仪器和检查过程是否正常，在确认仪器及检查过程各环节无异常的情况下，立即复查，复查结果与第一次结果吻合无误后，检查者立即电话通知患者所在临床科室，并在《检查危急值结果登记本》上详细记录，记录检查日期、患者姓名、病案号、科室床号、检查项目、检查结果、复查结果、临床联系人、联系电话、联系时间、报告人、备注等项目，并将检查结果发出。

（2）临床科室医务人员接到"危急值"报告后，必须在《危急值报告接收登记本》上详细记录接收"危急值"报告日期、时间、患者姓名、床号、住院号、项目、结果、报告人、接收人、处理措施等项目，并立即通知主管医师或值班医师/科主任，临床医师需立即对患者采取相应诊治措施，并于6小时内在病程记录中记录接收到的"危急值"检查报告结果和采取的诊治措施。

（3）临床医师和护士在接到"危急值"报告后，如果认为该结果与患者的临床病情不相符或标本的采集有问题，应重新留取标本送检进行复查。如复查结果与上次一致或误差在许可范围内，检查科室应重新向临床科室报告"危急值"，并在报告单上注明"已复查"。报告与接收均遵循"谁报告（接收），谁记录"的原则。

（4）"危急值"报告重点对象是急诊科、手术室、各类重症监护病房等部门的急危重症患者。

（5）"危急值"报告科室包括检验科、核医学科、中心实验室、输血科、病理科、放射科、超声医学科、药剂科等医技科室。

3. 建立使用"危急值"登记本　当接获口头或电话通知的患者"危

急值"或其他重要的检验（包括医技科室其他检查）结果时，接获者必须规范、完整地将检验结果和报告者的姓名与电话记录到"危急值"登记本上，进行复述确认后方可提供给医师。

（六）严格执行手卫生管理制度

每位 ICU 工作人员就业上岗前均应接受医院感染知识及专业知识的培训与考核，熟悉医院感染的诊断、预防原则、报告程序等。在医院感染管理委员会的直接领导及组织下，成立一支 ICU 预防院内感染监控小组。监控小组成员由 ICU 主任、护士长、总住院医师以及病室监控护士组成，负责对 ICU 患者及环境进行全面系统监测，协助感染科进行每月 1 次的空气、工作人员手、无菌用物、物体表面及使用中消毒剂的监测，对存在问题进行讨论，寻找原因，有针对性地制定有效的防治及整改措施。治疗室及病区内设流动水洗手设施，并配备干手设备，有正确洗手的标识，工作人员操作前后均需洗手，每床配备速干手消毒剂，医疗垃圾和生活垃圾严格分开。

（七）防范与减少发生患者跌倒事件

ICU 病床均配备床栏，由于 ICU 不允许家属陪伴，患者情绪不稳定、躁动不合作而导致意外拔管、脱管的现象时有发生。为了预防非计划性拔管、脱管，护士要向清醒患者讲明导管的重要性和必要性，取得患者的配合，酌情使用胸带和肢体约束带。对意识不清、躁动不安的患者，及时报告医生，合理使用镇静药。每班检查气管插管的位置、深度、导管粗细、固定方法是否合适，并做好交接班记录。留置胃管患者及时检查胃管固定是否牢靠，记录胃管的深度及日期，胸腔引流管置于患者上臂下，避免被患者抓到，动静脉置管时避免选择关节活动处，操作时谨慎，以防将穿刺针拉出，严禁陪护工或实习生单独给危重患者翻身，翻身时由一人固定各类导管，防止导管脱出，翻身后认真检查各类管路是否妥善固定。

（八）防范与减少患者压疮发生

ICU 的患者有长期卧床、意识不清、循环障碍、营养不良、尿便失禁、限制活动的被动体位以及应用作用于血管的药物等特点，很容易发生压疮。

防止危重患者压疮的发生是 ICU 基础护理工作的重点。建立有效的压疮防范管理制度，存在压疮隐患的患者填写难免压疮评分表，评分<16 分容易发生压疮，应及时向护士长汇报，护士长组织全科人员进行护理会诊，制定相应的预防措施。患者尿便及时处理，保持肛周局部皮肤清洁干

燥，肛周涂烧伤湿润膏保护。对于水肿部位的皮肤更应加强护理，抬高四肢，注意足跟、骶尾部、肩胛部等骨突处保护，在容易受压部位垫气垫以减小压力。每班严格交接皮肤情况，并写好皮肤交接记录，如有异常及时汇报护士长，做出相应的处理。压疮危险因素评分表每周评价 1 次，评估患者的皮肤转归情况，根据患者最新的压疮危险因素评分修改压疮预防措施，再次进一步落实。

（九）鼓励主动报告医疗安全（不良）事件

ICU 建立不良事件登记本，实行无惩罚式主动汇报不良事件制度，成立 ICU 护理质量控制小组，随时督察 ICU 护理工作质量。定期开展护理安全讨论和质量分析会，针对已经发生的差错事故及不良事件，认真组织讨论，提出合理的改进意见，制定整改措施，及时制止，尽早排除，把差错事故的发生率降到最低限度，提高 ICU 护理质量。

医疗不良事件报告制度对于发现不良因素、防范医疗事故、促进医学发展和保护患者利益是非常有利的，也是《医疗事故处理条例》及其配套政策对各级医疗机构及卫生行政部门的要求。因此，医疗不良事件报告制度的建立和完善是医疗质量持续改进工作的基础和今后的必然趋势。在卫生部医政司指导下，由中国医院协会提出的患者安全目标的具体要求，结合卫生部医疗工作相关文件精神，特制定本报告制度。

1. 目的

（1）通过报告不良事件，可有效避免缺陷。

（2）医疗不良事件的全面报告有利于医疗管理部门对医院内医疗纠纷、事故和隐患有宏观的认识，便于分析原因及处理的合理性，从而制定行之有效的控制措施。

2. 原则　建立不良事件报告制度应坚持行业性、自愿性、保密性、非处罚性和公开性的原则。

（1）行业性：是仅限于医院内与患者安全有关的部门，如临床医技、护理、服务、后勤保障等相关部门。

（2）自愿性：医院各科室、部门和个人有自愿参与（或退出）的权利，提供信息报告是报告人（部门）的自愿行为，保证信息的可靠性。

（3）保密性：该制度对报告人以及报告中涉及的其他人和部门的信息完全保密。报告人可通过网络、信件等多种形式具名或匿名报告，医务处等专人专职受理部门和管理人员将严格保密。

（4）非处罚性：本制度不具有处罚权，报告内容不作为对报告人或他人违章处罚的依据，也不作为对所涉及人员和部门处罚的依据，不涉及人员的晋升、评比、奖罚。

（5）公开性：医疗安全信息在院内医疗相关部门公开和公示。通过申请向自愿参加的科室开放，分享医疗安全信息及其分析结果，用于医院和科室的质量持续改进。公开的内容仅限于事例的本身信息，不需经认定和鉴定，不涉及报告人和被报告人的个人信息。

3. 性质

（1）是对国家强制性"重大医疗过失行为和医疗事故报告系统"的补充性质的医疗安全信息。

（2）是独立的、保密的、自愿的、非处罚性的医疗不良事件信息报告系统。

（3）是收集强制性的医疗事故报告等信息系统收集不到的有关医疗安全的信息及内容。

（4）是对《医师定期考核办法》的奖惩补充。

4. 处理程序　当发生不良事件后，报告人可采取多种形式，如填写书面《医疗不良事件报告表》、发送电子邮件或打电话报告给相关职能部门，报告事件发生的具体时间、地点、过程、采取的措施等内容，一般不良事件要求 24~48 小时内报告，重大事件、情况紧急者应在处理的同时口头报告相关上级部门，职能部门接到报告后立即调查分析事件发生的原因、影响因素及管理等各个环节并制定改进措施。针对科室报告的不良事件，相关职能部门组织相关人员分析、制定对策，及时消除不良事件造成的影响，尽量将医疗纠纷消灭在萌芽状态。

5. 奖励机制　每年由医疗质量管理委员会对不良事件报告中的突出个人和集体提出奖励建议，并报请院办公会通过。

（1）定期对收集到的不良报告进行分析，公示有关的好建议和金点子，给予表扬。

（2）对提供不良报告较多的科室给予奖励。

（3）对个人报告者保密的前提下给予奖励，并给予不具名的公开表彰，在评优晋升时给予优先。

（4）定期对及时整改和持续改进的科室和个人给予奖励。

（十）重症监护安全质量目标

1. 预防中心静脉导管引发的导管相关性血液感染

（1）医院建立专业的静脉输液小组，严格遵守无菌操作规范。

（2）接触、置管、更换中心静脉导管前、后，均要洗手或做手消毒。

（3）插管或更换导管的覆盖物均要戴手套。

（4）用消毒液对插管部位进行皮肤消毒，消毒后穿刺前要留足够长的时间以杀灭皮肤上的细菌。

（5）一般选用透明的、半渗透性的聚氨酯贴膜保护穿刺点。如果覆盖膜变湿、松动，要及时更换。出汗较多的患者、穿刺点有出血或者渗出等情况应首选无菌纱布敷料。

（6）中心静脉导管通常不需常规更换，当发生血管内导管相关感染应及时拔除导管。

2. 提高患者管道安全

（1）向患者及家属解释留置各种管道的目的、作用和保护方法，取得其理解和配合。

（2）各种管道固定必须严格按照护理规范并结合患者实际情况选择固定方式，保证管道的放置处于安全位置。

（3）各种管道必须有清晰的标识，注明管道的名称。

（4）躁动患者要做好有效约束，防止患者无意识地拔除管道。特别躁动的患者应报告医生，做好相应的处理。

（5）护士定时巡视各种管道的接头连接是否紧密，保持管道通畅，固定合理、安全，并且每班要有记录。

3. 提高危重症患者院内转运的安全性

（1）评估危重症患者情况和转运的风险性，采取安全有效的转运方式和措施，使患者安全顺利转运到目的地。得分<30 分，提示转运风险高，需要主管医生对患者再次评估并提出处理意见。

（2）转运前告知患者家属转运的目的、方法、可能出现的不适与并发症，取得理解与配合。

（3）确定转入科室是否做好接收准备。

（4）转运人员须受过相关训练，能在转运途中进行病情观察和及时救治。

（5）确定转运携带的仪器及药品，如呼吸机、监护仪、呼吸囊、吸痰机、氧气袋、急救药箱，确保其功能完好，运转正常。

（6）危重患者转运途中护士要通过看、摸、问、听进行有效的病情观察。

（7）危重患者得到安全转运。

4. 提高 ICU 护士机械通气抬高患者床头 ≥30° 的依从性

（1）制定抬高患者床头 ≥30° 的操作指引，对护士进行培训，理解其重要性。

（2）制作床头抬高角度的标识，为护士抬高患者床头的角度提供准确依据。

（3）排除标准：①急性头部创伤；②脑梗死；③可疑或急性脊椎损伤；④诊断不稳定的骨盆损伤；⑤血流动力学不稳定；⑥患者需俯卧体位。

5. 提高危重患者约束安全

（1）向家属解释约束的原因、必要性、方法及约束产生的不良后果，签订《约束患者知情同意书》。

（2）评估患者年龄、意识、活动能力、心理状态以及需要约束部位皮肤和四肢循环状况，选择合适的约束工具及约束方法。

（3）使用约束带时，使患者肢体处于功能位，约束带下垫衬垫，松紧以能伸进一手指为宜。

（4）患者被约束期间应至少每 2 小时解除约束带 1 次，时间为 15~30 分钟。每隔 15~30 分钟巡视患者 1 次，检查约束带的松紧，观察局部皮肤的颜色和血液循环情况。

6. 提高人工气道患者吸痰的安全性

（1）根据患者出现咳嗽、听诊有湿啰音、气道压力升高、动脉血氧分压及血氧饱和度下降等指征吸痰，减少不必要的操作。

（2）吸痰后听诊双肺呼吸音，判断是否吸痰有效。若仍有痰液，隔 3~5 分钟待血氧饱和度回升后再次吸痰。

（3）不应常规使用气道内滴湿化液，可使用人工鼻、加热湿化器进行湿化。

（4）建议使用密闭式吸痰管，尤其适用于氧储备差、开放式吸痰可能导致低氧血症的患者，使用高呼吸末正压机械通气的患者，呼吸道传染性疾病患者。

7. 严格执行手卫生

（1）具备足够的非接触性洗手设施和手部消毒装置，单间每床 1 套，开放式病床至少每 2 床 1 套。

（2）贯彻并落实护士手部卫生管理制度和手部卫生实施规范。

（3）落实接触患者前后洗手。

8. 确保血管活性药物使用的安全

（1）使用血管活性药物时注射器或输液袋要有醒目标识。

（2）高浓度的血管活性药物禁止从外周静脉输注。

（3）定时观察穿刺部位皮肤情况，及时发现药液外渗。

（4）密切观察患者心率、血压的变化。

9. 执行危重症监护单使用制度

（1）ICU 应该使用监护表格进行护理记录。

（2）护理记录要采用实时、焦点、动态记录的模式。

（3）护理文书书写要准确、客观，突出专科特点，反映患者的病情变化及观察要点。

（十一）伤口、造口、失禁护理安全质量目标

1. 防范与减少危重症患者压疮发生

（1）危重症患者转入 ICU 时要进行压疮风险评估，至少每隔 7 天重新评估 1 次，有病情变化及时评估。

（2）对患者采用定时翻身、使用充气床垫、骨突处使用啫喱垫减压等方法预防压疮的发生。

（3）及时申请压疮护理会诊，由经过专业培训的护士负责。

2. 降低伤口感染的发生率

（1）换药过程中严格遵循无菌操作规范，确保临床操作的安全性。

（2）进行有创操作时，环境消毒应当遵循医院感染控制的基本要求。

（3）使用合格的消毒用品及伤口敷料。

（4）根据伤口评估情况，正确应用伤口敷料。

（5）根据伤口渗液情况，掌握伤口敷料更换的频率。

3. 提高清创的效果与安全性

（1）根据全面评估患者全身及局部情况选用正确清创方法，掌握清创时机。

（2）注意保护肌腱、血管、神经等重要组织。

（3）掌握清创的适应证。

（4）清创过程如出血应及时给予处理，必要时请医生协诊。

4. 预防医源性皮肤损伤的发生

（1）掌握胶带的粘贴与移除技巧。

（2）正确使用热水袋。

（3）加强输液患者的管理，预防渗漏。出现局部组织损伤或坏死应及

时请造口治疗师/伤口小组成员会诊处理。并做好上报。

（4）安全使用电极，电极潮湿后及时更换。

（5）正确使用各种消毒溶液，预防高浓度溶液的化学性皮肤损伤。

（6）正确使用便盆，避免使用不当造成患者皮肤损伤。

（7）备皮过程中注意保护皮肤，避免手术野皮肤的损伤。

5. 提高伤口敷料应用的准确性与安全性

（1）熟悉伤口湿性愈合的原理。

（2）正确进行伤口评估。

（3）掌握敷料的特性，根据伤口情况选用合适的敷料。

（4）感染伤口不能使用密闭性敷料，如透明敷料、水胶体片状敷料等。

6. 避免或减少失禁患者皮肤损伤

（1）保持皮肤清洁，使用温和的清洗液清洁皮肤，保护皮肤表面的弱酸性环境，以保持皮肤的保护功能。

（2）根据患者失禁和皮肤的具体情况选用恰当的皮肤保护方法。

1）对于持续便失禁患者，可使用造口袋贴于肛周收集粪便，或者使用肛管接床边尿袋等方法收集粪便。

2）肛周皮肤喷上或涂上 1~2 层伤口保护膜或粘贴透明敷料，防止或减少尿便失禁对周围皮肤的浸渍。

3）当局部皮肤已发生皮炎或溃疡时，使用水胶体敷料。

4）非保留尿管的失禁患者，可使用吸湿性用品，如纸尿裤、尿片等，男性尿失禁者使用尿套收集尿液，避免使用不透气的尿片。

（3）避免因反复擦拭引起机械性皮肤损伤。

（十二）静脉治疗护理安全质量目标

1. 严格执行查对制度，防止输液差错

（1）建立及落实输液不良事件报告制度和上报程序，护士能自觉执行，及时报告输液不良反应事件。

（2）严格执行双人核对制度，核对患者时至少采用两种以上识别患者身份的方法。

（3）每季度持续质量改进，发生输液不良事件时及时进行分析。

2. 提高 PICC 置管安全性

（1）管理层面建立与落实：PICC 置管技术准入、告知、不良事件的上报以及 PICC 会诊制度，制定 PICC 置管及维护的操作流程及考核标准。

（2）培训方面：护理部对 PICC 专科护理技术有规范培训计划，专责护士定期接受相关培训。

（3）创新技术条件许可时尽量使用 B 超引导下 PICC 穿刺技术。

（4）开设 PICC 导管专科门诊，提供专项技术。

（5）建立 PICC 质控小组，每季度召开会议 1 次，持续质量改进。

（6）根据《临床护理文书规范》，使用 PICC 专科护理单。

3. 安全使用高危药物

（1）有健全的高危药物使用制度，有配制细胞毒性药物的安全防护指南，并对护士进行相关培训。

（2）细胞毒性药物在静脉配制中心集中配制，无配制中心应使用垂直层流生物安全柜配制。

（3）高危性药物，如高浓度电解质、细胞毒性药物等，应单独存放、标识醒目。

（4）患者使用强刺激性高危药物时，床边应挂"防外渗安全警示"标识，护士能安全使用这些药物，有防药物外渗的预防措施及出现药物外渗时的应急预案，出现药物外渗时使用药物外渗专科护理记录单。

（5）强刺激性高危药物建议使用中心静脉导管输入。如患者拒绝则应告知患者相关风险并签署拒绝使用中心静脉导管知情同意书。

（6）药物残渣和沾染药物有关装置的处理，应按照职业安全和健康管理纲要中有关有害废弃物处理的条款执行。

4. 防范与减少临床输血风险

（1）建立及落实输血不良事件报告制度和上报程序，护士能自觉执行这些制度和程序，及时报告输血不良反应事件。

（2）严格落实输血双人核对制度，减少输血错误的发生。

（3）在实施输血治疗前应取得患者同意并签署知情同意书。

（4）全血或成分血应从血库或专门存放血液的低温冰箱中取出 30 分钟内输入，并在规定时间内输完。

（5）除生理盐水外，任何药物及液体不能加入全血或成分血中。

（6）按照《临床护理文书规范》，使用输血安全护理单。

5. 减少输液微粒的产生

（1）配置药物环境符合要求，最好使用超净台或静脉配置中心完成配药工作。

（2）采用密闭式输液时，禁止开放式输液，所有的输液管必须配有终端过滤器。

（3）规范输液配伍管理，同时添加几种药物时要先确认药物间有无配伍禁忌。

（4）改进安瓿的切割与消毒，采用易折型安瓿，或控制安瓿锯痕长为1/4周，开启安瓿前对折断的部位进行消毒。

（5）加药时避免使用过粗针头及多次穿刺瓶塞，采用一次性注射器加药，并严格执行一人一具，注射器不得重复使用。

（6）建议使用无针系统。

6. 提高输液速度的准确性

（1）根据患者病情、年龄、治疗要求及药液性质等进行合理调节。

（2）静脉输液速度一般以手动流速控制装置调节，若患者年龄、状况和治疗对输液速度要求较高时，应当用电子输液设备（包括调节器、输注泵和输液泵）。选择电子输液设备时，应考虑设备的安全性能并定期检测设备性能。

（3）加强输液巡视及做好床边交接班，及时发现异常输液速度，确保输液安全。

7. 医院应定期进行导管感染率的监控

（1）严格执行无菌技术，监督标准预防措施的执行以及使用合格的消毒产品。

（2）进行中心静脉导管置管时应实施最大限度的无菌屏障。

（3）实施操作前、后，严格执行手卫生。

（4）进行静脉穿刺及导管维护时，按要求进行皮肤消毒并正确使用敷料。

（5）肝素帽/注射接口消毒必须用力摩擦，完全待干后方可连接注射。肝素帽/注射接口至少每7天更换1次，必要时随时更换。

（6）输注配伍禁忌药液或血液、TPN、甘露醇等特殊药液时，应间隔给药，并正压脉冲冲洗导管。

（7）建立导管维护指南，正确使用导管维护专用记录单。

（8）每日进行导管评估，发现问题及时报告和处理，持续质量改进。

8. 正确选择穿刺部位及血管通道器材

（1）在医疗机构的制度、程序与实践指南中，应明确规定穿刺部位的选择原则。由于有发生血栓和血栓性静脉炎的风险，下肢静脉不应作为成年人选择穿刺血管的常规部位。

（2）主动评估患者，根据患者病情、治疗方案、药物性状正确选择血管通道器材，强刺激性药物、肠外营养、pH 值低于 5 或高于 9 以及渗透压大于 600mOsm/L 的液体或细胞毒性药物建议使用中心静脉导管输注。

（3）接受乳腺和腋下淋巴结清扫术的患者，有可能存在瘘管或其他禁忌证。留置血管通道器材前要咨询医师并根据医嘱执行。

（4）不得在置有血管通道器材的一侧肢体上端使用血压袖带和止血带，但可以在导管所处位置的远心端使用。

9. 防范与减少护士针刺伤的发生

（1）建立及落实预防针刺伤的安全指引、应急预案及上报制度与程序，护士知晓并能自觉执行这些制度和程序，及时报告及处理针刺伤事件。

（2）进行相关知识培训，提高护士自我防范意识与技能。

（3）建议使用无针系统。

（4）严格执行《医疗废物处理条例》，所有受血液污染的一次性物品或锐器应弃于不透水、防刺穿、防打开的安全容器中。

10. 提高 PICC 置管患者带管的安全性

（1）建立和落实 PICC 置管患者的健康教育和安全指引，专责护士能熟练指导患者和处理导管相关并发症。

（2）建立 PICC 置管患者的档案，可随时查阅患者的相关资料。

（3）带管患者知晓导管的自我维护注意事项。

（4）带管患者出院时有书面告知维护注意事项、相关风险，并签署知情同意书。患者需要咨询时知晓联系方式，医院随时能为患者提供咨询、指导服务。

（5）建议成立 PICC 导管维护网络，患者在生活所在地能享受导管的维护服务。

七、ICU 感染控制与预防管理

（一）ICU 感染预防控制措施

1. 工作人员的管理

（1）工作服：可穿着普通工作服进入 ICU，但应保持服装的清洁。不建议常规穿隔离衣，但接触特殊患者，如 MRSA 感染或携带者，或处置患者可能有血液、体液、分泌物、排泄物喷溅时，应穿隔离衣或防护围裙。

（2）口罩：接触有或可能有传染性的呼吸道感染患者时，或有体液喷溅可能时，应戴一次性外科口罩。接触疑似为高传染性的感染，如禽流感、SARS 等患者，应戴 N95 口罩。当口罩潮湿或有污染时应立即更换。

（3）鞋套或更换鞋：进入病室可以不换鞋。但如果所穿鞋较脏或 ICU 室外尘埃明显应穿鞋套或更换不裸露足背的 ICU 内专用鞋。

（4）工作帽：一般性接触患者时，不必戴帽子。无菌操作或可能会有体液喷溅时须戴帽子。

（5）手套：接触黏膜和非完整皮肤或进行无菌操作时，须戴无菌手套。特殊情况下，如手部有伤口、给 HIV/AIDS 患者和急诊患者进行高危操作，应戴双层橡胶手套。

（6）手卫生：应严格执行手卫生标准。

（7）人员数量：必须保证有足够的医护人员。医师和护士人数与 ICU 床位数之比必须为（0.8~1）∶1 和（2.5~3）∶1 以上。

（8）每季度对 ICU 工作人员的手、鼻、咽进行细菌检测。当患有感冒、肠炎、皮肤炎症等感染性疾病时，暂不宜上班。

（9）定期接受医院感染控制相关知识的培训，尤其要关注卫生保洁人员的消毒隔离知识和技能的培训、监督。

2. 患者的管理

（1）应将感染与非感染患者分开安置，感染患者在开始抗感染治疗前，尽可能先留取相应标本做病原学检查。

（2）对于疑似有传染性的特殊感染或重症感染，应隔离于单间。

（3）对于 MRSA、泛耐药鲍曼不动杆菌等感染或携带者，尽量隔离于单独房间，并有醒目的标识。如房间不足，可以将同类耐药菌感染或携带者集中安置。

（4）对于重症感染、多重耐药菌感染或携带者和其他特殊感染患者，建议分组护理，固定人员。

（5）如无禁忌证，应将床头抬高 30°。

（6）重视患者的口腔护理。对存在医院内肺炎高危因素的患者，建议用氯己定漱口或口腔冲洗，每 2~6 小时 1 次。

3. 患者家属的管理

（1）严格探视制度，限制探视人数，减少不必要的探视。

（2）对于疑似有高传染性的感染，如禽流感、SARS 等，应避免探视。

（3）探视者应更衣、换鞋、戴口罩、戴帽子，与患者接触前后要洗手。

（4）进入病室前和结束探视后，应洗手或用酒精擦手液消毒双手。

（5）探视期间，尽量避免触摸患者周围物体表面。

（6）患者有疑似或证实呼吸道感染症状时，婴幼儿童应避免进入 ICU 探视。

（7）在 ICU 入口处，以宣传画、小册子读物等多种形式向患者家属介绍医院感染及其预防的基本知识。

4. 建筑布局和相关设施的管理

（1）医疗区域、医疗辅助用房区域、污物处理区域和医务人员生活辅助用房区域等，应相对独立。

（2）每个 ICU 管理单元至少配置 2 个单人房间，用于隔离患者。

（3）ICU 每病床使用面积不得少于 $9.5m^2$，建议 $15\sim18m^2$，床间距应在 1m 以上。单人房间的每床使用面积建议为 $18\sim25m^2$。

（4）配备足够的手卫生设施。洗手设施单间每床 1 套，开放式病床至少每 2 床 1 套。采用脚踏式、肘动式或感应式等非手接触式水龙头开关，并配备干手设备。人员走动区域须放置手部消毒装置。

5. 医疗操作流程

（1）留置深静脉导管：置管时严格遵守无菌操作要求，成人尽可能选择锁骨下静脉。对无菌操作不严的紧急置管，应在 48 小时内更换导管，选择另一穿刺点。怀疑导管相关感染时，应考虑拔除导管，但不要为预防感染而定期更换导管。由经过培训且经验丰富的人员负责留置导管的日常护理。每天评估能否拔除导管。

（2）留置导尿：尽量避免不必要的留置导尿。插管时应严格无菌操作，采用密闭式引流系统。不主张通过膀胱冲洗或灌注来预防泌尿系感染。保持尿道口清洁，日常用肥皂和水保持清洁即可，每天评估能否拔除导尿管。

（3）气管插管/机械通气：严格掌握气管插管或切开适应证。使用呼吸机辅助呼吸的患者应优先考虑无创通气。每天评估是否可以撤机和拔管。

（4）放置引流管应严格执行无菌操作，保持整个引流系统的密闭性，减少因频繁更换而导致的污染机会。对于胸腔引流管留置时间较长的患者，水封瓶可以每周更换 1 次。

6. 物品的管理

（1）呼吸机

1）呼吸机表面及内部的灰尘可用吸尘器清除，外壳用 1000mg/L 含氯消毒液擦拭，显示屏用 75%乙醇纱布擦拭。

2）各种传感器被血、痰污染时，不能接触水的部分可用 75%乙醇浸泡，每名患者用后处理 1 次。

3）呼吸机在使用期间，空气过滤网每周清洗 1 次。

4）呼吸机内细菌过滤器限用 1 人（或使用 1000 小时更换 1 次）。

5）使用人工机械通气患者，呼吸机管道每周更换 1 次，如有污染随时更换，尽量使用一次性呼吸机管路。

6）气道特殊感染患者使用的管道应做相应标识，应用人工鼻及密闭式吸痰装置。

（2）其他医疗仪器应每天仔细消毒擦拭，对于感染或携带耐甲氧西林金葡菌（MRSA）或泛耐药鲍曼不动杆菌的患者，医疗器械、设备应该专用或一用一消毒。

（3）勤换床单、被服，如有血迹、体液或排泄物等污染，应及时更换。枕芯、被褥等使用时应防止体液浸湿污染。

（4）便盆及尿壶应专人专用，一用一消毒，定期消毒。

7. 环境管理

（1）空气：ICU 应具备良好的通风、采光条件，有条件者亦可装配空气净化系统，但应加强日常维护和管理。

（2）墙面和门窗：应保持无尘和清洁，更不允许出现霉斑。

（3）地面：每天可用清水或清洁剂湿式拖擦，一天 2 次。对于多重耐药菌流行或有医院感染暴发的 ICU，必须采用消毒剂消毒地面，每日至少 1 次。

（4）禁止在室内摆放干花、鲜花和盆栽植物。

（5）不宜在室内及走廊铺设地毯，不宜在 ICU 入口处放置踏脚垫并喷洒消毒剂，不宜在门把手上缠绕布类并喷洒消毒剂。

8. 废物与排泄物

（1）处理废物与排泄物时医务人员应做好自我防护，防止体液接触暴露和锐器伤。

（2）有完善的污水处理系统，患者的感染性液体可直接倾倒入下水道，在倾倒之前和之后应向下水道加倒含氯消毒剂。

（3）医疗废物按照《医疗废物分类目录》要求分类收集、密闭处理。

（4）患者的尿液、粪便、分泌物和排泄物应倒入患者的厕所或专门的洗涤池内。

（5）ICU 室内盛装废物的容器应保持清洁。

（二）手卫生

手卫生是预防医院感染最有效、最方便、最经济的方法，但也是存在问题最多的医院感染控制措施之一。很多医院感染的暴发，尤其是 ICU 获得性感染，与不良的手卫生有关，故严格的手卫生措施对控制医院感染就显得尤为重要。

1. 指征

（1）直接接触每个患者前后，从同一患者身体的污染部位移动到清洁部位时。

（2）接触患者黏膜、破损皮肤或伤口前后，接触患者的血液、体液、分泌物、排泄物、伤口敷料等之后。

（3）穿脱隔离衣前后，摘手套后。

（4）进行无菌操作、接触清洁、无菌物品之前。

（5）接触患者周围环境及物品后。

（6）处理药物或配餐前。

（7）接触患者前，无菌操作前。

（8）体液暴露后、接触患者后、接触周围环境后。

2. 方法　严格按照七步洗手法洗手，每遍洗手至少 15 秒。如手部皮肤无可见污染，建议使用速干手消毒剂作为手卫生消毒药。当手上有血迹或分泌物等明显污染时，必须洗手，有耐药菌流行或暴发时，洗手时建议使用抗菌皂液。

（三）常见的院内感染

ICU 获得性医院感染主要包括呼吸机相关性肺炎、导管相关性血流感染和导尿管相关尿路感染。同时，大量使用广谱抗菌药物和消毒隔离措施存在诸多薄弱环节，ICU 感染病原谱变迁、多重耐药菌暴发和流行也严重影响 ICU 患者的医疗安全和抢救成功率。

1. 呼吸机相关肺炎

（1）定义：呼吸机相关性肺炎（VAP）指原无肺部感染的呼吸衰竭患者，在气管插管和机械通气治疗后 48 小时或原有肺部感染用呼吸机 48 小时后发生新的病情变化，临床上提示为一次新的感染，并经病原学证实，或在人工气道拔管 48 小时以内发生的肺部感染。

（2）诊断标准

1）胸部 X 线片上出现新的浸润影或原有浸润影持续进展。

2）发热，体温>38.3℃。

3）外周血白细胞计数增多>（10~12）×10^9/L。

4）脓性呼吸道分泌物。

其中 1）为必需条件，结合 2）、3）、4）中的 2~3 条，可建立临床诊断。该标准的敏感性为 69%，特异性为 75%。VAP 肯定存在应按临床诊断依据中的 1）~4）加细菌培养。

（3）发生的高危因素

1）与环境相关的因素：VAP 病原菌的来源包括医疗装置和环境，如空气、水、飞沫、排泄物和 ICU 患者等。细菌的交叉传播常见于患者与工作人员或与其他患者之间。

2）与宿主相关的因素

①患者某些基础疾病，如慢性肺部疾病、神经外科疾病、呼吸窘迫综合征等。

②误吸高危因素，包括手术麻醉、重置气管插管和肠内营养的患者。

③年龄≥60 岁的老年患者。

3）与药物治疗相关的因素

①抗生素：口咽部菌群失调及病原菌在口咽部定植增加的主要原因，广谱或超广谱抗生素的应用使多重耐药菌产生增殖，给 VAP 的治疗带来困难。

②免疫抑制治疗或长期皮质激素应用。

③防治应激性溃疡药物的应用，如使用受体拮抗药或抗酸药后胃液的 pH 值≥4，病原菌在胃内大量繁殖，当胃内容物反流，即便是微小的误吸进入下呼吸道都可引起感染。

4）与气管插管机械通气相关的因素

①误吸是细菌进入下呼吸道的主要途径。

②鼻窦感染分泌物误吸到下呼吸道可引起 VAP。

③呼吸机管路中冷凝水的污染。

④气管导管表面感染的细菌生物膜。

（4）预防与干预措施

1）强化医务人员无菌操作及手卫生。

2）患者需要气管插管时，建议使用经口途径气管插管。

3）如无禁忌，机械通气患者给予 30°~45°半卧位。

4）每日评估患者是否可以撤呼吸机。

5）加强人工气道管理，彻底清理呼吸道分泌物，特别是气囊上、声门下聚集的分泌物。

6）建议使用封闭式吸痰装置。

7）合理更换呼吸机管道，使用一次性呼吸机管道，每周更换1次，污染严重时及时更换。

8）每天及时给予口腔护理，一天4次。

9）为危重患者提供充足的营养支持，建议尽早给予肠内营养，并选择直径小的鼻胃管或鼻肠管。

10）尽早停用应激性溃疡预防药物。

11）预防深静脉血栓形成。

2. 血管内导管所致血流感染

（1）定义：血管内导管所致血流感染（CRBSI）是指带有血管内导管或者拔除血管内导管48小时内的患者出现菌血症或真菌血症，并伴有发热（体温>38℃）、寒战或低血压等感染表现，除血管导管外没有其他明确的感染源，实验室微生物学检查显示外周静脉血培养细菌或真菌阳性，或者从导管段和外周血培养出相同种类、相同药敏结果的致病菌。

（2）诊断标准

1）临床诊断：符合以下三条之一即可诊断。

①静脉穿刺部位有脓液排出，或有弥散性红斑（蜂窝织炎的表现）。

②沿导管的皮下走行部位出现疼痛性弥散性红斑并除外理化因素所致。

③经血管介入性操作，发热，体温>38℃，局部有压痛，无其他原因可解释。

2）病原学诊断

①导管尖端培养和（或）血液培养分离出有意义的病原微生物，可以说明。

②导管管尖培养其接种方法应取导管尖端5cm，在血平板表面往返滚动一次，细菌菌落数≥15CFU/平板即为阳性。

③从穿刺部位抽血定量培养，细菌菌落数≥100CFU/ml，或细菌菌落计数相当于对侧同时取血培养的4~10倍，或对侧同时取血培养出同种细菌。

（3）发生的高危因素

1）患者情况，如疾病严重程度、基础疾病。

2）血管内导管情况，如择期插管和紧急插管、穿刺点、隧道式和非隧道式等。

（4）预防与干预措施

1）强化医务人员无菌操作及手卫生。

2）每天评估动静脉插管的必要性。

3）避免穿刺部位污染。

4）每24小时更换输液装置、一次性三通管、肝素帽，若泵入药物则同时更换泵管。

5）使用时间长、患者体温高，疑导管感染、受药物刺激等致导管径变细，或导管被压折、血液回流阻塞时，应及时拔出更换。

6）除紧急情况（如抢救）外，中心静脉不允许输入血液制品或采集血标本。

7）患者出现高热、寒战及穿刺点炎症等表现，应立即拔出导管，并取导管培养及血培养。

3. 留置导尿管所致尿路感染

（1）定义：留置导尿管所致尿路感染主要是指患者留置导尿管后，或者拔除导尿管48小时内发生的泌尿系统感染。如发热（体温≥38℃）、寒战、血白细胞增多，出现尿频尿急、血尿、排尿困难等尿路刺激征或插导尿管患者出现尿液浑浊。

（2）诊断标准

1）正规清洁中段尿（要求尿停留在膀胱中4~6小时以上）细菌定量培养，菌落数≥105CFU/ml。

2）清洁离心中段尿沉渣白细胞数>10个/HP，有尿路感染症状。具备以上1）、2）两项可以确诊。如无2）项，则应再做尿菌计数复查，如仍≥105CFU/ml，且两次的细菌相同，即可以确诊。

3）做膀胱穿刺尿培养，细菌阳性（不论菌数多少），亦可确诊。

4）做尿菌培养计数有困难者，可用治疗前清晨清洁中段尿（尿停留于膀胱4~6小时以上）正规方法的离心尿沉渣革兰染色找细菌，如细菌>1个/油镜视野，结合临床尿路感染症状，亦可确诊。

5）尿细菌数在104~105个/ml者，应复查，如仍为104~105个/ml，需结合临床表现诊断或做膀胱穿刺尿培养确诊。

（3）发生的高危因素

1）引流系统不合格。

2）女性患者。

3）糖尿病患者。

4）机体抵抗力低下。

5）尿道周围革兰阴性菌繁殖。

6）由于留置导尿管，尿路上皮与病原体之间的附着关系有所改善。

7）导尿管留置时间的长短（这是最重要的因素）：如果留置导尿管不超过3天，全身用药预防感染可能有效，超过3天则无效。

（4）预防与干预措施

1）医务人员无菌操作及手卫生。

2）严格掌握导尿指征，选择型号、材料适中的气囊导尿管。

3）对留置导尿的患者，定时放尿，练习自主排尿功能，尽早恢复膀胱收缩功能，缩短留置导尿时间。

4）对留置导尿的患者，鼓励多饮水，每日饮水量1500~2000ml以上，或每小时尿量50ml，以保持尿液自然冲洗尿路，一般不主张膀胱冲洗。

5）留置导尿期间，尿袋不能高于膀胱水平，勿受挤压，防止尿液反流。

6）留置导尿患者，会阴护理每日2次，清洁分泌物，保持卫生。

7）留置导尿管及尿袋定期更换。

4. 多重耐药菌

（1）定义：多重耐药菌（MDRO）主要是指对临床使用的三类或三类以上抗菌药物同时呈现耐药的细菌。常见多重耐药菌包括耐甲氧西林金黄色葡萄球菌（MRSA）、耐万古霉素肠球菌（VRE）、产超广谱β-内酰胺酶（ESBL）细菌、耐碳青霉烯类抗菌药物肠杆菌科细菌（CRE）〔如产1型新德里金属β-内酰胺酶（NDM-1）或产碳青霉烯酶（KPC）的肠杆菌科细菌〕、耐碳青霉烯类抗菌药物鲍曼不动杆菌（CR-AB）、多重耐药/泛耐药铜绿假单胞菌（MDR/PDR-PA）和多重耐药结核杆菌等。

（2）预防与控制措施

1）加强医务人员手卫生。配备充足的洗手设施和速干手消毒剂，提高医务人员手卫生依从性。

2）严格实施隔离措施。对所有患者实施标准预防措施，对确定或高度疑似多重耐药菌感染患者或定植患者，应当在标准预防的基础上，实施接触隔离措施，预防多重耐药菌传播。

3）尽量选择单间隔离，也可以将同类多重耐药菌感染患者或定植患者安置在同一房间。隔离房间应当有隔离标识。不宜将多重耐药菌感染或者定植患者与留置各种管道、有开放伤口或者免疫功能低下的患者安置在同一房间。多重耐药菌感染或者定植患者转诊之前应当通知接诊的科室，采取相应隔离措施。没有条件实施单间隔离时，应当进行床旁隔离。

4）与患者直接接触的相关医疗器械、器具及物品，如听诊器、血压计、体温表、输液架等要专人专用，并及时消毒处理。

5）医务人员对患者实施诊疗护理操作时，应当将高度疑似或确诊多重耐药菌感染患者或定植患者安排在最后进行。

6）遵守无菌技术操作规程。

7）加强清洁和消毒工作。加强多重耐药菌感染患者或定植患者诊疗环境的清洁、消毒工作，出现多重耐药菌感染暴发或者疑似暴发时，应当增加清洁、消毒频次。

8）合理使用抗菌药物，应当认真落实抗菌药物临床合理使用的有关规定，严格执行抗菌药物临床使用的基本原则，切实落实抗菌药物的分级管理，正确、合理地实施个体化抗菌药物给药方案，根据临床微生物检测结果，合理选择抗菌药物，严格执行围手术期抗菌药物预防性使用的相关规定，避免因抗菌药物使用不当导致细菌耐药的发生。

9）建立和完善对多重耐药菌的监测，加强多重耐药菌监测工作。对多重耐药菌感染患者或定植高危患者要进行监测，及时采集有关标本送检，必要时开展主动筛查，以及时发现、早期诊断多重耐药菌感染患者和定殖患者。患者隔离期间要定期监测多重耐药菌感染情况，直至临床感染症状好转或治愈方可解除隔离。

5. MRSA 和 VRE

（1）MRSA 和 VRE 定义

1）MRSA：是耐甲氧西林金黄色葡萄球菌的缩写。金黄色葡萄球菌是临床上常见的毒性较强的细菌，自从 20 世纪 40 年代青霉素问世后，金黄色葡萄球菌引起的感染性疾病受到较大的控制，但随着青霉素的广泛使用，有些金黄色葡萄球菌产生青霉素酶，能水解 β-内酰胺环，表现为对青霉素的耐药。因而人们又研究出一种新的能耐青霉素酶的半合成青霉素，即甲氧西林。1959 年应用于临床后曾有效地控制了金黄色葡萄球菌产酶株的感染，可时隔 2 年，英国的 Jevons 就首次发现了耐甲氧西林金黄色葡萄球菌。万古霉素是一种糖肽类抗菌药物，它和细菌中的另一种分子（细胞壁肽聚糖前体五肽）结合而抑制细菌细胞壁蛋白合成，因此，使用万古霉素仍然可以杀死 MRSA。但是滥用万古霉素则会产生其他的抗药病菌，最常见的是耐万古霉素肠球菌（VRE）。

2）VRE：是耐万古霉素肠球菌的缩写。肠球菌可产生低亲和力的PBP（青霉素结合蛋白），使对青霉素类低水平耐药，对头孢菌素天然耐药，所以在临床细菌室不必做头孢菌素药敏试验。万古霉素属糖肽类抗生素（包括替考拉宁、多糖菌素、杆菌肽等），系高分子量疏水化合物，它可与肠球菌细胞壁上的五肽糖前体的羧基末端 D-丙氨酸-D-丙氨酸结合形成复合体，从而阻抑了肽糖聚合所需的糖肽基和转肽反应，使肠球菌不再能合成细胞壁而死亡。但如果细菌基因改变，使细胞壁的肽糖前体末端改变为 D-丙氨酸-D-乳酸盐，万古霉素即失去与之结合能力，肠球菌可照常合成细胞壁而存活，该类肠球菌即为 VRE。

（2）MRSA 和 VRE 的预防

1）MRSA 的预防

①合理使用抗生素：目前临床滥用抗生素的现象对 MRSA 的流行起了一定的扩散作用，第三代头孢菌素的长期使用与 MRSA 的出现率呈平行关系。因此，在选择抗生素时应慎重，以免产生 MRSA 菌株。

②早期检出带菌者：应加强对从其他医院转入者及 MRSA 易感者的检查，尤其是筛查高危人群，如烧伤病区、ICU、血液科的患者，提高病原学监测送检率，能保证早期检测和恰当的预防措施得以实施。同时细菌室应选用准确的检测手段，发现 MRSA，及时向临床报告，以便控制感染和隔离治疗。

③加强消毒制度：医护人员检查患者前后要严格洗手消毒，应用一次性口罩、帽子、手套，医疗用品要固定，以防交叉感染。

2）VRE 感染的预防：VRE 定植于肠道而不引起感染症状，VRE 不引起腹泻，VRE 定植或感染高危险性的患者。因此，在医疗机构筛选 VRE 是必要的，尤其是下述高危患者。

①重症患者（ICU 患者）。

②免疫抑制患者（化疗或移植患者）。

③中心静脉导管留置患者。

④延长住院时间、近期使用广谱抗生素治疗，接受口服或静脉万古霉素治疗的。

（3）MRSA 和 VRE 的报告

1）发现 MRSA 和 VRE 患者首先要报告科主任、护士长，及时隔离患者。

2）如果是医院感染必须在 24 小时之内填卡上报医院感染管理部。

（4）MRSA 和 VRE 感染控制措施

1）MRSA 感染控制措施

①告知工作人员和患者有关注意事项，减少工作人员和患者在病房内的传播。

②将感染或带定植菌的患者隔离于单间、隔离单位或将同类患者隔离于较大的病房。

③将 MRSA 肺炎患者安置于带有气源性感染警示的房间内治疗。

④工作人员接触感染或定植患者后要加强洗手，严格按照标准七步洗手法进行洗手，配合速干手消毒剂消毒。

⑤每天严格用含有效氯 1000mg/L 的消毒剂擦拭物体表面。

⑥医疗护理患者或处置 MRSA 污染物品时要戴手套、穿隔离衣或围裙。

⑦MRSA 患者产生的医疗废物应装入双层黄色塑料袋有效封口，塑料袋外加注特殊感染警示标识，与医疗废物暂存处专职人员专项交接。

⑧携带 MRSA 医生不能进行手术，直至检测转为阴性。

2）VRE 感染控制措施：采用标准预防联合额外接触预防。所有工作人员、访视者或任何其他人员在进入患者房间时必须严格遵守标准预防和接触防护措施。

①标准预防应用于所有患者的预防措施，不管患者处于感染的还是疑似感染状态。

②接触预防作为标准预防的补充，以减少微生物通过直接或间接接触传播的危险性为目的预防措施。

③每天必须进行环境清洁，有污染时用有效氯 1000mg/L 的消毒剂擦拭。

④工作人员接触感染或定植患者后要严格按照标准七步洗手法进行认真洗手，或用抗菌洗手液、速干手消毒剂消毒。

⑤患者的医疗护理物品专用，任何物品从患者房间移出后，在转至医院的另一区域或用于其他患者前，均必须高效消毒。

⑥VRE 患者产生的医疗废物应装入双层黄色塑料袋有效封口，塑料袋外标识清楚，送医疗废物暂存处。

（5）MRSA 和 VRE 的治疗

1）MRSA 感染的治疗：MRSA 的治疗是临床十分棘手的难题之一，关键是其对许多抗生素有多重耐药，万古霉素是目前临床上治疗 MRSA 唯一疗效肯定的抗生素。另外，万古霉素也可与磷霉素、利福平、氨基糖苷类、喹诺酮类药物合用，加强治疗效果。

2）VRE 感染的治疗：VRE 特别是 VREF（耐万古霉素屎肠球菌）引起的感染已是临床上十分严重的问题。万古霉素耐药的多重耐药肠球菌引起全身感染包括败血症、心内膜炎，治疗非常困难。有万古霉素中介肠球菌感染或发现有 VRE 感染可用替考拉宁治疗。如临床肠球菌感染病情属轻中度，对青霉素、氨苄西林仍有一定敏感度可先用大剂量青霉素或氨苄西林联合氨基糖苷类治疗，必要时才改用或联用糖肽类抗生素。

（四）医院感染控制质量评价标准

1. 评价标准

（1）布局与流程合理。

（2）有多重耐药感染患者的筛检机制和多重耐药菌感染或隔离制度。

2. 评价内容

（1）有针对 ICU 获得性感染的医院感染控制制度。

（2）ICU 床位空间要合理，每床使用面积不少于 $9.5m^2$。

（3）配备具有空气净化装置的通风设备，或有良好的自然通风条件。

（4）开展对各种留置管路时间的监测，尤其是外周和中心插管，外周插管时间不得超过 72 小时。

（5）多重耐药，如 MRSA，泛耐药鲍曼不动杆菌，或特殊病原体感染，应有严格的消毒隔离措施。

（6）限制患者随便走动，严格探视制度，限制探视人数。

3. 监测与效果评价

（1）医院感染疾病监测：了解医院感染发生率，根据监测发现潜在的问题，采取干预措施并进行评价。

（2）抗菌药物临床应用监测。

（3）病原体耐药性监测：重点监测 MRSA、MRSE、VRE、耐药革兰阴性杆菌以及真菌耐药的监测。

（4）环境卫生学监测：每月对空气、物体表面、医务人员手进行细菌检测，当怀疑医院流行或暴发与环境卫生相关时及时进行监测。

（5）消毒灭菌效果监测：每月对使用中消毒剂和灭菌剂进行有效浓度的监测，当怀疑医院感染流行或暴发与消毒剂或灭菌剂有关时进行生物监测，如果发现医院感染流行或暴发与医疗用品的消毒、灭菌有关或消毒灭菌方法不正确时，应及时进行医疗器械消毒、灭菌效果的监测。

（五）监测与监督措施

1. 应常规监测 ICU 医院感染发病率、感染类型、常见病原体和耐药状况等，尤其是三种导管（中心静脉导管、气管插管和导尿管）相关感染。

2. 加强医院感染耐药菌监测，对于疑似感染患者，应采集相应微生物标本做细菌、真菌等微生物检验和药敏试验。

3. 应进行 ICU 抗菌药物应用监测，发现异常情况及时采取干预措施。

4. 不主张常规进行 ICU 病室空气、物体表面、医务人员手部皮肤微生物监测，但怀疑医院感染暴发、ICU 新建或改建、病室环境的消毒方法改变，应进行相应的微生物采样和检验。

5. 医院感染管理人员应经常巡视 ICU，监督各项感染控制措施的落实，发现问题及时纠正解决。

6. 早期识别医院感染暴发和实施有效的干预措施，短期内同种病原体，如 MRSA、鲍曼不动杆菌等连续出现 3 例以上时，应怀疑感染暴发。通过收集病例资料、流行病学调查、微生物检验，分析判断确定可能的传播途径，并据此制定相应的感染控制措施。例如，鲍曼不动杆菌常为 ICU 环境污染，经医务人员手导致传播和暴发，对其有效的感染控制方法包括严格执行手卫生标准、增加相关医疗物品和 ICU 环境的消毒次数、隔离和积极治疗患者，必要时暂停接收新患者。

第二节　重症监测技术

一、循环功能监测

循环功能监测目前广泛应用于各类重症患者，分无创性监测和有创性监测两大类。无创性循环功能监测指采用对组织器官没有机械损伤的方法，间接获取血流动力学指标，具有安全、操作简便、可重复等优点。如自动化无创动脉压监测（NIBP）、心电图（ECG）等，是常用的监测手段。有创性循环功能监测是指经体表插入各种导管或探头到心脏和（或）血管腔内，利用各种监测仪或装置直接测定心血管功能参数的监测方法，如中心静脉压监测、漂浮导管等。

（一）心电监护

心电监护是 ICU 常规的监测手段。心电监护系统由中央监护仪和床边监护仪组成。床边监护仪的心电图信号可以通过导线、电话线或遥控输入中心监护仪。中心或床边心电图监测具有以下功能：①显示、打印和记录心电图波形及心率数字；②设有心率上下限报警的视听装置，同时可记录和打印；③图像冻结功能，以供仔细观察和分析；④数小时至 24 小时的趋向显示和记录；⑤通过阻抗法原理，胸部安置的心电监测电极在监测心电图的同时可获得呼吸活动及呼吸频率。另外，心电监护仪的种类还有动态心电图监测仪、遥控心电图监测仪等。心电图主要反映心脏激动的电生理活动。对各种类型的心律失常，具有独特的诊断价值。心电图的分析包括心率和心律。

1. 心率

（1）影响因素：心率快慢可受年龄、性别、运动、情绪、药物及各种病理情况的影响，还需注意脉率和心率是否一致。某些心律失常，如房颤或频发期前收缩，由于部分心室收缩的搏出量低，不足以引起周围动脉搏动，脉率可少于心率。临床上，进行性心率减慢是心脏停搏的前奏。

（2）临床意义：①判断心排血量：心排血量（CO）＝每搏量（SV）×心率（R）。在一定范围内，随着心率的增加心排血量会增加。当心率过快（>160 次/分）或过慢（<50 次/分）时，心排血量都会减少；②判断心肌耗氧：每搏功不变时，心肌耗氧和心率成正比。如心力衰竭则心排血量下降，虽然心率增快作为早期的代偿机制维持心排血量，以满足组织对氧的需求，但心肌耗氧量的增加带来很多不利的后果；③判断休克：发生低血容量性休克时，心率变化最为灵敏，心率增快多在血压下降之前发生。故严密监测心率的动态改变，对早期发现血容量不足极为重要。

2. 心律

（1）影响因素：心律失常可由于心脏激动的起源异常和（或）传导异常产生。房室肥大、心肌受损、供血不足、药物影响及电解质异常，都会引起心电图的特征性改变。

（2）临床意义：分析心律失常可提示某些疾病存在的可能，帮助诊断。如高血钾的心电图表现为 T 波高尖，可引起室性心动过速、室扑或室颤，甚至心搏停止；低血钾可引起房性心动过速、房室传导阻滞等；洋地黄中毒可表现为频发二联律或三联律及多源性室性期前收缩；胺碘酮及索他洛尔等药物会引起心电图 Q-T 间期延长。此外，特征性的心电图改变和演变还是诊断心肌梗死最可靠、最实用的方法。

（3）心电监护导联：目前推荐胸前综合监护导联进行监护。基本原理是形成一个三角形。监护导联多为 3 个电极，即正电极、负电极、无关电极，标有不同颜色加以区分，也有使用 4 个电极或 5 个电极不等。每种监护设备，都标有电极放置示意图，可参照执行。放置方法有以下几种：

1）综合 I 导联：负极放置于右锁骨中点下缘，正极放置于左锁骨中点的下缘，无关电极放置于右侧胸大肌下方。此导联不影响常规心电图描记，但 QRS 波振幅较小。

2）综合Ⅱ导联：负极放置于右锁骨中点下缘，正极放置于左腋前线第4~6肋间，无关电极放置于右侧胸大肌下方，波幅较大，但电极脱落机会较多。

3）综合Ⅲ导联：负极放置于左锁骨中点外下方，正极放置于左锁骨中线肋弓上缘，无关电极放置于右侧胸大肌下方。

4）改良监护胸导联：负极放置于左锁骨中点的外下方或左肩，正极放置于胸骨右缘第4肋间，无关电极放置于右侧胸大肌的下方或右肩。优点是P波清楚，缺点是电极易脱落。

3. 常规心电图导联 模拟导联的心电监护仪用于监测心率、心律变化，不应以此去分析ST段异常或试图更详细地解释心电图，也不作为诊断心脏器质性病变的依据。如有必要应及时做常规心电图。常规心电图导联称为"标准导联"，共12个导联，包括6个肢体导联和6个胸前导联。肢体导联包括双极肢体导联Ⅰ、Ⅱ、Ⅲ及加压肢体导联aVR、aVL、aVF。肢体导联电极主要放于3个部位：右臂（R）、左臂（L）、左腿（F）。胸前导联放置的位置及作用见表6-1。

表6-1　常规胸导联的位置及作用

导联	正极位置	负极位置	主要作用
V_1	胸骨右缘第4肋间	无关电极	反映右心室壁改变
V_2	胸骨左缘第4肋间	无关电极	反映右心室壁改变
V_3	V_2与V_4连接线的中点	无关电极	反映左、右心室壁改变
V_4	左锁骨中线与第5肋间相交处	无关电极	反映左、右心室壁改变
V_5	左腋前线V_4水平处	无关电极	反映左心室壁改变
V_6	左腋中线V_4水平处	无关电极	反映左心室壁改变

4. 心电监护仪的操作

（1）患者准备：用乙醇棉球清洁皮肤，除去皮屑和油脂，尽可能降低皮肤电阻抗。必要时，在电极安放处剃除体毛。

（2）监护仪准备：确认监护仪电源接通。监护前，确定选择的监护方式（成人、小儿、新生儿），检查导联、传感器导线是否正常。

（3）操作步骤

1）安放电极前先安上弹簧夹或揿钮。

2）将心电图监护电极片安放在患者身上的正确部位，如使用不含导电膏的电极，在安放前先抹上导电膏。

3）放置脉搏氧饱和度传感器与合适尺寸的血压监护袖带，尽量避免二者同侧放置。袖带"↑"记号应位于肱动脉之上。袖带缠绕肢体的松紧度适宜。

4）设定报警范围：常规设置心率报警范围每分钟 60~100 次，设定心率报警上限不要比患者心率高出 20 次/分；收缩压报警范围 12~21.3kPa（90~160mmHg）；舒张压报警范围 8~12kPa（60~90mmHg）；平均压报警范围 8~14.7kPa（60~110mmHg）；呼吸报警范围每分钟 8~30 次；氧饱和度的报警范围 90%~100%。实际应用中，应根据患者的具体情况设定报警上下限。

（4）注意事项

1）选择最佳的监护导联放置部位，以获得清晰的心电图波形。若存在有规则的心房活动，则应选择 P 波显示较好的导联，通常是 II 导联。QRS 波振幅应大于 0.5mV，以触发心率计数。为了不影响常规心电图检查，胸电极不宜放在 V_1~V_6 导联的位置，且最好避开心脏听诊、电复律等位置。

2）每日检查 ECG 电极贴片是否刺激皮肤。若有过敏表现，及时更换电极或改变位置，如果电极粘贴正确，而 ECG 波形不清晰，可考虑更换导联。

3）不要在同一肢体上同时进行血氧饱和度监测和血压测量，因为在血压测量时对血流的阻断会影响氧饱和度监测值。

4）有严重凝血机制障碍的患者，由于肢体和袖带摩擦处有皮肤出血的危险，要根据具体情况决定是否进行自动血压测量。不可在局部皮肤破损或预期会发生损伤的肢体进行 NIBP 测量。

5）不要在有静脉输液或留置导管的肢体上测量血压。

6）监护仪及其传感器表面可用医用酒精擦拭，自然风吹干或用洁净、干爽的布清洁。袖带可以高压灭菌，或者浸入消毒液灭菌，但切记要取出橡胶袋。

5. 造成心电监护伪差的因素

（1）交流电干扰：病房内各类电器可能对心电监测造成干扰，在电极脱落、导线断裂及导电糊干涸等情况下更易发生。

（2）肌电干扰：各种肌肉震颤，如患者精神紧张或寒战等，可引起细小而不规则的波动，掺杂在心电图波形中，可被误认为房颤甚至室颤从而影响观察和记录。

（3）线路连接不良：电极与皮肤接触不好及导线连接松动或断裂，可使基线不稳，产生杂波。

（4）电极位置放置不当，正负电极间距离太近或两个电极之一正好放在心肌梗死部位的体表投影区，会导致 QRS 波幅减低。

（二）动脉血压（ABP）

1. 影响因素包括心排血量、循环血容量、外周血管阻力、血管壁弹性和血液黏滞度五方面。

2. 临床意义

（1）收缩压（SBP）：其意义在于克服各脏器的临界关闭压，保证脏器的供血。

（2）舒张压（DBP）：其重要性在于维持冠状动脉灌注压。

（3）平均动脉压（MAP）：反映循环功能状态，是重要脏器灌注的指标。$MAP = DBP + 1/3$ 脉压 $= DBP + 1/3$（SBP-DBP）。MAP 的参考值为 $8 \sim 13.3kPa$（$60 \sim 100mmHg$）。

3. 测量方法

（1）无创血压监测：常用的方法是水银柱手动测压和自动化无创动脉压监测（NIBP）。前者采用听诊的方法，手法控制袖带充气来测压。后者用特殊的气泵自动控制袖带充气，可定时（2、5、10、15、30、60 分钟）使袖带充气和放气。NIBP 成为临床急危重症患者中应用最广泛的血压监测方法。测压仪能够自动显示收缩压、舒张压和平均动脉压。测压间隔时间过短，持续时间过长，有发生上肢缺血、麻木等并发症的可能。

NIBP 监测的优点是无创伤，重复性好，操作简便，省时省力。缺点是无法显示动脉波形，无法及时反映每个心动周期的血压。影响准确测量的因素很多，如患者烦躁、寒战、抽搐，心律失常，极快或极慢的心率，动脉压力短时间内迅速变化，严重休克等。

（2）有创血压监测：将动脉导管置入动脉内，通过压力监测系统进行动脉内压力的监测，直接显示收缩压、舒张压和平均压，反映每个心动周期的血压变化情况。有创动脉压监测所需物品包括：①动脉导管；②压力传感器；③充满 5U/ml 的淡肝素生理盐水以 $2 \sim 4ml/h$ 持续管道冲洗的装置；④多功能监护仪。测压前应先将传感器与大气相通，归零。影响波形传输的因素有管道堵塞、血栓，管道中有血或气泡，管道扭曲，管道太长，太多连接等。

ABP 监测可根据动脉压的波形初步判断心脏功能。对于血管痉挛、休克、体外循环转流的患者其测量结果更为可靠。还可通过留置的动脉导管取动脉血标本测定血气分析、血生化等检查。监测过程中需加强测压管道系统的护理，注意观察肢端血运情况。

（三）中心静脉压（CVP）

中心静脉压是指腔静脉与右心房交界处的压力，是反映右心前负荷和血容量的指标。CVP 参考值：$0.49 \sim 1.18kPa$（$5 \sim 12cmH_2O$）。正常波形见图6-1。

1. 测压方法　将中心静脉导管经颈内静脉或锁骨下静脉，插至上腔静脉，也可经股静脉用较长导管插至下腔静脉。测压前将标尺或压力传感器的零点与腋中线第4肋间对齐，即对应右心房水平（图6-2）。

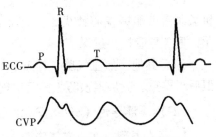

图6-1　中心静脉压的正常波形

2. 临床意义　一般 CVP 低于 $0.49kPa$（$5cmH_2O$），伴血压下降表示血容量不足；CVP 高于 $1.47kPa$（$15cmH_2O$）伴血压下降则提示右心功能不全。若 CVP 超过 $1.96kPa$（$20cmH_2O$），应警惕充血性心力衰竭。由于影响 CVP 的因素很多，除病理、神经、药物等因素外，导管的物理状态，如导管打折、管腔狭窄等也会造成数值偏高，应结合其他血流动力学指标，结合临床综合判断。临床实践中，连续测定、动态观察 CVP 变化趋势比单次监测结果更有指导意义。

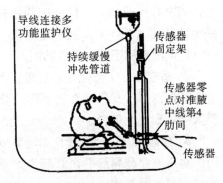

图6-2　中心静脉压的测定

3. 适应证　①各类大中手术，尤其是心血管、脑和胸腔等大而复杂的手术；②各种类型的休克；③各种原因引起的血容量不足；④心功能不全；⑤指导补液。

4. 并发症

（1）感染：中心静脉置管的感染率为 2%~10%。操作人员在置管操作及导管护理过程中应严格遵守无菌操作原则。

（2）出血和血肿：颈内静脉穿刺时，进针方向偏向内侧，易误入颈动脉，进针太深可误伤椎动脉或锁骨下动脉，造成颈部血肿。抗凝治疗后或出凝血功能障碍的患者更易发生。因此，穿刺前应熟悉局部解剖，掌握穿刺要点，一旦误入动脉，及时进行局部压迫。

（3）心律失常：导管插入过深，顶端进入右心房或右心室，对心肌的机械刺激可能诱发心律失常。因此，在操作过程中应同时监测心电图变化，避免导管插入过深。

（4）其他：如血气胸、栓塞、神经和淋巴管损伤等。虽然发生率低，但后果严重。应加强预防。一旦出现并发症，积极采取措施。

（四）漂浮导管（Swan-Ganz 导管）

1. 基本原理　在心室舒张期末，肺动脉瓣到主动脉瓣之间形成一个通畅的串联系统，若从肺动脉到左心室间无阻塞因素存在，心脏有足够的舒张期，则 LVEDP（左心室舒张末压）≈PADP（肺动脉舒张压）≈PAWP（肺小动脉压）≈PCWP（肺毛细血管楔压）。左心室舒张末压（LVEDP）可代表左心室前负荷，但临床测量较困难，而肺动脉舒张压（PADP）和肺小动脉压（PAWP）在一定条件下，近似于 LVEDP，故监测 PAWP 或 PCWP 可间接用于监测左心功能。

2. 适应证　①急性左心衰竭患者；②血流动力学极不稳定的患者，如心源性休克等；③急性心肌梗死；④区分心源性和非心源性肺水肿；⑤各类大手术和高危患者。

3. 禁忌证　①严重凝血功能障碍；②右心人工瓣膜；③穿刺部位存在组织感染或穿刺局部的血管病变严重；④室性心律失常；⑤肺动脉高压；⑥已安置临时起搏器。

4. 监测方法

（1）器材和监护仪：根据需要可选用不同规格的漂浮导管（Swan-Ganz 导管，又称肺动脉导管），常用四腔管（图 6-3）。导管长 110cm，每根导管有 3 个空腔和 1 根金属导线。导管顶端开口供测量肺动脉压（PAP）、肺毛细血管楔压（PCWP）和采取混合静脉血标本；导管近端的开口（距顶端 30cm），用于测量右房压（RAP）或 CAP，以及供测量心排血量时注射生理盐水；第三个腔开口于靠近导管顶端的气囊内，气囊的充气量为 1.25~1.5ml, 充气后方便导管随血流向前推进; 金属导线终止于导管顶端近侧 4.0cm 处, 与利用温度稀释法测定心排血量的热敏电阻相连, 另一端接心排血量计算机。

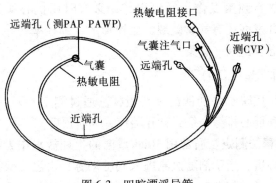

图 6-3 四腔漂浮导管

(2) 插管的方法: 首先将外鞘管通过右颈内静脉穿刺留置, 再将漂浮导管经外鞘管送入到上腔静脉, 当监护仪上出现右心房的压力波形 (RAP 波形) 后, 说明导管抵达右心房, 将气囊充气, 导管将随血流到达右心室、肺动脉, 监护仪上依次显示插入右室压 (RVP) 波形、PAP 波形, 最后充气的气囊导管可嵌入肺动脉分支, 导管不能再进入, 并出现 PCWP 波形。让气囊被动放气, 此时 PCWP 波形又变成 PAP 波形 (图 6-4)。

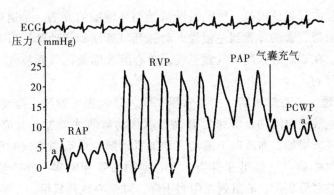

图 6-4 漂浮导管的特征性压力波形

5. 并发症　最常见的并发症为心律失常。漂浮导管进入到右心时，由于导管顶端裸露部分触及心内膜，会诱发室性心律失常，发生率为72%。为防止或减少心律失常的发生，当导管进入到右心房时，宜将气囊充气，覆盖导管尖端。送管过程中遇到阻力不可强行插入。导管后退时务必先放气囊。若心律失常频繁发作应暂停操作，必要时用抗心律失常药物。此外，漂浮导管并发症还有气囊破裂、血栓形成、肺栓塞、导管扭曲、打结或损伤组织和导管折断、感染等。

（五）心排血量（CO）

心排血量是反映心泵功能的重要指标。通过测定CO，可判断心脏功能、心力衰竭和低心排综合征，指导治疗，判断预后。

1. 温度稀释法测定　通常用10ml室温的生理盐水作为指示剂，经漂浮导管注入右心房，指示剂随血流进入到肺动脉，由温度探头和导管端热敏电阻分别测出指示剂在右心房和肺动脉的温差及传导时间，经心排血量计算机，描记出时间-温度曲线面积，按公式自动计算出心排血量，并显示记录其数字及波形。同时，可结合CO、心率、平均动脉压（MAP）、CVP、PCWP等数据计算出体循环血管阻力（SVR）和肺循环血管阻力（PVR）。操作时应注意指示剂注射速度要均匀，不可太快或太慢，一般每秒2ml，连续3次，取平均值，每次测量时间间隔在1分钟以上。

2. 心脏指数（CI）　用心排血量除以体表面积（m^2）即为心脏指数。用心脏指数表示心脏排血量更为实用，无论体重大小或是成人、儿童都能反映心功能。

（六）主动脉球囊反搏（IABP）

主动脉内球囊反搏是一种临时性机械循环辅助的方法，是通过动脉系统植入一根带气囊的导管到左锁骨下动脉开口远端和肾动脉开口上方的降主动脉内，在心脏舒张期，气囊充气，在心脏收缩前，气囊放气，达到辅助心脏的目的。

1. 原理　心脏舒张期，主动脉瓣关闭，球囊充气膨胀，推动血液上、下运动，血液逆向流动，舒张压升高，冠状动脉灌注增加，血流量增多，心肌供血供氧增加；血液向下流动，增加肾动脉的血流灌注，原尿生成增加。心脏收缩前，气囊迅速排空，使心室射血不受阻碍，并产生真空效应，降低左室后负荷，心脏射血阻力下降，降低心肌耗氧量。

2. 适应证　①缺血性心脏病，如顽固性心绞痛、急性心肌梗死合并心源性休克、室间隔穿孔、二尖瓣关闭不全等；②顽固性严重心律失常；③

心脏手术后低心排综合征；④心脏手术后脱机者；⑤冠脉造影、冠脉旁路移植、冠脉溶栓时的辅助；⑥高危患者术中预防性运用。

3. 并发症 常见的并发症为下肢缺血。持续球囊反搏患者，应注意下肢动脉搏动情况及温度、颜色的变化。其他并发症还有出血、感染、血栓形成、动脉损伤等。

二、肾功能监测

重症患者的肾功能状态对于整个机体或其他病损脏器的治疗均有明显的临床意义。严重的循环功能障碍和呼吸功能不全造成的低血压、低氧血症、酸中毒等均可对肾构成严重损害导致肾功能不全或衰竭。持续或间断地监测肾功能，对早期发现并及时处理肾脏方面的并发症尤为重要。

（一）尿量

尿量变化是肾功能改变最直接的指标。危重患者通常记录 24 小时甚至每小时尿量。正常成人 24 小时尿量为 1000～2000ml。每小时尿量少于 30ml 多为肾血流灌注不足，间接提示血容量不足的可能。24 小时尿量少于 400ml 或每小时尿量小于 17ml 称少尿，表示有一定程度的肾功能损害，24 小时尿量少于 100ml 称无尿。24 小时尿量超过 2500ml 称多尿。

（二）肾小球功能监测

1. 肾小球滤过率（GFR） 是反映肾小球滤过功能的主要指标。单位时间内（分）经肾小球滤出血浆的毫升数，称肾小球滤过率。内生肌酐为肌酸代谢产生，浓度相当稳定。一般情况下，内生肌酐绝大部分经肾小球滤过，而肾小管对其不吸收，亦不排泄，所以内生肌酐清除率测定最为常用，单位时间内把若干毫升血浆中的内生肌酐全部清除，称内生肌酐清除率，是较早反映肾小球滤过率的敏感指标。

2. 血清尿素氮（BUN） 主要是经肾小球滤过随尿排出，肾小管也有分泌，当肾实质受损害时，肾小球滤过率降低，致使血浓度增加，因此，临床多通过测定血尿素氮，粗略地判断肾小球的滤过功能。

（1）参考值：2.9～6.4mmol/L（8～20mg/dl）。

（2）临床意义

1）器质性肾功能损害：BUN 测定不能作为早期肾功能指标。但对慢性肾衰竭，尤其是尿毒症，其增高的程度一般与病情严重性一致。

2）肾前性少尿：肾灌注不足致少尿时 BUN 可较快上升，而肌酐升高不明显，BUN/Cr（mg/dl）>10∶1，称肾前性氮质血症。

3）蛋白质分解过多或摄入过多。

4）BUN 还可作为肾衰竭透析治疗充分程度的指标。

3. 血清肌酐（Scr） 是肌肉代谢产物，由肾小球滤过而排出体外，故血清肌酐浓度升高反映肾小球滤过功能减退。

（1）参考值：83~177μmol/L（1~2mg/dl）。

（2）临床意义

1）各种原因引起的肾小球滤过功能减退血肌酐均可升高。

2）鉴别肾前性和肾实质性少尿，前者血肌酐浓度上升多不超过 200μmol/L，BUN/Cr（mg/dl）10∶1；器质性肾衰竭血肌酐常超过 200μmol/L，BUN 和 Cr 同时增高，因此，BUN/Cr（mg/dl）≤10∶1。

3）老年人、消瘦患者肌酐可能偏低，因此，一旦血肌酐上升，就要警惕肾功能减退。

4）血肌酐明显升高时，肾小管肌酐分泌增加，致内生肌酐清除率（Ccr）超过真正的 GFR。

4. 急性肾损伤的分级诊断标准 2004 年的 RIFLE 分级诊断标准中将急性肾损伤（AKI）分为 3 个级别（危险、损伤、衰竭）和 2 个预后级别（肾功能丧失、终末期肾病）（表 6-2）。

表 6-2　急性肾损伤的 RIFLE 分级诊断标准

分级	Scr 或 GFR	尿量
危险（risk）	Scr 上升至超过原来的 1.5 倍或 GFR 下降>25%	<0.5ml/（kg·h），时间>6 小时
损伤（injury）	Scr 上升至超过原来的 2 倍或 GFR 下降>25%	<0.5ml/（kg·h），时间>12 小时
衰竭（failure）	Scr 上升至超过原来的 3 倍或 GFR 下降 > 75% 或 Scr ≥ 332μmol/L（4mg/dl），急性增加 ≥ 41.5μmol/L（0.5mg/dl）	<0.3ml/（kg·h），时间>24 小时或无尿>12 小时
肾功能丧失（loss）	持续肾衰竭>4 周	
终末期肾病（ESRD）	持续肾衰竭>3 周	

（三）肾小管功能监测

1. 昼夜尿比重试验（又称莫氏浓缩和稀释功能试验）

（1）方法：①试验日正常进食，每餐含水量限 500~600ml；②上午 8 时排尿弃去，8~20 时每隔 2 小时留尿 1 次，共 6 次（为昼尿量），自晚 20 时至次日晨 8 时收集全部尿量，共 7 个尿标本；③分别测定尿量和尿比重。

（2）参考值：昼尿量与夜尿量之比为（3~4）：1；12 小时夜尿量应少于 750ml；尿比重最高值应在 1.020 以上；最高尿比重与最低尿比重之差应大于 0.009。

（3）临床意义

1）少尿加高比重尿见于血容量不足引起的肾前性少尿。

2）多尿（>2500ml/24h），低比重尿，夜尿增多，或比重固定在 1.010（等张尿），表明肾小管浓缩功能差。

2. 尿渗量（尿渗透压）测定 渗量即渗摩尔数量，代表溶液中一种或多种溶质的总数量，而与微粒的种类及性质无关。尿渗量系指尿内全部溶质的微粒的总数量而言。目前检验尿液及血浆渗量一般采用冰点渗透压计进行。

（1）方法：①禁饮尿渗量测定：用于尿量基本正常的患者。晚饭后禁饮 8 小时，清晨一次送尿检，同时静脉取血送检；②少尿时一次性尿渗量检测：在少尿（<400ml/24h）情况下，只需取一次尿样检测就有意义。

（2）参考值：正常人禁饮后尿渗量为 600~1000mOsm/（kg·H_2O），平均 800mOsm/（kg·H_2O）；血浆渗量为 275~305mOsm/（kg·H_2O），平均 300mOsm/（kg·H_2O）。尿/血浆渗量比值为（3~4.5）：1。

（3）临床意义

1）判断肾浓缩功能：禁饮尿渗量在 300mOsm/（kg·H_2O）左右时，称为等渗尿；若<300mOsm/（kg·H_2O），称为低渗尿；正常人禁水 8 小时后尿渗量<600mOsm/（kg·H_2O），再加尿/血浆渗量比值≤1，均表明肾浓缩功能障碍。

2）一次性尿渗量检测用于鉴别肾前性、肾性少尿。肾前性少尿时，肾小管浓缩功能完好，故尿渗量较高，常>450mOsm/（kg·H_2O）；肾小管坏死致肾性少尿时，尿渗量降低，常<350mOsm/（kg·H_2O）。

三、脑功能监测

（一）一般监测

1. 意识 正常人意识清醒，某些疾病在其发展过程中可出现意识障碍。意识障碍是指人对周围环境及自身状态的识别和觉察能力出现障碍，多由于高级神经中枢功能活动（意识、感觉和运动）受损引起。意识障碍根据程度由轻到重表现为嗜睡、意识模糊、昏睡和昏迷。特殊的意识状态有：

（1）谵妄状态：临床上表现为意识模糊、定向力丧失、感觉错乱（幻觉、错觉）、躁动不安、言语杂乱等。

（2）去皮质综合征：皮质下中枢及脑干因受损较轻而先恢复，大脑皮质受损重而仍处于抑制状态。患者能无意识地睁眼闭眼，眼球能活动，四肢肌张力增高，病理反射阳性，存在觉醒和睡眠周期，但无自发动作。若身体姿势为上肢屈曲，下肢伸直性强直，称为去皮质强直，去大脑强直表现为四肢均伸直性强直。

（3）无动性缄默症：又称睁眼昏迷，为脑干上部或丘脑的网状激活系统受损，而大脑半球及其传出通路无病变。患者能注视周围，但不能言语，不能活动，肌肉松弛，无锥体束征。给刺激也不能真正清醒。存在睡眠觉醒周期。

（4）闭锁综合征：又称去传出状态，见脑桥基底部病变，患者四肢及脑桥以下脑神经均瘫痪，仅通过眼球上下运动示意而与周围环境建立联系。患者意识清醒，易被误为昏迷。

2. 瞳孔　瞳孔的观察应结合意识的判断。两侧瞳孔不等、大小异常、对光反射迟钝或消失等，都是重要体征。

3. 其他　一般神经系统检查还包括精神状态、眼底镜检查、运动神经、生理反射、病理反射、脑膜刺激征等。

（二）颅压（ICP）监测

颅压是颅腔内容物对颅腔产生的压力，成人参考值为 1.33～2kPa（10～15mmHg）。临床可采用颅压监护装置对颅压进行持续动态观察，其改变可在颅内疾患出现症状之前出现。

1. 参考值

成人平卧颅压轻度增高：2～2.7kPa（15～20mmHg）。

成人平卧颅压中度增高：2.7～5.3kPa（20～40mmHg）。

成人平卧颅压重度增高：>5.3kPa（>40mmHg）。

2. 测压方法

（1）开放测压法：通过穿刺脑室或腰池，用测压管或测压表测定脑脊液的压力。缺点是颅压的闭合性被破坏。脑脊液外流影响测压结果。常见的有腰穿测压法，其操作简单，适用于脑脊液循环通畅和不存在脑疝危险的情况。

（2）闭合测压法：通过传感器将压力信号转换为电动势，再通过外设装置显示数值和记录。监测结果可靠准确，可持续进行 ICP 监测。传感器放置部位不同，可测得不同压力。临床一般以脑室内压监测为首选。

（3）无创性颅压监测：如囟门测量、核素测量等。近年来大量研究发现，闪光视觉诱发电位能较准确的判定颅压值，在颅高压治疗上有较广泛的应用前景。

3. 颅压监测的适应证

（1）进行性颅压升高的患者，如脑水肿、脑脊液循环通路受阻，脑脊液分泌增多或吸收障碍，脑出血、脑外伤、颅内感染等。侧脑室插管测定压力有利于诊断，必要时可引流脑脊液降低颅压。

（2）脑手术后可出现不同程度的水肿，此时进行颅压监测有重要意义，可根据压力波形，判断病情变化、治疗效果及预后。

（3）使用机械通气呼吸末正压（PEEP）的患者，包括重症脑损伤或其他原因，可根据颅压改变及血气分析数据进行调整。

4. 影响颅压的因素

（1）脑脊液量：脑脊液的分泌主要取决于平均动脉压与颅压的差，吸收主要通过蛛网膜颗粒，吸收的速度取决于颅压与静脉压之间的压力差。脑脊液分泌和吸收功能障碍引起的交通性脑积水，静脉窦栓塞或蛛网膜粘连后引起的交通性脑积水等均引起颅压增高。

（2）脑血流量：脑组织通过脑 CO_2 的舒张和收缩来自动调节血液供应。脑灌注压＝平均动脉压－平均颅压，脑血流与脑灌注压成正比，与脑血管阻力成反比。

（3）$PaCO_2$：脑血管反应不受 CO_2 直接影响，而是由于脑血管周围细胞外液 pH 的变化而作用。$PaCO_2$ 增高时，pH 下降，脑血流和脑容量增加，颅压增高。脑外科手术时，利用过度通气降低 $PaCO_2$，使脑血管收缩，脑血流量减少，颅压降低。但若 $PaCO_2$ 过低，致使脑血流量太少，则可引起脑缺血、缺氧，导致脑水肿，加重损害。

（4）PaO_2：PaO_2 降至 6.65kPa（50mmHg）以下时，脑血流量明显增加，颅压增高。如长期有低氧血症，常伴有脑水肿，即使提高 PaO_2 至正常水平，颅压也不易恢复正常，PaO_2 增高时，脑血流及颅压均下降。

（5）血压：平均动脉压在 6.67~20kPa（50~150mmHg）波动时，依

靠脑血管的自动调节机制，颅压基本波动不大。超出这一范围，颅压将随血压的升高或降低而呈平行改变。

（6）其他：胸内压及中心静脉压对颅压也有影响，因此，正压机械通气、腹内压升高等都可以使颅压上升。静脉麻醉药，如异丙酚、地西泮和麻醉性镇痛药等都可使脑血流减少而降低颅压。甘露醇等渗透性利尿剂使脑细胞脱水，成为降颅压的主要药物。体温每下降 1℃，颅压降低 5.5%~6.7%，因此，降温成为降低脑代谢、保护脑组织的重要措施。

（三）计算机断层扫描

计算机断层扫描（CT）是神经系统诊断中重要的影像学检查。CT 定量测定从多角度穿透身体的 X 线，并对其进行影像重建，以获取详细的骨骼、脑组织、脑脊液结构的轮廓，显示肿瘤、血肿或积水引起的组织移位。增强型 CT 利用可溶性高 X 线密度的碘水对比剂（造影剂），经静脉注射后能增强组织密度的差异，可显示血管结构或检测血-脑脊液屏障破坏的区域。目前，CT 广泛应用于对卒中、脑外伤及急性感染的急性评估中。对于神经系统或内科疾病不稳定或不能合作者，以及装有心脏起搏器或其他金属植入物者尤为适用。

（四）磁共振成像

磁共振成像（MRI）是多数颅内和脊髓内病变首选的神经影像学方法，可提供比 CT 更为清晰的解剖结构，对敏感病灶能提供多维空间信息；能更好的显示生理过程，如血流、脑脊液的运动和组织特征及水的扩散或生化组成；不受骨伪影的干扰，对颅后窝结构、脑干和脊髓内容物能清楚的显影。

（五）脑和脊髓血管造影

随着成像技术的发展，传统的经颈内动脉穿刺脑血管造影技术已被 CT 血管造影（CTA）、磁共振血管造影（MRA）和数字减影血管造影（DSA）所取代。

CTA 为无创性检查，可显示动静脉狭窄、畸形或动脉瘤的血管特征。缺点是可因对比剂的变态反应和加重心脏容量负担以及肾毒性而有一定的危险。

MRA 在临床用于脑卒中、短暂脑缺血发作和可能的静脉窦血栓形成的初步筛查。

DSA 是诊断颅内动脉瘤的金标准，是颅内动脉瘤和动静脉畸形术前评估的主要方法，尤其是考虑导管介入时。

（六）脑电图监测

脑电图（EEG）是借助电子放大技术，将脑部自发性生物电位放大 100 万倍描记于纸上，以研究大脑功能有无障碍。常规放置 4~8 对或根据需要放置更多的电极于头皮各规定部位，应用单极和双极的连接方法描记。对癫痫、脑炎、脑瘤及脑血管疾病等有一定的诊断价值，对癫痫的诊断帮助最大。随着计算机技术的发展，脑电监测手段正逐步完善。定量脑电图使脑电分析量化、实时、直观，适用于危重患者的连续监测。

（七）肌电图

肌肉与其他活组织一样，都会显示有规律的电活动现象。肌电图为肌肉活动时的微小电位差的放大记录，借以了解神经或肌肉疾病的状态。

其他脑功能监测方法还有地形图，脑诱发电位及脑血流图监测等。

四、呼吸功能监测

呼吸功能监测是重症监护中极重要的一个环节。当进行呼吸功能监测时，患者的通气功能、氧的传递、血流动力学情况以及组织接受和利用氧的能力是四项最基本的内容。

（一）呼吸运动监测

1. 呼吸频率（RR） 指每分钟呼吸次数，反映患者肺通气功能及呼吸中枢的兴奋性，是呼吸功能监测的最简单最基本的项目。正常人静息状态下，呼吸频率为 16~18 次/分，呼吸与脉搏比为 1：4。呼吸过速指呼吸频率超过 24 次/分，呼吸浅快见于呼吸肌麻痹以及肺部疾病，如肺炎、胸腔积液等。呼吸过缓指呼吸频率低于 12 次/分，呼吸浅慢可见于麻醉剂或镇静剂过量、颅压增高等。

2. 呼吸幅度、节律和呼吸周期 呼吸幅度是指呼吸运动时胸腹部的起伏大小，一般男性及儿童以腹式呼吸为主，女性以胸式呼吸为主。呼吸节律指呼吸的规律性，正常成人静息状态下，呼吸节律基本均匀而整齐。呼吸周期比率是指呼吸周期中吸气时间与呼气时间之比。在病理状态下，会出现呼吸幅度、节律、周期的变化。常见的异常呼吸类型的病因和特点见表 6-3。

表 6-3　常见异常呼吸类型的病因和特点

类型	特点	病因
呼吸停止	呼吸消失	心搏停止
Biot 呼吸	规则呼吸后出现长周期呼吸停止又开始呼吸	颅压增高，药物引起呼吸抑制，大脑损害（通常延髓水平）
Cheyne-Stokes 呼吸（又称潮式呼吸）	不规则呼吸呈周期性，呼吸频率和深度逐渐增加和逐渐减少以致呼吸暂停交替出现	药物引起呼吸抑制，充血性心力衰竭，大脑损伤（通常脑皮质水平）
Kussmaul 呼吸	呼吸深快	代谢性酸中毒
哮喘式呼吸	呼气时间较吸气时间明显延长，并有哮鸣	哮喘、肺气肿等
点头式呼吸	吸气时下颌向上移动而在呼气时重返原位，类似点头样	垂危患者呼吸变得不规则时出现，因胸锁乳突肌收缩所致
蝉鸣样呼吸	吸气时发出高音调啼鸣音，可同时出现"三凹"征	会厌部发生部分堵塞，造成气体吸入困难

（二）肺容量监测

1. 潮气量（TV）　指平静呼吸时每次吸入或呼出的气体量，反映静息状态下的通气功能。成人潮气量为 8~12ml/kg。通常，呼吸机的气量表位于呼出气一侧，故实际测定的不是吸入气量，而是呼出气量。机械通气时，可通过比较吸气 TV 与呼出 TV 的差值来判断呼吸管道的漏气状况。潮气量必须动态监测，最后参考血气分析结果确定潮气量是否适宜。

2. 肺活量（VC）　最大吸气后所能呼出的最大气量，反映肺每次通气的最大能力，正常成年男性为 3.5L，女性为 2.4L。VC 减少见于任何使呼吸幅度受限的疾病，如胸廓活动受限、肺组织受损、膈肌活动受限等。临床上 VC<15ml/kg 为机械通气的指征之一。

3. 功能残气量（FRC）　平静呼气后肺内所残留的气量，正常成年男性为 2300ml，女性为 1600ml。FRC 起着缓冲肺泡气体分压的变化，防止呼吸过程中小气道闭塞或肺泡塌陷。FRC 增高见于肺组织弹性减退，末梢支气管狭窄、任何原因引起的呼气受阻或胸廓畸形等；减少主要见于各种原因引起的胸肺弹性回缩力增加、肺泡缩小或塌陷。

（三）肺通气功能监测

1. **每分通气量（VE）**　在静息状态下，每分钟呼出或吸入的气量，是潮气量（VT）与呼吸次数的乘积。正常值为 6~8L/min，是肺通气功能最常用的测定指标之一。成人 VE>10~12L/min，提示通气过度，VE<3~4L/min，提示通气不足。

2. **生理无效腔（VD）**　即解剖无效腔加肺泡无效腔。每次吸入的气体，一部分将留在从上呼吸道至呼吸性细支气管以前的呼吸道内，这部分气体不参与肺泡与血液之间的气体交换，称解剖无效腔，容积约为 150ml。进入肺泡的气体，因血流在肺内分布不均而未能都与血液进行气体交换，未交换的这一部分肺泡容量称为肺泡无效腔。健康人平卧时，生理无效腔等于或接近于解剖无效腔。

3. **每分肺泡通气量（VA）**　在静息状态下，每分钟吸入气量中能达到肺泡进行气体交换的有效通气量为每分肺泡通气量。可通过潮气量减去生理性死腔量再乘以每分钟呼吸频率求得：VA=（VT-VD）×RR。正常值为 4.2L/min。潮气量不足，机体为了维持 $PaCO_2$ 在正常范围内就必须增加 RR 加以代偿，虽然肺通气量影响不大，但由于呼吸频率增快，死腔量增加，呼吸作功也明显增加，反而使 VA 减少。可见对肺换气而言，浅而快的呼吸是不利的。

（四）气道压力监测

1. **呼吸道阻力**　气体进入肺内的非弹性阻力，受气流速度、气流形式和管径大小的影响。流速快，阻力大；流速慢，阻力小。层流阻力小，湍流阻力大。气流太快和管道不规则容易发生湍流。气道阻力峰值突然增高可能是气胸、气道阻塞的一个有价值的早期指标。如气管内有黏液、渗出物或肿瘤、异物等，可用排痰、清除异物、减轻黏膜肿胀等方法减少湍流，降低阻力。

2. **顺应性**　肺及（或）胸廓的顺应性是指单位压力变化所致的容积变化。一般机械通气患者的顺应性较正常人低。

（五）脉搏氧饱和度（SpO_2）监测

脉搏血氧饱和度仪（POM）是广泛用于 ICU 及麻醉科的一种仪器，SpO_2 与动脉血氧饱和度（SpO_2）有显著的相关性，从而间接判断患者氧供情况，并可同时计数脉搏。

1. **原理**　POM 是电子分光光度计，由三部分组成，即光电感受器、微处理机和显示部分。根据光电比色的原理，利用不同组织吸收光线的波长不同而设计的。HbO_2 与 Hb 两种物质可以吸收不同波长的光，HbO_2 可吸收可见红光（波长 660nm），Hb 可吸收红外线（波长 940nm）。一定量的光线传到分光光度计探头，随着动脉搏动吸收不同的光量。光线通过组织后转变为电信号，经微机放大处理后将光强度数据换算成氧饱和度百分比，按以下公式求算（参考值：96%~100%，<90%时提示有低氧血症）。

$$SpO_2 = \frac{HbO_2}{HbO_2 + Hb} \times 100\%$$

2. 临床意义 通过 SpO_2 监测，间接了解患者 PaO_2 高低（表 6-4），以便了解组织的氧供情况。它是通过已知氧饱和度与氧离曲线对应关系，求算出患者的氧分压。

表 6-4 SpO_2 与 PaO_2 关系对照表

项目	数 值													
$SpO_2\%$	50	60	70	80	90	91	92	93	94	95	96	97	98	99
PaO_2（mmHg）	27	31	37	44	57	61	63	66	69	74	81	92	110	159

注：1mmHg=0.133kPa

由氧离曲线（图 6-5）可知，SpO_2 与 PaO_2 在一定范围内呈线性相关，在一定范围内 SpO_2 升高，PaO_2 也随之升高。但当 $PaO_2 > 13.3kPa$（100mmHg）时，氧离曲线呈平坦部分 SpO_2 100%，以后随着 PaO_2 升高 SpO_2 仍为 100%，即使 PaO_2 为 40kPa（300mmHg）以上仍为 100%。PaO_2 在 13.2kPa（99mmHg）以下时，SpO_2 较敏感地反映 PaO_2 变化，特别是当 $PaO_2 < 8kPa$（60mmHg）时，氧离曲线在陡直部位 SpO_2 下降比 PaO_2 降低更为迅速。所以用 SpO_2 间接了解 PaO_2 改变十分可靠，能在症状出现前即可做出诊断并马上给予反馈。

肺泡弥散功能、心排出量、通气与血流比例等均可影响 SpO_2 数值。当一氧化碳中毒、指甲油染色时，SpO_2 可出现错误的高读数。患者躁动、传感器松动、手术时电灼均可影响 SpO_2 正确读数。因此，临床上选择不同规格和形状的传感器固定在毛细血管搏动部位（如指、趾端甲床，耳垂、鼻翼、足背）以免影响结果。

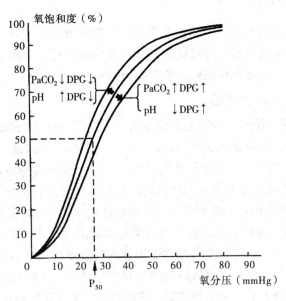

图 6-5　氧合血红蛋白解离曲线

注：P_{50}：氧饱和度为 50% 时的 PaO_2

（六）呼气末二氧化碳监测（$P_{ET}CO_2$）

指呼气终末部分气体中 PaO_2，用于估计 PaO_2 高低，调节肺泡通气量。最常用的有红外线旁气流和主气流测定法，其他有质谱仪法和比色法等。影响 $P_{ET}CO_2$ 因素有：

1. 大多数情况下可代替 PaO_2，但当 VD/VT 比值增大，呼吸频率增快的因素均可使 $P_{ET}CO_2$ 低于 PaO_2。

2. 引起 $P_{ET}CO_2$ 异常升高的原因，包括 CO_2 产生量增加，如体温升高等；CO_2 排出障碍，如呼吸肌麻痹、神经疾病等引起通气不足等。

3. 导致 $P_{ET}CO_2$ 异常降低的原因，包括 CO_2 产生减少，如低温、麻醉等；各种原因引起肺血流灌注显著减少，如呼吸心脏骤停，低心排血量；各种原因的肺动脉栓塞等；麻醉机或呼吸机衔接管脱落，气管插管误入食管等。临床上低温麻醉手术中，$P_{ET}CO_2$ 变化较体温变化更为敏感，体外循环心内修补手术时，如果 $P_{ET}CO_2$ 仍高则应考虑是否为体循环和肺循环之间存在异常通道。当 $P_{ET}CO_2$ 异常升高或降低时，应做血气分析检查，寻找原因并做相应处理。

五、机械通气

机械通气是指利用机械装置来代替、控制或改变自主呼吸运动的一种通气方式。其原理是通过呼吸机将气体压入肺内以代替生理状态下的自然吸气过程，呼气过程仍然靠肺和胸廓的弹性回缩来完成。

（一）机械通气的指征

1. 适应证 任何原因引起的缺氧和（或）二氧化碳潴留均是机械通气的适应证：①外科疾病及手术后呼吸支持，如严重胸部创伤、连枷胸等；②危重患者的呼吸支持及呼吸衰竭的治疗，如中毒所致的呼吸抑制、肺部感染、重症胰腺炎等；③气体交换障碍，如急性呼吸窘迫综合征（ARDS）、新生儿肺透明膜病等；④呼吸肌功能障碍，如神经肌肉疾病等。

2. 禁忌证 原则上机械通气没有绝对禁忌证，凡是呼吸衰竭均可使用呼吸机。但有些疾病症状必须经过恰当处理后方可应用呼吸机，否则会加重病情，甚至危及生命。机械通气的相对禁忌证：①大咯血或严重误吸引起的窒息；②肺大疱、张力性气胸、纵隔气肿、大量胸腔积液等。

（二）人工气道的建立

人工气道是指经口、鼻或直接经气管置入导管形成的呼吸通道，用以辅助患者通气及进行肺部疾病的治疗。常见的人工气道有口咽管置管、鼻咽管置管、喉罩、气管插管和气管切开置管。建立人工气道的目的：①纠正患者的缺氧状态，改善通气功能；②有效地清除气道内分泌物。对于病情紧急、不容耽搁的患者，一般采取经口气管插管。

1. 经口气管插管

（1）指征：几乎所有接受呼吸机治疗和需要建立人工气道的患者均是经口气管插管的指征。因用物简单、操作迅速，是临床应用最普遍的人工气道方法。除非患者有经口气管插管的禁忌证，如气管上 1/3 以上部位（喉、声带、口腔等）的病变，经口气管插管无法插入也不能解决问题或主动脉瘤压迫气管，插管可能导致动脉瘤破裂等。

（2）用物：喉镜、气管导管（根据患者体形选择）、管芯、牙垫、注射器、胶布、吸引器、简易呼吸器、吸氧设备、开口器以及相关麻醉药品等。

（3）操作步骤

1）患者仰卧，头尽量后仰，肩部略垫高，除去口鼻腔内分泌物，有义齿的需取出。

2）操作者左手持喉镜沿右侧口角进入，轻轻将舌体稍推向左侧使喉镜移至正中，见到腭垂后顺舌背弯插入。

3）进入咽部见到会厌用喉镜轻挑起会厌暴露声门，右手持导管（内置导管芯，弯成一定的弧度）将其尖端对准声门，轻巧地插进气管内，拔出导管芯。

4）放齿垫后退出喉镜，用胶布固定齿垫与导管。

5）气管导管外气囊内注入 8~12ml 空气，吸净气管内分泌物，摆好患者卧位，将导管与麻醉机或呼吸机连接，必要时用约束带适当限制患者双手的活动，防止非计划拔管的发生。

6）通知放射科拍 X 线胸片以确定导管位置。

2. 经鼻气管插管

（1）指征：主要适用于机械通气时间超过 1 周但又不足以气管切开的患者。且因操作相对经口气管插管费时，只有在病情允许情况下才考虑。经鼻气管插管患者易耐受，便于固定和口腔护理。

（2）用物：与经口插管大致相同，只是不需要齿垫而需要导管钳。若在纤支镜引导下插管，用物准备还需要纤支镜、冷光源、生理盐水、石蜡油、酒精等。

（3）方法：有明插、盲插和纤支镜导向 3 种方式。

3. 气管切开置管　可作为长期保留人工气道或不能主动排痰只能被动吸痰的有效措施。但该法损伤较大，需特殊的医疗器械和技术，且会留下瘢痕影响美观。

（三）人工气道的管理

1. 呼吸道湿化　湿化的主要目的是防止痰液黏稠，保持呼吸道通畅。每日湿化液量不应少于 250ml，可通过蒸气、水浴雾化和直接滴注，所需的量既要确保痰液稀薄易于吸出、咳出，又不能湿化过度而出现啰音。湿化蒸发器的温度应控制在 32~35℃ 为宜，湿化液需用灭菌蒸馏水。若在气管导管或套管中直接滴注，则用生理盐水持续滴入，或在吸痰时将 3~5ml 生理盐水在患者吸气时缓慢注入，待几次通气后吸出。

2. 呼吸道分泌物的吸引

（1）为防止吸痰时造成的低氧血症，吸痰前后可根据需要给予 100% 氧气吸入 2~3 分钟。

（2）吸痰前应配合翻身、拍背等胸部物理治疗，吸痰前不宜进食。

（3）注意吸痰顺序：应先吸净气道内分泌物再吸除口、鼻咽部分泌物及气囊上方的分泌物。尤其注意拔管前应充分吸痰，避免拔管过程中发生误吸。

（4）吸痰时注意患者心率、血压和血氧饱和度等参数的变化。

（5）遵循按需吸痰的原则。

3. 人工气道的固定 应妥善固定，松紧适当，定时测量经口、经鼻插管外露长度及固定处的皮肤情况。躁动患者应适当束缚，加强监护；清醒患者做好心理护理和宣教，防止非计划拔管发生。

4. 气囊的管理 人工气道的气囊应适当充气。充气过度会造成气囊压力过高引起支气管黏膜的溃疡甚至坏死，充气不足可发生机械通气时的漏气而难以维持有效通气，甚至造成误吸。目前临床大多使用高容低压型气囊，因此，不推荐常规气囊放气，但需定时监测气囊压力，维持压力在 $2.67\sim3.33kPa$（$20\sim25mmHg$）为宜。

（四）机械通气的方式

根据是否在气管内导管的基础上进行正压通气，目前机械通气分有创正压通气和无创正压通气（NPPV）两种方式。有创正压通气指经口、鼻或气管切开插入气管导管，连接呼吸机对患者进行通气支持。无创正压通气指使用面罩或鼻罩连接呼吸机实施正压通气，目前是 COPD 的一线治疗方法，其他适应证还包括心源性肺水肿、多种肺部疾病终末期拒绝插管者、多种急性呼吸衰竭早期，或作为拔管后的序贯治疗手段。无创机械通气常用的通气模式有持续气道正压通气（CPAP）和双相气道正压通气（BiPAP）。

（五）机械通气的模式

1. 控制性机械通气（CMV） 是指呼吸机完全替代自主呼吸，按预设的呼吸频率、潮气量、吸呼比和吸气流速等参数，启动、控制和切换患者的呼吸，并提供全部的呼吸做功。例如，间歇正压通气（IPPV）就属于CMV，不论患者自主呼吸如何，呼吸机均按预设的通气参数给予患者间歇正压通气。主要用于自主呼吸微弱或无自主呼吸的患者。使用不当患者可出现废用性呼吸肌萎缩，患者有自主呼吸时易发生人机对抗。

2. 辅助性机械通气（AMV） 在患者自主呼吸存在的前提下，呼吸机辅助或增强患者的自主呼吸。由患者的自主呼吸努力引起气道压力的轻微下降或气道气体流速的改变而触发呼吸机送气。优点是患者自主呼吸易与呼吸机通气同步，减少患者做功，预防呼吸肌萎缩。但如果患者自主呼吸不稳定，呼吸机提供的呼吸支持也不稳定。

3. **同步间歇正压通气（SIPPV）** 与 IPPV 的区别在于由患者自主吸气触发呼吸机间歇正压通气。

4. **间歇指令性通气（IMV）** 呼吸机以预设频率间断进行控制通气，在控制通气间歇允许患者自主呼吸，实质为自主呼吸合并控制性机械通气，易发生人机对抗，临床上较少用。

5. **同步间歇指令性通气（SIMV）** 是 IMV 的改良方式，即指令通气尽可能做到 IMV 与患者自主呼吸同步，患者可以有自主呼吸。若在同步触发窗内出现 SIMV 气，则触发指令性通气，若触发窗内无自主呼吸，触发窗结束时呼吸机自动给予控制通气。SIMV 适用于撤机过程，也可用于一般的常规通气。缺点是患者呼吸频率越快，其同步效能越差，不能随病情变化而随时自动调节，容易导致通气不足。

6. **分指令性通气（MMV）** 可解决 IMV 撤机过程的困难。对于自主呼吸不稳定的患者，IMV 不能保证其获得恒定的通气。MMV 每分通气量恒定，可保证此类患者撤机过程的安全。当患者自主呼吸降低时，该系统会主动增加机械通气水平；相反，恢复自主呼吸能力的患者，在呼吸机参数不变的情况下会自动将通气水平越降越低。

7. **持续气道正压通气（CPAP）** 指在患者整个自主呼吸周期内，呼吸机提供一个持续的高速正压气流，使吸气相、呼气相气道内保持一定的正压，使患者吸气省力，增加功能残气量，改善通气/血流比，改善肺顺应性，防止肺泡塌陷。

8. **双相气道正压通气（BiPAP）** 是指在自主呼吸的吸气相和呼气相分别施加不同压力，即吸气压力（IPAP）相呼气压力（EPAP），IPAP 用于增加肺泡通气，降低呼吸做功和促进二氧化碳排出，EPAP 相当于 PEEP，增加功能残气量，改善氧合。

9. **压力支持通气（PSV）** 由患者的自主呼吸触发呼吸机提供一个恒定的预设的气道正压直至吸气结束，以帮助患者克服气道阻力和胸、肺弹性阻力。

（六）呼吸机参数的设置

呼吸机参数应根据患者年龄、性别、呼吸功能、疾病的病理生理特点等来设置，参考血气分析结果具体调整。基本参数的常规设置如下：

1. **潮气量（VT）** 成人 8~12ml/kg，儿童 5~6ml/kg。

2. **呼吸频率（RR）** 成人 12~16 次/分，儿童 20~30 次/分。

3. **吸气呼气时间比值（I∶E）** 常规按 1∶（1.5~2）调节。对慢性阻塞性肺疾患，呼气时间可相对延长。吸气停顿时间属吸气时间，一般设置为呼吸周期的 10%（不超过 20%）。当患者自主呼吸时，I∶E 个监测参数而不是设定参数。

4. 吸气流速 成人一般为每分钟 40~70L。流速波形有方波、正弦波、加速波和减速波四种。一般认为减速波使气道峰压更低、气体分布更佳、氧合改善更明显，临床应用最多。

5. Flow by 功能 在通气中保持一定的持续气流，患者可以凭微弱吸气来触发呼吸机供气，且随时可从回路持续气流中充分吸气，避免了微弱自主呼吸的患者与呼吸机难以配合的问题。在婴幼儿中尤其重要。

6. 氧浓度（FiO_2） FiO_2 设置应至少保证 $PaO_2 > 8kPa$（60mmHg），$SaO_2 > 90\%$，$SpO_2 > 92\%$。为防止氧中毒和吸收性肺不张的发生，FiO_2 应尽快降至 50% 以下，不宜超过 60%。如 FiO_2 已达 60%，PaO_2 仍低于上述标准，则应考虑应用 PEEP。

7. 呼气末正压（PEEP） 呼气末借助于装在呼气端的限制气流活瓣等装置，使气道压力高于大气压。这种呼气末正压能使肺泡在呼气末仍保持膨胀，防止小气道闭合，有利于减少肺泡萎陷、增加功能残气量，改善肺的顺应性。临床主要适应肺内分流所致的低氧血症，多用于 ARDS。PEEP 设置一般为 $0~0.49kPa$（$0~5cmH_2O$），每次增加或减少的幅度不能太大，一般为 $0.196~0.294kPa$（$2~3cmH_2O$），间隔时间不宜过短，一般应在半小时以上。常用 PEEP 范围一般不超过 $1.47kPa$（$15cmH_2O$）。PEEP 达到 $1.96kPa$（$20cmH_2O$）时，有效生理作用不再继续，超过 $2.45kPa$（$25cmH_2O$），不良反应和并发症的发生机会明显增加。

8. 触发灵敏度 通常根据患者自主吸气力量的大小调节。压力触发水平一般在基础压力下 $0.196kPa$（$2cmH_2O$）左右，流速触发水平一般在基础气流下，每分钟 1~3L。

9. 常见的报警设置 ①高压限制；②低压限制；③高呼吸频率限制；④低呼吸频率限制；⑤高每分通气量；⑥低每分通气量；⑦窒息时间。

不同型号的呼吸机报警参数不同。一般以患者实际监测得到数值的 ±20% 范围来调节报警上下限。气道压力报警上限为患者实际气道压力值加 $0.98~1.47kPa$（$10~15cmH_2O$）为宜。报警界限有些是呼吸机本身已经规定，有些则需要根据临床具体情况设置。

（七）使用呼吸机的基本步骤

1. 确定是否有机械通气的指征，判断是否有机械通气的相对禁忌证，进行必要的处理。

2. 选择合适型号的标明检查正常的呼吸机准备。

3. 连接经消毒处理过的呼吸机管道，安装湿化灌装置，倒入湿化水检查整个管道系统有无明显的泄漏。

4. 插上电源、气源，打开压缩泵开关、显示器开关及湿化罐开关。

5. 呼吸机自检过程。

6. 选择呼吸机模式、设定基本参数和报警范围。

7. 连接模肺，观察呼吸机是否正常工作，各参数显示是否在正常误差范围之内。

8. 检查运行正常后将呼吸机处于待机状态，等待患者上机治疗。

(八) 呼吸机的撤离

1. 撤机指标

(1) 导致呼吸衰竭的原发病因已解除或得到有效控制，一般情况已改善。

(2) $FiO_2 < 45\%$。

(3) 自主呼吸强，咳嗽反应强。

(4) 血气分析正常，X 线胸片结果无提示不宜撤机。注意，撤机不等于立即拔管。

2. 方法　常用间断撤离法。

(1) 准备：向患者做好解释工作，尤其是原有慢性肺功能不全的患者，加强心理护理，消除患者心理负担和顾虑，解除心理上对呼吸机的依赖。加强营养支持和肺功能锻炼。

(2) 间断脱机

1) 当呼吸机 SIMV+PSV 时可逐步减呼吸频率，使呼吸肌活动得到锻炼以致增强，当呼吸频率降至 4~6 次/分时，患者呼吸平稳、通气及氧合指标均为正常时可停用呼吸机。

2) 若无 SIMV 装置，则从每小时脱离呼吸机 5 分钟开始，逐渐延长，在自发呼吸达 1 小时以上没有呼吸困难征象、通气和氧合指标均正常时可停用。

3) 撤离时间一般选择在上午，以便于观察，最初的 1~2 天夜间仍可呼吸机辅助，经过至少 2 天，患者自主呼吸良好时才能完全停机。

4) 一般在完全撤机后 30~60 分钟，复查血气结果正常可考虑拔管。

3. 拔管后的气道护理

(1) 拔管后要密切观察反应，如患者有烦躁不安，呼吸、心率较前明显增快，出冷汗、末梢循环差、鼻翼煽动、三凹征等表现，应考虑准备重新插管。

（2）拔管后注意喉头水肿的情况，对不同程度的喉头水肿进行处理，如给予地塞米松雾化吸入治疗支气管痉挛，头部后仰，保持气道通畅，有严重的喉头水肿伴有呼吸困难者，应重新行气管切开术。

（3）协助翻身、拍背，鼓励患者有效咳嗽、排痰，消除限制咳嗽的因素，如疼痛等。

（4）拔管后应禁食6小时，可少量饮水，进食过早或饮水过多可影响呼吸，甚至造成呕吐引起误吸。

六、动脉血气与酸碱监测

血液气体分析有助于对呼吸状态进行全面而精确的分析，评价治疗效果，并参考调整呼吸机参数。血液气体分析已成为 ICU 病房常规的监测手段。而酸碱失衡是多种疾病发展的共同通道，因此，血气分析与酸碱参数监测，对早期诊断、早期治疗均极为重要。

（一）血气分析参数参考值及临床意义

1. **血液酸碱度（pH）**　是氢离子浓度的负对数。参考值：动脉血为 7.35~7.45，静脉血比动脉血低 0.03。pH 是一个综合性指标，反映血液酸碱平衡总的结果，仅此一项不能区分酸碱平衡紊乱的类型，但能反映酸碱失衡程度。人体能耐受的最低 pH 为 6.90，最高 pH 为 7.70，酸碱失衡时，如果 pH 变化较大，则对机体代谢和内脏功能均有明显影响。

2. **动脉血二氧化碳分压（$PaCO_2$）**　参考值为 4.67~6kPa（35~45mmHg）。$PaCO_2$ 是唯一代表呼吸因素的指标，是衡量肺泡通气量是否适当的一个客观指标。$PaCO_2$ 轻度增高时可刺激呼吸中枢增加排出 CO_2，当 $PaCO_2$ 达 7.33kPa（55mmHg）时，可抑制呼吸中枢，导致呼吸衰竭，更高时甚至出现 CO_2 麻醉和昏迷。

3. **氧分压（PaO_2）**　是指血浆中物理溶解 O_2 的张力。参考值 10.7~13.3kPa（80~100mmHg）。PaO_2 是反映机体氧合状态的重要指标，对于缺氧的诊断和程度的判断有重要意义。PaO_2/FiO_2 为氧合指数。

4. **实际碳酸氢根（AB）**　指实际测得的动脉血中碳酸氢根（HCO_3^-）含量。参考值为 22~27mmol/L。受代谢和呼吸双重因素的影响。

5. **标准碳酸氢根（SB）**　全血在标准状态下［体温为 37℃，$HbO_2$100%饱和，用 $PaCO_2$ 为 5.33kPa（40mmHg）的气体平衡］所测得的

血浆 HCO_3^- 含量。由于标准化后 HCO_3^- 不受呼吸因素的影响，SB 是判断代谢因素的指标。在代谢性酸中毒时降低，在代谢性碱中毒时升高。参考值为 22~27mmol/L，平均为 24mmol/L。

AB 与 SB 比较，可以反映呼吸因素和代偿程度。分析 SB 与 AB 的关系，应先考虑 SB 再考虑 AB。正常情况下，SB 与 AB 大致相等；若 SB 正常，SB>AB 为呼吸性碱中毒，SB<AB 为呼吸性酸中毒；若 SB↓≈AB↓ 为代谢性酸中毒失代偿；若 SB↑≈AB↑ 为代谢性碱中毒失代偿。

6. 碱剩余（BE）　指标准条件下，用酸或碱滴定 1L 全血标本至 pH 到 7.40 时所需的酸或碱的每升毫摩尔数。参考值范围为 -3.0~+3.0mmol/L。BE 不受呼吸因素的影响，完全代表代谢因素。代谢性酸中毒时 BE 负值增加；代谢性碱中毒时 BE 正值增加。临床上可用于指导补碱量。

7. 阴离子间隙（AG）　指血浆中未测定的阴离子（UA）与未测定的阳离子（UC）的差值。

参考值是 12mmol/L±2mmol/L。AG 可增高也可降低，但增高意义较大，多以 AG>16mmol/L 作为判断是否有 AG 增高型代谢性酸中毒的界限。

（二）判断酸碱紊乱类型的"六步法"

1. 第一步　评价 pH，pH<7.35 为失代偿性酸中毒，pH>7.45 为失代偿性碱中毒，pH 为 7.35~7.45 的三种情况：①正常，无酸碱失衡；②代偿了的酸碱紊乱；③互相抵消的酸碱紊乱，可能是两种或三种，pH 变化方向相反而相互抵消表现为"正常"，如代酸十代碱，呼酸十代碱等。

单纯酸碱平衡紊乱，继发性代偿变化一定小于原发性失衡，pH 变化与原发的失衡一致；若存在两种以上的酸碱失衡，pH 变化与主要的失衡一致。

2. 第二步　评价换气状态。$PaCO_2$>6kPa（45mmHg），提示呼吸性酸中毒；$PaCO_2$<4.67kPa（35mmHg），提示呼吸性碱中毒。

3. 第三步　评价代谢过程。根据 AB、SB 或 BE 值判断。若原发性 HCO_3^- 升高，为代谢性碱中毒，若 HCO_3^- 原发性降低，为代谢性酸中毒。

4. 第四步　判断原发还是继发，分清单纯还是混合。

（1）首先结合病因、临床表现、治疗药物等判断，其次从 $PaCO_2$ 与 HCO_3^- 变化规律判断。

1）无代偿，仅 $PaCO_2$ 或 HCO_3^- 有变化。

2）部分代偿，$PaCO_2$ 和 HCO_3^- 均异常，pH 异常，原发失衡决定 pH 变化。

3）完全代偿，$PaCO_2$ 和 HCO_3^- 均异常，pH 正常。当 pH 在 7.35~7.40 之间，可以认为是原发性酸中毒；而 pH 在 7.40~7.45 之间，提示原发性碱中毒。

多数情况下，当 $PaCO_2$、HCO_3^- 均异常时，一个反映原发性异常，另一个反映代偿性异常。

（2）$PaCO_2$ 和 HCO_3^- 呈相反变化，必有混合性酸碱平衡紊乱。$PaCO_2$ 升高 HCO_3^- 降低肯定有呼吸性酸中毒加代谢性酸中毒，$PaCO_2$ 下降 HCO_3^- 升高肯定有呼吸性碱中毒加代谢性碱中毒。

（3）pH<7.25，应考虑呼吸性酸中毒加代谢性碱中毒。

（4）$PaCO_2$>8kPa（60mmHg）且 pH>7.4，应考虑呼吸性酸中毒加代谢性碱中毒，$PaCO_2$>10kPa（75mmHg）且 pH 正常，考虑呼吸性酸中毒加代谢性碱中毒。

（5）判断三重混合性酸碱平衡紊乱，需要有 AG 值。

5. 第五步　评价氧合状态。PaO_2 参考值在 10.7~13.3kPa（80~100mmHg）。

（1）轻度低氧血症：PaO_2 在（60~80mmHg），SpO_2 在 91%~96%。

（2）中度低氧血症：PaO_2 在 5.33~8kPa（40~60mmHg），SpO_2 在 75%~91%。

（3）重度低氧血症：PaO_2>5.33kPa（40mmHg），SpO_2<75%。

6. 第六步　做出结论，包括代偿程度、原发异常和氧合状态，如"部分代偿的呼吸性酸中毒伴中度低氧血症"。

（三）血气分析标本的采集

1. 血气分析标本的留取　血样为动脉血或混合静脉血，抽取动脉血气标本时需用肝素稀释液湿润注射器，抽血前排尽空气和肝素液，以免影响结果。选择合适的动脉穿刺部位，一般在动脉搏动最明显处进针采血 2ml。注意拔针后立即将针头斜面刺入橡皮塞内，以免空气进入而影响结果；若注射器内有气泡应尽快排出。采集的血气标本应立即送检，以免结果误差。

2. 影响血气分析结果的因素

（1）心理因素：患者因紧张恐惧诱发快速呼吸可发生过度通气而导致 $PaCO_2$ 降低，若患者害怕疼痛而屏气，可导致 $PaCO_2$ 升高。

（2）采血时机要合适：如呼吸机参数调整后使血气平衡需要 20~25 分钟，不宜过早采血。

（3）标本留取：注射器内不得留有空气，标本抽出后立即隔绝空气，空气进入血标本会使血中 PaO_2 明显上升，$PaCO_2$ 降低而出现误差。

（4）血标本送检时间：不能及时检测，应将标本置于碎冰块中或冰箱内储藏，最长不能超过 2 小时。室温下过久，血细胞代谢会使标本 PaO_2 降低、$PaCO_2$ 升高，pH 下降。

（四）动脉穿刺置管术

1. 适应证 重度休克须经动脉注射高渗葡萄糖液及输血输液等；某些特殊的检查，如选择性动脉造影及左心室造影等；重危及大手术后有创血压监测；施行某些特殊治疗，如动脉注射抗癌药物行区域性化疗、主动脉球囊反搏等；需动脉采血检查，如血气分析。

2. 禁忌证 出血倾向、局部感染、侧支循环差。

3. 用物 治疗盘、无菌注射器及针头、肝素注射液、利多卡因溶液、无菌手套。动脉穿刺插管包：弯盘 1 个、洞巾 1 块、纱布 4 块、2ml 注射器 1 个、动脉穿刺套针 1 根，另加无菌三通开关及相关导管、动脉压监测仪等。

4. 动脉穿刺部位动脉置管部位选择 首选桡动脉（插管前需进行 Allen 试验）；其次为股动脉、肱动脉及足背动脉等。

5. 操作步骤

（1）充分暴露穿刺部位，局部皮肤常规消毒。

（2）术者戴无菌手套、铺洞巾。若仅穿刺，则不必戴手套而用碘伏消毒术者左手示、中指指端。

（3）于动脉搏动最明显处，用消毒后的两手指上下固定欲穿刺的动脉，两指间相隔 0.5~1cm 供进针。

（4）右手持注射器或动脉插管套针（预先用稀释肝素水湿润）。将穿刺针与皮肤呈15°~30°朝近心方向斜刺，见鲜红动脉血回流即固定注射器，待注射器内动脉血回流至所需量即可拔针；若行动脉插管，则应取出针芯，如见动脉血喷出，应立即将外套管继续推进少许，使之深入动脉腔内以免脱出，根据需要接动脉压监测仪或动脉加压输血装置等。如拔出针芯后无回血，可将外套管缓慢后退，直至有动脉血喷出，若无，则将套管退至皮下插入针芯，重新穿刺。

（5）操作完毕，迅速拔针，用无菌纱布压迫针孔至少 5 分钟，以防出血。

6. 注意事项

（1）严格无菌操作，以防感染。

（2）置管时间原则上不超过 4 天，以预防导管源性感染。拔管后压迫局部，防止出血。

（3）留置的导管用稀释的肝素液（浓度 5U/ml）持续冲洗（2~4ml/h），保证管道通畅，避免局部血栓形成或远端栓塞。定时观察动脉穿刺部位有无肿胀、出血，导管有无脱落，肢端皮肤的颜色、温度等。

七、体温监测

各种原因致使机体的体温调节中枢功能紊乱以及物理作用的影响，均可造成体温高于或低于正常范围。医务人员应根据病因予以正确的诊断和相应处理。所以体温监测是重症患者监护过程中不可缺少的一项重要工作。

1. 正常体温与异常体温　正常人体有体温调节功能，可保持体温在一个相对恒定的水平。体温随测量部位不同而异，且常受机体内、外因素的影响稍有波动。正常体温范围：口腔舌下温度为 36.3~37.2℃，腋窝温度 36~37℃，直肠温度为 36~37.5℃。24 小时内下午体温较早晨稍高，剧烈运动、劳动或进餐后体温也可略升高，但一般波动范围不超过 1℃。妇女在月经前及妊娠期体温稍高于正常。老年人因代谢率稍低，体温相对低于青壮年。

体温异常分为体温升高（发热）和体温降低两种。32~35℃为浅低温，25~31.9℃为中低温，24.9℃以下为深低温。体温过度下降临床上并不常见，只有当患者病情十分严重（如严重败血症）、循环衰竭、机体抵抗力极度下降、代谢水平低下或过长时间暴露在低温环境下等才有可能发生。此外，体外循环心内直视手术时为了保护心脏和全身重要脏器，也需人工将患者体温降至中低温或深低温状态。

2. 常用的测温仪器

（1）玻璃内汞温度计：临床上最常用的温度计，使用方便，缺点是精确性差，如测温时间少于维持热平衡的 3 分钟会造成所测体温偏低。使用前必须甩至适当刻度以下。

（2）液晶温度计：灵敏度较高，有可贴于额头的液晶贴带，伴随温度变化在液晶带上能显示温度的高低。即使对小于 0.2℃温度改变也可测出。适用于皮肤血流灌注稳定的患者。

（3）热敏电偶和热敏电阻：常用作电温度计探头，把电温度记号转换为数字显示。特点是测温迅速，费用低，可以埋于体腔中用以测量深部体温。

（4）其他测温仪器：如零点热流法测温、无线电遥测温度计等，临床上应用较少。

3. 测温部位与临床意义 中心温度指机体深部温度，由丘脑精细调节，独立于周围环境温度变化。中心温度可作为生理概念，而不是某种解剖部位的温度，没有一个解剖部位能在各种临床情况下正确测试中心温度。测试近似中心温度较可靠部位为鼓膜、鼻咽、膀胱、食管和直肠。

（1）直肠温度：较恒定，临床应用较多，但易受粪便影响，中心温度变化时反应较慢。

（2）食管温度：将测温电极放置在咽喉部或食管下段，上端接近气管支气管中段，温度易受周围空气影响，食管远端接近心脏和大血管，温度随中心温度改变迅速。

（3）鼻咽温度：将温度计插到鼻咽部测得。深部鼻腔温度接近颅底，可反映脑部温度。

（4）鼓膜温度：将专用的鼓膜测温电极置于外耳道鼓膜上，该处的温度可反映流经脑部血流的温度，认为与脑温非常接近。

（5）口腔和腋下温度：腋下测温是常用的体温监测部位，腋下温度一般比口温低 0.3~0.5℃，将腋窝温度加 0.5~1℃ 与直肠温度接近。危重患者口温测量有诸多不便，常被腋温代替。

其他测温部位还有膀胱测温、中心静脉测温、皮肤测温等。股内侧皮肤温度与平均皮肤温度非常接近，故常规将皮肤温度探头置于股内侧。目前的监护设备均具有 T1、T2 两个插孔，这两个插孔用于监测中心温度与平均皮肤温度，以显示温差。正常情况下，温差应小于2℃。连续监测皮肤温度与中心温度，可以帮助判断外周循环灌注是否减少或改善，温差值进行性扩大，提示病情恶化。

4. 发热的分度、热型 按发热的高低（口腔温度）可分为低热37.3~38℃、中等度发热 38.1~39℃、高热 39.1~41℃、超高热大于41℃。

将在不同时间测得的发热患者的体温数值分别记录在体温单上，并将各体温数值点连接起来成为体温曲线，该曲线的不同形态（形状）称为热型。不同病因所致发热的热型不同。

临床上常见的热型，如稽留热、弛张热、间歇热、波状热、回归热、不规则热等。但必须注意：①由于抗生素的广泛应用，及时控制感染，或因解热药或糖皮质激素的应用，可使某些疾病的特征性热型变得不典型或呈不规则热型；②热型与个体反应性的强弱有关，如老年人休克型肺炎时可仅有低热或无发热，而不具备肺炎的典型热型。

第七章　常见急症的急救护理

随着急救医疗体系（EMSS）的建立与发展，对各种急危重症在院前、急诊科及重症加强护理病房（ICU）的救护工作也日趋完善。在救护过程中急救医护人员及时、准确评估患者，对危及生命的症状和体征尽快作出判断，迅速采取相应的救护措施，可减轻患者的痛苦，挽救患者的生命，降低患者的死亡率。

第一节　呼　吸　困　难

呼吸困难是一种病理、生理、心理及社会等多因素参与的复杂临床症状，是呼吸功能不全的一个重点症状。患者自觉空气不足，呼吸费力，临床表现为呼吸活动用力，鼻翼煽动，张口耸肩，口唇皮肤黏膜发绀，辅助呼吸肌参与呼吸活动并出现呼吸节律、频率、深度的异常改变。按起病的方式可分为急性、慢性和阵发性呼吸困难。以发生机制及临床表现进行分类，可分为肺源性呼吸困难、心源性呼吸困难、中毒性呼吸困难、血源性呼吸困难和神经精神性呼吸困难。

一、病因

1. 呼吸系统疾病

（1）气道阻塞性疾病：呼吸道异物、急性喉炎、喉头水肿、白喉、急性支气管炎、支气管哮喘、慢性阻塞性肺疾病等。

（2）限制性肺疾病：弥漫性肺间质纤维化、急性肺气肿、吸入性或职业性肺病、特发性肺含铁血黄素沉着症等。

（3）肺血管疾病：肺梗死、肺栓塞、肺动脉高压等。

（4）肺、纵隔肿瘤：原发性转移性肺癌、纵隔肿瘤及囊肿、纵隔气肿。

（5）肺部感染性疾病：肺炎、肺结核、肺脓肿等。

（6）胸廓疾病：气胸、连枷胸、胸腔积液、严重的胸廓畸形。

2. 心血管疾病　各种原因所致的心力衰竭、心肌炎、心肌病、心包积液、获得性或先天性左右分流、缩窄性心包炎等。心源性呼吸困难主要表现为左心衰竭或右心衰竭。

3. 血液系统疾病 高铁血红蛋白血症、重度贫血、慢性一氧化碳中毒等。由于重度贫血、高铁血红蛋白血症等疾病，使红细胞减少，血氧含量下降，组织细胞缺氧而引起呼吸困难。

4. 神经精神因素 颅内肿瘤、颅脑外伤、颅内出血、神经症等。由于各种颅脑疾病，如脑外伤、脑出血、脑炎、脑肿瘤等，引起颅压增高和脑血管供血不足，刺激呼吸中枢，使呼吸变慢而深，出现呼吸节律的异常。

二、护理评估

1. 病史收集

（1）起病方式：急性发作的呼吸困难，多见于急性肺水肿、自发性气胸、肺不张、支气管哮喘及急性心肌梗死等；缓慢起病的呼吸困难，常见于心肺慢性疾病，如慢性支气管炎、肺气肿、肺结核、肺纤维化及冠心病等；骤然发生的严重呼吸困难，见于急性喉头水肿、呼吸道异物、大块肺栓塞、急性呼吸窘迫综合征（ARDS）等；夜间阵发性呼吸困难常见于心源性肺水肿。询问病史时应将患者活动能力和活动后出现气喘与同龄健康人相比较，从而判断呼吸困难的存在和程度。

（2）年龄和性别：慢性阻塞性肺病（COPD）、肿瘤、肺不张、心功能不全等所致的呼吸困难多见于老年人；肺结核、胸膜疾病、风湿性心脏瓣膜病等所致的呼吸困难多见于青壮年；呼吸道异物、炎症疾病、急性感染所致的呼吸困难多见于儿童；癔症性呼吸困难多见于女性。

（3）原发病及职业因素：长期卧床的患者出现呼吸困难可能合并坠积性肺炎，循环系统疾病出现呼吸困难可考虑为心力衰竭、肺水肿的表现；腹部或盆腔手术后患者出现呼吸困难应考虑是肺栓塞；糖尿病患者出现深而大且节律规则的呼吸是酸中毒的表现；职业接触各种粉尘所致呼吸困难应诊断相关肺尘埃沉着病；职业接触毒气或毒物后发生呼吸困难可作出相应毒物中毒的诊断。

2. 体格检查

（1）**呼吸类型**

1）吸入性呼吸困难：是喉、气管、大支气管的炎症、水肿、肿瘤引起的狭窄或梗阻所致。其特点是吸气时显著困难，胸腔负压增大，吸气时出现"三凹征"（胸骨上窝、锁骨上窝和肋间隙凹陷），常伴有干咳及高调的吸气性哮鸣音，如急性喉炎、喉水肿、喉痉挛、气管异物等。

2）呼气性呼吸困难：由于肺组织弹性减弱及小支气管狭窄所致，其特点是呼吸费力、缓慢而时间延长，常伴有哮鸣音，如 COPD、支气管哮喘。

3）混合性呼吸困难：由于肺组织广泛性病变，使呼吸面积减少，影响换气功能所致，其特点是吸气和呼气时均感费力，呼吸频率增快、呼吸幅度变浅。如重症肺炎、广泛性肺纤维化、大面积肺不张、肺梗死、胸腔积液和气胸等。

4）呼吸节律变化：潮式呼吸是呼吸中枢兴奋性降低的表现，提示病情严重，见于中枢神经系统疾病和脑部血液循环障碍；毕奥呼吸则提示病情严重、预后不良，见于脑炎、脑膜炎、重度脑损伤等。

5）呼吸频率的变化：每分钟超过 24 次称呼吸频率加快，见于发热、贫血、甲亢、心肺疾病等；呼吸每分钟少于 10 次称呼吸减慢，是呼吸中枢受抑制表现，见于尿毒症、颅压增高、肝昏迷及麻醉安眠药中毒等。

6）呼吸深度的变化：深而慢的呼吸见于酸中毒；浅而快的呼吸见于肺气肿、呼吸肌麻痹及安眠药中毒等。

（2）体位的变化：端坐呼吸常见于左心衰竭所致的心源性肺水肿及重度支气管哮喘等；急性心包炎患者为了减轻呼吸困难症状，常呈端坐或前驱位。

3. 实验室检查

（1）实验室检查：血、尿常规检查，选择性进行血糖、血气分析、尿素氮、肌酐、尿糖、尿酮体等检查，有助于呼吸系统、血液系统、泌尿系统的诊断。

（2）特殊检查：心源性呼吸困难可行胸部 X 线、心电图、超声心动图、心血管造影等检查；肺源性呼吸困难在胸部 X 线检查后，可选择性进行肺功能、纤维支气管镜、肺血管造影等检查；神经系统疾病所致的呼吸困难，可选择性进行脑 CT 或 MRI 检查。

三、急救措施

1. 积极治疗原发病　心力衰竭应强心、利尿、抗感染；气胸行胸腔闭式引流；肋骨骨折妥善固定；呼吸道异物及时取出等。

2. 氧气吸入　有效的吸氧可改变机体的缺氧状态，消除患者因呼吸困难所致的恐惧情绪，针对病情给予适当浓度及流量的氧气吸入。

3. 保持呼吸道通畅　痰液量多且黏稠应给予祛痰药，支气管痉挛者给予支气管扩张剂，必要时行机械通气，辅助呼吸，增加肺通气量。

四、护理措施

1. 体位安排　协助患者取舒适合理的体位，急性左心衰竭、肺水肿、肺气肿、严重哮喘患者取坐位或半坐位；肋骨骨折患者健侧卧位；胸腔大量积液的患者患侧卧位；ARDS 患者取平卧位，以减轻呼吸困难。

2. 保持呼吸道通畅　协助患者咳嗽、咳痰；定时翻身、拍背；指导患者做深呼吸和有效的咳嗽，有效清除呼吸道分泌物；进行雾化吸入，湿润呼吸道并稀释痰液。

3. 氧气吸入　遵医嘱给予氧气吸入，根据病情调节流量和浓度，并观察呼吸困难缓解程度及吸氧的效果。

4. 密切观察病情　严密监测患者的生命体征，观察患者神志的变化、发绀程度，详细记录出入量，注意观察呼吸困难的改善情况，并根据各项监测指标和临床表现及时调整。

五、健康指导

1. 指导患者掌握常用药物的服用方法、剂量、注意事项和不良反应。

2. 慢性心肺疾病患者，应注意生活规律，合理饮食，适当活动，改变不良生活习惯。

3. 指导患者掌握家庭吸氧的方法及注意事项。

4. 指导患者一旦出现呼吸困难立即采取氧气吸入。慢性心肺疾病应备平喘、镇咳和强心药物。

5. 注意避免各种诱发呼吸困难因素的刺激。

第二节　急性腹痛

急性腹痛是急诊患者最常见的主诉之一，涉及内科、外科、妇产科、儿科等诸多专科。急性腹痛是机体受到外来或自身刺激后所产生的腹部不良感觉体验，常有起病急骤、病因复杂多变、病情严重程度不一、变化快等临床特点。如果诊断不及时或处理不当将产生严重后果。

一、病因

1. 腹腔脏器病变引起的腹痛

（1）腹腔脏器的急性炎症：如急性胃肠炎、急性胰腺炎、阑尾炎、胆囊炎、急性胃炎、梗阻性胆管炎以及原发性和继发性腹膜炎等。

（2）胃肠急性穿孔、扩张或阻塞：常见胃、十二指肠溃疡、穿孔，肠穿孔，肠梗阻，肠套叠，急性胃扩张等。

（3）腹腔脏器破裂或扭转：腹部外伤所致肝、脾破裂及妊娠和卵巢破裂、卵巢囊肿蒂扭转等妇科疾病。

（4）腹腔脏器肿瘤：如肝癌、胃癌、肠癌等。

（5）腹腔脏器血管病变：见于腹主动脉瘤、脾栓塞、肾栓塞、肠系膜动脉血栓形成。

2. 腹腔外脏器或全身性疾病引起腹痛

（1）胸部疾病：如急性心肌梗死（下壁缺血）可引起胃肠道反应（胃痛）。

（2）中毒及代谢疾病：低钙血症、低钠血症、慢性铅中毒。

（3）变态反应性疾病：如腹型紫癜和腹型风湿热。

（4）其他疾病：急性溶血、腹型癫痫、腹壁脓肿、神经症。

二、护理评估

1. 病史收集

（1）了解患者现病史、既往史，腹痛诱因、用药情况、营养状态、生活习惯等。

（2）年龄与性别：①年龄发病特点：幼年时期以先天性畸形、肠道寄生虫、肠套叠及嵌顿疝为多见；青壮年以急性胃穿孔、阑尾炎等多见；中老年以胆囊炎、肿瘤、胆石症等发病率高；②性别：急性胃穿孔、泌尿系统结石，男性多于女性；急性胰腺炎，女性多于男性。多数患者只有慢性病史，突然急性发作并迅速恶化。

2. 体格检查

（1）观察生命体征、瞳孔及意识的变化。

（2）详细进行腹部望、触、叩、听的检查

1）腹痛部位：右上腹疼痛见于腹内病变，如肝癌、肝脓肿、胆囊炎、胆石症、胆管炎、胆管蛔虫症等；腹外病变常见于胸膜炎、右肾结石等。左上腹疼痛见于腹内病变的疾病，如胰腺癌、急性胰腺炎、结肠脾曲病变、脾脓肿等；腹外疾病常见于左下胸膜炎、心绞痛、心肌梗死、左肾结石。右下腹痛见于腹内病变的疾病，如急性阑尾炎、右腹股沟嵌顿疝、右卵巢囊肿蒂扭转、异位妊娠等；腹外疾病常见于右侧肾或输尿管结石。左下腹疼痛见于腹内病变的疾病有左腹股沟嵌顿疝、左输尿管炎、左卵巢囊肿蒂扭转；腹外病变见于左侧肾或输尿管结石、精索炎。

2）疼痛性质：不同性质的疾病可引起不同性质的腹痛。

①阵发性腹痛：多见于胃肠道、胆管或泌尿道梗阻性疾病，腹痛是腹腔平滑肌痉挛收缩所致，其特点是突然发作、疼痛剧烈，呈阵发性、有缓解期。

②持续性腹痛：多见于消化道及胆囊穿孔等疾病。其腹痛是由于麻痹性肠梗阻、急性胃扩张等实质性脏器肿胀所致，疼痛特点为突然发作，呈持续性疼痛，范围迅速扩大，腹膜刺激征明显。

③持续性腹痛阵发性加重：多见于胆管梗阻并急性胆囊炎或胆管炎等疾病，腹痛呈持续性并阵发性加重，表明既有炎症又有梗阻，或梗阻性疾病伴有血运障碍。

3. 腹痛伴随症状

（1）腹痛伴呕吐：应注意呕吐时间，呕吐物的性质及与腹痛的关系等。呕吐在先、腹痛在后多见于内科疾病，如急性胃肠炎；腹痛在先、呕吐在后多为外科疾病，如阑尾炎、胆囊炎等。

（2）腹痛伴发热：发热在先、腹痛在后多为内科疾病，如急性胃肠炎；腹痛在先、发热在后多为外科疾病，如急性腹痛伴高热、寒战，应考虑急性梗阻性化脓性胆囊炎、腹腔脏器脓肿等。

（3）腹痛伴呕血、便血：常见于消化道溃疡急性出血、胃癌等。

（4）腹痛伴血便：绞窄性肠梗阻、肠套叠等疾病的腹痛常伴有血便，痢疾结肠癌等疾病的腹痛常伴有脓血便。

（5）腹痛伴血尿及尿路刺激征：泌尿系统结石合并感染时腹痛常伴有血尿及尿路刺激征；泌尿系统肿瘤常伴有血尿。

（6）腹痛伴黄疸：常见于肝、胆、胰疾病。

4. 实验室检查

（1）血、尿、便常规检查：白细胞总数增多和中性粒细胞计数增多提示有感染性疾病；血红蛋白及红细胞进行性减少提示有活动性内出血的可能。尿常规检查尿中红细胞、白细胞对诊断肾绞痛、泌尿系统肿瘤、泌尿系统感染有价值；尿糖、尿酮体阳性可诊断糖尿病酮症酸中毒。便常规检查可诊断急性肠炎、痢疾等；便潜血检查有助于消化道出血的诊断。

（2）血液生化检查：血淀粉酶是急性胰腺炎的诊断依据；血糖检查可

诊断糖尿病酮症酸中毒；水电解质测定及血气分析对纠正电解质紊乱及酸碱平衡紊乱有指导意义。

（3）X线检查：胸部检查可诊断胸膜炎及下叶肺炎引起的胸痛；腹部透视显示游离气体可诊断急性胃穿孔；肠管内出现液平面是肠梗阻的X线征象。

（4）心电图检查：有助于诊断心脏疾病引起的腹痛，如心肌梗死等。

（5）内镜检查：内镜检查是指纤维胃镜、十二指肠镜、腹腔镜、胆管镜、直肠镜及纤维结肠镜等。对胃、十二指肠、胆、胰腺等腔道疾病作出正确诊断，可根据需要酌情选择。

（6）B超检查：为非创伤性检查，诊断性高、患者容易接受，对腹部肝、胆、胰腺、子宫及附件、膀胱等形态、大小、腹腔积液、占位病变、结石及异位妊娠有诊断价值。

（7）CT检查：CT具有极高密度分辨率，可早期发现异常，对病变定位定性有很大价值，对实质性病变可准确诊断。

（8）诊断性腹腔穿刺：适用于怀疑腹内脏器破裂出血，原因不明的急性腹膜炎、腹腔积液等。

三、急救措施

1. 初步急救

（1）急性腹痛的患者，必须把"抢救生命"作为急救最高原则，先抢救后诊断，边治疗边诊断。

（2）腹痛未明确诊断前禁用镇痛药，防止因镇痛药物的作用而掩盖病情。对于明确诊断的胆绞痛、肾绞痛可给解痉镇痛药，以减轻疼痛，稳定病情。对于突发的腹腔脏器破裂、实质性脏器出血、急性肠梗阻、急性胆囊炎、急性阑尾炎并伴有休克的急腹症，应边抗休克治疗边准备手术。

2. 支持治疗

（1）建立静脉通道：对于急性剧烈腹痛的患者，应迅速建立静脉通道，维持水、电解质及酸碱平衡，防治休克，补充机体热量的需要，维持生命体征的稳定。

（2）预防和控制感染：对于感染性疾病引起的腹痛，应及时应用抗生素控制感染，对其他疾病所致的急性腹痛，也可根据病情酌情使用，以预防感染。

3. 手术治疗　病因明确，有手术指征者应立即手术治疗。

四、护理措施

1. 密切观察病情

（1）严密观察患者生命体征的变化，注意患者意识状态、表情、皮肤色泽及四肢温度，并详细记录。

（2）根据腹痛性质、程度、部位及伴随症状，积极寻找病因，尽快作出正确判断。积极给予对症支持治疗，同时要特别注意对特殊类型阑尾炎、嵌顿疝及尚有排气的肠梗阻等引起急腹症的观察。

（3）急腹症患者未明确诊断前应禁食，有梗阻者给予胃肠减压，以减轻症状。

2. 术前护理　急腹症患者手术前应作好心理护理，以消除紧张恐惧情绪。术前嘱患者禁食水，根据病情需要，给予留置胃管及导尿管，保持其通畅，并详细记录其性质和量。

五、健康指导

对于急性腹痛的患者，根据不同疾病、不同年龄、不同性别，给予相应的心理关怀和健康保健指导。

1. 饮食指导　根据具体疾病进行具体指导，如胆囊炎、胰腺炎，应低脂饮食，不宜饮酒，科学合理安排饮食。平时注意饮食卫生，特别是肠道疾病流行季节，更应谨慎。对于消化道溃疡患者，应少食多餐，避免引起消化道穿孔。

2. 自我护理　腹痛是常见症状，应宣传教育患者，不可盲目使用镇痛药，以防误诊误治。教会患者自我观察及自我护理的常识，如女性患者剧烈疼痛，伴有面色苍白、血压下降、头晕等症状，并有停经史，应警惕异位妊娠，立即到医院就诊或拨打"120"急救电话。

3. 手术宣教　术前向患者介绍手术注意事项，取得患者合作。术后指导患者取得合理体位，以减轻不适和疼痛等反应，指导患者变换体位促进排气，防止肠粘连。指导术后合理饮食，以促进机体及伤口恢复。

第三节　昏　迷

昏迷是意识障碍的最严重类型，其主要特征为随意运动消失，对外界刺激失去正确反应并出现病理反射能力的一种临床综合征。据临床资料统计占急诊住院患者的 3%~5%，病死率高达 20%。意识障碍程度临床可分为嗜睡、意识模糊、昏睡和昏迷。昏迷是临床常见急危重症，应迅速明确诊断，积极救治以挽救患者生命。

一、病因

1. 颅脑疾病

（1）中枢神经系统感染性疾病：各种脑炎、脑膜炎、脑脓肿和脑型疟疾等。

（2）脑血管疾病：脑循环障碍（脑缺血、脑出血、脑栓塞、脑血栓形成）疾病、脑肿瘤等。

（3）颅脑外伤：脑震荡、脑挫伤、硬膜外血肿、颅骨骨折等。

（4）其他：如交通性脑积水、颅脑占位性病变及癫痫等。

2. 全身性疾病

（1）严重感染：如败血症、中毒性肺炎、中毒性痢疾、感染性休克等。

（2）内分泌与代谢障碍：尿毒症、肝昏迷、糖尿病酮症酸中毒、甲状腺危象、水电解质平衡失调、肺性脑病等。

（3）呼吸及循环系统：急性心源性脑缺血综合征、呼吸衰竭、休克、心力衰竭等。

（4）化学性中毒：工业毒物中毒、农药中毒、药物类中毒、植物性中毒、动物类中毒。

（5）物理因素损害及其他：如中暑、淹溺、触电、高原性昏迷（缺氧性昏迷）及严重创伤等。

二、护理评估

1. 病史收集

（1）发病特点：询问发病的急缓过程及持续时间。起病急而持久者，多见于脑血管意外、急性一氧化碳中毒、肝昏迷、肺性脑病、颅内占位性病变等；起病急、持续短暂者，多见于轻度脑外伤、癫痫、高血压脑病及一过性脑供血不足等。

（2）伴随症状：昏迷时伴有脑膜刺激症状，常见于蛛网膜下隙出血、脑膜炎和乙型脑炎等；昏迷伴有头痛、呕吐和偏瘫多见于急性脑血管疾病、脑外伤、脑占位病变；昏迷伴有体温过低，可见于药物中毒、休克和周围循环衰竭等；昏迷伴有抽搐常见于癫痫、高血压脑病和子痫等。

（3）发病年龄和季节：中老年患者有高血压病史者，多见于脑出血；青壮年以脑血管畸形居多；年幼者并在春季发病以流行性脑炎多见；夏秋季则常见于中毒型痢疾、乙脑等。

（4）患者情况及生活情况：询问患者有无工作生活等精神刺激因素及有无口服安眠药习惯等。

（5）发病现场情况：有无安眠药、农药的遗留；应注意安眠药、农药中毒；有高压电线断落等触电因素时应考虑电击伤的可能。

（6）既往史：了解患者有无高血压、糖尿病、癫痫和心、脑、肝、肾等重要器官疾病，以确定引起昏迷的原发病。

2. 昏迷程度的判断 昏迷是多种疾病发展过程中出现意识障碍的临床现象。其病因复杂，昏迷程度不同，瞳孔、意识及生命体征等其他方面的临床表现也不尽一致，按临床表现、刺激反应及反射活动程度可分为浅昏迷、中度昏迷和深昏迷。

（1）昏迷程度分级（表7-1）

表7-1 昏迷的分级

分级	疼痛刺激反应	无意识自发动作	瞳孔对光反射	腱反射	生命体征
浅度昏迷	有	可有	存在	存在	无变化
中度昏迷	强刺激可有	很少	减弱或消失	迟钝	轻度变化
深度昏迷	无	无	消失	消失	明显变化

1）浅度昏迷：患者的随意运动丧失，对周围事物及声、光等刺激无反应，仅对疼痛刺激有反应，可有肢体防御性退缩和痛苦表情，吞咽反射、咳嗽反射、瞳孔对光反射等存在或减弱，呼吸、脉搏、血压一般无明显变化。浅昏迷主要为大脑皮质和皮质下中枢功能障碍引起的症状。

2）中度昏迷：患者意识丧失，对一般外界刺激无反应，对强烈的疼痛刺激防御反射及生理反射均减弱，呼吸、脉搏、血压有改变，尿便潴留或失禁。中度昏迷主要是皮质中枢抑制更加明显。

3）深度昏迷：全身肌肉松弛，对任何外界刺激均无反应，各种反射均消失，呼吸不规则，血压下降，脉搏减弱，尿便失禁。深度昏迷是脑生命中枢已达衰竭的状态。

（2）昏迷量表（GCS）的使用：GCS分级记分法检查为世界许多国家

所采用，该方法根据患者的睁眼、语言以及运动对刺激的不同反应给予评分，从而对患者的意识状态进行判断（表7-2）。最高分为15分，表示意识清醒，8分以下为昏迷，最低分为3分，提示深度昏迷。

judging判断方法是对患者睁眼、语言和运动3种反应予以测量并记录，再将各种反应的分值相加，求其总和，即可得到患者意识障碍程度的客观分数。此评分简单易行，比较适用。但幼儿、老年人、语言不通、聋哑人及精神障碍患者等使用受限。

表 7-2　Glasgow 昏迷评分法

睁眼反应	评分	语言反应	评分	运动反应	评分
自动睁眼	4	回答正确	5	指会动作	6
呼唤睁眼	3	回答错误	4	刺痛定位*	5
痛时睁眼	2	唇动不清	3	刺激回缩*	4
不能睁眼	1	有音无语	2	异常屈曲*	3
		不能发音	1	异常伸直*	2
				无反应	1

*：痛刺激的肢体运动反应

该方法能对病情发展、预后、指导治疗提供客观数据。计分越低，预后越差。大于8分预后较好，低于8分预后较差，5分以下死亡率较高。

3. 生命体征的观察

（1）体温：昏迷伴体温升高常见于感染性疾病，如脑炎等。中枢性高热表现为持续性体温升高，无寒战，低血糖及巴比妥药物中毒等。

（2）脉搏：昏迷伴脉搏变慢见于颅压增高，减慢至42次/分，见于心肌梗死。增快可见于感染性疾病；如增快至170次/分以上则见于心脏异位节律。脉搏先慢后快伴血压下降，可考虑脑疝压迫脑干，延髓生命中枢衰竭，提示预后不良。

（3）呼吸：昏迷伴呼吸异常为重症昏迷的表现之一。呼吸深大见于呼吸性酸中毒、败血症、严重缺氧等；呼吸缓慢，见于颅压增高及碱中毒。呼吸过慢伴叹息样呼吸，提示吗啡或巴比妥中毒。

（4）血压：昏迷伴血压显著增高见于脑出血、高血压脑病、子痫等；血压急剧下降见于心肌梗死、休克、糖尿病性昏迷、镇静安眠药中毒等。

4. 神经系统检查

（1）瞳孔：双侧瞳孔散大，多见于濒死状态、阿托品类药物中毒等；双侧瞳孔缩小，多见于吗啡类、巴比妥类药物、有机磷农药、脑桥出血等。一侧瞳孔散大，常见于脑血管意外、动眼神经麻痹、小脑幕切迹疝等；一侧瞳孔缩小，可见于脑疝发生的早期，颈交感神经经麻痹。

（2）眼底：颅内肿瘤、血肿、高血压脑病及其他致颅压增高的疾病均可出现眼底变化。在颅脑外伤脑出血后 12~24 小时可出现视盘水肿；糖尿病、尿毒症、血液病、高血压脑病可见视网膜广泛渗出物或出血。

（3）脑膜刺激征：是指颈项强直，克氏征、布氏征阳性等，如脑膜刺激征阳性，见于蛛网膜下隙出血、脑膜炎、脑炎。

（4）角膜反射：角膜反射存在与否可以判断昏迷的程度。浅昏迷时角膜反射存在；中度昏迷时角膜反射减弱；深昏迷角膜反射消失。

（5）运动功能：大脑半球病变常出现对侧偏瘫；基底节和外囊病变可出现肌张力增高；急性脑脊髓受损可出现肌张力降低；深昏迷时肌张力完全松弛；扑翼样震颤或多灶性痉挛为代谢性脑病和肝昏迷常见。

（6）反射及病理征：脑局限性病变表现为单侧角膜反射、腹壁反射、提睾反射减弱或消失，深反射亢进或病理征等；昏迷患者呈双侧对称性改变。

5. 其他观察

（1）注意皮肤黏膜的改变：皮肤发绀提示缺氧；皮肤呈樱桃红为一氧化碳中毒；皮肤淤斑见于细菌性、真菌性败血症，流脑和血小板减少性疾病；皮肤色素沉着见于肾上腺皮质功能减退。

（2）呼吸气味异常：糖尿病昏迷呼气有烂苹果味；尿毒症呼气有氨味；有机磷农药中毒呼气呈大蒜味；肝昏迷呈肝臭味等。

6. 实验室检查

（1）常规检查：根据临床初步的印诊可做血、尿、便常规及血糖、电解质、血氨、血清酶、血气分析、肝肾功能等实验室检查，以助诊断。

（2）特殊检查：对疑有颅脑病变者可根据需要选择 CT、磁共振、脑电图、X 线及脑血管造影检查等。

7. 鉴别诊断

（1）癔症性昏睡：属神经症一种，常见于青年女性，多因精神因素刺激而诱发，常表现为僵卧，双眼紧闭，对外界刺激，如呼叫、振摇及痛刺激均无反应。呼吸较快，时而屏气四肢肌张力增高，腱反射正常，翻眼时可见眼球转动，瞳孔等大对光反射存在，生命体征平稳可持续数小时或数日，恢复后情形如常。

（2）重型精神分裂症：亦呈木僵状态，表现为不动不语，不能进食，对外界刺激毫无反应，甚至可出现瞳孔改变、尿潴留等自主神经功能失调症状。大多数患者检查有蜡样屈曲违拗症等，极似昏迷而无意识障碍。木僵改善后，患者可回忆木僵状态时所受刺激的感受。

（3）闭锁综合征：此为脑桥腹侧病变累及皮质脊髓束所致。患者呈失运动状态，眼球不能向两侧转动，不能张口，四肢瘫痪，不能说话；但患者意识尚清，能理解问话，有思维活动，可用眼球的垂直运动和瞬目来表达意愿。

（4）嗜睡：嗜睡和昏迷不仅临床症状相似，二者的生理基础也有密切关系，但有本质上的区别。在很多疾病中，嗜睡、昏睡等意识障碍常是昏迷的前驱症状，故对嗜睡患者既要与昏迷相鉴别，又要警惕意识障碍的发展，密切观察是否加重而进入昏迷状态。

（5）晕厥：是大脑一时性供血不足而引起突然的短暂意识丧失，一般在1分钟内可恢复，亦可达2~3分钟，引起的原因主要有心排血量减少或严重的心律失常，突然剧烈的血压下降或脑血管暂时性闭塞等原因引起脑缺血而发生晕厥。晕厥发作时常表现为面色苍白、出冷汗、恶心、乏力等症状。

三、急救措施

1. 保持呼吸道通畅　昏迷者采取平卧位，头偏向一侧，避免分泌物误吸入气管。应及时吸引痰液，以防止气道梗阻。注意观察患者的呼吸，是否有呼吸困难和发绀等缺氧征象，必要时行气管插管或气管切开，并持续给予氧气吸入。呼吸抑制者应给予中枢兴奋剂，呼吸停止者给予机械通气。

2. 对症处理

（1）降低颅压，消除脑水肿：应用20%甘露醇250ml快速静脉滴注，每日4~6次。

（2）采用低温冬眠，降低脑耗氧量：低温冬眠疗法不仅可降低脑耗氧量及代谢率，而且可提高脑对缺氧的耐受性。常用的药物有氯丙嗪50mg、哌替啶100mg、异丙嗪50mg分次肌内注射或静脉滴注。

（3）促进脑功能恢复：给予辅酶A、三磷酸腺苷（ATP）、胞二磷胆碱、维生素C及脑活素等促进脑细胞功能恢复的药物。

3. 病因治疗

（1）休克的患者，应首先纠正休克，给予患者保暖，静脉补充液体，保持有效的微循环，必要时应用抗休克药物。

（2）药物中毒者应及时洗胃、导泻、大量输液，以促进毒物的排除。

（3）脑血管意外应迅速判断是脑梗死或出血，并分别进行处理。颅内占位病变者如有手术指征应尽快手术治疗。

（4）严重感染性疾病应及时应用抗生素，必要时进行药敏试验以提高疗效。

（5）对低血糖昏迷应立即静脉输注高渗葡萄糖；对高血糖性昏迷应用胰岛素治疗。

4. 维持水、电解质及酸碱平衡　定期进行电解质及血气分析的监测，及时补充钾、钠、氯等离子，防止水、电解质及酸碱失衡。

四、护理措施

1. 密切观察病情变化　根据患者病情严重程度，定时进行意识、瞳孔、体温、脉搏、呼吸、血压的观察。昏迷初期应每 15～30 分钟测量 1 次；病情稳定后可每 4 小时测量 1 次，并应及时准确记录测定结果及意识变化的时间。注意 GCS 指数的变化，如发现指数迅速下降，提示有中枢神经系统继发性梗死，必须及时报告医生，迅速进行救治。

2. 呼吸道护理　昏迷者取平卧位头偏向一侧。及时吸引口腔、鼻腔分泌物，痰液黏稠应给予雾化吸入。应用机械通气者，应保证呼吸道湿化，定时翻身拍背，预防肺部感染。

3. 防治并发症

（1）口腔护理：坚持每天进行 2 次口腔护理，常用 3% 过氧化氢溶液、复方硼酸溶液擦拭。注意观察口腔有无感染，黏膜有无溃疡等并发症，并及时给予对症处理。

（2）预防合并肺内感染：定时翻身拍背，每 2～4 小时 1 次。防止分泌物和呕吐物误吸入呼吸道，及时清除痰液，给予抗生素雾化吸入，定时更换吸氧导管，以保持清洁和通畅。

（3）预防压疮：定时翻身，每 2 小时 1 次，必要时 30 分钟 1 次，按摩身体受压部位，保持患者的皮肤及床铺的清洁干燥。对骨骼隆突处垫气圈或海绵衬垫，或改用气垫床，以促进局部血液循环。

（4）留置尿管的护理：应注意保持尿管通畅，避免扭曲受压，每日进行尿道口护理 2 次。定时做好膀胱冲洗，观察并记录尿量和性质，发现感染征象及时报告。

（5）营养支持：具有吞咽功能的患者，可少量多次喂食易消化的饮食。吞咽困难者可经鼻饲管给予营养丰富的流食。鼻饲管应定期更换。

（6）呼唤式护理：是以呼唤为主的综合性护理干预，把昏迷患者当成是清醒患者进行护理，从而加速神经功能恢复，对促进患者早日清醒有很好的效果。

五、健康指导

1. 长期昏迷的患者，并发症的预防非常重要。因此，护士应培训家属及陪护人员，做好患者的眼、口腔、呼吸道、皮肤、鼻饲、留置尿管的护理，防止并发症的发生。

2. 指导患者进行被动肢体锻炼，防止关节僵直和肌肉萎缩，并教会家属及陪护人员，使其积极配合治疗。

3. 指导家属对长期昏迷的患者实施呼唤护理，以促进意识的恢复。

第四节　呕　　血

呕血是上消化道出血的表现，指由于上消化道（屈氏韧带以上）急性出血、胃内或反流入胃内的血液经口腔呕出。一天出血量>50ml 时，可伴有黑便，但黑便不一定都伴有呕血。呕血和黑便是上消化道出血的特征性表现。

一、病因

1. 上消化道疾病

（1）食管病变：食管消化性溃疡、食管静脉曲张破裂出血、食管损伤、食管癌、食管贲门撕裂症、反流性食管炎等。

（2）胃十二指肠病变：胃十二指肠溃疡、应激性胃溃疡、胃癌、胃底静脉曲张破裂出血，急慢性胃炎等。

（3）空肠病变：胃肠吻合术后、空肠溃疡。

2. 上消化道毗邻器官或组织疾病　常见肝硬化，门静脉高压，肝癌，胰腺癌，胆管出血，动脉瘤破入食管、胃及十二指肠等。

3. 全身性疾病

（1）急性感染性疾病：流行性出血热、钩端螺旋体病、脓毒血症等。

（2）血液病：白血病、血小板减少性紫癜、血友病、遗传性出血性毛细血管扩张症等。

（3）血管性疾病：结节性动脉炎、血管瘤等。

（4）肾脏疾病：尿毒症等。

二、护理评估

1. 病史评估　详细询问有无食管、胃、十二指肠、肝、胆、胰等消化性疾病病史；判断病情严重程度及病程长短，有无剧烈呕吐、饮食失调、情绪不安、疲劳过度等诱发因素；观察有无上腹部不适、恶心、呕吐等前驱症状；询问呕血的颜色及量等。

2. 临床表现

（1）呕血与黑便：是上消化道出血的特征性表现。出血部位在食管或胃，多有呕血及黑便，而十二指肠出血多无呕血而仅有黑便。呕出血液的性状主要取决于出血量及在胃内滞留时间。如出血量大而在胃内滞留时间短则呕吐物呈鲜红色或暗红色；如出血量较少而在胃内滞留时间较长，由于血红蛋白受胃酸作用，形成酸化正铁血红素，使呕吐物呈咖啡渣样的棕褐色。黑便呈柏油样，黏稠发亮，系血红蛋白中铁经肠内硫化物作用而形成硫化铁所致，出血量大且速度快时，血液在肠道内推进快，粪便可呈暗红或鲜红色。

（2）周围循环衰竭：急性上消化道出血失血量>800ml 时，由于循环血量迅速减少，可致急性周围循环衰竭。其程度取决于出血量和出血速度。患者可表现头晕、心悸、乏力、出汗、晕厥等。静脉回心血量不足，导致心排出量明显减少，严重时患者可出现脉搏细速、皮肤厥冷、面色苍白、烦躁不安或神志不清、血压下降、心率加快及尿量减少等。

（3）贫血：出血早期可无贫血，血红蛋白浓度、红细胞计数与血细胞比容可无明显变化。一般出血 3~4 小时以上才出现贫血，出血后 24~72 小时血液稀释达到最大限度。贫血程度与失血量、出血前有无贫血基础及出血后液体平衡状况有关。

（4）发热：多数患者在休克被控制后出现发热，一般不超过 38.5℃，可持续 3~5 天。

（5）氮质血症：上消化道出血后，大量血液进入肠道，其内蛋白成分被消化吸收入血，加之循环血量下降致肾血流量下降、肾小球滤过率降低，而使血尿素氮升高，称肠源性氮质血症。一般于出血后数小时升高，24~48 小时达高峰，多不超过 14.3mmol/L（40mg/dl），3~4 日后降至正常。对血尿素氮持续升高不降者，应考虑由于休克时间过长或原有肾脏病变基础而发生肾衰竭。

3. 伴随症状及体征

（1）呕血伴黄疸、发热及右上腹疼痛：可见于肝硬化、出血性胆管炎、重型肝炎等。

（2）呕血伴肝脾大：蜘蛛痣、肝掌、腹腔积液、腹壁静脉曲张者提示肝硬化致食管-胃底静脉曲张破裂出血。

（3）呕血伴皮肤黏膜出血、发热、肌肉酸痛：应考虑血液病、败血症、钩端螺旋体病及尿毒症。

（4）呕血伴规律性上腹痛：可见于消化性溃疡。

（5）呕血伴进行性消瘦、贫血、上腹部持续性疼痛：见于胃癌。

（6）脑血管意外、颅脑外伤、严重休克等疾病伴有呕血，应考虑应激性溃疡。

4. 出血程度的判定（表7-3）

表7-3 出血程度的分级

程度	血压 （kPa/mmHg）	脉率 （次/分）	失血量 （ml）	尿量	临床表现
轻度	正常	正常	成人<500（全身总 量10%~15%）	正常	头晕、畏寒
中度	12/8~9.3/6.7/ 90/60~70/50	>100	成人800~1000 （全身总量20%）	尿少	头晕、口渴、 心悸、晕厥、 皮肤苍白
重度	<9.3/6.7/ <70/50	>120	成人>1500 （全身总量30%）	少尿或无尿	四肢厥冷、意 识模糊或昏迷

5. 实验室检查

（1）血液检查：出血早期血红蛋白测定、红细胞计数及血细胞比容无明显变化，故血象检查不能作为早期诊断的依据。一般在出血3~4小时以后，组织液渗入血管内，使血液稀释而出现贫血。测定有助于估计失血量、有无活动性出血及判断治疗效果。

（2）B超、CT检查：有助于肝硬化、脾大、胰腺癌及胆囊疾病的诊断。

（3）内镜检查：可确定出血部位、病变性质，必要时可进行止血。一般在发生上消化道出血后 24~48 小时内做食管、胃及十二指肠镜检查。

（4）X 线钡餐检查：吞钡检查有助于食管静脉曲张、消化性溃疡及胃癌、食管癌的诊断，但对食管及胃黏膜病变不能识别。

（5）腹腔动脉造影：用于诊断动静脉畸形、血管瘤，以确定出血部位。

三、急救措施

1. 一般处理　卧床休息，保持安静，严密观察血压、脉搏、出血量和尿量，禁食，建立静脉通道，必要时给予氧气吸入。

2. 通畅气道　患者取平卧位，头偏向一侧，大量呕血患者，防止血液进入气管引起窒息或吸入性肺炎。必要时给予体位引流，保持呼吸道通畅。

3. 补充血容量

（1）输血：对于大量呕血、休克及周围循环衰竭患者，补充血容量是首要救治措施。其输血指征为大量呕血，血红蛋白 < 70g/L，收缩压<10.6~12kPa（80~90mmHg），脉率>120 次/分，有休克表现。

（2）输液：可给予生理盐水、10%葡萄糖、低分子右旋糖酐、代血浆等晶、胶体溶液。补液量以失血量进行确定，必要时可根据中心静脉压调节输入量。

4. 止血措施

（1）药物止血

1）血管升压素：作用是收缩内脏血管，减少门静脉血液回流，降低门静脉及侧支循环的压力，控制食管-胃底静脉曲张。血管加压素推荐疗法是每分钟 0.2U 静脉滴注，根据治疗反应，可逐渐增加至每分钟 0.4U。但此剂量可引起腹痛、血压升高、心律失常、心绞痛及急性心肌梗死等不良反应，目前主张与硝酸甘油同时应用，以减少不良反应。冠状动脉粥样硬化性心脏病禁用。

2）抑制胃酸分泌：对溃疡病出血患者应用 H_2 受体拮抗剂，以提高和保持胃内较高的 pH，有利于血小板凝集及凝血过程。常用西咪替丁 200~400mg 每 6 小时 1 次，法莫替丁 20mg 每 12 小时 1 次，奥美拉唑 40mg 每 12 小时 1 次等药物治疗，急性出血期可静脉给药。

3）生长抑素：用于治疗食管-胃底静脉曲张出血。可明显减少内脏血流量，使奇静脉血流量明显减少，止血效果好，几乎没有不良反应，但价格较贵。首次剂量每小时 $250\mu g$ 静脉缓注，继以每小时 $250\mu g$ 持续静脉滴注，止血后应连续给药 48~72 小时，以防止再次出血。

（2）三腔两囊管压迫止血：用于食管-胃底静脉曲张破裂出血，止血效果良好。使用时注意胃囊和食管囊的充气量和压力，以达到压迫止血的目的。置管 24 小时宜放出气囊空气以防压迫过久导致黏膜糜烂坏死，必要时可重复气囊充气。三腔两囊管压迫期限一般为 72 小时，若出血不止可适当延长。出血停止后放气留置观察 24 小时后方可拔出，止血效果好，但并发症多，患者痛苦大，目前不作为首选止血措施。

（3）纤维内镜止血：消化性溃疡出血约80%不经处理可自行止血，其余部分患者继续出血或再出血。通过内镜对活动性出血进行镜下止血，有效的方法包括电凝、电灼、激光、微波、热探头及硬化剂等。①电凝止血：直接将单极电极压在出血部位上，通过高频电流产生的热量使组织蛋白凝固而止血；②电灼止血：较电凝止血更为表浅，故更适用于黏膜出血；③激光止血：激光照射出血病灶后，使蛋白质凝固，血管收缩闭塞而致出血停止，常用的激光有氩激光和石榴石激光两种；④微波止血：一般使用 30~50W 微波发生器，照射时间 5~30 秒，微波组织凝固区范围直径达 3~5mm，凝固深度视电极插入的深度而定，一次照射后组织修复可在 2~4 周内完成，无穿孔等并发症。对于较大创面的出血，需在其不同部位作多点凝固，方能达到止血目的；⑤热探头止血：用探头压住出血的血管，连续供给热探头几个脉冲的能量，可使出血部位及其周围黏膜变白，达到止血目的。临床上主要用于溃疡病大出血的治疗；⑥硬化剂治疗：主要用于治疗食管静脉曲张破裂出血，在直视下于曲张静脉的附近反复注入 5%鱼肝油酸钠，每次 2~3ml，总量 10~25ml，取出内镜后再用三腔两囊管压迫数小时，止血效果满意。

（4）介入治疗：在选择性动脉造影明确出血部位及证实出血仍在继续后，由导管注入血管升压素，如不能止血者应考虑栓塞或手术治疗。

（5）手术治疗：经上述非手术疗法不能控制止血，危及患者生命的大出血，应积极采取手术治疗。其手术指征：①严重大出血、短期内出现休克；②经非手术治疗出血不止或止血后又复发；③50 岁以上年老体弱者，伴有血管硬化；④出血病变明确者，近期反复出血；⑤伴有溃疡穿孔或幽门梗阻。

四、护理措施

1. 病情观察

（1）观察脉搏、呼吸、皮肤黏膜颜色及温度的变化。大出血时，每

15~30 分钟测脉搏、血压，有条件者使用心电、血压监护仪进行监测。判断有无出血性休克和继续出血。

（2）观察神志、末梢循环、尿量、呕血及便血的颜色、性质及量。注意观察尿量及尿比重，详细记录出入液量。

2. 对症护理

（1）出血期护理：①休息：绝对卧床休息至出血停止，注意保暖；②镇静：烦躁者给予镇静剂，门脉高压出血患者烦躁时慎用镇静剂；③心理护理：耐心细致地做好解释工作，体贴患者的疾苦，消除紧张、恐惧心理；④环境清洁：保持病室安静、清洁、舒适，污染被服应随时更换，避免不良刺激；⑤补液护理：迅速建立静脉通路，尽快补充血容量，用 5% 葡萄糖生理盐水或血浆代用品，大量出血时应及时配血、备血，准备三腔两囊管备用。

（2）呕血护理：①体位：根据病情让患者侧卧位或半坐卧位，防止误吸；②观察：行胃管冲洗时，应观察有无新的出血。

3. 一般护理

（1）口腔护理：出血期禁食，需每日 2 次清洁口腔。呕血时应随时做好口腔护理，保持口腔清洁、无味。

（2）便血护理：排便次数频繁，每次便后应擦净，保持臀部清洁、干燥，以防发生湿疹和压疮。

（3）饮食护理：出血期禁食，出血停止后可给予流食、半流质饮食或软食，少量多餐，避免过热，以防止再次出血。

（4）三腔两囊管护理：参照三腔两囊管护理常规。

（5）药物护理：使用特殊药物（如生长抑素、垂体后叶素时）应严格掌握滴速，不宜过快，如出现腹痛、腹泻、心律失常等不良反应，应及时报告医师处理。

五、健康指导

1. 指导患者生活规律，劳逸结合，情绪乐观，避免精神紧张及过度劳累。

2. 注意饮食卫生，注意身心休息，合理安排作息时间。

3. 适当参加体育锻炼、增强体质。

4. 禁烟、浓茶、咖啡等对胃有刺激的食物。

5. 在好发季节注意饮食卫生，注意劳逸结合。

6. 对一些可诱发或加重溃疡病症状，甚至引起并发症的药物应禁用，如水杨酸类、利血平、保泰松等。做好口腔和皮肤护理，注意患者保暖。

7. 慢性病者应定期门诊随访，坚持合理用药。

8. 患者及家属应学会判断出血前驱症状及应急处理措施，如出现头晕、恶心、心悸、上腹部不适或呕血、黑便应立即卧床休息，保持安静；呕吐时取侧卧位或平卧位，头偏向一侧，防止呕吐物误吸入气管，同时立即拨打"120"急救电话或送医院治疗。

第五节 咯 血

咯血是指声门以下呼吸道或肺组织出血，经咳嗽由口腔咯出。咯血是临床常见的症状，部位主要包括呼吸道和肺。咯血的来源一为肺循环，即肺动脉及其分支，属低压系统，占95%；二为支气管循环，发自主动脉，属高压系统，占5%；或者还可来自含有这两种循环的肉芽组织。就出血概率而言，肺循环远低于支气管循环。小量咯血为每日咯血量少于100ml，中等量咯血为每日咯血量100~500ml，大量咯血为每日咯血量大于500ml。大量或反复咯血是危重并且能导致死亡的急症，需迅速确定出血原因和部位，并施以积极的治疗。

一、病因

1. 支气管疾病

（1）支气管扩张：大咯血的原因是炎症及支气管壁弹性纤维破坏，形成假性动脉瘤破裂引起大咯血。

（2）支气管肺癌：早期多为少量咯血，晚期癌细胞侵袭较大血管可引起大咯血。

（3）支气管结核：结核病灶侵袭黏膜下血管破裂出血，但大咯血较少见。

2. 肺部疾病

（1）肺结核：慢性纤维空洞型肺结核形成假性动脉瘤破裂时引起大咯血。

（2）肺脓肿：脓肿壁血管破裂可引起大咯血。

（3）肺炎：炎症病灶毛细血管渗透性增高引起少量咯血。

（4）其他：肺吸虫病、肺淤血、恶性肿瘤肺转移、肺囊肿及肺血管瘤破裂等。

3. 心血管疾病

（1）风湿性心脏病二尖瓣狭窄：左心房扩大超过代偿极限，左房内压增高，肺循环淤血而致咯血或痰中带血。

（2）左心衰竭：肺循环淤血引起咯血。

（3）肺动脉瘘。

4. 全身性疾病

（1）急性传染病：肺出血性钩端螺旋体病、流行性出血热等。

（2）血液病：白血病、血友病、血小板减少性紫癜等。

（3）肾病：慢性肾衰竭、尿毒症等。

（4）结缔组织疾病：系统性红斑狼疮、结节性动脉炎。

5. 外伤　如胸部外伤、肋骨骨折、枪弹伤、肺部外伤、异物伤等。

6. 其他

（1）肺出血、肾病综合征、替代性月经等原因及机制不明确的咯血。

（2）特发性咯血：经 X 线支气管碘剂造影及痰液检查未能发现引起的咯血的原发病，一般占咯血的 10%~20%。

二、护理评估

1. 病史评估

（1）详细询问病史，了解患者年龄、职业、诱因、发病过程、传染病接触史等。

（2）观察咯血的量、颜色、性状及出血量。

（3）咯血与呕血的判定见表 7-4。

表 7-4　咯血与呕血的鉴别

项目	咯血	呕血
病史	肺、支气管、心脏病	胃或腹
前驱症状	胸闷、喉痒、咳嗽	恶心、呕吐、上腹不适
出血方式	经气管咯出	经食管呕出
颜色和性状	鲜红、泡沫状	暗红或咖啡色、无泡沫
伴随物	带有痰液	伴有胃内容物
pH 反应	碱性	酸性
出血后表现	血痰	柏油便

2. 体格检查

（1）观察血压、脉搏、呼吸、神志状态、皮肤和黏膜颜色，有无出血倾向和杵状指，有无颈静脉怒张。

（2）详细进行心肺检查，风湿性心脏病二尖瓣狭窄可闻及心尖部舒张期隆隆样杂音；肺部局限性哮鸣音多见于支气管肺癌；局限性湿性啰音见于肺炎；肺部固定湿性啰音可考虑支气管扩张症。

3. 咯血程度评估

一般情况 24 小时咯血量在 100ml 以下称少量咯血；咯血量 100~500ml 称中量咯血；24 小时达 500ml 以上者或一次咯血量超过 200ml，或 48 小时内超过 600ml，称大咯血，大咯血死亡率高，绝大多数死于咯血后窒息，因此，应予及时治疗。

4. 实验室检查

（1）胸部 X 线、CT 检查：可诊断肺部实质病变。

（2）纤维支气管镜检查：可确定出血部位、出血原因，清除分泌物、积血及取活组织检查。

（3）痰液检查：进行痰液细菌培养和药物敏感试验以确定致病菌。

（4）血液检查：血常规、出凝血时间、血细胞比容等检查以判断咯血原因、贫血程度及感染等。

（5）其他：心电图、超声波、支气管造影及多普勒等检查有助于明确诊断。

5. 咯血伴随症状

（1）大咯血、血色鲜红伴咳嗽、咳痰量增多，见于支气管扩张症。

（2）咯血伴发热、咳嗽、盗汗、消瘦，见于肺结核。

（3）咯血伴发热、咳嗽、咳痰、胸痛，见于肺炎、肺脓肿等疾病。

（4）咯血伴急性胸痛、发热，见于肺梗死及大叶性肺炎。

（5）咯血或痰中带血伴胸痛、刺激性呛咳，见于支气管肺癌等。

（6）咯血伴皮肤、黏膜出血，见于血液病、结缔组织病、流行性出血热等。

三、急救措施

咯血的救治原则：及时迅速止血、保持呼吸道通畅及维持患者生命。

1. 一般治疗

（1）大咯血患者应绝对卧床休息，取患侧卧位或平卧位，头偏向一侧，可减少出血量及避免血液流向健侧肺内或堵塞气管造成窒息。

（2）密切注意体温、脉搏、呼吸、血压等病情变化，记录咯血量。

（3）通畅气道，鼓励患者咳出滞留于呼吸道的血液及血凝块，咳嗽剧烈者可适当应用镇咳药，如口服可待因，对年老体弱、肺功能不全者应防止呼吸抑制而引起窒息。

（4）精神紧张、恐惧不安者必要时可用少量镇静剂。

（5）随时做好大咯血和窒息的各项抢救准备，呼吸困难者给以氧气吸入，每分钟 4~6L。

2. 止血治疗

（1）止血药的应用

1）垂体后叶素：用垂体后叶素 5~10U 加入 25% 葡萄糖液 40ml 中缓慢静脉注射，一般为 15~20 分钟，或将垂体后叶素 10~20U 加入 5% 葡萄糖液 500ml 中静脉滴注。该药物有强烈的血管收缩作用，可致肺小动脉收缩，肺血流量减少，使出血部位血管收缩而止血，作用迅速，止血效果明显，是大咯血治疗的常用和首选药物。高血压、心力衰竭和孕妇禁用。

2）对羧基苄胺：用羧基苄胺 0.1~0.2g 加入 5% 葡萄糖液或生理盐水 100ml 稀释后静脉滴注，每日最大量 0.6g。

3）6-氨基己酸：6-氨基己酸 4~6g，加入 5% 葡萄糖液或生理盐水 100ml 稀释，在 15~30 分钟内静脉滴完，维持量每小时 1g，持续 2~24 小时或更久。

4）卡巴克络：口服 2.5~5mg，每 6 小时 1 次，可减少毛细血管通透性和增加毛细血管回缩作用以止血。

5）海藻酸钠微球（KMG）：作为一种新型的栓塞材料，临床采用选择性或同轴微导管超选择性支气管动脉栓塞技术，应用 KMG 微球栓塞剂治疗经内科止血无效的大咯血，栓塞效果显著，并发症少，复发率低。

（2）气管镜止血：经药物治疗无效者可考虑通过纤维支气管镜检查并止血。

1）冷盐水灌洗：4℃生理盐水 500ml 加用肾上腺素 5mg 局部滴入。

2）气囊导管止血：气囊堵塞出血支气管，压迫止血，防止窒息。24 小时后放松气囊，观察几小时无出血可拔管。

3）凝血酶或纤维蛋白原灌洗：将纤维支气管镜插入出血部位后，注入 1000U/ml 的凝血酶溶液 5~10ml 或给予 2% 纤维蛋白原 5~10ml，再注入 1000U/ml 凝血酶溶液 1~10ml，保留 5 分钟，出血停止再拔管观察。

（3）输血：根据病情少量多次输新鲜血（每次 100~200ml），除可补充血容量外，尚有止血作用。

（4）人工气腹：适用于反复大咯血，经上述治疗不佳，两侧胸膜无明显粘连，心肺功能尚可者，可行人工气腹止血。每次注气量为 1000 ~ 1500ml，必要时每隔 1~2 小时重复注气 1 次。

3. 手术治疗 用于经内科综合治疗无效或有窒息危险的大咯血患者，可行急诊外科手术治疗，以挽救患者生命。

（1）适应证：①肺部病变引起的大咯血，咯血量>600ml/12h；②一次性咯血量≥200ml 并在 24 小时内反复发生；③可能引起气道阻塞和窒息。

（2）禁忌证：①肺功能不全；②全身状态较差；③肺癌晚期出血，两肺病变广泛；④凝血功能障碍。

4. 控制感染 反复咯血及血液滞留，极易合并肺内感染，因此，选择合适的抗菌药物，预防及控制感染。

5. 咯血窒息的处理

（1）体位引流：立即将患者平卧，头偏向一侧或将患者俯卧头低足高位，进行体位引流，轻叩背部以利于血液流出。

（2）清除积血：神志不清、牙关紧闭者，应用压舌板或开口器打开口腔，用吸引器吸出积血。必要时行气管插管或气管切开，术后经支气管镜止血、清理积血及分泌物，保持呼吸道通畅。

（3）氧气吸入：吸入 30%~40%氧气或做高频通气治疗。如自主呼吸减弱或停止，立即机械通气，给予呼吸兴奋剂。

（4）对症治疗：窒息解除后，应进行纠正酸中毒、补充血容量、控制休克、治疗原发病及脑水肿等。

（5）避免刺激：保持病室安静，嘱患者避免饮用刺激性饮料。

四、护理措施

1. 密切观察病情 大、中量咯血者，定时监测生命体征。伴休克的患者，应注意保温；高热患者应降温止血。观察有无咯血窒息的征兆。若在咯血过程中，患者突然胸闷、挣扎坐起，继而气促、发绀、牙关紧闭和神志不清，说明患者将面临咯血窒息的危险，应迅速清除口腔内血块，轻拍背部，以利于血块咯出解除险情，同时做好抢救准备。

2. 休息与饮食 保持病室安静、清洁、舒适、空气新鲜，温度、湿度适宜。避免感冒，防止剧烈咳嗽，以免诱发咯血。大咯血患者应暂禁饮食。咯血停止后或少量咯血时，应给予温凉流食或半流食，忌服浓茶、咖啡等刺激性饮料，并保持排便通畅。

3. 心理护理 咯血者情绪紧张恐惧，尤其在大咯血时更为恐慌，甚至欲借屏气来减少咯血，由此造成喉头痉挛，咯血不畅，导致呼吸道阻塞而窒息。此时，应安慰患者，使其尽量放松身心，将血轻轻咯出。因咯血而被污染的衣、被应及时更换，咯出的血痰应及时倒去，以避免不良刺激。

五、健康指导

指导患者合理饮食，给予营养丰富、易消化的饮食，有利于疾病的恢复。按时服用镇咳药、止血药及抗生素等，并了解用法、注意事项及不良反应。根据身体健康状况，适当进行体育锻炼。若出现心悸、乏力、头晕、烦躁、胸闷及喉痒等症状或发生咯血，应保持镇静，取平卧位，头偏向一侧，将积血轻轻咯出，不可坐起，以免引流不畅，导致血块阻塞气道，立即就诊或拨打"120"急救，住院患者及时报告医生、护士，以便及时处理。

第六节　抽搐与惊厥

抽搐是全身或局部肌肉不自主的抽动或强烈收缩，常可引起关节运动和强直。抽搐分为全身性抽搐和局限性抽搐。全身性抽搐以全身骨骼肌痉挛为主要表现，典型表现为癫痫大发作。当肌群呈强直与阵挛性收缩时称为惊厥。惊厥表现的抽搐常为全身性、对称性，伴有或不伴有意识丧失。局限性抽搐主要表现为身体某一局部肌肉连续性收缩，大多见于口角、眼、面和手足等。

一、病因

1. 颅脑疾病

（1）癫痫：原发性癫痫、症状性癫痫。

（2）颅内感染：脑炎、脑膜炎、脑脓肿、脑结核病等。

（3）颅脑外伤：脑挫裂伤、硬膜外血肿、新生儿产伤等。

（4）颅内肿瘤：原发性肿瘤、脑转移瘤等。

（5）脑血管疾病：脑出血、蛛网膜下隙出血、脑血栓、脑栓塞、高血压脑病等。

（6）脑寄生虫：脑囊虫病、脑包虫病、脑型疟疾。

（7）先天性疾病和发育异常：先天性畸形（脑水肿）、脑性偏瘫、结节性硬化等。

2. 全身性疾病

（1）全身性感染：大叶性肺炎、败血症、中毒性菌痢、狂犬病、破伤风等。

（2）中毒性疾病：一氧化碳中毒，酒精、砷、汞、氯丙嗪、阿托品等药物中毒。

（3）代谢性疾病：低血糖症、低血钙症、尿毒症、肝性脑病、肺性脑病等。

（4）循环系统疾病：高血压脑病、冠状动脉栓塞等。

二、护理评估

1. 病史收集

（1）认真了解病史、发病年龄、从事职业、发病季节及家族史等。

（2）详细询问抽搐与惊厥的发作征兆、诱发因素、发作形式、发作时间、持续时间、发作间隔时间、发作后的状态。

2. 体格检查

（1）严密观察体温、脉搏、血压、呼吸、瞳孔及意识状态变化，并及时记录。

（2）发作形式的观察

1）全身强直性阵挛性抽搐：多见于癫痫大发作、高热惊厥，主要表现为四肢及面部肌肉间歇性阵发性抽搐，常伴有意识障碍，两眼上翻或斜视，口吐白沫。

2）强直性抽搐：见于破伤风、脑炎、脑膜炎后遗症等，表现为阵发性全身肌张力增高，上肢屈曲，角弓反张，但神志可清醒。

3）局限性抽搐：见于癫痫小发作、低钙性手足搐搦症、颅内占位性病变等，表现为某一部位或肢体局限性抽搐。

3. 伴随症状

（1）抽搐与惊厥时伴发热：多见于感染和小儿高热惊厥。

（2）抽搐与惊厥时伴高血压：多见于子痫、高血压脑病、肾病综合征等。

（3）抽搐与惊厥时伴脑膜刺激征：多见于各种原因引起的脑膜脑炎、脑膜炎、蛛网膜下隙出血等。

（4）抽搐与惊厥时伴瞳孔扩大与舌咬伤：多见于癫痫大发作。

（5）抽搐与惊厥时伴头痛、呕吐：多见于蛛网膜下隙出血、颅脑损伤、高血压、颅内占位性病变等。

4. 实验室检查

（1）血液检查：根据病史进行血细胞计数及分类检查，有助于判断感染性疾病。血液生化（肝功能、肾功能、尿素氮、电解质等）检查和动脉血气分析有助于疾病的治疗及效果监测。

（2）脑脊液检查：细胞计数、分类及压力测定对诊断神经系统病变的性质及原因，可提供较大的参考价值。

（3）脑电图检查：可有助于颅内占位性病变及癫痫的诊断。

（4）特殊检查：脑 CT 和 MRI、脑血管造影、脑血流图检查可诊断颅内占位性病变和脑血管疾病。

（5）其他检查：血液、尿液、呕吐物的测定有助于中毒性疾病的判定。

三、急救措施

1. 体位　强直性阵发性痉挛性抽搐时，立即将患者放置平卧位，解开衣领和腰带，保持通畅，头偏向一侧以防吸入呕吐物引起窒息。

2. 保持呼吸道通畅　必要时放压舌板、开口器于上下磨牙之间，以免咬伤舌及颊部。有义齿应取下。对呼吸困难、发绀患者，及时予以氧气吸入。

3. 解痉镇静　迅速采取措施以控制抽搐与惊厥的发作。处于持续性强直性抽搐状态的患者，要防止脑水肿，保持呼吸道通畅，防止肺部感染。纠正水、电解质失衡，防止呼吸、循环衰竭。常用地西泮 10mg 静脉注射，推注时要缓慢并注意观察呼吸情况，苯巴比妥钠 0.1~0.2g 肌内注射或水合氯醛灌肠。

4. 保护患者，防止受伤　保持环境安静、温湿度适宜、避免外界刺激，使用带护栏的病床，防止患者坠床。专人护理，适当约束和保护抽搐肢体，以防外伤。

5. 严密观察并记录　详细记录抽搐与惊厥发作的次数、持续时间、症状及体征，注意应用解痉镇静药物的效果。

6. 其他　高热患者采取降温措施，中毒予以解毒，针对不同的原发病积极进行处理。

四、护理措施

1. 休息　对于任何原因引起的抽搐及惊厥发作后，都要让患者安静。

协助患者充分的休息，安慰患者，消除紧张情绪，使其恢复体力。

2. **基础护理**　对于高热、呕吐、尿便失禁者，应及时清洗皮肤，保持皮肤清洁、干燥，及时更换衣服、床单。注意保暖，避免受寒。对于意识不清、生活不能自理的患者，做好皮肤、口腔护理，协助拍背，防止压疮、口腔溃疡以及肺炎的发生。

3. **心理护理**　安慰鼓励患者，给予精神和心理上的支持，缓解紧张情绪，树立战胜疾病的信心。积极配合治疗和护理，减少诱发因素的刺激。

五、健康指导

1. 对于婴幼儿和儿童，应防止高热。

2. 对于癫痫患者，避免从事高空、水上作业，不宜开车。遵医嘱按时服药。注意生活规律、忌酒、勿暴饮暴食。

3. 癔病患者，要注意保持良好的人际关系，避免精神刺激。

4. 指导患者要坚持治疗和自我护理，防止抽搐。

第八章 休克的急救护理

休克是一组复杂的、危及生命的临床综合征，是机体在各种有害因素侵袭下引起的以有效循环血量骤减，导致组织灌注不足，细胞代谢紊乱、功能受损，微循环障碍为特点的病理过程。意识障碍、皮肤苍白、湿冷、血压下降、脉压减小、脉搏细数、发绀及少尿等是休克典型的临床表现。有效循环血量明显下降和组织器官低灌注是休克的血流动力学特征。休克的本质是组织缺氧造成毛细血管交换功能障碍和细胞受损，其最终结果是多器官功能障碍综合征（MODS）。因此，休克本身不是一个独立的疾病，而是多种原因的一个共同的病理生理过程。

第一节 休克概述

一、病因与分类

引起休克的病因很多，分类方法也不一，比较常用的分类方法是：

1. 按休克的病因分类

（1）低血容量性休克：由于血容量不足引起的休克称低血容量性休克，包括失血性休克和创伤性休克。常见于失血（外伤引起的出血、消化性溃疡出血、食管曲张静脉破裂出血、妇产科疾病所引起的出血）、失水（呕吐、腹泻、大量排尿）、失血浆（烧伤、腹膜炎、创伤、炎症）、创伤（撕裂伤、挤压伤、爆炸伤、冲击波伤引起内脏、肌肉和中枢神经系统损伤）等。失血后是否发生休克不仅取决于失血的量，还取决于失血的速度。休克往往是在快速、大量（超过总血量的 10%~20%）失血而又得不到及时补充的情况下发生的。

（2）感染性休克：严重感染特别是革兰阴性细菌感染常可引起感染性休克。在革兰阴性细菌引起的休克中，细菌的内毒素起着重要的作用，故亦称内毒素性休克或中毒性休克。感染性休克常伴有脓毒症，故又称脓毒性休克。革兰阳性细菌、真菌、病毒、立克次体、衣原体、原虫等感染也可引起。

（3）心源性休克：大面积急性心肌梗死、急性心肌炎、心脏压塞、严重心律失常等常可导致心源性休克。

（4）过敏性休克：给某些有过敏体质的人注射某些药物（如青霉素）、血清制剂或疫苗时可引起过敏性休克，常表现为血压骤降、喉头水肿、支气管痉挛、呼吸极度困难甚至死亡。

（5）神经源性休克：剧烈疼痛、脑脊髓损伤、麻醉等意外刺激，引起反射性周围血管扩张，有效血容量相对减少，称为神经源性休克。

2. 按休克的血流动力学分类　人们对休克的理解和治疗是从去除病因开始。所以，早期对休克的分类是以病因的不同为基础来分类的（如上所述）。随着血流动力学理论的发展和血流动力学监测可以被应用于临床实践，对休克的理解走向了更深的层次。同时，由于对病因的治疗日趋成熟和临床支持手段的增多，循环功能支持成为休克治疗的主要方面。在这种情况下，1975 年 Weil 等人根据血流动力学特点提出了对休克分类的新方法，即将休克分为低血容量性、心源性、阻塞性和分布性（表 8-1）。

表 8-1　休克的分类

休克类型	有关特征
Ⅰ. 低血容量性	
A. 外源性	出血引起的全血丢失，烧伤、炎症引起的血浆丧失，腹泻、脱水引起的电解质丧失
B. 内源性	炎症、创伤、过敏、嗜铬细胞瘤、螯刺毒素作用引起的血浆外渗
Ⅱ. 心源性	心肌梗死、急性二尖瓣关闭不全、室间隔破裂、心力衰竭、心律失常
Ⅲ. 阻塞性（按解剖部位分）	
A. 腔静脉	压迫
B. 心包	堵塞
C. 心腔	环状瓣膜血栓形成、心房黏液瘤
D. 肺循环	栓塞
E. 主动脉	夹层动脉瘤
Ⅳ. 血流分布性	

休克类型	有关特征
A. 高或正常阻力（静脉容量增加，心排血量正常或降低）	杆菌性休克（G^-肠道杆菌）、巴比妥类药物中毒、神经节阻滞（容量负荷后）、颈脊髓横断
B. 低阻力（血管扩张、体循环动静脉短路伴正常或高心排血量）	炎症（G^+菌肺炎）、腹膜炎、反应性充血

低动力型休克亦称低排高阻型休克，其血流动力学特点是心脏排血量低，外周血管阻力高。由于皮肤血管收缩，血流量减少，使皮肤温度降低，故又称"冷休克"。此型休克在临床上最为常见。低血容量性、心源性、创伤性和大多数感染性休克均属本类。

高动力型休克亦称高排低阻型休克，其血流动力学特点是总外周血管阻力低，心脏排血量高。由于皮肤血管扩张，血流量增多，使皮肤温度升高，故又称"暖休克"。部分感染性休克属本类。

二、发病机制

1. 休克早期　休克早期，机体产生儿茶酚胺（CA）、血管紧张素、升压素、血栓烷 A_2（TXA_2）等体液因子，导致末梢小动脉、微动脉、毛细血管前括约肌及微静脉持续痉挛，使毛细血管阻力增大，大量真毛细血管关闭，故微循环灌注量急剧减少。

2. 休克中期　由于小血管持续痉挛，组织明显缺氧，经无氧代谢后产生大量乳酸，致使毛细血管前括约肌开放，大量血液流入毛细血管网，造成微循环淤血，血管通透性增加，大量血浆外渗，白细胞在微血管上黏附，微血栓形成，使回心血量减少；白三烯（LT）、纤维蛋白（Fn）、肿瘤坏死因子（TNF）、白介素（IL）、氧自由基（ODFR）等体液因子均可造成细胞损害，此亦为各种原因休克的共同规律，称之为"最后共同通路"。

3. 休克晚期　至休克晚期，在毛细血管淤血的基础上细胞缺氧进一步加剧，细胞因持续缺氧后胞膜受损，释放溶酶体，致使细胞坏死自溶；血管内皮损伤后胶原纤维暴露，血小板聚集，激活凝血系统，促使大量微血栓形成；因凝血因子过量消耗，最终导致出血。胰、肝、肠缺血后分别可产生心肌抑制因子（MDF）、血管抑制物质（VDM）及肠因子等有害物质，进而引起重要器官损害及功能衰竭。

三、细胞代谢的变化及功能、结构的损害

1. 休克时细胞的代谢变化 主要是糖酵解增强和脂肪代谢障碍。

（1）糖酵解增强：休克时由于组织的低灌流和细胞供氧减少，使有氧氧化受阻，无氧酵解过程加强，从而使乳酸产生增多，导致酸中毒。但严重酸中毒又可抑制糖酵解限速酶，如磷酸果糖激酶等的活性，使糖酵解从增强转入抑制。

（2）脂肪代谢障碍：休克时由于组织细胞的缺血、缺氧和酸中毒，使脂肪酰 CoA 合成酶和肉毒碱脂肪酰转移酶的活性降低，因而脂肪酸的活化和转移发生障碍。

2. 休克时细胞的损害 主要是生物膜（包括细胞膜、线粒体膜和溶酶体膜等）发生损害。

（1）细胞膜的损害：最早的改变是细胞膜通透性增高，从而使细胞膜 Na^+-K^+ATP 酶活性增高，ATP 消耗增加，细胞的许多代谢过程发生紊乱。因细胞膜的完整性在维持细胞的生命活动中起着重要作用，故当膜完整性破坏时，即是细胞不可逆性损伤的开始。

（2）线粒体损害：休克时线粒体最早出现的损害是其呼吸功能和 ATP 合成受抑制，线粒体 ATP 酶活性降低，此后发生超微结构的改变。线粒体是维持细胞生命活动的"能源供应站"。当线粒体损害时，由于氧化磷酸化障碍，产能减少乃至终止，必然导致细胞损害和死亡。

（3）溶酶体损害：溶酶体含有多种水解酶，如组织蛋白酶、多肽酶、磷酸酶等，但在未释放之前都处于无活性状态。一旦释放出来后，即转为活性状态，则可溶解和消化细胞内、外的各种大分子物质，尤其是蛋白类物质。

休克时生物膜的损害是细胞发生损害的开始，而细胞的损害又是各脏器衰竭的共同基础。

3. 器官功能的改变

（1）脑：休克时缺氧和酸中毒能使脑微循环狭窄或阻塞，动脉血灌流减少。在微循环凝血期，脑循环内可以有血栓形成和出血。大脑皮质对缺氧极为敏感，当缺氧逐渐加重，将由兴奋转为抑制（表情淡漠），甚至发生惊厥和昏迷。皮质下中枢因严重缺氧也可发生抑制，呼吸中枢和心血管运动中枢兴奋性降低。

（2）心：休克的早期可出现心的代偿性增强，此后心脏的活动即逐渐被抑制，甚至可出现心力衰竭。

（3）肾：肾功能的改变在休克早期发生的是功能性的急性肾衰竭，因为它还不伴有肾小管的坏死。其主要临床表现为少尿（400ml/d）或无尿（100ml/d）。当休克持续时间较长时，可引起急性肾小管坏死，发生器质性的肾衰竭。此时即使肾血流量随着休克的好转而恢复，患者的尿量也难以在短期内恢复正常。肾功能的改变，将导致严重的内环境紊乱，包括高钾血症、氮质血症和酸中毒等。这样就会使休克进一步恶化，故许多休克患者，尤其是老年患者常死于急性肾衰竭。

（4）肺：在休克早期，由于呼吸中枢兴奋，呼吸加深加快，通气过度，从而导致低碳酸血症和呼吸性碱中毒；继之，由于交感-儿茶酚胺系统兴奋和其他血管活性物质的作用，可使肺血管阻力升高；如果肺低灌流状态持续较久，则可引起肺淤血、水肿、出血、局限性肺不张、微循环血栓形成和栓塞以及肺泡内透明膜形成等重要病理改变，此即所谓休克肺的病理学基础。休克肺是休克死亡的重要原因之一。

（5）肝：休克时常有肝功能障碍，肝功能障碍又可加重休克。休克时低血压和有效循环血量减少可导致肝细胞缺血、缺氧，肝血窦及中央静脉内微血栓形成，肝小叶中央部分肝细胞坏死。肝脏灌流障碍使网状内皮细胞受损，肝脏的解毒及代谢能力减弱，易发生内毒素血症，加重代谢紊乱及酸中毒。

（6）胃肠道：休克早期就有胃肠功能的改变。开始时是因微小管痉挛而发生缺血，继而可转变为淤血，肠壁因而发生水肿甚至坏死。此外，胃肠的缺血缺氧，还可使消化液分泌抑制，胃肠运动减弱。有时可由于胃肠肽和黏蛋白对胃肠黏膜的保护作用减弱使胃肠黏膜糜烂或形成应激性溃疡。

四、临床表现

1. 低血压　成人肱动脉血压降至 90mmHg 以下或比基础血压低 60mmHg，即为低血压，患者脉压常小于 20mmHg。但休克早期可无低血压，因此，无低血压者不能排除休克存在。

2. 心动过速　为休克常见非特异性表现，如同时伴有直立位时血压下降，有助于明确此时休克是心动过速的原因。

3. 交感神经兴奋　表现为精神紧张或烦躁、焦虑、大汗、过度通气等。

4. 外周循环低灌注　表现为肢端湿冷（网状青斑）、外周脉搏难以触及或细弱等外周低灌注体征。

5. 意识改变 休克患者意识可正常，但如脑灌注压显著下降，则可出现神志淡漠、嗜睡、昏迷等。

6. 不同类型休克有其自身特点（表8-2）。

表 8-2　各型休克的临床特点

休克类型	临床特点
心源性休克	低血压（收缩压常<90mmHg），伴有外周血管阻力增加的临床征象（如脉搏细弱、皮肤湿冷）、器官灌注不足（如尿量减少、意识改变）等表现
低血容量性休克	有低血压、伴有外周血管阻力增加的临床征象、器官灌注不足、CVP降低、血管内补液后动静脉压很快改善
感染性休克	有休克的一般表现，同时具有系统性炎症反应、局部炎症反应及相应的体征，血培养或分泌物培养有诊断意义
过敏性休克	梗阻、咳嗽、支气管痉挛、喉头水肿，严重者可出现意识障碍、瞳孔散大、抽搐、猝死
神经源性休克	类似于低血容量性休克，同时伴有神经系统疾病体征，如四肢瘫痪或麻痹等
内分泌休克	常有内分泌疾病病史，伴有激素水平改变，可有血糖、血酮升高，电解质紊乱等

第二节　休克的护理评估

一、病史

了解患者近期有无创伤、烧伤、感染、服药情况；既往病史，如有无高血压、心脏病、肝硬化、消化性溃疡、支气管扩张、糖尿病、垂体疾病等病史；既往有无药物过敏史。

二、实验室检查

1. 血常规 创伤性休克、失血性休克早期由于血液浓缩，血红蛋白和血细胞比容可高于正常；大量失血后数小时，红细胞和血红蛋白才会显著降低。休克合并感染和全身炎症反应综合征时，血中白细胞计数可明显升高。而随着休克的进一步发展，血小板计数逐渐降低。

2. **血气分析**　休克时做血气分析目的是了解机体氧代谢状态以及了解体内酸碱平衡状态。血气分析结果常有低氧血症、代谢性酸中毒，而$PaCO_2$早期由于呼吸代偿而有轻度下降，呈呼吸性碱中毒，晚期常出现呼吸性酸中毒。

3. **电解质测定**　动态监测可以及时了解电解质紊乱，休克时常见有血钾和血镁升高、血钠降低。

4. **动脉血乳酸**　休克患者组织灌注不足可引起无氧代谢和高乳酸血症，监测有助于估计休克的变化趋势及复苏效果。正常值为 $1 \sim 2mmol/L$，休克时若 $>8mmol/L$，死亡率在 90% 以上。但动脉血乳酸水平并不经常与休克严重程度平行，需要与其他监测结果综合分析，才能正确判断。若乳酸浓度在 $12 \sim 24$ 小时内降至正常水平，表明复苏有效。

5. **凝血功能及酶学检查**　休克时较易出现凝血和纤溶系统功能障碍，后期易发展成 DIC，因此，需要定时检查凝血和纤溶系统功能。

三、血流动力学监测

1. **中心静脉压（CVP）**　代表右心房或胸腔段腔静脉内压力的变化，可反映全身血容量与右心功能之间的关系。CAP 的正常值为 $5 \sim 10cmH_2O$时，若 $CVP<5cmH_2O$，表示血容量不足；$CVP>15cmH_2O$ 时，提示心功能不全、静脉血管床过度收缩或肺循环阻力过高；若 $CVP>20cmH_2O$，则表示存在充血性心力衰竭。血压和 CVP 的综合判断可指导扩容治疗，见表8-3。

表8-3　以动脉血压和中心静脉压作为扩容的监测

动脉血压	中心静脉压	原因	处理
↓	↓	血容量不足	积极补液
正常	↓	血容量轻度不足	适当补液
↓	↑	血容量相对较多，心功能不全	限制输液，应用强心剂
↑	正常	血管收缩，循环阻力增加	适当应用扩血管药

2. **肺毛细血管楔压（PCWP）**　反映肺静脉、左心房和左心室的功能状态。PCWP 的正常值为 $6 \sim 15mmHg$（$0.8 \sim 2.0kPa$）。PCWP 低于正常值

反映血容量不足（较 CVP 敏感），PCWP 增高反映左房压力增高（如急性肺水肿）。对 CVP 和 PCWP 监测结果的综合分析，也可用于指导扩容（表 8-4）。

表 8-4　以中心静脉压和肺毛细血管楔压作为扩容的监测

CVP（cmH$_2$O）	PCWP（mmHg）	原因	处理
<5	<5	血容量不足	积极扩容
<12	<5	血容量仍不足	继续扩容
12~18	15~18	血容量已接近正常或已正常	适当限制补液
12~18	20~25	肺充血	限制输液，应用扩血管药
12~18	>25	肺水肿	严格限制输液，应用强心、利尿及扩血管药

四、病情判断

1. 休克分期的判断

（1）休克早期：①口渴，面色苍白，皮肤厥冷，口唇或四肢末梢轻度发绀；②神志清楚，伴有轻度兴奋、烦躁不安；③血压正常，脉压较小，脉快、弱；④呼吸深而快；⑤尿量较少；⑥眼底动脉痉挛。

（2）休克中期：①全身皮肤淡红、湿润，四肢温暖；②烦躁不安，神志恍惚；③体温正常或升高；④脉细弱，血压一般在 60mmHg 以上；⑤少数可出现呼吸衰竭；⑥尿量减少；⑦眼底动脉扩张；⑧甲皱微循环不良。

（3）休克晚期：①全身皮肤、黏膜发绀，出现紫斑，四肢厥冷，冷汗淋漓；②神志不清（昏迷）；③体温不升；④脉细弱，血压低或测不到，心音呈单音；⑤呼吸衰竭；⑥无尿；⑦全身有出血倾向；⑧眼底视网膜出血或水肿。

2. 休克程度的判断　在确定患者是否处于休克状态的同时，还必须鉴别休克的严重程度。临床常将休克分为轻、中和重三度，详见表 8-5。

表 8-5　休克程度的判断

临床表现	轻度休克	中度休克	重度休克
神志	清楚、精神紧张	表情淡漠	意识模糊，甚至昏迷
口渴	口渴	很口渴	非常口渴，但无主诉
皮肤色泽	开始苍白	苍白	显著苍白，肢端青紫
皮肤温度	正常，发凉	发冷	冰冷
脉搏	<100 次/分，有力	100~120 次/分	速而减慢，或摸不清
血压	正常或稍低	平均动脉压下降	平均动脉压<50mmHg 或测不出
周围循环	正常	毛细血管充盈迟缓	毛细血管充盈非常迟缓
尿量	正常	尿少	尿少或无尿
失血量	<800ml	800~1600ml	>1600ml

3. 病因鉴别　如有喉头水肿、哮鸣音以及用药或虫咬史，应高度怀疑过敏性休克；有晕厥史且血红蛋白进行性下降应考虑失血性休克；有明确呕吐、腹泻史，失液量大或有急腹症合并休克者应考虑低血容量休克；有颈静脉怒张、心音低、肝大者应考虑心源性休克；有颈椎损伤、四肢瘫痪，应考虑神经源性休克。四种常见休克的临床鉴别见表 8-6。

表 8-6　四种常见休克的鉴别

	低血容量性休克	感染性休克	心源性休克	神经源性休克
皮肤颜色和温度	苍白、发冷	有时红、暖	苍白、发凉	红润、温暖
外周静脉充盈度	萎陷	不定	收缩、萎缩	充盈良好
血压	↓	↓	↓	↓
脉率	↑	↑	↑或↓	正常或↓
尿量	↓	↓	↓	正常或↓
中心静脉压	↓	↑或↓	↑	正常
PaO$_2$	初期↑，晚期↓	↓	↓	正常
PaCO$_2$	↓	↑或↓	初期↓	正常或↓
pH	↓	↓	↓	不定
血细胞比容	↑或↓	正常	正常	正常

注：↓表示降低、减慢或减少；↑表示升高或加快。

第三节 急救护理措施

一、现场急救措施

休克是一种极其危险的急重症，一旦发生，必须立即采取急救措施。在现场应做到以下几点：

1. 尽可能少搬动患者，松解患者衣扣，让患者平卧，下肢抬高 20°～30°，以利于静脉血回流。如有呼吸困难可再将头部和躯干抬高 20°～30°，以利于呼吸。

2. 保持呼吸道通畅，尤其是休克伴昏迷者。方法是将患者颈部垫高，下颌抬起，使头部最大限度的后仰（颈部外伤或疑有颈椎骨折者除外），同时头偏向一侧，以防呕吐物和分泌物误吸入呼吸道。

3. 注意给体温过低的休克患者保暖，盖上被、毯，有条件者可给热饮料，如浓茶或姜汤，但不要在皮肤局部加温，以免皮肤血管扩张而影响重要生命器官的血流量供应和增加氧消耗。注意伴发高热的感染性休克患者应给予降温。

4. 必要的初步治疗，如出血应立即止血，一般对表浅伤口出血或四肢血管出血可先采用压迫止血法暂时止血；因创伤骨折所致的休克给予镇痛，骨折固定；烦躁不安者可给予适当的镇静剂；心源性休克给予吸氧等。

5. 密切观察心率、呼吸、血压、神志改变，并做详细记录。

二、转运途中监护

对休克患者，因现场抢救条件有限，需尽快将其送往有条件的医院抢救，在转运过程中，应注意以下几点：

1. 休克患者搬运越轻越少越好，应送到离现场最近的医院为宜。

2. 在运送途中，应有专人护理，随时观察病情变化，给予吸氧和静脉输液等急救措施。

3. 将患者送至医院，对已用的急救措施与用药向值班人员交代清楚，以利于病情的掌握和继续治疗。

三、临床护理措施

休克的处理原则是尽早去除引起休克的病因，尽快恢复有效循环血量，纠正微循环障碍，改善心脏功能和恢复人体正常代谢，并根据病情做出相应处理。休克状态下病情危急，严重威胁患者的生命，抢救时，时间就是生命，做好临床监护至关重要。

1. 一般护理

（1）体位：最适宜的体位是抬高头、躯干20°~30°，抬高下肢15°~20°。抬高头胸部有利于膈肌活动，增加肺活量，使呼吸运动更接近于生理状态。抬高下肢有利于增加静脉回心血量，从而相应增加循环血容量。休克伴昏迷患者取平卧位，头偏向一侧。

（2）吸氧：给氧前应注意清除呼吸道分泌物，保持呼吸道畅通，以达到有效吸氧。一般采用鼻导管法给氧，氧流量为2~4L/min，直至休克好转。如患者发绀明显或发生抽搐则需加大吸氧浓度至4~6L/min。

（3）迅速建立静脉通道，保证输液途径畅通：目前多主张安置深静脉导管，在紧急情况下也可做静脉切开加压输液。静脉输液可迅速补充有效循环血容量，是纠正休克的最根本措施。在快速扩容过程中，应注意观察脉率、呼吸、肺底啰音及出入水量等，避免发生肺水肿；如有肺水肿表现，应减慢滴速，甚至暂停输液，并立即报告医师。在输液过程中还应对有效循环血容量是否补足做出估计，以避免输液过多。

（4）饮食：如能进食，可给予易消化的流质或半流质饮食。

（5）注意事项：注意保温，做好口腔护理，因患者有微循环障碍，注意预防压疮（褥疮）。

2. 合理补液、及时补充血容量 补充血容量，及时恢复血液灌注，是抗休克的基本措施。及时补充血容量，时间较短的休克，特别是低血容量休克，均可较快地纠正，不需再用其他药物，故必须迅速建立2条以上的静脉输液通道。原则上失血补血，失水补水，丢失多少补多少。补液的种类一般来讲，均应先输入一定量的晶体液或电解质溶液，如生理盐水、5%的葡萄糖盐水和平衡盐溶液等。一般晶体液的量可为胶体液的2~3倍。在治疗之初一般主张不用或少用等渗或高渗葡萄糖液。抗休克常用的胶体液为全血、血浆和右旋糖酐等。低分子右旋糖酐可改善微循环，能吸附于红细胞、血小板表面及其血管内壁，预防和治疗弥散性血管内凝血。

应当注意，休克时补充的晶体量和胶体量很大，不仅要补充已丢失的血容量（全血、血浆和水电解质丢失量），还要补充扩大的毛细血管床，故超过临床估计的液体损失量很多。休克时间越长，症状越严重，需要补充的液体也越多。还必须注意，创伤、战伤时休克补液治疗成功的关键在于及时、快速、足量地恢复有效循环血量，提高心房充盈压力，恢复良好的组织灌流，而不要被缺少胶体液所束缚。应力争在救治4~8小时内使休克病情好转。对于严重感染性休克患者，其病情复杂，又常有心肌损害和肾脏损害，过多补液易导致不良后果。因此，为了掌握血容量补充和观察心脏对输液的负荷情况，可监测中心静脉压及血压，作为调节补液量的依据（必要时再测定肺毛细血管楔压），见表8-7。

表8-7 CVP与补液的关系

CVP	血压	原因	处理原则
低	低	血容量严重不足	充分补液
低	正常	血容量不足	适当补液
高	低	心功能不全或血容量相对过多	给强心药，纠正酸中毒，舒张血管
高	正常	容量血管过度收缩	舒张血管
正常	低	心功能不全或血容量不足	补液试验

注：补液试验：取等渗盐水250ml，于5~10分钟内经静脉滴注，若血压升高而中心静脉压不变，提示血容量不足；若血压不变而中心静脉压升高0.29~0.49kPa（3~5cmH$_2$O），则提示心功能不全。

3. 密切观察病情变化

（1）神志与表情：患者的意识表情变化能反映中枢神经系统血液的灌流情况。休克早期，机体代偿功能尚好，患者神志一般清楚，精神紧张或有烦躁、焦虑；随着休克加重，进入失代偿期，患者脑组织供血逐渐减少，缺氧加重，表现为表情淡漠、意识模糊、感觉迟钝，甚至昏迷。

（2）脉搏：休克初期，脉搏加快，随着病情的进展，脉搏细数且出现心律不齐，休克晚期脉搏微弱、缓慢，甚至摸不到。

（3）血压与脉压：初期由于代偿性血管收缩，血压可能保持或接近正常。若血压逐渐下降甚至测不到，且脉压减小，则说明病情加重。在抢救过程中，应每隔5~10分钟测量血压1次，并做好记录，直至血压稳定后，可减少测量次数。

（4）呼吸：大部分休克患者均伴有呼吸频率及幅度代偿增加，当出现呼吸加深加快或变浅不规则，并出现鼻翼煽动，提示病情恶化，应严密观察、及时处理。遵医嘱给予吸氧，鼻导管给氧时可用40%~50%的氧浓度，输入氧气应通过湿化器以保持呼吸道湿润，防止黏膜干燥。行气管插管或切开、人工辅助通气的患者，更应注意全面观察患者反应和机器工作状态两方面的变化。有气道分泌物应及时吸出防止窒息。

（5）尿量：尿量的监测是护理工作中观察、判断肾脏毛细血管灌流量的一项重要指标。休克患者可放置留置导尿管，并每小时测量 1 次尿量，如每小时尿量少于 20ml，说明肾脏血液灌流量不足，提示休克加重。如经抢救治疗后每小时尿量恢复至 30ml 时，为休克缓解的一个重要指标，故抢救过程中应严格监测尿量。

（6）体温：休克患者体温一般偏低，如患者突然体温升高提示有其他感染，要及时报告医师。

4. 应用血管活性药物　血管活性药是休克治疗时常用的药物，护理人员应熟悉此类药物的药理作用、性能、应用原则及注意事项，以便能有效、及时地抢救患者。常用的血管活性药分为以下两大类：

（1）血管扩张药：必须在补足血容量的基础上应用。①多巴胺：能增加心肌收缩力，提高心排血量，选择性地扩张内脏血管，特别是肾脏血管，提高肾小球滤过率，并使皮肤及黏膜血管收缩，使血压维持在一定水平；②阿托品、山莨菪碱等抗胆碱能药：可解除平滑肌痉挛、舒张血管、改善微循环，常用于感染性休克的治疗。

（2）血管收缩药：常用去甲肾上腺素和阿拉明（间羟胺），均使小血管收缩，提高血压。应用血管收缩剂以小剂量、低浓度、短时间为宜。①去甲肾上腺素：对肾动脉收缩作用较强；②间羟胺：较去甲肾上腺素作用缓和、持久，对肾血管收缩作用较轻。

血管活性药物静脉滴注时一般应先慢后快，调整滴注速度使收缩压维持在 90mmHg；一旦血压稳定 6~8 小时或以上，便可在观察下减慢滴注速度，继而降低药物浓度，最后缓慢停药。应用过程中需密切观察血压变化，根据病情调整滴速，防止血压波动过大。应用阿托品类药物时应密切观察中毒反应，如高热、意识模糊、躁动、谵妄、抽搐等。某些缩血管药，如去甲肾上腺素不能漏出血管外，以免造成局部组织坏死。

5. 预防感染　除了感染性休克患者应积极进行抗感染治疗外，对于其他类型的休克患者，因其机体免疫能力下降，易继发感染，应注意预防。病室内定期空气消毒，并减少探视；避免交叉感染，各项操作严格执行无菌技术操作规程；协助患者咳嗽、咳痰，痰液黏稠者予以雾化吸入，不能自行排痰者予以吸痰；遵医嘱应用有效抗生素。

6. 心理护理

（1）对患者做心理安抚：休克患者往往意识清醒，因此，可能接受护士给予的良好心理影响。护士要选择适当的语言安慰患者，耐心解释有关病情变化，以稳定患者情绪，减轻患者痛苦。护士在实施抢救中，说话要细声而谨慎，举止要轻巧而文雅，工作要稳重而有秩序，以影响患者心理，使其镇定并增强信心。

（2）做好患者亲友或陪伴人员的安慰工作：劝导患者亲友或陪伴人员不要在患者面前表现出情绪波动而干扰患者心绪的宁静，并指导他们一些简单的生活护理技术，以配合医护人员做好工作。

是否进行合理的临床监护关系到患者是否抢救成功，判断患者抢救成功的标准：①成人尿量>30ml/h 或>500ml/d，小儿每小时尿量>1ml/kg；②脉搏有力，且<110 次/分；③撤除升压药后血压维持正常或接近正常，微循环改善；④呼吸均匀，16~20 次/分；⑤神志清楚、安静，四肢温暖，末梢循环充盈良好；⑥血细胞比容>35%；⑦血浆电解质和酸碱平衡基本正常。

第九章　常见临床危象的急救护理

　　临床危象，即疾病的危险征象，它不是独立的疾病，而是某一疾病过程中所出现的危险症候群。临床危象可见于临床各科，多为原有基础疾病在过度劳累、情绪激动、感染、外伤、手术、分娩等激发因素下出现病情加重，并出现威胁生命的危急病况，甚至伴有一个或多个器官脏器功能不全。危象若发现及时、积极治疗、护理得当可被控制。否则危象会对生命重要功能尤其是脑功能带来严重损害，甚至危及患者生命。因此，及时识别各种常见临床危象，正确地进行干预和救护，是急诊护理学的重要组成部分。

第一节　高血压危象

　　高血压危象是指威胁生命或器官功能的极重度高血压状态，发病时外周小动脉发生暂时性强烈痉挛，血压急剧升高并伴有重要器官不同程度的功能障碍或不可逆损害，是常见的急重症之一。

一、诱因与发病机制

1. 诱因

（1）药物因素：高血压患者未规律服药或突然停止用药。

（2）其他因素：如紧张、疲劳、寒冷、外伤及手术等。

2. 发病机制　高血压危象时血压极重度升高的直接原因是外周小动脉强烈收缩，在上述作用下肾脏产生"压力性利尿"和由此诱发的低血容量进一步刺激血管收缩素释放，导致外周阻力血管进一步收缩，形成恶性循环，使血管失去自我调节能力。血管的损害直接导致器官和组织的损害，心、脑、肾是最易受累的靶器官。

二、临床表现

1. 脑动脉痉挛、脑水肿　常有剧烈头痛、头晕、耳鸣、恶心、呕吐、视物模糊、失明、抽搐，甚至脑出血、昏迷。

2. 心脏受累 可出现心悸、呼吸困难，并可出现急性左心衰、肺水肿、心绞痛。

3. 肾脏受累 可出现少尿、无尿、尿比重改变，严重时可发生急性肾衰竭。

4. 交感神经兴奋表现 如异常兴奋、发热、出汗、口干、皮肤潮红（或面色苍白）、心动过速、手足颤抖等。

5. 体征 血压显著升高，舒张压大于 120mmHg，收缩压可达 250mmHg；眼底血管痉挛或出血、渗出、视盘水肿。

三、救治原则

1. 迅速降压 做到迅速、安全、有效。常选用静脉用药，可根据病情联合用药，不但可以提高疗效、减少药量及不良反应，而且可以延长降压作用时间。降压常用药物有：

（1）硝普钠，$1\sim3\mu g/(kg \cdot min)$，总量不超过 $500\mu g/kg$。

（2）硝酸甘油，$1\sim5mg$ 溶于 5% 葡萄糖注射液 100ml 中静脉滴注，$10\sim20$ 滴/分，根据病情，每 $10\sim15$ 分钟递增剂量 $25\%\sim50\%$，最大剂量为 $200\mu g/min$。

（3）美托洛尔，5mg 溶于 25% 葡萄糖注射液 20ml 中，缓慢静脉注射，$1\sim2\mu g/min$，隔 5 分钟，直至有效，一般总量 $10\sim15mg$。

（4）呋塞米，$20\sim40mg$，用氯化钠注射液稀释后，缓慢静脉注射。儿茶酚胺类突然释放所致高血压危象，可选用 α 受体阻滞剂酚妥拉明降压，合并子痫可静脉使用肼屈嗪、拉贝洛尔、镁盐。

2. 防治脑血肿 高血压脑病加用脱水剂，如甘露醇、呋塞米等治疗，以减轻脑水肿。

3. 抗心力衰竭 合并急性左心衰时给予强心、利尿、扩血管治疗，选用硝普钠最为理想。

4. 对症处理 制止抽搐躁动可给地西泮、苯巴比妥钠等肌内注射，或给水合氯醛保留灌肠。

5. 病因治疗 待血压控制、病情平稳后，根据患者的具体情况做进一步检查，积极寻找病因；如为继发性高血压，可根据引起高血压危象的原因制定相应的治疗措施，防止高血压危象复发。

【护理评估】

1. 病史 高血压危象最常见于慢性原发性高血压患者的血压骤然升高，因此，需了解患者危象发生前的基础血压值及血压波动情况，是否服用降压药物或其他药物，药物的名称、剂量、服药时间等，发病前有无不良的精神刺激、既往心脏情况等。此外，还应了解家庭成员有无高血压病史。

2. 身心状况

（1）体征与特征：高血压危象常见的类型有：

1）急进型高血压急症：多见于中年、青年，短期内血压可急剧升高，尤其舒张压持续在 120mmHg 以上，临床上出现兴奋、呕吐、视物模糊、眼底出血、渗出、视盘水肿、肾功能损害等，病情进展迅速，如不及时救治，患者可在数周甚至数日内因肾衰竭、充血性心力衰竭、脑卒中而死亡。

2）高血压脑病：由于血压过高突破了脑血管的自身调节，引起急性脑血液循环障碍，导致脑水肿和颅压升高。临床表现以神经系统症状为主，头痛为最初的症状，常伴呕吐、视物模糊、视盘水肿、神志改变，可出现病理征、惊厥、昏迷等，颅压可高达 400mmH$_2$O。经有效治疗，血压下降，症状可迅速缓解。

3）儿茶酚胺类突然释放所致高血压危象：主要见于嗜铬细胞瘤，少数可由于高血压患者服用单胺氧化酶抑制剂、三环抗抑郁药或其他升压药物而诱发。表现为血压急剧升高，伴心动过速、头痛、恶心、呕吐、面色苍白、出汗、麻木、手足发冷。发作持续数分钟至数小时。通过发作时尿液中儿茶酚胺代谢产物，如香草基杏仁酸（VMA）含量测定、B 超、放射性核素、CT 等检查可做出诊断。

4）高血压危象伴主动脉夹层动脉瘤：起病急骤，特征为剧烈胸痛，向胸前或背部放射，可随病变波及的部位及范围而延伸至腹部、下肢及颈部，伴焦虑不安、大汗、面色苍白、心率加速、血压增高（原有高血压者血压更高）。病变累及颈动脉或肋间动脉者，可造成脑或脊髓缺血而引起偏瘫、神志模糊、昏迷等。夹层动脉瘤由于涉及范围不同，可出现相应的症状和体征。主动脉造影或超声检查有助于诊断。主动脉夹层动脉瘤破裂多在起病后数小时至数日内死亡。病变在远端、范围较小、出血较少者预后较好。

（2）心理和社会状况：因血压骤升，使心、脑、肾等重要脏器受累，患者常出现焦虑不安，担心出现严重并发症而影响以后的工作和生活，消极悲观，甚至绝望厌世，这些沉重的心理负担会使血压容易波动，影响治疗效果。

3. 辅助检查

（1）实验室检查：①尿常规：是否有蛋白尿、红细胞与红细胞管型等，了解肾实质是否受损；②肾功能：当合并急性肾衰竭时，肌酐、尿素氮升高；③VMA：怀疑为嗜铬细胞瘤时，可行尿 VMA 检查；④脑脊液检查：脑脊液压力常升高；⑤可出现血钾升高、代谢性酸中毒。

（2）影像学检查：①X 线胸片：观察充血性心力衰竭、肺水肿征象；②脑 CT：观察有无脑出血、水肿或梗死等；③怀疑为嗜铬细胞瘤时，可行肾上腺 CT 检查；④怀疑为主动脉夹层瘤时，应做胸部 CT、经食管超声、主动脉造影等检查。

【护理诊断】

1. 舒适的改变　与血压骤然升高、颅压升高有关。

2. 体液过多　与尿少、肾功能受损有关。

3. 知识缺乏　缺乏应用降压药物的知识。

【护理目标】

1. 患者血压稳定，头痛、头晕、耳鸣、恶心、呕吐等症状消失。

2. 患者尿量正常，水、电解质、酸碱平衡紊乱得到纠正，肾功能得到改善。

3. 患者初步了解发生高血压危象的可能因素，能遵照医嘱服用降压药物。

【护理措施】

1. 一般护理

（1）体位：绝对卧床休息，将床头抬高 30°，可起到体位性降压作用。

（2）吸氧：高血压危象患者应常规吸氧，一般给予鼻导管给氧，必要时可予面罩给氧。

（3）迅速建立静脉通道，保证降压药物及时输入。

（4）昏迷者应及时吸痰，保持呼吸道畅通。

（5）保持排便通畅，必要时按医嘱给予缓泻剂。

2. 急救护理

（1）密切观察病情变化：监测血压、呼吸、脉搏、神志及心、肾功能变化，观察双侧瞳孔大小、两侧是否对称及对光反射。对持续抽搐或有神志改变的患者，护士应守护在患者身旁，去除义齿，安放齿垫，以防咬伤舌或误吸；意识障碍患者需加床挡，防止坠床。

（2）用药护理：迅速降压是急救的关键，但降压的幅度因人而异，如果肾功能正常，无脑血管或冠状动脉疾患史，亦非急性主动脉夹层动脉瘤或嗜铬细胞瘤伴急性高血压者，血压可降至正常水平。否则降压幅度过大，可能会使心、肾、脑功能进一步恶化，其安全的血压水平为160~180/100~110mmHg。护士应熟知常用降压药物的药理学知识，仔细观察药物的疗效和不良反应，出现不良反应需及时通知医师处理，例如，使用硝普钠时应注意药物避光，并注意滴注速度；用 β 受体阻滞剂时应注意其抑制心肌收缩力、心动过缓、房室传导时间延长、支气管痉挛等不良反应。

3. 健康指导

（1）患者出院后，应坚持低盐、低脂饮食，根据患者体质情况制定运动计划。

（2）避免不良精神刺激。

（3）遵医嘱按时服药，定期到医院复查。

（4）如为嗜铬细胞瘤等引起的高血压危象，劝导患者尽早手术治疗。

第二节　超高热危象

正常人体温度为36.3~37.2℃，体温升高超过正常称发热。超高热危象是指体温升高超过41℃，引起重要器官严重受损，出现抽搐、昏迷、休克和出血等临床征象，是临床上常见的危急重症之一。如体温超过42℃可使一些酶活性丧失，导致脑细胞不可逆性损害。若不及时抢救，可引起永久性的重要器官损伤，甚至死亡。

一、诱因与发病机制

1. 诱因

（1）感染性因素：为发热最常见的原因，包括：①细菌感染：全身性感染，如败血症、脑膜炎等；局部感染，如扁桃体炎、中耳炎等；②病毒感染：如流行性感冒、脊髓灰质炎、乙型脑膜炎等；③螺旋体感染：如钩端螺旋体病、回归热等；④其他：如真菌感染、恶性疟疾等。

（2）非感染性因素：①中枢性发热：如脑外伤、脑出血、脑肿瘤等；②变态反应性发热：如药物热、静脉输液中含有致热原、误输异型血等所致的高热；③内分泌疾病：如甲状腺功能亢进危象、嗜铬细胞瘤高血压发作；④物理因素：如中暑。

2. 发病机制　外源性致热原，如微生物病原体及其代谢产物，不能直

接作用于体温调节中枢，而是通过激活血液中的中性粒细胞、嗜酸性粒细胞和单核-吞噬细胞系统，使其产生内源性致热原；内源性致热原，如白介素（ILI）、肿瘤坏死因子（TNF）等，通过血脑屏障直接作用于体温调节中枢的体温调定点，使产热增加、散热减少，而升高体温。

二、临床表现

1. 上升期

（1）骤升型：体温在数小时内上升达39℃以上，常伴有寒战，小儿可伴有惊厥。

（2）缓升型：体温逐渐上升，在数日内达高峰，多不伴寒战。

2. 热期 体温上升达高峰之后保持一定时间，持续时间长短因病因而异。此期产热与散热在高水平保持相对平衡，表现为寒战消失，皮肤发红并有灼热感，呼吸深快，出汗增多。

3. 体温下降期 病因消除或致热原的作用逐渐减弱或消失，使体温降至正常，因此，出汗较多，皮肤潮湿。体温下降方式有：①骤降，体温于数小时内降至正常，有时可略低于正常，常伴大汗淋漓；②渐降，体温于数日内降至正常。

三、救治原则

1. 迅速降温 迅速将体温降至38.5℃左右是治疗高热危象的关键。

（1）物理降温：适用于高热而血压正常的患者，遵循热者冷降、冷者温降的原则。对于高热、烦躁、四肢末端灼热者，可用冰水擦浴降温。例如，高热中暑，立即将患者放入冰水浴盆内，用力摩擦周身皮肤，直到泛红；或头部放置冰帽，颈部、腋下、腹股沟等大血管浅表处放置冰袋，用冰摩擦周身（有出血倾向或皮疹性传染病高热者不宜擦浴）；或用4℃的5%葡萄糖氯化钠注射液1000~1500ml静脉快速滴注。对于寒战、四肢末梢厥冷的超高热患者，最好用32~36℃温水或25%温酒精连续反复擦浴，以免冰冷刺激而加重周围血管收缩。擦浴方法是自上而下，由耳后、颈部开始，擦浴时稍加用力直至患者皮肤微红，体温降至38.5℃左右。注意短时间内体温不宜降得过低。

（2）药物降温：药物降温应谨慎使用，主要用于物理降温后体温再次上升或物理降温效果不理想时或不适宜用物理降温者。下列情况时可采取其他紧急措施降温：①高暑；②手术后高热；③休克伴发热和心功能不全；④高热出现谵妄；⑤婴幼儿高热。降温过程中须严密观察血压变化，视体温变化调整药物剂量，必要时物理降温与药物降温联合应用。

2.病因治疗 诊断明确者应针对病因采取有效措施，如细菌感染使用强有力的抗生素。抗生素使用后，至少观察2~3天，疗效不佳者，应考虑用其他抗生素。

3.支持治疗 保持水、电解质平衡，保护脑、心、肾功能及防治并发症。

4.对症处理 如出现惊厥、颅压增高等症状应及时予以相应处理。

【护理评估】

1.病史 了解病史对于分析发热病因十分重要，应详细了解发热的时间、季节、起病的急缓、体温的高度、是间歇性还是持续性、诱因；是否伴有畏寒、寒战、大汗或盗汗；是否伴有其他症状，如咳嗽、咳痰、腹泻、头痛、出血、皮疹等；起病后用药情况，包括药物名称、剂量、疗效；起病后一般状况，如精神、食欲、尿便等；传染病接触史、疫水接触史、服药史、职业等。

2.身心状况

（1）症状与体征：将发热患者的体温数值分别记录在体温单上，并将各数值点连成体温曲线，该曲线的不同形态称为热型。临床上常见的热型有：

1）稽留热：体温恒定维持在39℃以上水平，数日或数周，24小时体温波动范围不超过1℃。常见于大叶性肺炎、伤寒及斑疹伤寒高热期。

2）弛张热：体温在39℃以上，24小时体温波动范围超过2℃，但都在正常水平以上。常见于败血症、化脓性感染、风湿热等。

3）间歇热：体温骤升达高峰后持续数小时，又迅速降至正常水平，无热期可持续1至数日，如此高热期与无热期反复交替出现。常见于疟疾、急性肾盂肾炎等。

4）不规则热：热型无一定规律，可见于结核病、风湿热、渗出性胸膜炎等。

（2）心理与社会状况：患者可能因为病因暂时尚不清楚，并可能出现呼吸困难、抽搐等表现，病情危重，使患者及家属焦虑不安、恐惧、消极悲观，甚至绝望。

3.辅助检查

（1）血液检查：白细胞及中性粒细胞数升高常提示急性细菌感染、阿米巴或原虫感染；白细胞计数正常或轻度下降常提示为病毒感染、伤寒、疟疾、结核等；血液涂片可找到寄生虫；必要时可行血培养、血液激素（如甲状腺激素）测定、免疫学检查。

（2）尿便检查：可做常规、细菌培养等检查。

（3）穿刺液检查：如胸腔积液、腹腔积液、脑脊液等常规检查及培养。

（4）其他检查：根据病史特点，行超声波、X线、CT等检查。

【护理诊断】

1. 体温过高 与致热原作用于体温调节中枢的体温调定点，使产热增加、散热减少、体温升高有关。

2. 潜在并发症 抽搐、惊厥，甚至休克。

【护理目标】

1. 患者体温降至正常，降温过程中未发生虚脱。

2. 患者未发生抽搐、惊厥，或发生者获得有效控制。

3. 患者微循环良好、生命体征平稳、尿量正常。

【护理措施】

1. 一般护理

（1）将患者置于安静、舒适、通风的环境：有条件时应将患者安置在有空调的病室内，无空调设备时，可采用室内放置冰块、电扇通风等方法达到降低室温的目的。高热惊厥者应置于保护床内，保持呼吸道畅通。

（2）吸氧：一般用鼻导管吸氧，吸氧浓度2~4L/min。

（3）饮食：高热患者饮食以清淡为宜，给细软、易消化、高热量、高维生素、高蛋白、低脂肪饮食。鼓励患者多饮水、多吃新鲜水果和蔬菜。

（4）口腔护理：高热患者唾液分泌减少，口腔黏膜干燥，容易发生舌炎、齿龈炎等，应注意清洁口腔。高热昏迷患者尤应重视口腔护理，以防感染和黏膜溃破等。

（5）皮肤护理：高热患者在降温过程中伴有大汗者，应及时更换衣裤和被褥，注意皮肤清洁卫生和床单舒适干燥。有出血倾向的患者，应防止皮肤受压与破损。

2. 急救护理

（1）病情观察

1）早期发现：凡高热患者出现寒战、脉搏快、呼吸急促、烦躁、抽搐、休克、昏迷等，应警惕超高热危象的发生。

2）严密观察体温、脉搏、呼吸、血压、神志变化，以了解病情及观察治疗反应。

3）观察末梢循环情况：高热而四肢末梢厥冷、发绀者，往往提示病情更为严重。治疗后体温下降和四肢末梢转暖、发绀减轻或消失，则提示治疗有效。

（2）降温：迅速有效地降低深部温度是抢救超高热危象的关键。

1）物理降温：安全可靠，为首选措施，尤其适用于高热而循环良好的患者。

①方法：对于高热、烦躁、四肢末梢灼热的患者，可使用降温毯，再配合头部放冰枕或冰帽，颈部、腋下及腹股沟等处放置冰袋，全身酒精擦浴或冰敷等降温；如患者心、肺功能良好，还可使用 4℃ 的 5% 葡萄糖盐水 1000~1500ml 快速静脉滴注；寒战、四肢末梢厥冷的患者，用 30~35℃ 温水或 25℃ 温酒精擦浴，以免因寒冷刺激而加重周围血管收缩；因发生低血压和寒战的合并症较多，冰水浸泡已不再推荐。如其他方法无法降温，可在有效检测深部体温的前提下使用。

②注意事项：遵循热者冷降、冷者温降的原则。当高热开始，皮肤血管强烈收缩甚至发生寒战时，不予退热处理，且应注意保暖；将体温降至 38℃ 左右，但不宜在短时间内将体温降得过低，以防引起虚脱；注意补充液体，维持水、电解质平衡。

2）药物降温：物理降温效果不理想或不宜用物理降温者，可用药物降温，如阿司匹林、肾上腺皮质激素等。如降温效果仍不明显，尤其伴有烦躁、惊厥，可使用冬眠药物，如氯丙嗪等。用药过程中严密观察体温、血压变化，并随时调整滴注速度。

（3）对症护理：昏迷患者容易发生肺部感染和压疮，须加强护理；提供必需的热量和营养物质以促进恢复，保持呼吸道通畅；积极纠正水、电解质代谢平衡，维持酸碱代谢平衡；补液速度不宜过快，避免心力衰竭发生；激素对治疗肺水肿、脑水肿等有一定疗效，但剂量过大易继发感染。

（4）观察病情

1）严密监测生命体征：心电监护，每 15~30 分钟测量 1 次。同时注意 24 小时出入量，做好重症记录。

2）密切观察末梢循环情况：经治疗后，体温下降，末梢循环好，提示治疗有效。如果高热而四肢末梢厥冷发绀者，提示病情更为严重，须引起重视。

3）观察高热的伴随症状：如寒战、咳嗽、呕吐或出血等。

3. 健康指导 出现发热早期症状，要及时转移至通风、温湿度适中的地方，避免穿不透气的衣服，情况不佳者要尽早求助于医护人员。另外，要多补充水分和电解质。

第三节 甲状腺危象

甲状腺危象简称甲亢危象，是甲状腺功能亢进症（以下简称甲亢）患者在急性感染、精神创伤、妊娠或甲状腺手术等各种诱因的刺激下，大量甲状腺激素释放入血，病情突然加重而出现的一系列临床症状。发生原因可能与循环内甲状腺激素水平增高有关，多见于严重的、病程长且近期病情有明显恶化的甲亢患者，并常由并存的其他疾病所诱发。甲状腺危象病情危重，病死率高，必须及时抢救，如抢救不及时，患者往往因高热、心力衰竭或严重水、电解质紊乱而死亡。

一、诱因与发病机制

1. 诱因

（1）外科性：在手术中或术后 4~16 小时内发生危象常与手术直接有关，凡在术后 16 小时后发生危象者，应寻找感染病灶或其他诱因。由外科原因引起的甲亢危象包括：①术前甲亢病情未控制；②手术应激或手术时挤压甲状腺，导致大量甲状腺激素释放入血循环，全身麻醉也可使组织中的甲状腺激素进入血循环。

（2）内科性：指手术外的诱因，目前甲亢危象多属此类。包括：①严重感染：是临床上最常见的危象诱因，4/5 内科性危象有感染，其中以呼吸道感染最常见；②应激：过度紧张、高温环境、过度疲劳、情绪激动等应激可导致甲状腺激素突然释放；③不适当停用抗甲状腺药物：致甲状腺激素大量释放，甲亢症状迅速加重；④其他：过度挤压甲状腺、放射性[131]I 治疗引起甲状腺炎等均可导致大量的甲状腺激素释放入血。

2. 发病机制 甲亢危象患者的发病主要为血中的甲状腺激素明显增多，其中游离 T_3、T_4 的升高更为明显，当机体同时又存在内环境紊乱时，机体对甲状腺激素的耐受性下降，加之肾上腺素能神经兴奋性增高，过多的甲状腺激素使 β 肾上腺素能受体数目增加，或作用于受体后的某些环节，致儿茶酚胺的反应性增强，后者又刺激甲状腺激素合成和释放，最终导致机体丧失对甲状腺激素的调控能力，从而出现甲亢危象。

二、临床表现

1. 危象先兆　甲亢症状突然加重，表现为发热、乏力、烦躁不安、心悸、食欲不振、恶心、呕吐、腹泻、体重下降等。

2. 危象期　高热、大汗淋漓、皮肤潮红，继而汗闭，皮肤苍白；食欲极差、频繁呕吐、腹痛、腹泻、体重锐减；极度烦躁不安、谵妄、嗜睡，最后昏迷。

三、救治原则

1. 降低循环中甲状腺激素水平

（1）抑制甲状腺激素的合成与释放：抗甲状腺药物，如丙硫氧嘧啶能抑制甲状腺激素的合成，首次剂量为 600mg 口服或经胃管注入，继而给予200mg 口服，每天 3 次，待症状缓解后减至一般治疗剂量。无机碘能抑制甲状腺激素的释放，在服用丙硫氧嘧啶后 1~2 小时再加用复方碘口服溶液，首剂 30~60 滴，以后每 6~8 小时服用 5~10 滴；或用碘化钠 0.5~1.0g 加入 10% 葡萄糖注射液中静脉滴注 12~24 小时，视病情逐渐减量，一般使用 3~7 天停药。

（2）迅速降低循环中甲状腺激素水平：可通过腹膜透析、换血等方法去除血中过多的甲状腺激素。

2. 降低周围组织对甲状腺激素的反应　可使用 β 肾上腺素能阻断剂或利血平等抗交感神经药物阻断周围组织对儿茶酚胺的反应，达到控制甲亢危象的目的。可用普萘洛尔 30~50mg，每 6~8 小时口服 1 次，或 1mg 经稀释后缓慢静脉注射，视病情间歇给药 3~5 次；可同时给予利血平 1mg，每6~8 小时肌内注射 1 次。

3. 保护机体脏器、防止功能衰竭　①纠正水、电解质紊乱；②对症处理，如降温、纠正心力衰竭、心律失常等；③使用糖皮质激素以改善机体反应性，提高应激能力；④及时补充大量维生素和能量。

4. 去除诱因　去除诱因，积极治疗甲亢是预防甲亢危象发生的关键。感染是引起甲亢危象常见内科性诱因，有感染者应积极抗感染治疗。

【护理评估】

1. 病史　甲状腺危象最常见于原有甲状腺功能亢进症患者的血液中甲状腺激素骤然升高，因此，需要了解患者危象发生前的服药情况，包括药物的剂量、服药方法等，外科手术、放射性 ^{131}I 治疗前的准备情况，发病前有无不良的精神刺激、过度挤压甲状腺等，既往心脏情况等，此外，还应了解发病前的一般状况,如食欲、尿便等,家属成员有无类似病史。

2. 身心状况

(1) 症状与体征:甲亢危象属甲状腺功能亢进症恶化时的严重表现,主要特点有:

1) 高热:体温骤升达39℃以上,甚至高达41℃,一般降温措施无效,同时大汗淋漓、皮肤潮红,继而汗闭、皮肤苍白和脱水。

2) 中枢神经系统:可发生意识障碍,极度烦躁不安、谵妄、嗜睡,最后昏迷。

3) 心血管系统:心动过速,心率常达160次/分以上,与体温升高程度不成比例。也可出现各种心律失常,以一过性心房颤动多见。收缩压升高,脉压增大。原有甲亢性心脏病者较易发生危象,且危象一旦发生常促使心功能急剧恶化。

4) 消化系统:食欲极差、恶心、呕吐、腹痛、腹泻甚为常见,导致脱水、电解质紊乱、氮质血症加重。

5) 水、电解质紊乱:最终患者有水、电解质紊乱,约半数有低钾血症,1/5有低钠血症。

6) 小部分甲亢危象患者症状不典型,表现为表情淡漠、嗜睡、反射降低、低热、恶病质、明显乏力、心率慢、脉压小、血压下降、进行性衰竭,最后陷入昏迷而死亡,临床称淡漠型甲亢危象,多见于老年患者。

(2) 心理和社会状况:患者在原有疾病基础上病情加剧,出现心血管、中枢神经系统等受累,且血液中甲状腺激素水平高,病情危重,导致患者及家属焦虑不安、恐惧、消极悲观,甚至绝望。

3. 辅助检查 甲状腺功能检查,血清总 T_4、T_3 等可明显增高,游离 T_3、T_4 的测定意义更大,但 T_4 及 T_3 水平与是否发生甲亢危象间无相关性。

【护理诊断】

1. 体温过高 与甲状腺激素明显增高引起的高代谢综合征有关。

2. 有体液不足的危险 与甲状腺激素明显增高引起的水、电解质紊乱有关。

3. 焦虑 与甲状腺激素明显增高引起的中枢神经系统受累有关。

【护理目标】

1. 患者体温降至正常,生命体征平稳。

2. 体液补足,微循环良好,尿量正常。

3. 意识清楚,焦虑等症状消除,积极配合治疗。

【护理措施】

1. 一般护理

（1）绝对卧床休息，保持安静、舒适环境，避免不良刺激。

（2）吸氧：一般用鼻导管吸氧，吸氧浓度 2~4L/min。

（3）饮食：给予高热量、高维生素饮食。并鼓励患者多饮水，每天饮水量不应少于 2000ml，昏迷患者给予鼻饲。

（4）做好昏迷患者的口腔护理、皮肤护理。

2. 急救护理

（1）严密观察病情，及时监测体温、脉搏、呼吸、血压、神志等变化，发现异常报告医师及时处理。

（2）用药护理：迅速减少甲状腺激素合成和释放。

1）抑制甲状腺激素的合成：大剂量使用抑制甲状腺激素合成药物是抢救甲状腺危象的重要措施之一。丙基硫氧嘧啶（PTU）在周围组织中可减少 T_4 转化至 T_3，故为首选药物，口服或胃管内注入。无 PTU 时，可用等量甲硫氧嘧啶（MTU）或甲巯咪唑（MM）。

2）抑制甲状腺激素的释放：无机碘溶液可抑制已合成的甲状腺激素的释放。口服 PTU 后 1 小时，口服复方碘口服溶液，或碘化钠 0.5~1.0g 加入 10%葡萄糖溶液中静脉滴注。

3）抑制组织中 T_4 转换为 T_3 以及抑制 T_3：与细胞受体的结合 PTU、碘剂、β 肾上腺素能受体阻滞剂和糖皮质激素均有抑制作用。在无心力衰竭情况下，应用 β 肾上腺素能受体阻滞剂甚为重要，但需注意监测心功能，必要时在心电图密切监视下进行，伴哮喘者禁用。

4）其他：上述处理疗效不显著，血清 T_3、T_4 仍呈现高浓度，可考虑应用血浆置换及腹膜透析，以有效清除血中过多的甲状腺激素。

3. 健康指导

（1）评估甲亢患者的病情，对症宣教，进一步介绍疾病知识，以及如何预防症状恶化。

（2）调动患者主观能动性，配合治疗，减轻忧虑和避免精神刺激。

（3）按医嘱服药控制甲亢症状，不随意停药。

（4）预防和控制感染。

（5）手术或放射碘治疗前，做好准备工作。

第四节　糖尿病酮症酸中毒危象

糖尿病酮症酸中毒（DKA）是由于胰岛素缺乏，胰岛素拮抗激素增加，引起糖和脂肪代谢紊乱，以高血糖、高酮血症和代谢性酸中毒为主要改变的临床综合征。糖尿病酮症酸中毒是糖尿病的一种严重急性并发症，作为糖尿病患者早年死亡的原因之一，良好护理是治疗 DKA 的一个重要环节。

一、诱因与发病机制

1. 诱因

（1）感染因素：DKA 和 HHS 最常见的诱因是各种感染，尤其是 2 型糖尿病患者伴急性全身性严重感染，如脓毒症、肺炎、化脓性皮肤感染、胃肠道感染、急性胰腺炎、胆囊胆管炎、腹膜炎等。

（2）胰岛素剂量不足或中断：在发生急性伴发疾病的状态下，没有及时增加胰岛素剂量或错误地自行减少胰岛素用量。

（3）各种急性应激状态：外伤、手术、麻醉、急性心肌梗死或严重刺激引起的应激状态等。

（4）胰岛素抗药性：由于受体和信号传递异常引起的胰岛素不敏感或产生胰岛素抗体，均可导致胰岛素的疗效降低。

（5）其他诱因：饮食失调或胃肠疾病导致的水、电解质紊乱，妊娠和分娩，突然终止胰岛素治疗或减量不当等。

2. 发病机制 对 DKA 较 HHS 的发生机制了解较多，但共同的发病机制是循环胰岛素水平的绝对降低或是存在严重应激情况下胰岛素拮抗激素（高血糖素、皮质醇、儿茶酚胺及生长激素）的升高，可以表现为某一方面为主，但二者经常相互重叠。DKA 时循环中胰岛素水平以绝对降低为主，HHS 时仍有小量胰岛素分泌，但仅能抑制酮体的产生，不能控制严重的高血糖。糖代谢异常、脂肪与酮体代谢异常、水和电解质代谢异常是发生糖尿病高血糖危象时常见的三种代谢异常。

二、临床表现

糖尿病症状加重，出现烦渴、尿量增多、疲倦乏力等，但无明显多食。也可伴食欲不振、恶心、呕吐，饮水后也可出现呕吐。酸中毒时呼吸深而快，呈 Kussmonl 呼吸。动脉血 pH 低于 7.0 时，由于呼吸中枢麻痹和肌无力，呼吸渐浅而缓慢。呼出气体中可能有丙酮味（烂苹果味）。

脱水量超过体重 5% 时，尿量减少，皮肤黏膜干燥，眼球下陷等。如脱水量达到体重 15% 以上，由于血容量减少，出现循环衰竭、心率快、血压下降、四肢厥冷，即使合并感染体温多无明显升高。神志状态有明显个体差异，早期感头晕、头痛、精神萎靡，渐出现嗜睡、烦躁、迟钝、腱反射消失，至昏迷，经常出现病理反射。广泛剧烈腹痛，腹肌紧张，偶有反跳痛，常被误诊为急腹症。可因脱水而出现屈光不正。

酮症酸中毒为部分儿童糖尿病的首发症状。儿童出现多饮、多尿等症状未引起家长注意。家长发现患儿精神萎靡，消化道症状，甚至神志不清才到医院就诊，已是酮症酸中毒。

酮症酸中毒接受治疗后，病情继续加重，血压下降，应考虑可能并发急性呼吸窘迫综合征、脑动脉血栓形成或弥散性血管内凝血等。

三、救治原则

治疗的目的是纠正代谢紊乱，消除酮症，预防感染等并发症。

1. 基本措施

（1）详细询问病史并做体格检查，包括心电图。

（2）急查血糖、血浆电解质、尿素氮、肌酐、二氧化碳结合力、pH及血酮体，2小时后复查1次，以后视病情，可3~4小时复查1次。有条件的实验室，可测定血乳酸、游离脂肪酸水平。

（3）急查尿常规及尿酮体。神志清楚的患者，不需导尿，避免引起尿路感染。神志不清的患者，不能主动排尿，可以留置导尿，定时取尿标本，测其排尿量及酮体。

（4）疑有感染者，应及早给予抗生素。

2. 胰岛素治疗

（1）只使用短效胰岛素，如普通胰岛素（RI），不可使用中效或长效胰岛素治疗。

（2）小剂量胰岛素治疗

1）若患者神志清楚，无脱水体征，并且血压正常，可给予RI肌内注射，初次剂量0.25U/kg，以后0.15U/（kg·h），肌内注射；当血糖降至14mmol/L后，患者可以少量进食，并根据血糖水平给予RI皮下注射。

2）患者血压偏低伴有脱水，胰岛素加入液体中静脉滴注，初次剂量0.1~0.15U/kg，1小时内滴入；每小时静脉滴入4~8U。血糖降至14mmol/L后，可给予5%葡萄糖液体，RI 1U/h滴入。脱水纠正，血压正常，血糖稳定在14mmol/L以下，可以改为胰岛素皮下注射治疗。

3）小剂量胰岛素治疗可以避免低血糖及低血钾的发生。

（3）胰岛素抵抗：酮症酸中毒时如存在胰岛素抵抗，有的患者仍需要大剂量胰岛素治疗才能有效。

（4）胰岛素治疗过程中，若血 pH 仍低于正常，尿酮体尚存在，尽管血糖水平已接近正常，胰岛素治疗必须继续，可以同时补充葡萄糖溶液。

3. 液体补充

（1）酮症酸中毒时，血容量减少，脱水明显。成人患者失水可达 3～5L。采用 0.9%氯化钠溶液滴注。以 1L/h 的速度补充液体，持续 2～3 小时。然后根据其尿量及临床表现调整输液速度。若尿量大于 120ml/h，则输液速度可以减慢。

（2）血浆钠水平高于 155mmol/L 或血浆有效渗透压高于 320mmol/L 时，宜采用 0.45%氯化钠溶液滴注。

（3）血糖降到 14mmol/L 后，可静脉点滴 5%葡萄糖溶液。

（4）血压较低者，可适当给予血浆或清蛋白静脉输入。

4. 电解质补充

（1）钾：酮症酸中毒时，总体钾是降低的，每千克体重可减少 3～5mmol。血浆 pH 降低时细胞内钾向细胞外移动，故血浆钾的水平可能偏高。开始治疗后，细胞外液得到补充，血糖逐渐下降，酮体逐渐减少，血浆 pH 有所恢复，细胞外钾离子又开始回到细胞内，血钾水平明显降低。故治疗酮症酸中毒 3～4 小时后，应根据血钾水平补充钾盐。如果患者入院时，血钾水平正常或低于正常，就应开始补钾。血钾高于 5mmol/L，不需要补钾；血钾在 4～5mmol/L 时，可每小时补充氯化钾 0.5～1g；血钾 3～4mmol/L，可每小时补充氯化钾 1.5～2g；血钾低于 3mmol/L，每小时补充氯化钾 2～3g。

（2）氯：酮症酸中毒治疗过程中，使用氯化钠溶液纠正脱水以及用氯化钾纠正低血钾，应注意高氯性酸中毒的发生。高氯性酸中毒产生的原因：为了细胞内缓冲液的再生，骨骼及其他组织中碳酸氢盐消耗；酮体从尿中排出时带走碳酸氢根；肾脏的远端肾单位排泌氢离子异常以及细胞外液中的碳酸氢根被氯化钠及氯化钾所稀释等。依靠肾脏排泌氯离子以及碳酸氢根的再生来纠正高氯血症。

（3）磷：磷的缺失在酮症酸中毒时也是常见的，一般每公斤体重缺失 0.5～1.5mmol。与钾离子相同，开始治疗后血浆磷离子向细胞内转移，血浆磷逐渐降低，出现低磷血症。低磷血症的临床表现不显著，可能与神志改变、肌肉无力、心功能不全、红细胞破坏及呼吸衰竭有关。在糖尿病酮症酸中毒治疗中，磷的补充并非必需。显著低血磷时，给予 KH_2PO_4 10～

15mmol/h 有帮助。补磷不宜过多，血磷过多则血钙降低。当患者伴有肾功能不全、持续酸中毒时，不宜补充磷。

5. 使用碱性药物

（1）一般可不使用碱性药物，原因：①酮体为有机酸，可以经代谢而消失；②因 CO_2 比 CO_3^- 易于通过细胞膜和血脑屏障，故输入碳酸氢钠后，细胞内和脑内 pH 将进一步下降；③血 pH 升高，血红蛋白对氧的亲和力显著升高，加重组织缺氧；④增加脑水肿的发生。

（2）酮症酸中毒时，血浆 pH 在 7.1 以上可使用碱性药物；血浆 pH 低于 7.0 应给予碱性药物。

（3）当患者伴有严重高血钾时，应给予碱性药物；血浆 pH 每升高 0.1，血钾就可下降 0.6mmol/L。

（4）根据血浆 pH 及二氧化碳结合力决定碳酸氢钠溶液用量。一般给予 4%NaHCO$_3$ 200～400ml。血浆 pH 上升到 7.2，二氧化碳结合力高于 25mmol/L 时，可不再给予碳酸氢钠。

6. 其他

血浆置换和血液透析等，仅限于严重患者，尤其伴较严重肾功能衰竭者。

【护理评估】

1. 病史

DKA 发生于原有糖尿病的基础上，因此，需了解患者 DKA 发生前的用药情况，特别是胰岛素的用量有无明显减少或停用，DKA 前有无感染、不良的精神刺激、应激状况、多饮、多尿、多食等症状有无加重及加重的程度。

2. 身心状况

（1）症状与体征

1）原有糖尿病症状加重，极度软弱无力、烦渴、多饮、多尿、体重明显下降。

2）代谢性酸中毒：呼吸加深，呈深大呼吸，部分患者呼出的气体有类似烂苹果的酮臭味，晚期则发生呼吸抑制，呼吸表浅。

3）胃肠道症状：有食欲下降、恶心、呕吐，少数 1 型糖尿病患者可出现腹痛，有时甚至被误诊为急腹症。

4）脱水表现：如皮肤干燥、眼球凹陷、尿量减少，当脱水超过体重的 15% 时，则出现循环衰竭、血压下降、脉搏细数，严重者可危及生命。

5）中枢神经系统症状：早期表现为头痛、头晕，继而出现烦躁、神志淡漠、倦怠、嗜睡、肌张力下降、反射迟钝，最终出现昏迷。

6) 如病史不明，须与其他可能引起昏迷的疾病相鉴别，如脑血管意外、高血压脑病、尿毒症、急性中毒、严重感染等。通过详细询问病史、详查病情及结合有关实验室检查综合分析鉴别。

（2）心理和社会状况：患者在原有糖尿病基础上病情加剧，出现呼吸困难、血压下降，甚至昏迷，病情危重，导致患者及家属焦虑不安、恐惧、消极悲观。

3. 辅助检查　血糖明显升高，常在 16.7～27.8mmol/L （300～500mg/dl），血酮体升高可大于 4.8mmol/L，尿糖阳性，尿酮体阳性。血 pH 值可降至 7.1 以下，呈代谢性酸中毒。血钾早期可正常或偏低，少尿时可升高。

【护理诊断】

1. 有体液不足的危险　与大量葡萄糖、酮体从肾脏排出所引起的渗透性利尿有关。

2. 潜在并发症　昏迷。

【护理目标】

1. 患者体液补足，尿量正常，呼吸平稳。

2. 患者未发生昏迷，或发生昏迷者经救治神志清楚，反应敏捷。

【护理措施】

1. 一般护理

（1）确诊酮症酸中毒后，绝对卧床休息，应立即配合抢救治疗；快速建立静脉通路；胃扩张者置胃管，尿潴留者置导尿管。

（2）建立特级护理：严密观察血压、心率、呼吸、体温、神志、血糖、尿量、尿糖、尿酮体、血气分析及电解质。每 0.5～2 小时测血压、呼吸、脉搏 1 次；记出入量；每 2 小时查尿糖和尿酮体 1 次，2～4 小时查血糖及电解质 1 次。

（3）吸氧：对昏迷患者应注意吸痰，以保持呼吸道通畅；勤翻身、拍背，避免压疮和坠积性肺炎的发生。

（4）协助处理诱发因素和并发症：①预防感染，必须做好口腔及皮肤护理，保持皮肤清洁，预防压疮和继发感染，女性患者应保持外阴部的清洁；②血管病变的护理，除按糖尿病一般护理外，根据不同部位或器官的血管病变进行护理；③神经病变的护理，控制糖尿病，应用大量 B 族维生素，局部按摩及理疗，对皮肤感觉消失者应注意防止损伤。

（5）协助做好血糖的测定和记录，认真记录液体出入量，记录神志变化、呼吸、血压、心率及药物剂量，及时做出小结，以供下一段治疗参考。

2. 饮食护理

（1）禁食：待昏迷缓解后改糖尿病半流质或糖尿病饮食。

（2）糖尿病饮食：参照理想体重和活动强度计算每日所需总热量。成年休息者每日每公斤标准体重热量105~125kJ（25~30kcal）；轻体力劳动者125~146kJ（30~35kcal）；中体力劳动者146~167kJ（35~40kcal）；重体力劳动者167kJ（40kcal以上）。蛋白质占总热量的12%~15%，脂肪约占30%，碳水化合物占50%~60%。三餐分配一般为1/5、2/5、2/5或1/3、1/3、1/3。三餐饮食内容要搭配均匀，每餐均有碳水化合物、脂肪和蛋白质，且要定时定量，有利于减缓葡萄糖的吸收，增加胰岛素的释放。

3. 静脉补液护理

（1）DKA补液的目的是扩容，纠正失水，降低血渗透压，恢复有效血容量。

（2）快速建立2~3条静脉通道，纠正水和电解质失调，维持酸碱平衡，纠正酮症等治疗。其中必须用一条静脉通道专门输入胰岛素以便于控制剂量。

（3）一般先输等渗氯化钠液，开始时补液速度应较快，在2小时内输入1000~2000ml补充血容量，改善周围循环和肾功能，以后根据血压、心率、每小时尿量，必要时根据中心静脉压决定输液量和速度。第2~6小时输入1000~2000ml，第一天补液量4000~5000ml，甚至达8000ml。

（4）纠正酸中毒：轻症者不必补碱；当血pH低至7.1~7.0时或碳酸氢根低于5mmol/L时才给适量$NaHCO_3$。

（5）补钾：血糖升高可引起渗透性利尿，钾随尿排出；呕吐也会使钾丧失；不进食钾得不到补偿更加重钾缺乏，所以必须补钾。然而因酸中毒，细胞内钾转移至细胞外，肝糖原分解释放钾及周围循环不良而致尿少，故血钾可暂不降低，开始时不必补钾。根据血钾、心电图、尿量等，掌握补钾的时间及量，点滴速度不宜过快，浓度不得大于500ml内加氯化钾1.5g，切忌静推，不能渗出血管外。

4. 急救护理

（1）病情观察：严密观察体温、脉搏、呼吸、血压及神志变化，动态监测血钾，低血钾患者应做心电图监测，为病情判断及观察治疗反应提供客观依据。并及时采血、留尿，送检尿糖、尿酮、血糖、血酮、电解质及血气等。

（2）准确记录24小时出入量。

（3）胰岛素治疗护理：胰岛素是治疗本危象的特效药物，与补液同时进行（应另建静脉通路）。胰岛素是蛋白质，可以用生理盐水或葡萄糖溶液配伍，尽量不与其他药物配伍。一般多采用小剂量静脉滴注法，静脉注射首次负荷剂量为 10~20U 胰岛素，继续以每小时每千克体重 0.1U 速度持续静脉滴注。血糖下降速度一般以每小时降低 3.9~6.1mmol/L（70~110mg/dl）为宜。当血糖降至 13.9mmol/L（250mg/dl）后，调节输液中胰岛素比例及每 4~6 小时皮下注射胰岛素 4~6U。用药过程要严密注意防止低血糖。

5. 健康指导　患者病情稳定后，向患者宣传糖尿病的有关知识及胰岛素的使用方法，预防再次发生糖尿病酮症酸中毒。

第五节　糖尿病非酮症高渗性昏迷危象

糖尿病非酮症高渗性昏迷（HONDC）是一种较少见但严重的糖尿病急性并发症。HONDC 病情危重，死亡率高达 50%，多见于 60 岁以上患者，男女发病率大致相等。临床特点为无明显酮症与酸中毒，血糖明显升高，严重脱水甚至休克，血浆渗透压增高，进行性意识障碍。

一、诱因与发病机制

1. 诱因　HONDC 常在急性感染、创伤、高糖类饮食，使用某些药物，如利尿剂、糖皮质激素、苯妥英钠等情况下诱发。

2. 发病机制　糖尿病非酮症高渗性昏迷的基本病因是胰岛素分泌不足和（或）作用不足，各种诱因使胰岛素的分泌进一步减少，而胰岛素的拮抗激素水平升高，从而引起血糖水平显著升高，严重的高血糖和糖尿引起渗透性利尿，致使水及电解质大量自肾脏丢失。而此时尿渗透压 50% 是由葡萄糖维持，患者多有主动摄水能力障碍和不同程度的肾功能损害，从而引起高血糖、脱水及高渗透加重，致使脑细胞脱水及中枢神经功能障碍。

二、临床表现

本病多数起病隐匿，早期表现有烦渴、多尿、疲倦、头晕、食欲不振、恶心、呕吐；继而出现进行性意识障碍、定向力障碍、反应迟钝，直至嗜睡、昏迷。

三、救治原则

因本病的死亡率极高，故需立即抢救，其急救措施为：

1. 补液　迅速补液以恢复血容量，纠正高渗和脱水是抢救成败的关键。本病脱水比 DKA 更为严重，可根据患者脱水的严重程度，按其体重的 10%~15% 估算，也可按测得的血浆渗透压计算患者的失水量，其计算公式为：失水量(L)=（患者血浆渗透压−300）÷300×体重(kg)×0.6，一般首先静脉输入生理盐水，以便较快扩张微循环而补充血容量，迅速纠正血压，待循环血容量稳定后酌情以低渗盐水（0.45%~0.6%氯化钠注射液）缓慢静脉滴注。补液量应视失水程度而定，静脉滴注速度须视全身及心血管、脑血管、尿量及有关的血化验改变等因素而定，防止因输液过多、过快而发生脑水肿、肺水肿等并发症。

2. 胰岛素　一般胰岛素用量较 DKA 小，也可一开始采用上述小剂量胰岛素治疗的方法，每 2~4 小时测定血糖，血糖降至 13.9mmol/L（250mg/dl）时改用 5% 葡萄糖注射液加入小剂量胰岛素静脉滴注，防止因血糖下降过快、过低而发生脑水肿。

3. 纠正电解质紊乱　主要是补充钾盐。若有低血钙、低血镁或低血磷，可酌情给予葡萄糖酸钙、硫酸镁或磷酸钾缓冲液。

4. 防治并发症及对症治疗　积极治疗各种并发症，感染常是患者晚期的主要死亡原因；同时也要注意防治其他并发症，如休克、心力衰竭、肾功能不全等，去除诱因并进行对症处理。

【护理评估】

1. 病史　HONDC 多发生于原有糖尿病的基础上，因此，需了解患者 HONDC 发生前的饮食、用药情况，注意所用药物及其剂量、用法；HONDC 前有无感染、不良的精神刺激、应激状况、多饮、多尿、多食等症状有无加重及加重的程度等，同时应了解发病前心、肾功能状况。

2. 身心状况

（1）症状与体征

1）多见于 50~70 岁以上的中老年人，约 2/3 的患者于发病前无糖尿病病史或仅有轻度症状，并有糖尿病非酮症高渗性昏迷的诱发因素。患者发病前数日至数周常有糖尿病加重的临床表现，从起病到意识障碍一般为 1~2 周，少数患者也可急性起病。

2）脱水及周围循环衰竭：失水体征明显，体格检查时可发现患者皮肤黏膜干燥、弹性差，眼球凹陷、舌干并可有裂纹。当周围循环衰竭时，表现为冷汗、脉搏加快，甚至出现休克和急性肾衰竭。

3）神经系统改变：患者常有不同程度的神志改变，如表情淡漠、定向障碍、谵妄、嗜睡，甚至昏迷；部分患者尚可出现运动神经受损的表现，而被误诊为急性脑血管疾病。少数患者可出现癫痫大发作、幻视、半身感觉异常等。

（2）心理和社会状况：患者在原有疾病基础上（糖尿病、肾功能不全等）病情加剧，出现循环衰竭、昏迷，病情危重，且患者多为中老年人，因此，患者及家属焦虑不安、恐惧、消极，甚至悲观绝望。

3. 辅助检查 血糖显著升高，大于 33.3mmol/L（600mg/dl），尿糖呈强阳性，尿酮体阴性或弱阳性，血酮体水平正常；血钠增高，可达 155mmol/L。血浆渗透压显著增高，大于 350mmol/L。血浆渗透压可直接测得，也可通过公式计算，公式为：血浆渗透压（mmol/L）= $2Na^+ + K^+$ + 血糖（mmol/L）+ BUN（mmol/L），正常值为 280~300mmol/L。

【护理诊断】

1. 有体液不足的危险 与血液渗透压显著升高，渗透性利尿致使水、电解质大量自肾脏丢失有关。

2. 意识障碍 与高血糖、脱水及高渗透加重，致使脑细胞脱水及中枢神经功能障碍有关。

【护理目标】

1. 患者体液补足，尿量正常，呼吸平稳。

2. 患者神志清楚，反应敏捷。

【护理措施】 护理措施与 DKA 大致相同，在病情观察方面尚需注意：迅速大量输液不当时，可发生肺水肿等并发症。补充大量低渗溶液，有发生溶血、脑水肿及低血容量性休克的危险。故应随时观察患者的呼吸、脉搏、血压和神志变化，观察尿色和尿量，如发现患者咳嗽、呼吸困难、烦躁不安、脉搏加快，特别是在昏迷好转过程中出现上述表现，提示输液过量的可能，应立即减慢输液速度并及时报告医师。尿色变粉红提示发生溶血，也应及时报告医师并停止输入低渗溶液。

第六节 低血糖危象

低血糖症是血糖浓度低于正常的临床综合征。成人血糖低于 2.8mmol/L（<50mg/dl）可认为血糖过低。当血糖降低，引起交感神经过度兴奋和中枢神经异常的症状、体征时，称低血糖危象。葡萄糖是脑组织的主要能

量来源，当其缺乏时可产生功能和组织的损害，严重而长期的低血糖可以致死。

一、诱因与发病机制

1. 诱因

（1）低血糖的主要病因

1）胰岛素分泌过多：如胰岛 B 细胞瘤。

2）对抗胰岛素的内分泌激素不足：肾上腺皮质功能减退、腺垂体功能减退、胰岛 A 细胞功能减退。

3）反应性低血糖症：原因不明的功能性低血糖症、早期糖尿病、胃大部切除后、婴儿期低血糖症等。

4）肝脏病变：严重弥漫性肝病、特殊酶的缺乏（如肝糖原累积病等）。

5）医源性因素：胰岛素剂量过大，磺酰脲类过量，尤其是格列本脲（优降糖）过量。

6）中毒：水杨酸中毒、蕈中毒等。

7）糖类缺乏：由于供应或合成减少，如长期食物摄入不足、饥饿、酒精性低血糖症，或由于过量丧失，如慢性腹泻吸收不良等。

8）胰腺外肿瘤。

2. 发病机制　正常在空腹和进餐后血糖波动在 3.3~8.9mmol/L 这一狭窄的范围内，虽然血糖的波动受进食、运动、饥饿、精神刺激等因素的影响，但极少超出上述范围。当血糖升高时，葡萄糖刺激胰岛 B 细胞释放胰岛素，抑制胰岛素拮抗的分泌，使血糖逐渐恢复正常；当血糖降低时，通过高级神经系统的调节，使儿茶酚胺的分泌增加，胰岛素的分泌减少，同时刺激胰岛 A 细胞分泌胰高血糖素，肾上腺皮质分泌皮质醇，使肝糖原分解及肝糖原异生增加，血糖维持正常。在上述病因的作用下，使胰岛 B 细胞分泌的胰岛素（或外源性胰岛素）超出机体的代偿能力，或糖原异生受限，则会导致低血糖发生。

二、临床表现

低血糖危象的主要临床表现有心悸、出汗、面色苍白、无力、饥饿感、颤抖、焦虑、精神错乱、抽搐，甚至昏迷。糖尿病患者使用胰岛素或口服降糖药物治疗时出现低血糖症状，应首先考虑为药物反应所致。不同原因引起的低血糖各有其自身特点，见表9-1。

表 9-1 低血糖临床特点

低血糖类型	正常饮食	饥饿 24 小时	临床表现	实验室检查
器质性低血糖（胰岛素瘤）	空腹血糖 <2.8mmol/L	空腹血糖 <2.5mmol/L	空腹发作，饥饿及运动可诱发，症状明显，可出现昏迷、抽搐，不能自行缓解	空腹胰岛素水平增高，OGTT 曲线低平，肝功能正常
肝病性低血糖	空腹血糖 <2.8mmol/L	空腹血糖 <2.5mmol/L	空腹发作，进行性加重，饥饿及运动可诱发，有原发肝病表现	空腹胰岛素水平正常或稍增高，OGTT 高平曲线，肝功能异常
功能性低血糖	正常	正常	进食 2~4 小时发作，与精神、情绪等因素有关，发作无昏迷，可自行缓解	空腹胰岛素水平正常，OGTT 2~4 小时后急剧下降，可自行恢复

三、救治原则

1. **血糖测定**　凡怀疑低血糖危象的患者，应立即做血糖测定，并在治疗过程中动态观察血糖水平。

2. **补充葡萄糖**　如患者尚清醒有吞咽运动可喂糖水；如患者昏迷或抽搐，立即静脉注射 50% 葡萄糖注射液 50ml，并继以 10% 葡萄糖注射液 500~1000ml 静脉滴注，视病情调整滴速和输入液量，患者清醒后，应尽早进食果汁及食物。

3. **胰高血糖素**　常用剂量为 0.56~1.0mg，可皮下注射、肌内注射或静脉注射。用药后患者多于 5~20 分钟神志转清，否则可重复给药。胰高血糖素升糖作用迅速，但作用时间仅能维持 1~1.5 小时，必须以葡萄糖维持，以防低血糖复发。

4. **肾上腺皮质激素**　有利于升高血糖及减轻脑水肿，可用氢化可的松 100mg 静脉注射，每 4 小时 1 次，使用 2~3 次。

5. **甘露醇**　如经上述处理效果不佳或昏迷持续时间较长者，很可能合并脑水肿，可用 20% 甘露醇注射液 125~250ml 快速静脉滴注。

6. 病因治疗　积极寻找原发病，并予相应治疗，如胰岛 B 细胞瘤应尽早手术治疗、肝病所致者积极治疗原发病等。

【护理评估】

1. 病史　低血糖的病因较为复杂，因此，需了解患者低血糖发生前的饮食、用药情况（如胰岛素及其他降糖药物），低血糖发生后的神志、精神状况、诊疗过程等，还要了解患者的既往病史，特别是肝病史。

2. 身心状况

（1）症状与体征：低血糖症状的发生及轻重不但与血糖下降程度有关，且与其下降速度、持续时间及患者机体反应性有关，即血糖值越低、发展越快、持续时间越长，则症状越明显和严重。中枢神经系统主要依靠葡萄糖作为能量来源，当出现低血糖时，便会影响神经系统的正常活动，并以交感神经及脑功能障碍最为明显，若低血糖持续未被控制，患者可因昏迷、呼吸、循环中枢衰竭而死亡。

1）交感神经过度兴奋：心悸、软弱、饥饿、焦虑、紧张、脸色苍白、心动过速、冷汗及手足震颤等。

2）脑部症状：①表现为精神不集中、思维和言语迟钝、头晕、视物不清、焦虑不安、步态不稳；②有些患者可出现精神症状，如狂躁、易怒、幻觉、表情特异等；③若低血糖程度加剧可出现神志不清、肌肉颤动、惊厥、抽搐，最后昏迷。

（2）心理和社会状况：患者存在明显的交感神经系统症状，常有焦虑不安、恐惧、危象持续时间较长者可出现器质性脑损害，影响患者劳动力和生活质量，并增加家庭和社会的负担。

3. 辅助检查　发作时血糖低于 1.12mmol/L。

【护理诊断】

1. 活动无耐力　与组织、器官能量供应不足有关。

2. 潜在并发症　昏迷，与脑细胞能量供应不足、脑水肿有关。

【护理目标】

1. 患者活动时耐力增强，能从事日常工作。

2. 未发生昏迷，或发生昏迷者神志转清，未发生器质性脑损害。

【护理措施】

1. 一般护理

（1）体位：一般取平卧位，保持呼吸道畅通。

（2）迅速建立静脉通道，立即输注葡萄糖注射液。

（3）饮食：如果患者能进食，立即口服葡萄糖水或蔗糖水。

（4）吸氧：对于昏迷者应常规输氧。

2. 急救护理

（1）病情观察：①密切观察患者生命体征及神志变化；②观察尿量，并记录24小时出入量；③动态监测血糖，评估治疗效果。

（2）昏迷患者除需按昏迷常规护理外，待患者意识恢复后，还应注意观察是否有出汗、嗜睡、意识蒙眬等再度低血糖状态，及时报告医师做出相应处理。

（3）抽搐者应注意是否合并脑水肿，除补糖外，可酌情应用甘露醇降颅压和镇静剂，并注意保护患者，防止外伤。

3. 健康指导　帮助患者分析低血糖的原因，指导患者正确的饮食及用药方法。

第十章　常见危重症的急救护理

第一节　慢性阻塞性肺病

慢性阻塞性肺病（COPD）是一种具有气流受限特征的肺部疾病，常见于老年人。COPD 是一种呼吸系统的常见疾病，可能与吸烟、反复呼吸道感染、吸入有毒物质（如工业气体）等，导致气道、肺泡和肺血管受损有关。例如，吸烟刺激气管和支气管，引起慢性气管炎，不断产生过多黏液堵塞小的气道和肺泡，患者会经常发生肺部感染。在我国，COPD 是严重危害人民群体健康的重要的慢性呼吸系统疾病，由于其患病人数多，死亡率高，社会经济负担重，已成为一个重要的公共卫生问题。

一、定义及发病机制

1. 诱因　1995 年我国制定的 COPD 诊治规范提出，COPD 是以气流阻塞为特征的慢性支气管炎和（或）肺气肿，支气管哮喘不属于 COPD。此次所确定的定义进一步明确 COPD 是一种以气流受限为特征的疾病，气流受限呈不完全可逆、进行性发展，与肺部对有害气体或有害颗粒的异常炎症反应有关。以气流受限为中心，将以往诊断为慢性支气管炎或（和）肺气肿统一为具有共同病因及发病机制的 COPD 是当前 COPD 定义的特征。

2004 年 5 月欧洲呼吸协会（ERS）正式颁布了新的"慢性阻塞性肺疾病诊断和治疗指南"。新指南更新了 COPD 的定义，COPD 是一种可以预防、可以治疗的疾病，以不完全可逆的气流受限为特点。气流受限常呈进行性加重，且多与肺部对有害颗粒或气体，主要是吸烟的异常炎症反应有关。

2. 发病机制　目前普遍认为，COPD 以气道、肺实质和肺血管的慢性炎症为特征，在肺的不同部位有肺泡巨噬细胞、T 淋巴细胞和中性粒细胞增加，激活的炎症细胞释放多种介质，这些介质能破坏肺的结构和促进中性粒细胞炎症反应。除炎症外，肺部的蛋白酶和抗蛋白酶失衡及氧化与抗氧化失衡也在 COPD 的发病中起重要作用。

二、临床表现

1. 症状

（1）慢性咳嗽：通常为首发症状，初起咳嗽呈间歇性，早晨较重，以后早晚或整日均有咳嗽，但夜间咳嗽并不显著，也有少数病例虽有明显气流受限但无咳嗽症状。

（2）咳痰：咳嗽后通常咳少量黏液性痰，部分患者在清晨较多，合并感染时痰量增多，常有脓性痰。

（3）气短或呼吸困难：是 COPD 的标志性症状，是使患者焦虑不安的主要原因，早期仅于劳力时出现，后逐渐加重，以致日常活动甚至休息时也感气短。

（4）喘息和胸闷：不是 COPD 的特异性症状。部分患者特别是重度患者有喘息；胸部紧闷感通常于劳力后发生，与呼吸费力、肋间肌等容性收缩有关。

（5）其他症状：晚期患者常有体重下降、食欲减退、精神抑郁或焦虑等，合并感染时可咯血。

2. 病史

（1）吸烟史：多有长期大量吸烟史。

（2）职业性或环境有害物质接触史。

（3）家族史：COPD 有家族聚集倾向。

（4）发病年龄及好发季节：多于中年以后发病，症状好发于秋冬寒冷季节，常有反复呼吸道感染及急性加重史。随病情进展，急性加重逐渐频繁。

（5）慢性肺源性心脏病史：COPD 后期出现低氧血症和（或）高碳酸血症，可并发慢性肺源性心脏病和右心衰竭。

3. 体格检查

体格检查对 COPD 的诊断价值低，因为气流受限的体征只有在患者肺功能显著损害时才出现，而且检出的敏感性和特异性较低。

（1）视诊和触诊：胸廓形态异常，包括胸部过度膨胀、前后径增大、剑突下胸骨下角（腹上角）增宽及腹部膨凸等；常见呼吸变浅，频率增快，辅助呼吸肌（如斜角肌及胸锁乳突肌）参与呼吸运动，重症可见胸腹矛盾运动；患者不时采用缩唇呼吸以增加呼出气量；呼吸困难加重时常采取前倾坐位；低氧血症者可出现黏膜及皮肤发绀，伴右心衰可见下肢水肿、肝大。

（2）叩诊：由于肺过度充气使心浊音界缩小，肺肝界降低，肺部可呈过清音。

（3）听诊：两肺呼吸音可减弱，呼气延长，可闻及干性啰音，两肺底或其他肺野可闻及湿啰音；心音遥远，剑突部心音较清晰响亮。

三、辅助检查

1. 肺功能检查　存在不完全气流受限是诊断 COPD 的必备条件，肺功能检查是诊断 COPD 的金标准，是判断气流受限增高且重复性好的客观指标，对 COPD 的诊断、严重度评价、疾病进展、预后及治疗反应等均有重要意义。

气流受限是以 FEV_1 和 FEV_1/FVC 降低来确定。FEV_1/FVC 是 COPD 的一项敏感指标，可检出轻度气流受限。FEV_1 占预计值的百分比是中、重度气流受限的良好指标，它变异小，易于操作，应作为 COPD 肺功能检查的基本项目。吸入支气管舒张剂后，$FEV_1<80\%$ 预计值及 $FEV_1/FVC<70\%$ 可确定为不完全可逆气流受限。

2. 胸部 X 线检查　COPD 早期 X 线胸片可无明显变化，以后出现肺纹理增多、紊乱等非特征性改变。主要 X 线征为肺过度充气：肺容积增大，胸腔前后径增长，肋骨走行变平，肺野透亮度增高，膈肌位置低平，心脏悬垂狭长，肺门血管纹理呈残根状，肺野外周血管纹理纤细稀少等，有时可见肺大疱形成。并发肺动脉高压和肺源性心脏病时，除右心增大的 X 线征外，还可有肺动脉圆锥膨隆、肺门血管影扩大及右下肺动脉增宽等。

3. 胸部 CT 检查　CT 不作为常规检查，但当诊断有疑问时，高分辨率 CT（HRCT）有助于鉴别诊断。此外，HRCT 对辨别小叶中央型或全小叶型肺气肿及确定肺大疱的大小和数量有很高的敏感性和特异性。

4. 血气检查　血气检查对晚期患者十分重要，$FEV_1<40\%$ 预计值者及具有呼吸衰竭或右心衰竭临床征象者，均应做血气检查。血气异常首先表现为轻、中度低氧血症，随着疾病进展，低氧血症逐渐加重，并出现高碳酸血症。

四、院前急救措施

1. 发现患者呼吸困难，立即给予支气管舒张药，并电话联系"120"。支气管舒张药包括 β_2 肾上腺素受体激动剂、抗胆碱药、茶碱等。

2. 注意患者保暖，给予舒适体位。

3. 待医护人员到达，立即抬进救护车，给予鼻导管或面罩低流量吸氧。

4. 开放静脉通路，可静脉滴注茶碱类药物（氨茶碱或二羟丙茶碱）。经上述治疗仍无明显好转时可短期给予激素。一般静脉给予琥珀酸氢化可的松 200~400mg/d 或地塞米 5~10mg/d。

5. 当患者发生意识模糊、昏迷、呼吸心跳停止，立即给予心肺复苏，开放气道，清除口腔内分泌物，气管插管，简易呼吸器人工呼吸，胸外心脏按压，心电监护。

6. 迅速联系相关医院做好抢救患者的准备，快速转往医院。

五、治疗措施

1. **控制性吸氧**　发生低氧血症者可鼻导管吸氧，或面罩吸氧。急查患者动脉血气分析，对于 I 型呼吸衰竭的患者可给予较高浓度的氧（35%~45%），对于 II 型呼吸衰竭的患者要严格控制吸入氧的浓度（小于 35%）。

2. **雾化吸入**　有严重喘息症状者可给予较大剂量雾化吸入治疗，如应用沙丁胺醇 2500μg 或异丙托溴铵 500μg，或沙丁胺醇 1000μg 加异丙托溴铵 250~500μg，通过小型雾化吸入器给患者吸入治疗以缓解症状。

3. **抗生素**　当患者呼吸困难加重，咳嗽伴痰量增加、有脓性痰时，应根据患者所在地常见病原菌类型及药物敏感情况积极选用抗生素治疗。例如，给予 β 内酰胺类/β 内酰胺酶抑制剂、第二代头孢菌素、大环内酯类或喹诺酮类，一般多静脉滴注给药。

4. **糖皮质激素**　对急性加重期患者可考虑口服泼尼松龙 30~40mg/d，也可静脉给予甲基泼尼松龙，连续 5~7 天。呼吸抑制或停止者，立即使用机械通气，可以改善通气和换气功能，改善动脉血气，为诱发因素和并发症的处理创造条件和赢得时间。待患者病情平稳，立即转入监护病房继续治疗。

5. **控制心衰**　主要是控制感染，待感染基本控制后，如仍有心衰，可用少量强心剂。对有水肿患者，除非病情极为严重，一般不要来诊后立即给利尿剂，防止脱水和酸碱失衡。

6. **应用呼吸机的指征**

（1）肺性脑病（昏迷）。

（2）非昏迷患者主要取决于 PaO_2 和 pH 值，而不取决于 $PaCO_2$，如 $PaO_2>50mmHg$ 不需用呼吸机；如 $PaCO_2>80mmHg$，氧流量不宜超过 3L/min，经一般治疗无好转可应用呼吸机。

六、护理措施

1. 一般护理

（1）居室环境：保持居室空气清新，每日定时开窗，但应避免对流风直吹患者。室内温度保持在：冬季 18~22℃，夏季 19~24℃，湿度为 50%~60%，对花草过敏者室内应避免摆放花草，支气管哮喘患者应避免用羽绒被服。流感流行季节避免流感带菌者探视患者，每天应对居室进行空气消毒，如食醋熏蒸、紫外线照射。避免烟雾及粉尘的刺激。

（2）饮食：COPD 患者因咳嗽、呼吸较正常人费力，消耗的能量较正常人多，故需增加能量的摄入。蛋白质是维持生命所必需的营养物质，可促进病变组织和创伤的修复，提高机体免疫力。为加快被损伤的气道黏膜的修复，提高机体免疫力，应适当增加蛋白质的摄入。维生素 C、E 的不足会延缓损伤组织的修复，因此，应多食水果、蔬菜以增加蛋白质的摄入。充足的水分可维持呼吸道黏膜的湿润，稀释痰液有利于痰液的排出，因此，COPD 患者应及时补充水分。

2. 症状护理

（1）咳嗽、咳痰的护理

1）观察病情：密切观察咳嗽、咳痰情况，详细记录痰液的色、量、性质等情况，正确收集痰标本并及时送检，为诊断治疗提供可靠的依据。

2）痰液较深不易咳出者

①胸部叩击法：每日 2~3 次，餐前进行。方法为：五指并拢并略弯曲，迅速而有规律地叩击胸背部，用力适中，勿造成软组织损伤或骨折，以患者能承受为宜。其顺序为从肺底到肺门，从肺尖到肺门，从肺外侧到内侧，叩击同时鼓励患者做深呼吸和咳嗽、咳痰。每次叩击 15~20 分钟，叩击时注意观察患者的面色、呼吸、咳嗽、咳痰情况。

②体位引流：按病灶部位，取适当体位，使病变部位的支气管开口向下，利用重力、咳嗽、胸部叩击，将分泌物排出。每次 10~15 分钟，引流时间在早餐前 1 小时、晚餐前或睡前进行。引流期间注意观察神志、呼吸及有无发绀。注意防止发生意外，观察引流情况。

③指导有效的咳嗽，减少体力消耗及气道的损伤。每 2~4 小时进行数次轻咳，将痰液咳至咽喉部，然后深呼吸、屏气数秒钟后进行暴发性咳嗽，将痰液咳出。

④对无力咳嗽者，在进行翻身叩背、雾化吸入后及时吸痰。

（2）咯血的护理

1）一般护理：大咯血的患者应绝对卧床休息，一切活动应由护理人员协助进行，尽量避免搬动患者，平卧位头偏向一侧，若已知病变部位则采取患侧卧位，既减少肺的活动有利于止血，同时也可避免窒息、血流流向健侧。

2）密切观察病情：观察咯血后的体温变化，是否有呼吸困难，有利于及时发现吸入性肺炎和肺不张，及时发现并处理窒息的患者。若咯血突然减少或中止，同时出现胸闷、憋气、烦躁、大汗淋漓、皮肤发绀，呼吸音减弱或消失即可判断有窒息的可能。应在通知医生的同时，立即使患者处于头低足高俯卧位，头稍后仰，轻叩背部将血咯出。如效果不明显，应立即行气管插管或气管切开以吸出血块，缓解气道受阻并给予高浓度氧气吸入。

3）对有窒息征兆的护理：①体位引流：迅速抬高床尾45°，患者取俯卧位，注意取出口腔内血块，轻拍患侧背部，同时用导管抽吸，促使气管内积血排出；②体位引流无效时，配合医师做好气管插管和气管切开的准备工作；③持续吸氧，以改善组织缺氧，必要时使用呼吸兴奋剂；④立即建立静脉通道，应用止血剂，必要时应用垂体后叶素。

（3）呼吸困难的护理

1）保持呼吸道通畅是缓解呼吸困难的关键。

2）呼吸训练：①缩唇呼吸：让患者用鼻吸气，用口呼气，呼气时将口唇缩成吹口哨状，气体从缩窄的口唇缓缓呼出，吸气与呼气之比为1:2或1:3；②腹式呼吸：患者取坐位或立位，吸气尽力鼓腹，胸部不动。呼气时尽力收腹，将气呼出，每分钟7～8次，每次10～20分钟，每日做2次，并将缩唇呼吸融入其中，调动通气的潜力，增加呼吸运动的力量和效率。

3）合理氧疗：COPD患者氧疗时氧流量不可过高，一般为1～2L/min，浓度不可过大，一般为24%～30%。氧疗时注意观察患者呼吸困难是否减轻及发绀缓解情况。患者的神志、心率及血压的变化，可定时检查动脉血气的变化及指端氧饱和度的情况。随时检查导管是否通畅，鼻导管固定是否牢固，氧流量、湿化瓶中的液体情况，为正常氧疗提供必要的准备。

3. 用药护理

（1）抗生素的用药护理

1）因COPD患者反复感染而长期应用抗生素，应根据病原菌药物敏感试验选用抗生素，故应做好痰培养标本的留取，具体方法是晨起漱口后，咳深部痰液留入无菌痰培养瓶中，拧紧瓶盖立即送检，一般连送 3~4 天。

2）用药后应注意观察体温是否下降，咳嗽、咳痰症状是否减轻或消失，痰的颜色是否改变，肺部啰音是否减轻或消失，注意观察药物的不良反应。

（2）镇咳祛痰药物的用药护理

1）应注意在饭后服用糖浆类镇咳祛痰药物且不再饮水，其目的是减少对胃的刺激，并可使一部分药物能长时间停留于咽喉部，从而发挥其药理作用。

2）痰多者不可服用单纯镇咳药物，应以化痰祛痰为主，用药注意经常变换体位以利于咳痰，不可因变换体位后咳嗽加剧而固定于一个姿势，因其不利于痰液排出，延缓疾病的康复。

（3）应用解痉平喘药物的用药护理：茶碱类药物引起的不良反应与其血药浓度水平密切相关，且个体差异较大，因此，应严格掌握用药浓度及药物的滴速，其主要不良反应有胃部不适、胃痛、恶心、呕吐；心动过速、心律失常；注入过快时，可导致血压下降、抽搐，甚至突然死亡；亦可引起失眠、烦躁、呼吸增快等。

4. 心理护理

（1）心理障碍的发病机制

1）血气指标改变：①COPD 患者恐慌发作、焦虑：与缺氧、高碳酸血症和低碳酸血症有关。过度通气导致 PCO_2 减低，引起呼吸性碱中毒，进而导致脑血管收缩，产生焦虑症状；②严重 COPD 患者，慢性低通气增加 PCO_2 水平；③在动物试验中，通过激活延髓化学感受器，脑桥色素核内神经元激活引发恐慌反应；④缺氧产生乳酸：与恐慌发作有关，推测有恐慌反应；⑤COPD 患者对乳酸和过度通气高敏。

2）治疗 COPD 药物：①β 受体激动剂（如沙丁胺醇），引起与心率增速有关的焦虑；②茶碱有支气管扩张和呼吸兴奋作用，引起焦虑，尤其血药浓度>20mg/ml 时。喹诺酮类和茶碱合用引起 CYP2450 互相作用，提高茶碱血药浓度而增加焦虑危险；③大剂量皮质激素（如甲基泼尼松龙）可致焦虑。

3）心理状态的改变：①长期慢性反复咳嗽、咳痰，病情迁延，患者在咳嗽、咳痰的基础上出现了逐渐加重的呼吸困难，常感到自己已衰老，面临死亡而产生焦虑或恐惧；②长年患病，经济困难，拖累儿女，认为自己增加家庭负担而感到悲观；③长期的负面情绪会使患者不积极配合治疗，或者过度对躯体关注、过度对药物依赖而影响治疗效果及患者的工作、生活、学习、社会活动和家庭关系；④老年人由于社会角色或家庭角色的改变，长期患病，自理能力下降，认为给儿女加重负担等，常产生失落感、孤独感等。

（2）临床表现

1）抑郁和焦虑：50%COPD 和焦虑、抑郁状态共患，COPD 严重程度与焦虑、抑郁发生率有关。

2）认知功能障碍：表现为高水平认知功能缺乏，如注意力、复杂视觉运动、抽象能力和语言任务等。

3）神经精神症状。

4）应激相关障碍：COPD 患者心理应激常预示日常生活活动受限。多元回归研究发现，高水平灾难性退缩心理应对策略和较低水平症状管理的自我效应力，与较高水平抑郁、焦虑和生活质量降低有关。

（3）护理措施

1）药物：选择性 5-HT 再吸收抑制剂是公认的治疗 COPD 相关性焦虑一线用药。对 COPD 相关性焦虑不常规推荐地西泮，因该药大剂量致呼吸抑制，对终末状态的 COPD 患者是危险的，并使肺功能恶化。

2）心理社会支持。

3）认知-行为干预策略。

4）接触暴露与系统脱敏。

第二节　急性呼吸窘迫综合征

急性呼吸窘迫综合征（ARDS）是指严重感染、创伤、休克等肺内外疾病后出现的以肺泡-毛细血管损伤为主要表现的临床综合征，其临床特征为呼吸频速和窘迫，难以纠正的进行性低氧血症。ARDS 是急性肺损伤（ALI）的严重阶段或类型。该病起病急骤，发展迅猛，预后极差，死亡率极高。存活者大多能完全恢复，部分遗留肺纤维化，但多不影响生活质量。

一、发病机制

ARDS 发病的共同基础是肺泡-毛细血管的急性损伤。肺损伤可以是直接的，如胃酸或毒气的吸入、胸部创伤等导致内皮或上皮细胞物理化学性损伤，更多见的则是间接性肺损伤。虽然肺损伤的机制迄今未完全阐明，但已经确认它是全身炎症反应综合征（SIRS）的一部分。

1. 全身炎症反应　临床上严重感染、多发创伤是导致急性肺损伤和ARDS 最主要的病因，其中主要的病理生理过程是 SIRS。在 ARDS 的复杂的病理生理机制中包含着对损伤的炎性反应和抗炎性反应之间微妙的平衡与失衡关系。事实上，机体对损伤产生的炎性反应物质会被内源性抗炎性物质所对抗，这种在 SIRS 和代偿性抗炎症反应综合征（CARS）之间的平衡是机体对损害因素适当反应的关键。如果出现过度 SIRS 反应，则可能发展为多脏器功能障碍综合征（MODS），如果发生过度 CARS，则可能导致免疫抑制或感染并发症，因此，在 ARDS 危重患者中，这两种拮抗的反应综合征可能决定了患者的最终命运。

2. 炎症细胞　几乎所有肺内细胞都不同程度地参与 ARDS 的发病，最重要的效应细胞是中性粒细胞（PMN）、单核巨噬细胞等。ARDS 时，PMN 在肺毛细血管内大量聚集，然后移至肺泡腔。PMN 呼吸暴发和释放其产物是肺损伤的重要环节。近年发现，肺毛细血管内皮细胞和肺泡上皮细胞等结构细胞不单是靶细胞，也能参与炎症免疫反应，在 ARDS 次级炎症反应中具有特殊意义。

3. 炎症介质　炎症细胞激活和释放介质是同炎症反应伴随存在的，密不可分。众多介质参与 ARDS 的发病，包括：①脂类介质，如花生四烯酸代谢产物、血小板活化因子（PAF）；②活性氧，如超氧阴离子（O_2^-）、过氧化氢（H_2O_2）等；③肽类物质，如 PMNs/AMs 蛋白酶、补体底物、参与凝血与纤溶过程的各种成分等。近年对肽类介质尤其是前炎症细胞因子（如 TNF 等）和黏附分子（ICAM-1）等更为关注，它们可能是启动和推动 ARDS"炎症瀑布"、细胞趋化、跨膜迁移和聚集、炎症反应和次级介质释放的重要介导物质。

4. 肺泡表面活性物质（PS）　研究表明，肺泡表面活性物质具有降低肺泡表面张力、防止肺水肿、参与肺的防御机制等功能。ARDS 过程中，PS 的主要改变为功能低下、成分改变和代谢改变等。

另外，细胞凋亡与一些细胞信号传导通路与 ARDS 的发病密切相关，如 G 蛋白、肾上腺素能受体、糖皮质激素受体等。同时还发现核转录因子（NF 等）、蛋白激酶（MAPK 等）的活化参与 ARDS 发病机制。

二、临床表现

ARDS 临床表现可以有很大差别，取决于潜在疾病和受累器官的数目与类型，而不取决于正在发生的肺损伤所导致的表现。

1. ARDS 多发病迅速，通常在受到发病因素攻击（如严重创伤、休克、误吸有毒气体或胃内容物）后 12~48 小时发病，偶有长达 5 天者。一旦发病很难在短时间内缓解，因为修复肺损伤的病理改变通常需要 1 周以上的时间。

2. 呼吸窘迫是 ARDS 最常见症状，主要表现为气短和呼吸次数增快。呼吸次数大多在 25~50 次/分，其严重程度与基础呼吸频率和肺损伤的严重程度有关。

3. 难以纠正的低氧血症、严重氧合功能障碍。其变化幅度与肺泡渗出和肺不张形成的低通气或无通气肺区与全部肺区的比值有关，比值越大，低氧血症越明显。

4. 死腔/潮气比值增加，$\geqslant 0.6$ 时可能与更严重的肺损伤相关（健康人为 $0.33 \sim 0.45$）。

5. 重力依赖性影像学改变，在 ARDS 早期，由于肺毛细血管膜通透性一致增高，可呈非重力依赖性影像学变化。随着病程进展，当渗出突破肺泡上皮防线进入肺泡内后，肺部斑片状明影主要位于下垂肺区。

三、诊断标准

我国 1999 年研讨会修订的 ARDS 诊断标准为：

1. 有原发病的高危因素。

2. 急性起病，呼吸频数和（或）呼吸窘迫。

3. 低氧血症，ALI 时 $PaO_2/FiO_2 \leqslant 300mmHg$，ARDS 时 $PaO_2/FiO_2 \leqslant 200mmHg$。

4. 胸部 X 线检查两肺浸润阴影。

5. 肺毛细血管楔压（PCWP）$\leqslant 18mmHg$ 或临床上能除外心源性肺水肿。

凡符合以上 5 项可诊断 ALI 或 ARDS。因 ARDS 病程进展快、一旦发生多数病情已相当严重，故早期诊断十分重要，但迄今尚未发现有助于早期诊断的特异指标。

四、急救措施

1. **纠正缺氧**　尽快给予吸氧、提高 PaO_2，是抢救 ARDS 患者的首要措施。及时有效地给氧，可提高机体耐受性、减轻组织损伤、延缓脏器衰竭。可根据患者病情和血气分析的结果采取不同的给氧浓度或不同的给氧方法。因 ARDS 患者缺氧方式主要表现为单纯缺氧型，故在短时间内可以给予高浓度（>40%）或高流量（5~7L/min）氧气吸入。其给氧的主要原则是保证迅速提高 PaO_2 和 SpO_2，使 $PaO_2 \geq 60mmHg$、$SpO_2 \geq 90\%$。给氧的方法主要有鼻导管、鼻塞、面罩以及机械通气等。鼻导管或鼻塞吸氧优点为简单、方便，不影响患者进食、咳痰；其缺点为氧浓度不恒定，易受患者呼吸影响，流量过高时对局部黏膜会产生一定的刺激。面罩给氧浓度相对稳定，可按需调节，对鼻黏膜刺激小，缺点为一定程度上可影响患者进食及造成咳嗽，有些患者不能耐受。机械通气对于 ARDS 的患者来说目前尚无可行的治疗指征，但多数学者认为，ARDS 患者应尽早使用机械通气，在急性肺损伤的早期，轻症患者可试用无创正压通气，如无效或病情加重时可迅速采取气管插管或气管切开行有创机械通气，以迅速纠正缺氧。

2. 预防并发症　合理限制液体入量，既能减轻肺水肿，减轻病情，又能预防水、电解质及酸碱平衡紊乱的并发症。原则是在保证血容量足够、血压稳定的前提下，液体出入量宜轻度负平衡（-1000~-500ml/d），即入量少于出量，每日液体入量以不超过 1.5~2L 为宜。对于肺水肿比较严重的患者，可适当使用利尿剂以促进水肿消退，但在治疗的过程中应随时纠正电解质紊乱。同时要加强抗感染护理，特别是对于体质弱伴有慢性疾病者。而对于有创机械通气者应加强无菌操作及抗感染护理，防止呼吸道、消化道、皮肤、泌尿系统等部位感染的发生。加强基础护理，预防压疮等并发症的发生。

五、护理措施

1. 心理护理　由于对病情的不了解及对预后的顾虑，患者往往会产生恐惧、抑郁心理，极易对治疗失去信心，尤其气管插管或气管切开行机械通气的患者，语言表达及沟通障碍，造成情绪烦躁，产生痛苦悲观，甚至绝望的心理反应，表现为拒绝治疗或对呼吸机产生依赖心理。应多与患者交流，认真评估患者的焦虑程度，鼓励患者说出或写出引起或加剧焦虑的因素，教会患者自我放松等各种缓解焦虑的方法。做好健康指导，加强患者对身边事物的了解也有助于缓解焦虑。而对于机械通气的患者，要让患者学会应用手势、写字等非语言沟通方式表达其需求，也可以缓解焦虑、恐惧等心理反应，从而改善通气效果及增强患者战胜疾病的信心。对于有严重躁动的患者，可按医嘱应用镇静剂和肌松药物，以避免"人机对抗"，并且这些药物可以抑制清醒患者的自主呼吸，保证呼吸功能采用最适当的通气方式。

2. 饮食护理 ARDS 的患者机体处于高代谢状态，导致能量消耗增加，机体代谢处于负平衡，营养支持对于提高 ARDS 患者的生活质量及治愈率有重要意义，故治疗时应常规鼻饲高蛋白、高热量、低脂肪及适量维生素和微量元素的流质饮食，必要时给予静脉高营养，但静脉给予营养时一定要注意防止感染和血栓等并发症的发生。患者应尽量给予全胃肠营养，如能经口进食，应少食多餐，不但能提供足够能量，而且能降低进食增加的氧消耗，进餐时应维持给氧，防止气短和血氧降低。

3. 病情观察 要密切观察患者的呼吸频率、节律、深浅度、呼吸困难的程度以及咳嗽的性质、时间，有无痰液产生，监测血压、呼吸、心率等生命体征，有无出汗、皮肤发绀、肺部湿啰音等情况，及时了解血气分析、血电解质等检查结果，注意 PaO_2、$PaCO_2$、SaO_2 数值的变化情况，及时观察有无水、电解质及酸碱平衡紊乱、感染等并发症，有异常情况应及时通知医师。

4. 用药护理 脱水利尿剂可促进水肿的消退，但要在保证血容量足够及血压稳定的前提下使用，在使用过程中一定要注意水、电解质及酸碱平衡，限制液体入量，注意钠、钾离子的平衡，并及时做出调整。糖皮质激素有保护毛细血管内皮细胞，防止白细胞、血小板聚集和黏附管壁形成微血栓的作用，可保护肺 II 型细胞分泌表面活性物质，抗炎和促使肺间质液吸收，缓解支气管痉挛，抑制后期肺纤维化。对于刺激性气体吸入、外伤骨折所致的脂肪栓塞等非感染性因素引起的 ARDS 早期可以应用激素，如地塞米松 60~80mg/d 或氢化可的松 1000~2000mg/d，每 6 小时 1 次，连用 2 天，有效者继续使用 1~2 天后停药。ARDS 伴有败血症或患重呼吸道感染忌用激素。使用镇静剂及肌松剂主要是解除患者烦躁，减少机械通气患者的"人机对抗"，保证最适当的通气方式。护理人员在执行医嘱时要注意加以判断，禁用对呼吸有抑制作用的镇静药物。

5. 健康指导 向患者做好卫生宣传教育，讲解疾病发病机制、发展和转归，语言要通俗易懂，尤其是对一些文化程度不高的老年人应反复讲解，使患者理解康复保健的意义及目的，能积极配合治疗。活动会增加患者的耗氧量，应指导患者注意合理的休息与活动，协助患者采取舒适卧位，如半卧位或端坐位，对有明显呼吸困难的患者，嘱其绝对卧床休息。指导患者采取有效咳嗽、咳痰的方式，做好患者思想工作，减轻心理压力。指导患者遵医嘱用药，能掌握药物应用的剂量、用法和注意事项等。同时学会观察病情变化，如有咳嗽、咳痰、心动加速、出汗、皮肤发绀等呼吸困难加重的情况应及时呼救。

第三节　急性心律失常

急性心律失常指突然发生的、以心脏电活动异常为主要表现的一组生理改变或临床病症，其主要包括心脏电活动的起源、部位、顺序、频率、节律以及传导等单一或诸多方面的改变。心律失常的性质与其导致的血流动力学障碍的程度有直接关系，其主要影响因素有心动频率、心动节律、房室收缩的协调性、心室收缩的同步性、药物影响以及患者的全身情况、有无电解质紊乱、有无心脏疾患等。所以对心律失常患者急救时最重要的是判断和制止心律失常导致的血流动力学障碍。

一、常见突发心律失常

窦性心律失常起源于窦房结，其常见类型有窦性心动过缓、窦性心动过速、窦性心律不齐及病态窦房结综合征（SSS）。

1. 病因与发病机制　窦性心律失常的病因和发病机制主要取决于原发疾病和患者的自主神经状态，如迷走神经兴奋可以导致窦性心动过缓，交感神经兴奋可以导致窦性心动过速，心脏起搏及传导系统的原发性退行性病变或起搏及传导系统供血不足可以导致病窦综合征。此外，心肌炎、心肌病、风心病以及药物（如洋地黄类、奎尼丁）、电解质紊乱（如高血钾）都可对起搏及传导系统产生影响。

2. 临床表现

（1）窦性心动过缓：患者的主导心律为窦房结发出的冲动，其频率40~60次/分，低于40次/分提示患者伴有窦房阻滞。

1）症状体征：轻度窦性心动过缓临床上一般无症状，但如果患者心率<50次/分或伴有严重的器质性心脏病时可以出现头晕、视物模糊、乏力、胸闷、心悸，严重者可以发生心绞痛、晕厥、低血压等。

2）心电图特征：窦性心律频率40~60次/分；窦性节律缓慢时，房性、结性或室性异位搏动较易出现。

（2）窦性心动过速：患者的主导心律为窦房结发出的冲动，其成人患者的窦性心律的频率在100次/分以上，但多数在150次/分以内。

1）症状体征：窦性心动过速临床上一般无症状。如果心率>130次/分，患者多感到心悸、胸闷等。按压颈动脉窦可以使患者心率逐渐变慢，停止按压后其心率又逐渐加快。

2）心电图特征：窦性心律；频率>100次/分，但很少超过160次/分，偶可达到 180 次/分；P-R 间期>0.12 秒。

（3）窦性心律不齐：患者的主导心律为窦房结发出的冲动，其节律不规则，心率在吸气时加快而在呼气时减慢的周期性现象。

1）症状体征：常无临床症状，患者有时可有心悸的感觉。

2）心电图特征：窦性心律；同一导联内的 P-P 间距的差异>0.12 秒；P-R 间期正常。注意：做心电图检查时如果发现患者有窦性心律不齐的特征，可以让其屏住呼吸同时加长走纸，记录下来的便是较齐的心律。

（4）病态窦房结综合征：为窦房结及其周围组织病变导致窦房结的起搏和（或）传导功能障碍和衰竭，从而引起的多种类型的心律失常。

1）症状体征：患者有无症状取决于其血流动力学状态以及其原发病的情况，轻者可以无症状或仅有心悸感，重者可以出现头晕、乏力、低血压、晕厥等情况。

2）心电图特征：可单独或同时存在如下情况：严重而持久的窦性心动过缓、心率低于 50 次/分；窦性停搏在正常的节律后出现较长时间的间歇，其间无 P 波、长 P-P 间期与短 P-P 间期不呈倍数关系、常有逸搏或逸搏心律；莫氏 II 型窦房传导阻滞；缓慢心室率的慢性房颤；慢-快综合征：在窦缓、窦停及窦房阻滞的基础上反复发作心速（室上速、房扑、房颤），发作过后常有一个较长的间歇；双结病变：在窦缓、窦停及窦房阻滞的基础上出现交界区逸搏心律或该逸搏心律的频率低于 40 次/分，房室传导阻滞或室内传导阻滞。

3. 病情危重的指征

（1）合并于急性冠状动脉综合征、严重电解质紊乱以及药物过量引起的窦性心律失常，特别是病窦综合征时的快速心律失常突然终止而窦房结及次级起搏功能未及时启动，患者心脏间歇时间有时可以超过数秒，尤其在应用抗心律失常药物时更容易发生。此时，患者危险性较大，甚至可以发生猝死，高龄者尤其如此。

（2）患者有血流动力学障碍，表现为面色苍白、口唇皮肤发绀、血压下降、脉搏微弱等。

（3）病窦综合征的逸搏周期的长度超过 1.6 秒（8 个大格）往往提示双结病变，其危险性较大。

4. 治疗措施

（1）院前急救措施：治疗重点是患者的原发疾病，对单纯的窦性心动过速或心动过缓，如果患者无症状或症状较轻一般无须处理，有症状时可以给予增加心率的药物，如654-2、阿托品、沙丁胺醇（舒喘灵）、溴丙胺太林（普鲁苯辛）、氨茶碱及异丙肾上腺素口服、皮下及肌内注射或静滴；减慢心率的药物，如β受体阻滞剂。其他措施有吸氧、心电监护等，现场救治后要将患者送医院进一步检查治疗。

（2）院内治疗措施：病因及原发疾病的进一步诊治，对有适应证的病窦综合征患者可安装起搏器。

5. 护理措施

（1）急诊急救的准备工作：核对和检查除颤器、吸痰器、气管插管装置、呼吸机、输液泵等急救设备以及急救药品、导电糊的放置位置，使之处于随时可以应用的良好状态。

（2）生命体征的监测：血压、呼吸、脉搏和心电活动的检查和监测，尤其注重患者有无血流动力学障碍的征兆，并将这些情况准确记录同时及时向医生报告。

（3）医疗护理：为患者供氧，静脉穿刺建立静脉通道及留取化验标本等，同时准确填写护理文件。

（4）心理护理：通过谈话了解患者的情况、需求和想法，协助医生做好与患者及家属的沟通工作。同时安抚患者，使之放松心情，避免紧张和恐惧的情绪，配合急救医疗行动的实行。

（5）医疗文件的记录和保留：急性心律失常起病急骤，病情变化迅速，而各种医疗及护理文件是重要的学术和法律证据，因此，应该及时准确书写、记录并妥善保管。

二、阵发性室上性心动过速

阵发性室上性心动过速（PST）简称室上速，是冲动起源于房室交界区以上的、阵发性快速心律失常（除外房颤）的总称。

1. 病因与发病机制　绝大多数情况下室上速主要的发病机制是各种因素导致的"折返"导致，即心电冲动在下传过程中形成折返环，在激动心室的同时在房室结以上的区域又沿着折返环回传，然后再次下传重新激动心室，引发另外一次心搏，如此反复，从而引起心室率严重加快。

2. 临床表现

（1）症状和体征：突然发病，突然终止。患者主要表现为心悸、脉搏增快、脉律较齐，严重者可有出汗、面色苍白及晕厥，冠心病及高龄患者可伴有胸痛。患者年龄越大、心率越快症状越重，此外，发病初始症状较重，随着心律失常持续时间的延长，部分患者的症状可以逐渐减轻，但心率>180 次/分者持续时间越长，症状越重。部分患者既往有类似发作史，其发作频率多为每月数次至每年数次。按压颈动脉窦后部分患者心率可以突然减慢并且规则。

（2）心电图特征：①心率在 150~260 次/分；②心室律基本匀齐（R-R 间距差异小于 0.01 秒）；③P 波常因与其前的 T 波融合而不易辨认，或呈逆性 P′波，如果 P′位于 QRS 波之前则 P′-R 间期<0.12 秒，如果 P′波位于 QRS 波之后则 R-P′间期<0.20 秒；④由于过快的心率，冠心病及 60 岁以上的患者常有相应导联 ST 段显著下移（aVR 导联除外），T 波低平或倒置，此时应与非 Q 波心梗相鉴别；⑤QRS 波呈室上图形，时间常小于 0.12 秒；⑥患者如合并束支传导阻滞、预激综合征及心室内差异传导，则可使 QRS 波宽大畸形，需要与室性心动过速相鉴别。

（3）对宽 QRS 波心动过速性质的鉴别诊断：Brugada 提出了四步鉴别法，即只要符合下述 4 条之一者就可以诊断为室速：QRS 波 V_1 ~ V_6 导联均无 RS 型（特异性 100%，敏感性 21%）、RS 波谷时间>0.1 秒（特异性 98%，敏感性 66%）、房室分离（特异性 98%，敏感性 82%）、QRS 波 V_1 和 V_6 导联同时具有室速的特点（特异性 96.5%，敏感性 98.7%）。

3. 病情危重的指征

（1）高龄患者以及合并急性冠状动脉综合征和严重电解质紊乱的患者。

（2）器质性心脏病患者心室率≥180 次/分，非器质性心脏病患者心室率≥210 次/分。

（3）合并预激综合征的室上性心动过速。

（4）出现血流动力学障碍的室上性心动过速，临床表现为面色苍白、口唇皮肤发绀、血压下降等。

4. 治疗措施

（1）院前急救措施

1）兴奋迷走神经的物理疗法

①转换呼吸法：嘱患者深呼吸数次，然后屏住呼吸，直到不能忍受时再度进行深呼吸，反复 1~2 次。

②咽刺激法：也称催吐法，令患者取前倾坐位，低头张口，操作者将中指伸到患者口中，手心向上，用中指腹反复轻轻按摩患者软腭，诱发其呕吐反射。

③乏氏动作：嘱患者紧闭声门，同时用力作呼气动作，增加胸腔压力。如患者不能领会或无法配合，则急救者用手压迫患者腹部并令其用力挺腹，可以获得乏氏动作相同的效果。

④面部降温法：也称潜水反射法，患者取坐位，嘱其深吸气后屏气并迅速将面部浸入装有 5~10℃ 的冷水盆中或用冰冻后的毛巾冷敷面部。

2）同步电复律：该法适用于突然发生的，有严重血流动力学障碍、合并心绞痛、心衰的患者以及预激综合征合并室上速，或经过药物加物理治疗无效的室上速。

①方法：建立静脉通道及心电监护，将除颤器置于同步除颤状态（SYN）。患者取平卧位；首先给予地西泮 10mg 静注，边注射边嘱患者数"1，2，3…"，待患者入睡后首次同步电击，无效时可增加至 100~200J。

②非适应证：洋地黄中毒、病窦综合征、严重的低钾血症。

3）药物治疗

①三磷酸腺苷（ATP）：选择较粗大的静脉以 7 号注射针头或使用套管针建立静脉通道。ATP 3~5mg 作为起始剂量，以最快速度（<2秒）推注，随后以 10ml 生理盐水快速冲洗，使其在体内的浓度瞬时达到高峰。如果无效则在 3~5 分钟后追加 2~3mg，方法相同，直至心律转复或因症状较重而不能忍受。

②普罗帕酮：首剂 70mg（每次 1~2mg/kg）静推，注药时间多为 3~5分钟，高龄及有严重器质性心脏病者的注射时间可适当延长（5~10 分钟），如果在推药过程中患者心律转复则立即停药，无效可于 10~15 分钟后重复应用 35 毫克/次，但总量不超过 350mg。反复发作者可用普罗帕酮静滴 [1.5~2mg/（kg·min）]，总量不超过 560mg/24h。

③胺碘酮：5~10mg/kg（每次 150~300mg）静脉推注。如无效则每间隔 10~20 分钟加注 75~150mg，直至转为窦性心律或总量达到 450mg。注意与普罗帕酮和维拉帕米（异搏定）比较，胺碘酮转复心律的所需时间一般较长，应耐心观察，不要急于求成。

④维拉帕米：5~10mg 或 0.15mg/kg 稀释后缓慢静注（4~6 分钟），注射时心电监护出现二度房室传导阻滞波形时应立即停止注射。如无效则在15~20 分钟后可重复应用，但总量不应超过 20mg。QRS 波群宽大畸形者禁用该药。

（2）院内治疗措施：除院前急救措施的继续实施外，患者入院后应该充分利用院内的设备，进一步查找病因，针对病因治疗。

5. 护理措施 对阵发性室上速的护理工作主要注意做好患者的血流动

力学监测，特别要注意观察患者的面色、肢体末端温度、血压、心率及血氧饱和度等。用药时要严格遵照医嘱执行，特别在应用抗心律失常药物时应注意给药速度和浓度，以免药物的负性肌力作用导致患者发生急性心力衰竭。

三、阵发性心房颤动伴快速心室率

心房颤动（Af）简称房颤，是指心房肌出现 350~600 次/分的不规则、不协调的微细收缩，是发生率较高的心律失常之一。房颤在临床上被分为三种：阵发性房颤、持续性房颤和永久性房颤。

1. 病因与发病机制 房颤最常发生于风湿性心脏病患者，其次见于冠心病，发生率常与患者年龄成正比。大多数患者的房颤，特别是阵发性房颤是由短阵的异位冲动所引起，这些冲动主要起源于心房附近的大静脉（肺静脉和腔静脉）肌袖的快速电冲动的触发或驱动作用。

2. 临床表现

（1）症状体征：房颤的临床症状取决于患者心室率的快慢，心室率慢者可以无症状，心室率快无合并症的房颤表现为突然发作，突然中止，或心室率先减慢再终止。患者的主要感觉为心悸、胸闷，有时可以出现胸痛、头晕等。体征表现为房颤三联征：心律绝对不齐、心音强弱不一、心率大于脉率。

（2）心电图特征

1）P 波及等电位线消失，代之以不规则的微小波动（t 波），心房率在 350~600 次/分，心室率多在 100~180 次/分，少数患者的心室率可达 180~250 次/分，此种情况多见于预激综合征。

2）QRS 波多数情况下呈室上型，但其形态不尽相同。

3）房颤如果出现大于 1.5 秒的长 R-R 间歇，或在不规则的心室律中 R-R 波出现有规律的长 1~1.5 秒的间歇，则提示合并二度房室传导阻滞。

4）房颤时心室律绝对不齐，如果心室律慢而匀齐，则是合并三度房室传导阻滞或洋地黄中毒的征象。

3. 病情危重的指征

（1）预激综合征合并的房颤，患者有可能发生室速和室颤，危险性较大。

（2）继发于急性冠脉综合征和严重缺氧（如肺心病）导致的房颤。

（3）与左心衰竭并存的房颤，患者表现为咳嗽、咳痰、呼吸困难、端坐呼吸、肺部湿性啰音等。

（4）有器质性心脏病同时心室率较快（≥180 次/分）的房颤，患者有可能发生心绞痛及心力衰竭等。

4. 治疗措施

（1）院前急救措施

1）同步电复律：适用于突然发生的、有严重血流动力学改变、合并心绞痛、心衰的患者以及预激综合征的房颤，成功率为 76%～96%。首次 50J，无效时可增加至 100～200J。非适应证：洋地黄中毒、心室率<90 次/分、合并二度以上传导阻滞、慢性房颤、病窦综合征、慢性房颤、心肌病及心脏扩大。

2）药物治疗：阵发性房颤的药物治疗可以分为两大类，第一是抗心律失常治疗，第二是抗凝治疗，二者缺一不可。

①毛花苷丙（西地兰）：首剂 0.4～0.8mg，稀释后静推，10 分钟后起作用，2 周内未用过洋地黄者效果较好。

②普罗帕酮：首剂 70mg 静推（每次 1～2mg/kg），15～30 分钟可重复应用 35 毫克/次，但总量不超过 350mg。反复发作者可用普罗帕酮静滴（20～40mg/min，总量不超过 560mg/24h）。

③胺碘酮：5～10mg/kg（每次 150～300mg）。左室功能正常的患者以 50mg/min 的速度静滴，左心功能不全的患者上述剂量静滴 30～60mg/min。静滴维持量为 10mg/（kg·d）。

④维拉帕米：5～10mg 稀释后缓慢静注（4～6 分钟），注射时心电监护出现Ⅱ°房室传导阻滞波形时应立即停止注射。如无效则在 15～20 分钟后可重复应用，但总量不应超过 20mg。宽 QRS 波者禁用该药。

（2）院内治疗措施：主要是病因及原发病的治疗，如降低体温，应用抗生素控制炎症，控制风湿改善冠状动脉循环，治疗高血压病，药物或手术控制甲状腺功能亢进等，同时给予抗凝治疗。

5. 护理措施　阵发性房颤虽然属于良性心律失常，但如果患者心率过快，也容易导致严重后果，对老年人尤其如此。护理工作主要注意做好患者的血流动力学监测，特别要注意面色、肢体末端温度、血压、心率及血氧饱和度等。用药时要严格遵照医嘱执行，综合征导致的房颤要格外小心，以防快速心室率导致室颤的发生，此时，应将除颤器置于准备状态。

四、期前收缩

期前收缩也称期外收缩，简称早搏，指窦房结或窦房结以外的异位起搏点的冲动提前发生，导致心跳提早出现，在心电图上显示为提前出现的 QRS 波群。期前收缩是主动发生的心律失常，大致可分为窦性期前收缩、房性期前收缩、房室交界区性期前收缩和室性期前收缩。

1. 病因与发病机制 导致功能性室性期前收缩的主要原因有情绪激动、焦虑、饱餐、寒冷、吸烟、咖啡因（如浓茶、咖啡等）及酒精的摄入及女性的经期等，此外，药物也可以导致室性期前收缩的发生，常见药物有洋地黄、麻黄素、奎尼丁、肾上腺素及锑剂等。病理性室性期前收缩见于冠心病，特别是急性心肌梗死、风心病、高血压性心脏病、心肌炎、心肌病、各种心功能不全、缺氧、感染、水电平衡紊乱及酸中毒等。

2. 临床表现

（1）房性期前收缩：房性期前收缩指位于心房的异位起搏点提前发出的冲动引发的心脏搏动。

1）症状体征：房性期前收缩的临床症状常取决于其原发疾病，患者可有心悸、胸闷、脉律不整等。

2）心电图特征：①提前出现的 P′波，其形态与窦性 P 波不同；②P′-R 间期在 0.12～0.20 秒；③QRS 波群形态与主导心律的 QRS 波群形态相同；④代偿间歇多不完全。

（2）交界性期前收缩：交界性期前收缩指位于房室交界区的异位起搏点提前发出的冲动引发的心脏搏动。

1）症状体征：患者的临床症状常取决于其原发疾病，发作频繁者可有心悸、胸闷、脉律不整等。

2）心电图特征：①P 波为逆行 P 波（P′波），有以下几种形式：P′波出现在 QRS 波之前，P′-R 间期<0.12 秒，P′波出现在 QRS 披之后，R-P′间期<0.20 秒，QRS 波前后均无 P′波、P′波后无 QRS 波；②提前出现的 QRS 波群，其形态与主导心律的 QRS 波群形态相同，但在合并差异传导时可出现宽大畸形的 QRS 波，其形态大多类似右束支传导阻滞，此时应与室性期前收缩相鉴别；③代偿间歇多为完全。

（3）室性期前收缩：室性期前收缩是指位于心室的异位起搏点提前发出的冲动引发的心脏搏动。

1）症状体征：室性期前收缩患者的临床症状也主要取决于原发病和室性期前收缩的发生频率，多数患者发病较突然，主要表现为心悸、胸部撞击感及停顿感、胸闷、脉律不齐等。体征有心律相对不齐、脉搏短促并可闻及第一心音增强、第二心音减弱或消失等以及原有心脏病的表现。

2）心电图特征：①提前出现的 QRS 波群，其前无相关的 P 波，形态宽大畸形。心室起搏点的位置越靠下，距希氏束分叉越远，其 QRS 形态畸形越明显；起搏点的位置越接近房室结，其畸形程度越轻，形态越接近正常；②T 波与 QRS 主波方向相反；③代偿间歇完全；④室性期前收缩>6 次/分为频发室性期前收缩，连续出现 3 个以上的室性期前收缩称短阵室性心动过速。

3. 病情危重的指征

（1）急性冠脉综合征患者突然出现的期前收缩，特别是室性期前收缩。

（2）高等级的 Lown 分级的室性期前收缩：多年来 Lown 分级是应用较为广泛的判断室性期前收缩危险性的传统方法，它将室性期前收缩分成 6 级，级数越高，提示患者的危险越大。

0 级：无室性期前收缩。

1 级：偶发室性期前收缩（2 次/分）或<30 次/小时。

2 级：频发室性期前收缩（≥2 次/分）或≥30 次/小时。

3 级：多源室性期前收缩。

4a 级：成对室性期前收缩。

4b 级：成串室性期前收缩（连续 3 个或 3 个以上）。

5 级：RonT 性室性期前收缩。

（3）恶性室性期前收缩：器质性心脏病特别是急性冠状动脉综合征患者突然发生的频发室性期前收缩（>5 个/分）或室性期前收缩二联律、三联律；多源、多形室性期前收缩；连续 3 个以上的室性期前收缩（短阵室速）；RonT、RonP、RonU 现象；Q 波性室性期前收缩。恶性室性期前收缩属于危险心律失常，随时能够对患者的生命构成威胁。

4. 治疗措施

（1）院前急救措施：单纯的期前收缩无须治疗，恶性室性期前收缩的救治措施主要以纠正诱因、治疗原发病为主，可以给予镇静剂和 β 受体阻滞剂等，抗心律失常药物可以选择利多卡因、胺碘酮、β 受体阻滞剂及普罗帕酮，方法详见室速的治疗。注意：对急性心肌梗死后出现的室性期前收缩应密切观察，发现期前收缩频率增加时立即应用抗心律失常药物将其终止，可以选择胺碘酮 150mg 或利多卡因 50~100mg 静注，并且根据情况给予足够的维持量。对洋地黄中毒导致的室性期前收缩可以给予苯妥英钠及钾盐等。对有明确或潜在危险性的患者不应该在院前做过多停留，用药后应立即在心电监护下送其至医院。

（2）院内治疗措施：入院后治疗的主要目的是寻找期前收缩的原因和原发疾病的检查和治疗，及时从病因上防止和纠正恶性心律失常的发生。

5. 护理措施　对期前收缩的护理工作主要注意恶性及潜在恶性期前收缩患者的血流动力学监测，特别要注意观察患者面色、肢体末端温度、血压、心率及血氧饱和度等。

五、室性心动过速

室性心动过速（VT）简称室速，是指冲动起源于心室（希氏束分叉以下）的、连续 3 个或 3 个以上的、频率大于 100 次/分的异位搏动。

1. 病因与发病机制　室速常在原有心脏病的基础上发生，在全部室速中有 90% 的患者有器质性心脏病，其中合并于急性心肌梗死较为常见。此外，亦有部分患者的室速是继发于电解质紊乱（常见于低血钾）及药物中毒（常见于洋地黄类药物）。很多情况下室速的发生是在室性期前收缩发生后未能及时发现或发现后未能得到有效的控制，以致加重成为室速，但也有事先无室性期前收缩，直接发生的室速。

导致室速的主要电生理机制是折返（占全部室速的 70%~80%），其他机制有心肌的自律性增高、触发活动和并行心律。室速在院前急救时并不罕见，多数情况下属于病理状态，部分患者将很快发展为心室纤颤，极有可能对患者的生命构成威胁，故被列为致命性心律失常。

2. 临床表现

（1）症状体征：突然发病，突然中止，心室率多在 140~200 次/分，采用兴奋迷走神经的方法不能终止其发作。主要表现为心悸、胸闷、头晕、出汗，严重者可出现晕厥、心绞痛、急性左心衰竭、低血压、休克等血流动力学障碍的表现。体征可有心音分裂、奔马律、大炮音及第一心音强弱不等。

（2）心电图特征：①3 次或 3 次以上的室性期前收缩连续出现，QRS 波宽大畸形，时间大于 0.12 秒，其前无相关 P 波；②因有窦性 P 波按周期落在 QRS 波上，故 QRS 波型不尽相同；③心室律略有不齐，频率一般为 140~180 次/分，有时可达 200 次/分或 120 次/分（高于 200 次/分者常为室扑，低于 120 次/分者常为非阵发性室速）；④胸导联的 QRS 波多数情况下或全部为正向，或全部为负向；⑤有 12%~20% 的患者可有房室分离、心室夺获和室性融合波；⑥扭转性室速：多数患者发作前可有心动过缓和 Q-T 间期延长及 T 波畸形、QRS 波形态及振幅方向不断改变，围绕基线扭转，其波峰的方向数秒钟向上，数秒钟向下，可反复发作和自行停止。

3. 病情危重的指征　器质性心脏病合并的室速、扭转型室速、心室率逐渐加快的室速、陈旧性心梗特别是室壁瘤患者的室速以及有心肺复苏史者都是室速的高危患者，容易发生室颤。

4. 治疗措施

（1）院前急救措施

1）咳嗽：咳嗽可在瞬间增加胸腔压力并对心脏产生某种刺激，从而在理论上有消除或减轻心律失常的作用，故在患者发生室速时嘱其剧烈咳嗽，可为抢救患者赢得时间，值得试用。

2）胸部捶击：适用于心电监护显示为室速的患者，除此之外还可以用于治疗室上速和室颤。操作者单手握拳，从患者胸壁 20~30cm 处用拳头的小鱼际向患者胸骨中部迅速有力地捶击一次，如果未恢复窦性心律，可重复使用数次。注意：胸部捶击实施得越早越好，在室速发生最初数秒之内效果最好，发病时间越长，捶击效果越差；由于胸部捶击有可能导致室颤的发生，如果无心电监护，同时患者神志清醒则不宜使用该法。

3）同步电复律：室速合并下述情况之一时应首选该法：①严重的低血压、休克和晕厥；②心绞痛、急性心肌梗死；③急性左心衰竭；④心室率大于 200 次/分；⑤药物治疗无效。禁忌证：洋地黄中毒、严重的低钾血症和病窦综合征。

方法：首次每次 50W/s，如无效可逐渐增加至每次 360W/s。详细操作见室上速的电击复律。注意：对于某种类型的室速（如扭转型室速）仅仅用电击治疗是不够的，必须辅以病因及原发病的治疗，如纠正电解质紊乱、改善心肌供血等，否则即使复律成功室速也极易复发。

4）药物复律

①利多卡因：首次冲击量 50~100mg（或每次 1~2mg/kg），静脉注射，如果无效则每 5~10 分钟加注 50mg，直至转为窦性心律或总剂量达到 300mg。维持量 1~4mg/min 静脉滴注。

②胺碘酮：首次负荷量 150~300mg（3~5mg/kg），静脉注射，在 5~10 分钟内注完，如无效则每隔 10 分钟加注 75~150mg，直至转为窦性心律或总量达到 450mg。维持量在 6 小时内给予 1~1.5mg/min。

③普罗帕酮：首剂 70mg 静推，注药时间多为 3~5 分钟。高龄及有严重的器质性心脏病者的注射时间可适当延长（5~10 分钟），如果无效可于 10~15 分钟后重复应用 35 毫克/次，但总量不超过 350mg。

④β 受体阻滞剂：适用于急性冠脉综合征导致的室速和右室性室速，索他洛尔 1.5mg/kg 静注。扭转型室速患者可首选 β 受体阻滞剂治疗。有

人报道，用 β 受体阻滞剂治疗病死率可由 78%降低至 6%。用法：美托洛尔 3~5mg 静脉注射，然后以 12.5~25mg 口服，1 日 3 次，维持 3~6 个月，然后视检查情况决定是否继续用药。

⑤苯妥英钠：目前主要用于洋地黄中毒引起的室性心律失常，口服 100~200mg，每日 3 次。对扭转型室速首剂 100~200mg，稀释后缓慢静脉注射（≤50mg/min），如无效则每间隔 5~10 分钟加注相同剂量，直至转为窦性心律或总量达到 1000mg。注意：应用苯妥英钠的同时补充钾盐及镁盐。

⑥维拉帕米：首剂 5mg 加入媒介液体 10ml 中缓慢静注（一般为 3~5 分钟，高龄及严重心脏病患者为 5~10 分钟），若注射 20~30 分钟后心律未转复可再给 5mg，但总量最好不超过 20mg，高龄及严重心脏病患者不超过 15mg。

⑦镁盐：硫酸镁 2~3g 静脉推注，如有必要 10~15 分钟后可重复，室性心动过速终止后继以 2~10mg/min 静脉滴注维持。如果与钾盐合用，可能效果更好。

⑧碱性药物：适用于奎尼丁导致的扭转型室速，血液 pH 值提高后可以使奎尼丁与血浆蛋白结合率增加，从而降低其血浓度及毒性作用。

（2）院内治疗措施：通过实验室及其他辅助检查尽快了解室速的原因，然后展开有针对性的治疗。

5. 护理措施　做好生命体征的监测，尤其注意观察患者的神志、血压、心率及血氧情况，同时将除颤器置于待机状态，偶合剂放在触手可得的位置，以便在病情变化时能够在最短的时间迅速为患者行电击复律。

六、心室颤动

心室颤动全称心室纤维性颤动，简称室颤，指患者的心室突然丧失了整体的协调性和收缩的同步性，各处心肌呈不规则的收缩状态，因而丧失了功能。

1. 病因与发病机制　室颤可分为原发性室颤和继发性室颤两种。前者指室颤发生之前无心力衰竭、低血压或休克等循环的情况，室颤的发生是患者局部心肌缺血导致的可逆性心电活动紊乱的结果，临床型室颤导致的猝死占心脏性猝死的 80%~90%。后者指继发于严重的各种疾病尤其是终末期心脏病的患者，如大面积心肌梗死、严重的心肌炎和心肌病、心室破裂和主动脉夹层等。

导致室颤的最常见原因是心电不稳定，可能与下述因素有关：急性冠脉综合征导致的心脏局部供血障碍，如血栓形成和冠脉痉挛；无氧代谢造成乳酸等大量代谢产物增加及心肌细胞代谢异常，如细胞内钙离子、钠离子超负荷蓄积及钾离子丢失等；再灌注产生的超氧自由基大量增加，细胞膜离子泵活性改变和局部电生理紊乱；缺血心肌组织和非缺血心肌组织之间的明显的代谢差异。

2. 临床表现

（1）症状和体征：意识突然丧失，心音及脉搏消失，呼吸于数十秒后停止，多数患者有发绀，部分患者有短暂抽搐及尿便失禁，多数患者瞳孔散大。

（2）心电图特征：P 波、QRS 波、T 波及等电位线消失，代之以形状不同、大小各异、无规律的畸形波群；频率在 250~500 次/分；多数波群的振幅大于 0.5mV 称粗颤、小于 0.5mV 称细颤。

3. 治疗与护理措施　按照室颤性心脏骤停抢救（见心肺复苏）。

七、房室传导阻滞

房室传导阻滞（A-VB）是指窦房结的电冲动在正常下传的过程中受到各种因素的影响而出现障碍，其速度变慢或部分及全部传导中断的现象。

1. 病因与发病机制　导致该现象的最主要原因是心脏传导系统的不应期发生生理或病理性延长。冲动传导时间延长，但仍能全部通过阻滞区者称一度传导阻滞；部分冲动不能通过阻滞区称二度传导阻滞；冲动几乎不能通过阻滞区称高度传导阻滞；冲动全部被阻而不能通过阻滞区者称三度传导阻滞。

2. 临床表现

（1）一度房室传导阻滞：指由于心房和房室交界区相对不应期延长引起的房室传导时间延长，但窦性冲动全部可以下传至心室。

1）症状体征：单纯一度房室传导阻滞的患者多无明显的不适感，其临床表现主要取决于原发疾病。

2）心电图特征：①P-R 间期延长，成人>0.20 秒，儿童>0.17 秒；②有时 P-R 间期可以极度延长，严重的 P-R 间期延长者的 P 波可以在其前的 ST 段内，有时其 P-R 间期甚至可以超过 R-R 间期。

（2）二度房室传导阻滞：指室上性冲动有时不能下传到心室的现象，可以分为两型，即Ⅰ型和Ⅱ型，导致前者的主要原因是房室传导系统的相对不应期延长，后者的主要原因是其绝对不应期延长，有时两型 A-VB 可以同时存在或相互转化。

1）症状体征：二度房室传导阻滞患者的临床表现与其原发病密切相关，如果无血流动力学改变，临床多无症状及典型的特异性体征。

2）心电图特征：二度 I 型 A-VB，也称文氏型或莫氏 I 型 A-VB：①文氏现象：P-R 间期依次逐渐延长，直到一个 P 波的冲动由于阻滞而未能下传而发生心室漏搏，在心电图上表现为 P 波后无 QRS 波，从而发生较长的 R-R 间歇，然后上述情况再次发生并且周而复始地进行；②R-R 间期逐渐缩短，直至出现一个较长的 R-R 间期，长 R-R 间期小于任何两个短 R-R 间期之和；③漏搏前的最后一个 R-R 间期最短，漏搏后的第一个 R-R 间期最长；④心室漏搏后的长间歇后可以出现房室交界区逸搏。

二度 II 型 A-VB，也称莫氏 II 型：①多数情况下 P-R 间期固定，无逐渐延长的现象，然后突然出现心室漏搏，在心电图上表现为 P 波后无 QRS 波，从而发生较长的 R-R 间歇；②长 R-R 间歇是正常 R-R 间歇的倍数，多为 2 倍；③房室传导比例多为 3∶2。如果患者半数以上的 P 波不能下传，称为高度 A-VB。

（3）三度房室传导阻滞：所有的室上性冲动均无法下传至心室时称三度 A-VB，亦称完全性 A-VB。此时，心房和心室分别由两个起搏点控制，二者相互无关，形成完全性房室分离，患者的基本心律为逸搏心律。

1）症状体征：三度房室传导阻滞患者的临床表现与其原发疾病、基本心室率及血流动力学状态密切相关，除心率慢外主要有头晕、视物不清、胸闷、乏力、心悸及晕厥等，如果该病持续时间较长，患者已经适应或无明显的血流动力学改变，其临床也可无症状及典型的特异性体征。

2）心电图特征：①P-P 间期和 R-R 间期均有各自的规律，但二者之间却毫无关系；②心房率较心室率快，因此，P 波数量大于 QRS 波，但多数情况下无倍数关系；③如果控制心室率的逸搏冲动是由房室结或希氏束分叉以上的部位发出，则患者的主导心律为交界区逸搏心律，如果冲动的起搏点位于希氏束分叉以下，患者的主导心律为室性逸搏心律。

3. 病情危重的指征

（1）心室率低于 50 次/分的二度 II 型 A-VB、高度 A-VB 和三度 A-VB。

（2）洋地黄中毒或合并于急性冠脉综合征特别是急性心肌梗死的二度 II 型、高度和三度 A-VB。

（3）导致血流动力学障碍的 A-VB，患者表现为出汗、血压下降、发绀、四肢冰凉等。

4. 治疗措施

（1）院前急救措施：对突然发作的房室传导阻滞患者如无血流动力学障碍则无需处理，但应该查找原因并首先建立静脉通道，然后在心电监护下将患者送医院即可。对有症状、特别是出现血流动力学障碍的患者应该尽快给予救治，主要是原发病的治疗，如对急性心梗患者改善心肌血供；对洋地黄中毒者停用该药，注意此时不能补充钾盐，因为血钾增高可以加重传导阻滞；其他可以针对原发疾病采取改善缺氧、抗风湿、抗感染措施等。此外，可以应用提高交感神经兴奋性的药物：①阿托品 0.5~1mg 皮下、静注或加入 5% 葡萄糖液 100~250ml 中静滴；②山莨菪碱（654-2）10~20mg，皮下、静注或加入 5% 葡萄糖液 100~250ml 中静滴；③异丙肾上腺素（喘息定）0.5~1mg 加入 5%~10% 葡萄糖液 250~500ml 中静滴；④氨茶碱 0.25~0.5g 入 5% 葡萄糖溶液 250ml 静滴或氨茶碱 0.25g 用 5% 葡萄糖溶液 10~20ml 稀释后缓慢静注（10~15 分钟）；⑤降低血钾的药物：25% 葡萄糖 40~60ml 静注（有条件时最好与胰岛素共同应用）；5% 碳酸氢钠 100~200ml 静滴；呋塞米 20~40mg 静注；⑥地塞米松 5~10mg 静注。

（2）院内治疗措施：在院前治疗的基础上如果病情未得到改善，可以安装临时或永久起搏器。

5. 护理措施

与其他急性心律失常一样，对房室传导阻滞护理的重点是患者血流动力学的监测，尤其对急性冠脉综合征导致的二度Ⅱ型 A-VB、高度 A-VB 和三度 A-VB，如果心率严重减慢则有可能导致心源性晕厥，甚至发生猝死，故应密切观察患者的心率、血压、面色及血氧情况。因有些传导阻滞对药物的疗效欠佳，安装起搏器才能缓解病情，故应做好安装起搏器的准备工作。

八、预激综合征

预激综合征简称预激，也称为 WPW 综合征。这种心律失常是由患者心房和心室之间存在的异常传导束造成的。导致异常传导的旁路共有三条：肯特束、杰姆束和马海纤维。异常传导有时可以干扰正常的心电活动，对窦房结、心房和心室都可产生不良结果，严重时可以造成致命性心律失常，甚至导致猝死。

1. 病因与发病机制

除了正常的房室传导通路（房室束）外，预激综合征患者的心脏还先天生有附加的房室传导束，对此称之为"旁路"。因为有时旁路的传导绕过了房室结，其速度要比正常传导途径的速度快，所以窦性冲动尚未从正常途径下传之前就从旁路传到了心室，并且提前引起了部分心室提前除极。

2. 临床表现

（1）症状体征：单纯的预激患者无临床症状，当合并了快速心律失常时患者可有心悸、胸闷等不适感，如果患者心室率过快导致了血流动力学障碍，还可有低血压及末梢循环障碍的表现。

（2）心电图特征：正常窦性心律时预激的心电图特征：①P-R 间期缩短，成人<0.12 秒，儿童<0.10 秒；②QRS 波增宽，成人≥0.12 秒，儿童>0.09 秒；③QRS 波群起始处有 △ 波（也称为预激波），导致该起始处模糊、顿挫或切迹，此为预激的特征心电图改变；④δ 波常与 P 波融合，从而使 P-R 段消失；⑤P-J 间期正常<0.26 秒；⑥继发性 ST-T 改变：在主波向上的导联 ST 段上移，T 波直立，在主波向下的导联 ST 段下移，T 波倒置。

不同类型预激的心电图表现：①A 型预激：在 V_1~V_6 导联中主波和 δ 波均向上；②B 型预激：在 V_1、V_2 导联中主波和预激波 δ 波均向下，在 V_5、V_6 导联中主波和 δ 波均向上；③C 型预激：在 V_1、V_2 导联中主波和 δ 波均向上，在 V_5、V_6 导联中主波和 δ 波均向下。

3. 病情危重的指征

（1）预激诱发的阵发性室上性心动过速：患者心率一般在 180~220 次/分或更快，如果持续发作，将造成严重的心排出量下降，从而发生一系列临床症候，有器质性心脏病的患者就容易发生心力衰竭和急性冠状动脉综合征等。

（2）预激诱发阵发性房扑或房颤：大量的房性冲动分别、共同或交替从正常通道和异常旁道传向心室，患者的心室率多超过 180 次/分，使心排血量严重下降，严重时导致循环衰竭。此外，房颤对心室的影响也较室上速严重，它可使心室的不应期弥散，室颤阈值下降，从而诱发室颤。

（3）预激诱发室颤：室颤是最危险的心律失常，即使是年轻的、无器质性心脏病的预激患者，一旦被预激诱发室颤，如果未能得到及时治疗也将不可避免地发生猝死。如果在预激合并的房颤中患者的心室率不断加快，就应该立即采取紧急纠正措施同时准备好除颤装置，因为此种情况常是室颤的先兆表现。

4. 治疗措施

（1）院前急救措施：多数情况下单纯预激综合征无须治疗，如果预激合并快速心律失常则应立即采取措施将其终止，如果患者出现血流动力学障碍则应尽快采取电击复律，无电击设备时则采用抗心律失常药物治疗，详见阵发性室上速和房颤的有关章节。

（2）院内治疗措施

1）单纯的预激综合征：如果预激波影响某些疾病的诊断，可以采用加速房室传导或抑制旁路传导的方法暂时消除预激波：①运动：适用于无器质性心脏病的患者，可以采用蹬车及其他方法，增加患者的心脏作功，达到加快心率的目的。心率加快后预激波和预激导致的 Q 波可以减轻或消失。注意：高龄和器质性心脏病患者禁用此法；②阿托品 0.5~1mg 静注 3~5 分钟，通过抑制迷走神经张力来加快房室传导，近而增加心室率；③普鲁卡因胺或奎尼丁等药物的应用。

2）预激合并快速心律失常的治疗详见有关章节。

5. 护理措施　　与其他急性心律失常一样，对预激综合征合并有可能危及患者生命的快速心律失常加强监测，同时尽快做好电击复律准备，建立静脉通道，随时配合医师处理突然发生的意外。

第四节　急性心肌梗死

急性心肌梗死（AMI）是在冠状动脉病变的基础上，发生冠状动脉血供急剧减少或中断，使供血区域的心肌严重而持久地急性缺血，心肌组织代谢和血液营养成分及氧的供需不平衡，形成不可逆性坏死。绝大多数 AMI 是冠状动脉粥样斑块破裂出血，继发血栓形成所致。临床表现为持久的胸骨后剧烈疼痛、发热、白细胞计数和血清心肌酶增高以及心电图进行性改变，可发生心律失常、休克或心力衰竭，属冠心病的严重类型，需要进行特别护理。

一、病因

冠状动脉粥样硬化造成管腔狭窄和心肌供血不足，而侧支循环尚未建立时，由于下述原因加重心肌缺血即可发生心肌梗死。

1. 冠状动脉完全闭塞　　病变血管粥样斑块内破溃或内膜下出血，管腔内血栓形成或动脉持久性痉挛，使管腔发生完全的闭塞。

2. 心排血量骤降　　休克、脱水、出血、严重的心律失常或外科手术等引起心排出量骤降，冠状动脉灌流量严重不足。

3. 心肌需氧需血量猛增　　重度体力劳动、情绪激动或血压剧升时，左心室负荷剧增，儿茶酚胺分泌增多，心肌需氧需血量增加。

AMI 亦可发生于无冠状动脉粥样硬化的冠状动脉痉挛，也偶有由于冠状动脉栓塞、炎症、先天性畸形所致。

心肌梗死后发生的严重心律失常、休克或心力衰竭，均可使冠状动脉灌流量进一步降低，心肌坏死范围扩大。

二、临床表现

1. 典型 AMI 表现

（1）诱因：大约有半数的患者能查出诱因，有半数以上的患者在发病前数日有 UAP（不稳定型心绞痛）的症状。

（2）疼痛：为此病最突出的症状，其部位和性质类似心绞痛，常发生于安静时，程度较重难以耐受，有濒死感，伴烦躁不安、出汗，持续数小时或数天，可放射至左肩、臂及左手尺侧，休息和含服硝酸甘油多不能缓解。

（3）发热：可在疼痛发生 24~48 小时出现发热（体温一般在 38℃ 左右），心动过速，白细胞增多和血沉增快，持续 1 周。

（4）恶心、呕吐：疼痛剧烈时常伴有频繁的恶心、呕吐，以下壁心肌梗死多见，重症者可发生顽固性呃逆。

（5）心律失常：发生率为 75%~95%，起病 24 小时内最多见。可伴有乏力、头晕、晕厥。可出现多种心律失常，以室性心律失常最多见。下壁 AMI 易发生房室传导阻滞，前壁 AMI 如发生房室或室内传导阻滞表明坏死范围广泛。

（6）低血压和休克：疼痛引起神经反射造成周围血管扩张、出汗等引起血容量不足，常出现低血压，但未必是休克。当收缩压<80mmHg，伴有烦躁不安、面色苍白、脉压减小、脉细而快、皮肤湿冷，尿量减少（20ml/h），神志淡漠，甚至昏迷，则为休克。发生率约为 20%，多在起病后数小时至 1 周内发生。

（7）心力衰竭：发生率为 32%~48%，主要是左心衰竭，表现为呼吸困难、咳嗽、发绀、烦躁等。右心室心肌梗死者可出现右心衰竭，表现为颈静脉怒张、肝大、水肿等，伴低血压。

2. 不典型 AMI 表现

（1）无痛性 AMI 占 10%~20%，见于：①老年人；②糖尿病患者；③因休克、心力衰竭症状较重而掩盖疼痛者；④因脑供血不足而出现神志障碍者。

（2）一开始即表现为休克或急性左心衰或脑卒中。

（3）疼痛位于上腹部，误认为胃穿孔或急性胰腺炎等急腹症。

（4）疼痛放射至下颌，背部上方，被误认为骨关节痛。

3. 体征

（1）痛苦表情，烦躁不安，焦虑，恐惧。

（2）多有血压降低。

（3）心率增快，也可减弱。

（4）心尖部第一心音减弱。

（5）可有与心律失常、休克或心力衰竭有关的体征。

（6）发病2~3天后可出现心包摩擦音。

三、辅助检查

1. 心电图

（1）特征性改变

1）在面向心肌坏死区的导联上出现宽而深的Q波。

2）在面向坏死区周围心肌损伤区的导联上出现ST段抬高呈弓背向上型。

3）在面向损伤区周围心肌缺血区的导联上出现T波倒置。心内膜下心肌梗死一般无病理性Q波。

（2）动态性改变

1）超急性期：发病数小时内，可出现异常高大两肢不对称的T波。

2）急性期：数小时后，ST段明显抬高，弓背向上，与直立的T波连接，形成单相曲线，1~2日内出现病理性Q波，同时R波减低，病理性Q波或QS波常持久不退。

3）亚急性期：ST段抬高持续数日于2周左右，逐渐回到基线水平，T波变为平坦或倒置。

4）恢复期：数周至数月后，T波呈V形对称性倒置，此可永久存在，也可在数月至数年后恢复。

（3）判断部位和范围：可根据出现特征性改变的导联来判断心肌梗死的部位。例如，V_1、V_2、V_3和V_4、V_5、V_6反映左心室前壁和侧壁病变，Ⅱ、Ⅲ、aVF反映下壁病变，Ⅰ、aVL反映左心室高侧壁病变。

2. 超声心动图　可发现坏死区域心肌运动异常，了解心脏功能。

3. 血液检查

（1）血象：起病 24~48 小时后白细胞可增至（10~20）×10^9/L，中性粒细胞增多，嗜酸性粒细胞减少或消失，红细胞沉降率增快，均可持续 1~3 周。

（2）血清酶：血清心肌酶升高。磷酸肌酸激酶（CPK）及同工酶 MB（CK-MB）在 3~6 小时开始升高，24 小时达最高峰，2~3 日下降至正常。

四、诊断

诊断主要依靠典型临床表现，特征性的心电图及血心肌坏死标志物改变。3 项中具有 2 项即可诊断。对老年患者，突发严重心律失常、休克、心力衰竭而原因未明，或突然发生较重而持久的胸闷、胸痛者，都应考虑本病的可能。应先按 AMI 处理，并短期内进行心电图和 cTnT（Ⅰ）、CK-MB 的动态观察以确定诊断。cTnI 或 T 和 CK-MB 增高对 NSTEMI 的诊断更有价值。

五、病情危重的指征

具有下列情况提示病情危重，见表 10-1。

表 10-1　具有下列情况提示病情危重

伴有下列症状的持续性胸痛	
症状	1. 呼吸困难
	2. 冷汗
	3. 紧缩感
	4. 沉重感
	5. 向咽部、肩部、臂部或上腹部放射
呼吸	1. 呼吸频率增加（>24 次/分）
	2. 端坐呼吸
	3. 辅助呼吸肌做功
意识	1. 烦躁不安
	2. 神志模糊
	3. 晕厥
	4. 昏迷

伴有下列症状的持续性胸痛	
循环	1. 心率（<40 次/分或>100 次/分） 2. 血压（收缩压<100mmHg 或>200mmHg） 3. 手足冰冷 4. 颈静脉怒张，肝颈静脉回流征（+）
ECG	1. ST 段抬高/压低 2. 心律失常
SpO$_2$	<90%
cTnT（Ⅰ）	阳性

六、院前急救措施

帮助已患有心脏病或有 AMI 高危因素的患者提高识别 AMI 的能力，以便自己一旦发病立即采取急救措施：①停止任何主动活动和运动；②立即舌下含服硝酸甘油片（0.5mg），每 5 分钟可重复使用。若含服硝酸甘油 3 片仍无效则应拨打急救电话，由急救中心派出配备有专业医护人员、急救药品和除颤器等设备的救护车，将其运送到附近能提供 24 小时心脏急救的医院。随同救护的医护人员必须掌握除颤和心肺复苏技术，应根据患者的病史、查体和心电图结果做出初步诊断和急救处理，包括持续心电图和血压监测、舌下含服硝酸甘油、吸氧、建立静脉通道和使用急救药物，必要时给予除颤治疗和心肺复苏。尽量识别 AMI 的高危患者，如有低血压（100mmHg）、心动过速（>100 次/分）或有休克、肺水肿体征，直接送至有条件进行冠状动脉血运重建术的医院。

AMI 患者被送达医院急诊室后，医师应迅速做出诊断并尽早给予再灌注治疗。力争在 10~20 分钟内完成病史采集、临床检查和记录 1 份 18 导联心电图以明确诊断。对 ST 段抬高的 AMI 患者，应在 30 分钟内开始溶栓，或在 90 分钟内开始行急诊 PTCA 治疗。当典型临床表现和心电图 ST 段抬高已能确诊为 AMI 时，绝不能因等待血清心肌标志物检查结果而延误再灌注治疗的时间。

七、治疗措施

1. 监护和一般治疗　①监护；②休息：卧床休息 2 周；③吸氧。

2. 解除疼痛 剧烈胸痛使患者交感神经过度兴奋，产生心动过速，血压升高，从而增加心肌耗氧量。心肌再灌注治疗开通梗死相关血管，恢复缺血心肌的供血是解除疼痛最有效的方法。再灌注治疗前可选用下列药物尽快镇痛。

（1）吗啡 3mg 静脉注射，必要时 5~10 分钟后重复，总量不宜超过 15mg。或吗啡 5~10mg 皮下注射，必要时 1~2 小时后再注射 1 次，以后每 4~6 小时可重复应用。不良反应有恶心、呕吐、低血压和呼吸抑制。一旦出现呼吸抑制，可每隔 3 分钟静脉注射纳洛酮 0.4mg（最多 3 次）或哌替啶（杜冷丁）50~100mg 肌内注射。

（2）硝酸甘油静脉滴注。

（3）β 受体阻滞剂静脉+口服。

3. 抗血小板治疗 氯吡格雷加阿司匹林联合应用。

4. 抗凝疗法

（1）对溶栓治疗的患者，肝素作为其辅助用药，溶栓剂不同，用法不同。

（2）未溶栓治疗的患者，应用 LMWH 皮下注射。

八、护理措施

1. 监测及病情观察 观察并定时记录患者神志、脉搏、呼吸、血压、体温、尿量及血氧饱和度。充分保证静脉通道以供急救时给药，准备好急救药品及仪器，如除颤器、临时心脏起搏器、呼吸机等。发现下列问题及时向医生汇报，且配合医生进行抢救。

（1）心室颤动，首先在心前区叩击数次，无效后，立即采用非同步直流电除颤。

（2）收缩压低于 80mmHg，伴烦躁不安、面色苍白、皮肤湿冷、脉搏细速、少尿、意识模糊，甚至昏迷，则提示休克。

（3）呼吸困难，咳嗽、咳泡沫痰，提示出现急性左心衰竭。

（4）AMI 后持续或反复发作的剧烈胸痛，而 ECG 并无梗死延展的表现，是心脏破裂最常见的先兆症状。

（5）患者突然神志丧失，呼吸骤停，测不到血压，无脉搏，无心音。ECG 示窦性心动过缓，交界区心律，室性自主心律，呈"电-机械分离"，提示心脏破裂造成心脏压塞而猝死。

（6）患者胸痛伴右心衰竭表现，胸骨中下部响亮的收缩期杂音，提示发生室间隔穿孔。若伴左心衰竭表现，心尖部可闻及响亮的全收缩期杂音，考虑乳头肌断裂。

（7）突然发生呼吸困难、胸痛、咯血、血压下降，继而出现右心衰竭的体征，猝死，应考虑肺栓塞。

（8）无明显原因下肢局部疼痛，患肢周径增粗，应考虑下肢深静脉血栓。

（9）肢体麻木，疼痛局部皮肤苍白、发凉、坏疽、动脉搏动减弱或消失，考虑肢体动脉栓塞。

（10）突然头痛、眩晕、偏瘫、昏迷，应考虑脑梗死。

（11）突发上腹痛、恶心、呕吐、黑便，类似绞窄性肠梗阻，提示肠系膜动脉栓塞。

（12）突发腰痛，继而血尿，考虑肾栓塞。

2. **吸氧**　AMI 患者常有不同程度的动脉血氧分压降低，吸氧能改善心肌缺血缺氧，有助于减轻疼痛，防止心律失常，对休克或左心室功能衰竭患者特别有益。故 AMI 患者入院后给予中等流量吸氧（3～5L/min）24～48 小时。急性肺水肿患者采用配置 30%～50% 酒精吸氧，面罩加压吸氧，必要时气管插管机械通气。

3. **休息**　发病后 12 小时内卧床休息，避免搬动，洗脸、进食、排尿便、翻身等均由护理人员协助和照料。若无并发症，发病后 24 小时内应鼓励患者在床上行肢体活动，逐渐增加活动量，自行洗脸、进食、翻身、坐起排便、坐位休息等。第三天可在病房内走动，以后逐渐增加活动，直至每天 3 次步行 100～150m。

4. **饮食护理**　因患者心功能下降，心排血量减少，加上卧床，胃肠蠕动减弱，消化功能减低，故宜进清淡易消化饮食，少食多餐，保证热量供应（每天 1000～1500cal），避免饱食增加心脏负担。避免进食产气多的食物（如牛奶）而引起腹胀。钠盐和液体的摄入量应根据出汗量、尿量、呕吐量及有无心力衰竭而确定。

5. **排便护理**　AMI 患者常因不习惯卧床排便，进食量减少，应用吗啡而发生便秘，必须避免用力排便增加心脏负担，给予患者缓泻剂，如通便灵、蓖麻油、麻仁润肠丸，保持每 1～2 天有 1 次排便。有便意，但排便困难者，给予开塞露，必要时可作低压温水灌肠。

6. **心理护理**　及时了解患者的焦虑程度，耐心做好解释、安慰，消除患者的思想顾虑及紧张情绪，使其能正确对待疾病，配合治疗。同时做好家属的思想工作，但急性期谢绝过多探视和陪伴，避免给患者带来不良刺激和劳累，充分保证患者休息。

7. AMI 溶栓护理

（1）溶栓前的准备：①物品准备：除颤器、急救用药、套管针、三通、注射泵、溶栓剂（如 UK、rt-PA 等）；②患者准备：连接好心电监测仪，监测生命体征，建立两条静脉通道以便给药和采血。溶栓剂要严格按医嘱规定的输液速度滴入。

（2）溶栓治疗中的护理：严密监测血压、心率、心律、ST 段改变，密切观察胸痛缓解情况，注意有无过敏反应。

（3）溶栓后的护理：①遵医嘱做 ECG 及采集血标本；②注意观察有无出血征象。

8. 直接 PCI 治疗的护理

（1）术前准备：①遵医嘱采集标本；②备皮，做碘过敏试验；③左上肢建立静脉通路。

（2）术后准备

1）持续心电监测，密切观察血压、心率、心律、体温变化，按医嘱采集血标本。

2）采用股动脉穿刺者需卧床 24 小时，穿刺侧肢体制动。

3）观察穿刺部位有无渗血，检查双侧足背动脉搏动及足温，若出现足背动脉搏动减弱或消失，或皮温异常，应及时报告医生，以免造成下肢缺血坏死。

4）术后嘱患者多饮水，遵医嘱补液，记录 24 小时出入量。

5）术后可进食。但拔管前尽量少进食以免拔管过程中呕吐。

6）如出现腹痛或腰痛、腹胀、头晕、面色苍白、血压降低、心率加快及血红蛋白进行性下降提示腹膜后出血。

7）拔管时的护理：①拔管前测量 APTT 以决定拔管时机；②备好抗迷走神经反射的药物，如多巴胺、阿托品、甲氧氯普胺（胃复安）；③备好拔管用品；④拔管时，密切观察血压、心率、心律，了解患者的主诉。若出现迷走神经反射遵医嘱给予补液等对症治疗；⑤拔管后手压止血 30 分钟，观察无出血、渗血后以纱布绷带加压包扎，并用沙袋压迫 6 小时（根据患者体重选择2~3kg 的沙袋），如无出血、渗血，24 小时后解除加压包扎；⑥遵医嘱给予 3 天抗生素，预防感染。

9. 并发症的护理

（1）疼痛：患者绝对卧床休息，注意保暖，并遵医嘱给予解除疼痛的药物，如硝酸异山梨酯，严重者可选用吗啡等。

（2）心源性休克：应将患者头部及下肢分别抬高 30°~40°，高流量吸氧，密切观察生命体征、神志、尿量，必要时留置导尿管观察每小时尿量，保证静脉输液通畅，有条件者可通过中心静脉或肺毛细血管楔压进行监测。应做好皮肤及口腔护理，按时翻身预防肺炎等并发症，做好 24 小时监测记录。

（3）加强心律失常与心力衰竭的护理。

（4）密切观察生命体征的变化，预防并发症，如乳头肌功能失调或断裂、心脏破裂、室壁瘤、栓塞等。

第五节　急性冠状动脉综合征

急性冠状动脉综合征（ACS）是冠状动脉在原有病变的基础上，由于血栓形成或痉挛而极度狭窄甚至完全闭塞，冠脉血流急剧减少，心肌严重缺血导致的一组症候群。临床上主要包括不稳定型心绞痛（UAP）、非 ST 段抬高型心肌梗死（NSTEMI）和 ST 段抬高型心肌梗死。其共同的病理特征是冠状动脉斑块破裂，表现血栓形成，导致病变远端血管完全性或非完全性闭塞。急性冠状动脉综合征具有发病急、病情变化快、病死率高的特点，因此，患者就诊后均需进行监护，以达到最大限度降低患者住院病死率。

一、概念

急性冠状动脉综合征（ACS）是指急性心肌缺血引起的一组临床症状。ACS 根据心电图表现可以分为无 ST 段抬高和 ST 段抬高型两类。无 ST 段抬高的 ACS 包括不稳定型心绞痛（UA）和无 ST 段抬高的心肌梗死（NSTEMI）。冠状动脉造影和血管镜研究的结果揭示，UA/NSTEMI 是粥样硬化块破裂，进而引发一系列导致冠状动脉血流减少的病理过程所致。许多试验表明，溶栓治疗有益于 ST 段抬高型 ACS，而无 ST 段抬高者溶栓治疗则未见益处。因此，区别二者并不重要，而将二者一并讨论。

UA 主要有三种表现形式，即静息时发生的心绞痛、新发生的心绞痛和近期加重的心绞痛。新发生的心绞痛疼痛程度必须达到加拿大心脏学会（CCS）心绞痛分级至少Ⅲ级方能定义为 UA，新发生的慢性心绞痛疼痛程度仅达 CCS 心绞痛分级Ⅰ~Ⅱ者不属于 UA 的范畴。在临床上经常使用 Braunwald 对 UA 的分类，它有助于进行危险度分层和指导临床治疗，具体见表 10-2。

表 10-2　Braunwald 不稳定型心绞痛的临床分型

	A. 有加重心肌缺血的心外因素（继发性不稳定型心绞痛）	B. 无加重心肌缺血的心外因素（原发性不稳定型心绞痛）	C. 急性心肌梗死后 2 周内发生（心梗后不稳定型心绞痛）
Ⅰ. 初发严重心绞痛或恶化型心绞痛，无静息痛	Ⅰ A	Ⅰ B	Ⅰ C
Ⅱ. 过去 1 个月内发生静息痛，但 48 小时内无发作（亚急性静息痛）	Ⅱ A	Ⅱ B	Ⅱ C
Ⅲ. 48 小时内的静息痛（急性静息痛）	Ⅲ A	Ⅲ B	Ⅲ C

另外，变异型心绞痛是由冠状动脉痉挛所致，是 UA 的一种特殊表现形式。

二、病理生理

ACS 的病理生理基础是心肌需氧和供氧的失衡导致的心肌相对供血不足，主要由五个方面的原因所导致。

1. 不稳定粥样硬化斑块破溃后继发血栓形成造成相应冠脉的不完全性阻塞，是 ACS 最常见的原因，由血小板聚集和斑块破裂碎片产生的微栓塞是导致 ACS 中心肌标志物释放的主要原因。

2. 冠脉存在动力性的梗阻，如变异型心绞痛，这种冠脉局部的痉挛是血管平滑肌和（或）内皮细胞的功能障碍引起，动力性的血管梗阻还可以由室壁内的阻力小血管收缩导致；另外一种少见的情况是心肌桥的存在，即冠脉有一段走行于心肌内，当心肌收缩时，会产生"挤奶效应"导致心脏收缩期冠脉受挤压而产生管腔狭窄。

3. 由内膜增生而非冠脉痉挛或血栓形成而导致的严重冠脉狭窄，这种情况多见于进展期的动脉粥样硬化或经皮穿刺冠脉介入治疗（PCI）后的再狭窄。

4. 冠脉的炎症反应（某些可能与感染有关，如肺炎衣原体和幽门螺旋杆菌），与冠脉的狭窄、斑块的不稳定以及血栓形成密切相关，特别是位于粥样硬化斑块肩部被激活的巨噬细胞和 T-淋巴细胞可分泌基质金属蛋白酶（MMP），可导致斑块变薄和易于破裂。

5. 继发性 UAP，这类患者有着冠脉粥样硬化导致的潜在狭窄，日常多表现为慢性稳定型心绞痛，但一些外来的因素可导致心肌耗氧量的增加而发生 UAP，如发热、心动过速、甲亢、低血压、贫血等情况。

冠状动脉粥样斑块破裂、崩溃是 ACS 的主要原因。斑块破裂后，血管内皮下基质暴露，血小板聚集、激活，继而激活凝血系统形成血栓，阻塞冠状动脉；此外，粥样斑块在致炎因子作用下，可发生炎细胞的聚集和激活，被激活的炎细胞释放细胞因子，激活凝血系统，并刺激血管痉挛，其结果是使冠状血流减少，心肌因缺血、缺氧而损伤，甚至坏死。心肌损伤坏死后，一方面心脏的收缩、舒张功能受损，心脏的射血能力降低，易发生心力衰竭；另一方面，缺血部位心肌细胞静息电位和动作电位均发生改变，与正常心肌细胞之间出现电位差，同时因心梗时患者交感神经兴奋性增高，心肌组织应激性增强，极易出现各种期前收缩、传导阻滞，甚至室颤等心律失常。

三、临床表现

1. **症状**　UAP 引起胸痛的性质与典型的稳定型心绞痛相似，但程度更为剧烈，持续时间长达 20 分钟以上，严重者可伴有血流动力学障碍，出现晕厥或晕厥前状态。原有稳定型心绞痛出现疼痛诱发阈值的突然降低；心绞痛发作频率的增加；疼痛放射部位的改变；出现静息痛或夜间痛；疼痛发作时出现新的伴随症状，如恶心、呕吐、呼吸困难等；原来可以使疼痛缓解的方法（如舌下含化硝酸甘油）失效，以上皆提示不稳定型心绞痛的发生。

老年患者以及伴有糖尿病的患者可不表现为典型的心绞痛症状而表现为恶心、出汗和呼吸困难，还有一部分患者无胸部的不适而仅表现为下颌、耳部、颈部、上臂或上腹部的不适，孤立新出现的或恶化的呼吸困难是 UAP 中心绞痛等同发作最常见的症状，特别是在老年患者。

2. **体征**　UAP 发作或发作后片刻，可以发现一过性的第三心音或第四心音以及乳头肌功能不全所导致的收缩期杂音，还可能出现左室功能异常的体征，如双侧肺底的湿啰音、室性奔马律，严重左室功能异常的患者可以出现低血压和外周低灌注的表现，此外，体格检查还有助于发现一些导致继发性心绞痛的因素，如肺炎、甲亢等。

3. **心电图**　怀疑 UA 发作的患者，ECG 是首先要做的检查，ECG 正常并不排除 UA 的可能，但 UA 发作时 ECG 无异常改变的患者预后相对较好。如果胸痛伴有 2 个以上的相邻导联出现 ST 段抬高≥1mm，则为 STEMI，宜尽早行心肌再灌注治疗。胸痛时 ECG 出现 ST 段压低≥1mm、症状消失时 ST 的改变恢复是一过性心肌缺血的客观表现，持续性的 ST 段压低伴或不伴胸痛相对特异性差。

相应导联上的 T 波持续倒置是 UA 的一种常见 ECG 表现，多反映受累的冠脉病变严重，胸前导联上广泛的 T 波深倒（≥2mm）多提示 LAD 近端严重病变。因陈旧心梗 ECG 上遗有 Q 波的患者，Q 波面向区域的心肌缺血较少引起 ST 变化，如果有变化常表现为 ST 段升高。

胸痛发作时 ECG 上 ST 的偏移（抬高或压低）和（或）T 波倒置通常随着症状的缓解而消失，如果以上 ECG 变化持续 12 小时以上，常提示发生非 Q 波心梗。心绞痛发作时非特异性的 ECG 表现有 ST 段的偏移≤0.5mm 或 T 波倒置≤2mm。孤立的Ⅲ导联 Q 波可能是一正常发现，特别是在下壁导联复极正常的情况下。

怀疑缺血性胸痛的患者，要特别注意排除其他一切引起 ST 段和 T 波变化的情况，在 ST 段抬高的患者，应注意是否存在左室室壁瘤、心包炎、变异型心绞痛、早期复极、预激综合征等情况。中枢神经系统事件以及三环类抗抑郁药或吩噻嗪可引起 T 波深倒。

怀疑心肌缺血的患者，动态的心电图检查或连续的心电监护至为重要，因为 Holter 显示 85%～90% 的心肌缺血不伴有心绞痛症状，此外，还有助于检出 AMI，特别是在联合连续测定血液中的心脏标志物的情况下。

四、诊断

1. 危险分层

（1）高危患者特征：①心绞痛的类型和发作方式：静息性胸痛，尤其既往 48 小时内有发作者；②胸痛持续时间：持续胸痛 20 分钟以上；③发作时硝酸甘油缓解情况：含硝酸甘油后胸痛不缓解；④发作时的心电图：发作时动态性的 ST 段压低≥1mm；⑤心脏功能：心脏射血分数<40%；⑥既往患心肌梗死，但心绞痛是由非梗死相关血管所致；⑦心绞痛发作时并发心功能不全（新出现的 S_3 音、肺底啰音）、二尖瓣反流（新出现的收缩期杂音）或血压下降；⑧心脏 TnT（TnI）升高；⑨其他影响危险因素分层的因素：高龄（>75 岁）、糖尿病、CRP 等炎性标志物或冠状动脉造影发现是三支病变或者左主干病变。

（2）低危患者特征：①没有静息性胸痛或夜间胸痛；②症状发作时心

电图正常或者没有变化；③肌钙蛋白不增高。

2. UAP 诊断　诊断依据：①有不稳定型缺血性胸痛，程度在 CCS Ⅲ
级或以上；②明确的冠心病证据：心肌梗死、PTCA、冠脉旁路移植、运动
试验或冠脉造影阳性的病史；陈旧心肌梗死心电图表现；与胸痛相关的
ST-T 改变；③除外急性心肌梗死。

五、治疗措施

1. 基本原则　首先对 UAP/NSTEMI 患者进行危险度分层。低危患者
通常不需要做冠状动脉造影，合适的药物治疗以及危险因素的控制效果良
好。治疗药物主要包括阿司匹林、肝素（或低分子肝素）、硝酸甘油和 β
受体阻滞剂，所有的患者都应使用阿司匹林。血小板糖蛋白Ⅱb、Ⅲa 受体
拮抗剂（GBⅡb/Ⅲa 受体拮抗剂）不适用于低危患者。低危患者的预后一
般良好，出院后继续服用阿司匹林和抗心绞痛药物。

高危患者通常最终都要进入导管室，虽然冠脉造影的最佳时机还未统
一。目前针对 UAP/NSTEMI，存在两种不同的治疗策略，一种为早期侵入
策略，即对冠脉血管重建术无禁忌证的患者在可能的情况下尽早行冠脉造
影和据此指导的冠脉血管重建治疗；另一种为早期保守治疗策略，在充分
的药物治疗基础上，仅对有再发心肌缺血者或心脏负荷试验显示为高危的
患者（不管其对药物治疗的反应如何）进行冠脉造影和相应的冠脉血管重
建治疗。

近来多数学者倾向于早期侵入策略，其理由是该策略可以迅速确立诊
断，低危者可以早期出院，高危则可以得到有效的冠脉血管重建治疗。没
有条件进行介入治疗的社区医院，早期临床症状稳定的患者保守治疗可以
作为 UAP/NSTEMI 的首选治疗，但对于最初保守治疗效果不佳的患者应该
考虑适时地进行急诊冠状动脉造影，必要时需介入治疗。在有条件的医
院，高危 UAPlNSTEMI 患者可早期进行冠状动脉造影，必要时行 PCI/
CABG。在早期冠状动脉造影和 PCI/CABG 之后，静脉应用血小板 GPⅡb/
Ⅲa 受体拮抗剂可能会使患者进一步获益，并且不增加脑内出血的并发症。

2. 一般处理　所有患者都应卧床休息，开放静脉通道，并进行心电、
血压、呼吸的连续监测，床旁应配备除颤器。对于有发绀、呼吸困难或其
他高危表现的患者应给予吸氧。并通过直接或间接监测血氧水平确保有足
够的血氧饱和度。若动脉血氧饱和度降低至<90%时，应予间歇高流量吸
氧。手指脉搏血氧测定是持续监测血氧饱和度的有效手段，但对于无低氧
危险的患者可不进行监测。应定期记录 18 导联心电图，以判断心肌缺血程

度、范围的动态变化。酌情使用镇静剂。

3. 抗血栓治疗 抗血小板和抗凝治疗是 UAP/NSTEMI 治疗中的重要一环，其有助于改变病情的进展和减少心肌梗死、心肌梗死复发和死亡。联合应用阿司匹林、肝素和一种血小板 Ⅱ b/ Ⅲ a 受体拮抗剂代表着最高强度的治疗，适用于有持续性心肌缺血表现和其他一些具有高危特征的患者以及采用早期侵入措施治疗的患者。

抗血小板治疗应尽早，目前首选药物仍为阿司匹林。在不稳定型心绞痛患者症状出现后尽快给予服用，并且应长期坚持。对因过敏或严重的胃肠反应而不能使用阿司匹林的患者，可以使用噻吩吡啶类药物（氯吡格雷或噻氯吡啶）作为替代。在阿司匹林或噻吩吡啶药物抗血小板治疗的基础上应该加用普通肝素或皮下注射低分子肝素。有持续性缺血或其他高危的患者，以及计划行经皮冠状动脉介入（PCI）的患者，除阿司匹林和普通肝素外还应加用一种血小板 GP Ⅱ b/ Ⅲ a 受体拮抗剂。对于在其后 24 小时内计划做 PCI 的不稳定型心绞痛患者，也可使用阿昔单抗治疗 12 ~ 24 小时。

4. 抗缺血治疗

（1）硝酸酯类药物：本类药物可扩张静脉血管、降低心脏前负荷和减少左心室舒张末容积，从而降低心肌氧耗。另外，硝酸酯类扩张正常的和硬化的冠状动脉血管，且抑制血小板的聚集。对于 UAP 患者，在无禁忌证的情况下均应给予静脉途径的硝酸酯类药物。根据反应逐步调整剂量。应使用避光装置以 $10\mu g/min$ 的速度开始持续静脉点滴，每 3 ~ 5 分钟递增 $10\mu g/min$，出现头痛症状或低血压反应时应减量或停药。

硝酸酯类血流动力学效应的耐受性呈剂量和时间依赖性，无论何种制剂在持续 24 小时治疗后都会出现耐药性。对于需要持续使用静脉硝酸甘油 24 小时以上者，可能需要定期增加滴注速度以维持疗效。或使用不产生耐受的硝酸酯类给药方法（较小剂量和间歇给药）。当症状已经控制后，可改用口服剂型治疗。静滴硝酸甘油的耐药问题与使用剂量和时间有关，使用小剂量间歇给药的方案可最大程度地减少发生耐药。对需要 24 小时静滴硝酸甘油的患者应周期性的增加滴速维持最大的疗效。一旦患者症状缓解且在 12 ~ 24 小时内无胸痛以及其他缺血的表现，应减少静滴的速度而转向口服硝酸酯类药物或使用皮肤贴剂。在症状完全控制达数小时的患者，应试图给予患者一个无硝酸甘油期以避免耐药的产生，对于症状稳定的患者，不宜持续 24 小时静滴硝酸甘油，可换用口服或经皮吸收型硝酸酯类制剂。另一种减少耐药发生的方法是联用一种巯基提供剂，如卡托普利或 N-

乙酰半胱氨酸。

（2）β受体阻滞剂：β受体阻滞剂的作用可因交感神经张力、左室壁应力、心脏的变力性和变时性的不同而异。β受体阻滞剂通过抑制交感神经张力、减少斑块张力达到减少斑块破裂的目的。因此，β受体阻滞剂不仅可在AMI后减少梗死范围，而且可有效地降低UAP演变成为AMI的危险性。

（3）钙离子通道阻断剂：钙离子通道阻断剂并不是UAP治疗中的一线药物，随机临床试验显示，钙离子通道阻断剂在UAP治疗中的主要作用是控制症状，对复发的心肌缺血和远期死亡率的影响，目前认为，短效的二氢吡啶类药物，如硝苯地平单独用于急性心肌缺血会增加死亡率。

（4）血管紧张素转换酶抑制剂（ACEI）：ACEI可以减少急性冠状动脉综合征患者、近期心肌梗死或左心室收缩功能失调患者、有左心室功能障碍的糖尿病患者以及高危慢性冠心病患者的死亡率。因此，ACS患者以及用β受体阻滞剂与硝酸酯类不能控制的高血压患者如无低血压均应联合使用ACEI。

5. 介入性治疗 UAP/NSTEMI中的高危患者早期（24小时以内）干预与保守治疗基础上加必要时紧急干预比较，前者明显减少心肌梗死和死亡的发生，但早期干预一般应该建立在使用血小板糖蛋白Ⅱb/Ⅲa受体拮抗剂和（或）口服氯吡格雷的基础之上。

冠状动脉造影和介入治疗（PCI）的适应证：①顽固性心绞痛，尽管充分的药物治疗，仍反复发作胸痛；②尽管充分的药物治疗，心电图仍有反复的缺血发作；③休息时心电图ST段压低，心脏标志物（肌钙蛋白）升高；④临床已趋稳定的患者出院前负荷试验有严重缺血征象：如最大运动耐量降低不能以其他原因解释者、低做功负荷下几个导联出现较大幅度的ST段压低、运动中血压下降、运动中出现严重心律失常或运动负荷放射性核素心肌显像示广泛或者多个可逆的灌注缺损；⑤超声心动图示左心室功能低下；⑥既往患过心肌梗死，现有较长时间的心绞痛发作者。

六、护理措施

患者到达急诊科，接待护士必须在获得检查数据和医生做出诊断之前，选择必要的紧急处置措施。急诊护士尤其应在ACS综合征患者给予适时、有效的治疗方面发挥作用。护士需要在医疗资源有限的环境下，在患者床边判定紧急情况，减少延误。作为急诊护士还要具备心脏病护理技术，能处置AMI，用电子微量注射泵进行输液，识别心律失常和准确处理严重心脏危象。

1. 病情观察

（1）ACS患者病情危重、变化迅速，随时都可能出现严重的并发症。

（2）要认真细致地观察患者的精神状况、面色、意识、呼吸，注意有无出冷汗、四肢末梢发凉等。

（3）经常询问患者有无胸痛、胸闷，并注意伴随的症状和程度，尤其是夜间。

（4）常规持续心电、血压监护，严密观察心率（律）、心电图示波形态变化，对各种心律失常及时识别，并报告医生及时处理。

（5）有低血压者给予血压监护至血压波动在正常范围。

（6）给予心力衰竭者血氧饱和度监测，以保证血氧饱和度在95%~99%。

（7）急性心肌梗死患者还要定时进行心电图检查和心肌酶的检测，了解急性心肌梗死的演变情况。

（8）在监护期间，应注意患者有无出血倾向。观察患者的皮肤、黏膜、牙龈有无出血。观察尿的颜色。询问有无腹痛、腰痛、头痛现象。对行尿激酶溶栓治疗的急性心肌梗死患者，更应严密观察。

2. 护理评估　ACS的患者常需急诊入院，将患者送入监护室后，急诊科护士迅速地评估患者是否有高度危险性或低度危险性非常重要。根据评估情况严格按照急诊护理路径，迅速采取相应措施。

（1）危险评估：迅速地评估患者是否有高度或低度危险的ACS，是当今对护士的最大挑战。

1）有研究表明，约33%的AMI患者在发病初期无胸痛的表现，然而这些被延迟送入医院的患者有更高的危险性，因为无典型胸痛的患者很少能及时得到溶栓、血管成形术或阿司匹林、β受体阻滞剂、肝素等药物治疗。

2）在美国每年约460万具有急性冠脉局部缺血症状的患者来到急诊科，其中只有大约25%的患者确诊后被允许入院。

3）在急诊科疑为ACS的患者中，只有约1/3有"真的病变"。

急诊护理决定性的作用在于快速完成对患者的评估，并且在早期对ACS高危人群提供及时的紧急看护照顾，使病情缓解。据统计，在美国每年有100万人发生AMI，约25%的患者在到达急诊科前死亡，而到达医院的患者仍有死亡可能。

（2）Antman危险评分量表：2002年Antman等建立了早期危险评估的7分危险评分量表：①年龄>65岁；②存在3个以上冠心病危险因素；③

既往血管造影证实有冠状动脉阻塞；④胸痛发作时心电图有 ST 段改变；⑤24 小时内有 2 次以上心绞痛发作；⑥7 天内服用了阿司匹林；⑦心肌坏死标志物升高。

具有上述危险因素的患者出现死亡、心肌梗死或需要血管重建负性心脏事件的可能性增高。评分越高危险性越大，且这些患者从低分子肝素、血小板 GP Ⅱ b/ Ⅲ a 受体拮抗剂和心脏介入等治疗中获益也越大。这一评分系统简单易行，使早期对患者进行客观的危险分层成为可能，有利于指导临床对患者进行及时正确的治疗。

3. 急救护理

（1）早期干预原则：在急诊情况下，一旦胸痛患者明确了 ACS 的诊断，快速和有效的干预即迅速开始。1999 年在美国心脏病学会（ACC）和美国心脏联合会（AHA）制定的 ACS 治疗指南中曾推荐：患者应在发病 10 分钟内到达急诊科，对所有不稳定型心绞痛患者给予吸氧、静脉输液、连续的心电图（ECG）监护。并依据临床表现将患者分为高度危险、中度危险和低度危险。高度危险患者严格管理，低度危险患者必须按监护程序治疗，并定期随访，急诊护士和医师必须精确地评估患者的危险层次。

（2）干预时间分期：近来国外有学者将早期干预分为 4 个节段，称为 4Ds。

时间 0（症状）：症状开始时间点，它代表着冠状动脉闭塞的时间，虽然其是个比较好的指标，但不是完美的时间点。

时间 1（门口）：患者入急诊科的时间点。

时间 2（资料）：患者进行初步检查及心电图等材料的时间点。

时间 3（决定）：决定是否进行溶栓治疗或进一步检查。

时间 4（药物）：开始用药物或治疗的时间点。

其中时间 1~2：6~11 分钟；时间 2~3：20~22 分钟；时间 3~4：20~37 分钟。

GISSI-2 研究中，不足 30% 的患者在症状发生后 3 小时才得到治疗。平均耽搁时间在 3~5 小时，其主要原因是：

1）患者本身的耽搁：患者在就医问题上耽搁时间是延误时间的一个主要因素，其原因多在患者发病之初期症状较轻，未意识到病情的严重性，或地处偏僻，交通不便。

2）运送患者的过程：患者发病后运送至医院途中，也要耽搁一些时间，据估计一般为 30 分钟到数小时。

3）医院内耽搁：患者到达医院以后耽搁时间是相当普遍的。在多数研究中，从患者到达医院至实施溶栓治疗，平均延误 45~90 分钟。

在症状发作不到 1 小时内接受治疗的患者 6 周病死率为 3.2%；在症状发作 4 小时接受治疗的患者 6 周病死率为 6.2%。事实上非常早期的综合治疗（包括市区及郊区）可减少 50% 心肌梗死的发病率。"4Ds" 在减少从发病到处理的时间延误方面发挥了积极作用。

（3）急诊过程耽搁：ACS 患者急诊就诊耽搁主要在：①患者到医院接受医师检查时；②对患者胸痛评估时，因为这需要仔细观察；③做 ECG时；④在当诊断技师不能及时识别 ST 变化，ECG 报告延迟传递到内科医师时。

为避免这些急诊耽搁，有些医院尝试由急诊科护士做 ECG，并直接由医师快速阅读 ECG。还可自行设计护理观察记录文书，既节省了护士书写的时间，又提高了护理质量标准。

（4）一般急救措施

1）立即让患者采取舒适体位，合并心力衰竭者给予半卧位。

2）常规给予吸氧，3~5L/min。

3）连接好心电监护电极和测血压袖带（注意电极位置应避开除颤区域和心电图胸前导联位置）。开启心电监护和无创血压监护，必要时给予血氧饱和度监护。

4）协助给患者做全导联心电图作为基础心电图，以便对照。

5）在左上肢和左下肢建立静脉通路，均留置 Y 形静脉套管针（以备抢救和急诊介入手术中方便用药）。

6）备好急救药品和除颤器。

7）抗凝疗法：给予嚼服肠溶阿司匹林 100~300mg，或加用氯吡格雷片 75mg，1 次／日，皮下注射低分子肝素等。

8）介入疗法：对于 ACS 患者的治疗尤其是急性心肌梗死，尽快重建血运极为重要，对行急诊 PCI 的患者应迅速做好术前各项准备。

（5）急诊冠状动脉介入治疗（PCI）的术前准备

1）首先向患者及家属介绍介入诊断和治疗的目的、方法、优点。

2）急查血常规，血凝全套，心肌酶谱，甲、乙、丙肝抗体，抗 HIV等，术区备皮，做碘过敏皮试。

3）让患者排空膀胱，必要时留置导尿管。

4）嚼服肠溶阿司匹林 0.3g，口服氯吡格雷片 300mg，备好沙袋，氧气袋，全程监护，护送患者到导管室。

（6）急诊 PCI 术后监护

1）患者返回病房后，护士立即进行心电、血压的监护，注意心率（律）变化。

2）急诊 PCI 患者术后常规留置动脉鞘管 6~12 小时。嘱患者术侧肢体伸直制动，防止鞘管脱出、折断和术侧肢体血栓形成。观察术区有无渗血，触摸双侧足背动脉搏动情况，注意皮肤颜色和肢体温度的变化。协助按摩术侧肢体。

3）动脉鞘管拔管前向患者说明拔管的简要过程，消除紧张心理。医生拔管时，护士应准备好急救药品，如阿托品、多巴胺等，观察患者心电监护和血压。拔管后，穿刺部位进行加压包扎，观察有无渗血，保持局部清洁无菌，严格交接班并做好记录。

4. 心肌耗氧量及护理　在 ACS 发病的极早期患者心肌脆弱，电活动极不稳定，心脏供血和耗氧量之间的矛盾非常突出，因此，在发病早期，尤其是 24 小时以内，限制患者活动，降低心肌耗氧量，缓解心肌供血和需求之间的矛盾，对保证患者平稳渡过危险期，促进心肌恢复，具有非常重要的意义。

（1）心肌耗氧量：影响心肌耗氧量的主要因素有心脏收缩功、室壁张力、心肌体积。Katz 提出以二项乘积（D-P）作为心肌耗氧量的指标，其公式为最大血压乘以心率。由于该指标计算方法简单，可重复性好，临床研究证实其与心肌耗氧量的真实情况相关性好，已被广泛应用于临床。

（2）排便动作：各种干预因素都可以引起 D-P 的增加，排便时患者需要屏住呼吸，使膈肌下沉，收缩腹肌，增加腹压，这一使力的动作，加上卧位排便造成的紧张、不习惯等因素，会导致血压升高和心率加快，从而加重心脏负担，使心脏的氧供和氧耗之间失衡，增加心律失常的发生危险。因此，在护理中：①必须确实保证 ACS 患者排便通畅，如给予缓泻剂、开塞露等；②另有研究表明，坐位排便的运动强度低于卧位排便，故对无法适应卧位排便的患者在监护的情况下试行坐位排便，以缓解其焦虑情绪；③在患者排便期间还必须加强监护，要有护士在场，以处理可能出现的意外情况。

（3）接受探视：患者接受探视时 D-P 增加明显。亲友的来访使患者情绪激动，交感神经兴奋，心脏兴奋性增强，心肌耗氧量增加，尤其是来访者表现为过度紧张和不安时更是如此。因此在护理中：①应尽可能地减少探视的次数；②对来访者应事先进行教育，说明避免患者情绪波动对患者康复的意义；③对经济有困难的患者，应劝其家属暂不谈及经费问题。

（4）音乐疗法：曾有研究表明，对心肌梗死及不稳定型心绞痛患者进行音乐疗法，可使其情绪稳定，交感神经活动减少，副交感神经活动增强，从而使心肌耗氧量减少。当进行音乐疗法时应加强针对性。

第六节 急性上消化道出血

急性上消化道出血是指屈氏韧带以上的消化道，包括食管、胃、十二指肠或胰胆等病变引起的短时间内的出血。消化性溃疡是其最常见的病因，其临床主要表现为呕血和（或）黑便，往往伴有血容量减少引起的急性周围循环衰竭。急性上消化道出血是内科、外科常见的急症，若出血量大、出血不止或救治不及时，可导致死亡。

一、病因及发病机制

临床上引起上消化道出血的病因很多，其中最常见的为消化性溃疡、门静脉高压症，其次为急性胃黏膜病变、胃癌以及血液病、应激性溃疡，血管异常引起的上消化道出血也值得注意。

1. **消化性溃疡** 多为十二指肠溃疡，但在溃疡病初期胃溃疡出血的发生率高于十二指肠溃疡。出血常由于活动期溃疡周围小血管充血、破裂或溃疡基底肉芽组织血管破裂所致。与饮食不当、情绪紧张、服用刺激胃黏膜的药物及胆汁反流有关。

2. **食管-胃底静脉曲张** 由于肝硬化门静脉高压而致曲张的静脉暴露于黏膜下，缺乏周围组织的保护和支持导致破裂出血，其特征为突发的快速大出血。

3. **食管、胃黏膜病变** 临床常见于服用非甾体抗炎药引起的急性出血性糜烂性胃炎和剧烈干呕引起的食管-胃黏膜撕裂（Mallory-Weiss综合征）以及癌组织缺血坏死糜烂出血。

4. **胆系疾病** 由于感染、寄生虫、胆石引起胆汁反流进入十二指肠侵袭所致。

5. **应激性溃疡** 多发生于烧伤、严重创伤、严重的多脏器衰竭。

6. **凝血机制障碍** 血液病、血友病、弥散性血管内凝血（DIC）等疾病引起的凝血机制损害所致出血。

二、临床表现

急性上消化道出血的症状、体征取决于出血病变的性质、部位、出血量与速度，并与患者出血前的全身状况，如有无贫血及心、肾、肝功能有关。

1. 呕血和黑便　呕血和黑便是急性上消化道出血的特征性表现，一般在上消化道大量出血后均有黑便，但不一定有呕血。上消化道病变，若出血量大、速度快，可兼有呕血。出血部位在幽门以下者常只表现为黑便，幽门以上者常有呕血及黑便。黑便呈柏油样，黏稠而发亮，系血红蛋白经肠内硫化物作用而形成硫化铁所致。当出血量大，血液在肠内推进速度快，粪便可呈暗红甚至鲜红色。呕血多为棕褐色，呈咖啡渣样，系因血液经胃酸作用而形成正铁血红素所致。但如出血量大，未经胃酸充分混合即呕出，则可为鲜红色或伴有血块。

2. 失血性周围循环衰竭　当出血量大、失血较快时，循环血容量迅速减少，静脉回心血量不足，致心排出量明显降低，可引起头晕、心悸、出汗、恶心、口渴或晕厥等症状。此时患者脉搏细速、血压下降，收缩压在80mmHg以下，脉压变窄（25~30mmHg），心率加快>120次/分，呈休克状态，表现为面色苍白、口唇发绀、呼吸急促，皮肤湿冷、呈灰白色或紫灰花斑样改变，体表静脉塌陷、精神萎靡、烦躁不安；重者反应迟钝，意识模糊，若处理不当，可导致死亡。并发急性肾衰竭时有尿量减少甚至尿闭。

3. 贫血　急性上消化道大量出血后均有失血后贫血。在出血的早期，血红蛋白测定、红细胞计数与血细胞比容均无变化，出血后组织液渗入血管内，使血液稀释，一般需经3~4小时后，才出现贫血，血细胞比容下降，其程度不仅取决于失血量，还与出血前有无贫血、出血后液体平衡状况等因素有关。急性上消化道大量出血后2~5小时，白细胞计数可升高达$(10~20) \times 10^9/L$，出血停止后2~3天才恢复正常。

4. 发热　急性上消化道出血的患者多数在24小时内会出现发热现象，但一般不会超过38.5℃，可持续3~5日，发热机制可能与循环血容量减少、贫血、急性周围循环衰竭、血分解蛋白的吸收等因素导致体温调节中枢的功能障碍有关。

5. 氮质血症　急性上消化道大量出血后，肠道中血液的蛋白质消化产物被吸收，引起血中尿素氮浓度增高，称为肠性氮质血症。血尿素氮多在一次出血后数小时上升，24~48小时达到高峰，3~4日降至正常。

此外，急性上消化道出血根据病情不同可有消瘦、蜘蛛痣、脾大、腹腔积液、黄疸、胆囊肿大、剧烈上腹痛、皮肤黏膜出血、毛细血管扩张和毛细血管瘤等。

三、辅助检查

1. 胃镜检查 是目前诊断急性上消化道出血病因的首选检查方法，多主张检查在出血后 24~48 小时内进行，称为急诊胃镜检查，可以直接观察出血部位，明确出血的病因，可同时进行内镜止血治疗。

2. X 线钡餐检查 主要适用于有胃镜检查禁忌证或不愿进行胃镜检查者，对经胃镜检查出血原因未明，疑病变在十二指肠降段以下小肠段者，则有特殊诊断价值。检查一般在出血停止数天后进行。

3. 其他检查 选择性动脉造影、放射性核素 ^{99m} 锝标记红细胞扫描、吞棉线试验及小肠镜检查等，主要适用于不明原因的小肠出血；选择性肠系膜动脉造影可发现出血部位，并同时进行介入治疗。

四、病情判断

1. 急性上消化道出血诊断的确立 根据呕血、黑便和周围循环衰竭的临床表现，呕吐物或黑便潜血试验呈阳性，血红蛋白浓度、红细胞计数及血细胞比容下降的实验室证据，可做出急性上消化道出血的诊断。但要注意以下情况：

（1）排除消化道以外的出血：通过询问病史排除进食引起的黑便，如动物血、猪肝、炭粉、含铁剂或含铋剂；认真检查排除口、鼻、咽喉部出血以及来自呼吸道的出血。脾出血的患者一般症状较重，会有左上腹痛，同时有腹部压痛、反跳痛和腹肌紧张的症状，严重者可迅速出现低血容量性休克。

（2）判断上消化道出血还是下消化道出血：呕血提示上消化道出血，黑便大多来自上消化道出血，血便大多来自下消化道出血。对于急症可通过胃镜检查，如病情严重不宜行急诊胃镜检查者可用胃管抽吸胃液进行检查，也可做下消化道出血的有关检查来进行判断

2. 出血严重程度的估计

（1）根据临床表现：成人出血 >5ml 便潜血试验出现阳性；出血量 >60ml 可出现黑便；胃内积血量在 250~300ml 可引起呕血；出血量超过 400~500ml 可出现全身症状；短时间内出血量超过 1000ml 可出现周围循环衰竭表现。急性大出血严重程度的估计最有价值的指标是血容量减少所致的周围循环衰竭的临床表现，血压和脉搏是关键指标，需进行动态观察，结合其他指标加以判断（表 10-3）。

（2）根据休克指数：脉率与收缩压的比值为休克指数，正常值为

0.54±0.02，休克指数越大说明失血量越大。

（3）根据实验检查：可结合红细胞、血红蛋白、血尿素氮、血肌酐的数值做出判断。

表 10-3 上消化道出血病情严重程度分级

分级	失血量（ml）	血压（mmHg）	心率（次/分）	血红蛋白（g/L）	症状	休克指数
轻度	<500	基本正常	正常	无变化	头晕	0.5
中度	500~1000	下降	>100	70~100	晕厥、口渴、少尿	1.0
重度	>1000	收缩压<80	>120	<70	肢冷、少尿、意识模糊	>1.5

休克指数=心率/收缩压；1mmHg=0.133kPa。

3. 出血是否停止的判断 急性上消化道出血经适当治疗，可在短时间内停止出血，肠道内积血需经 3 天左右才能排尽，因此，不能将是否有黑便作为判断出血的指标。临床上有下列情况可考虑是否继续出血或有再出血：反复呕血，或黑便次数增多，伴有肠鸣音亢进；周围循环衰竭的表现经充分补液输血而未见明显改善或暂时好转又恶化；血红蛋白、红细胞计数和血细胞比容继续下降；补液与尿量足够的情况下，血尿素氮、肌酐持续或再次升高；脾出血的患者要随时监测血压并结合红细胞、血红蛋白、血细胞比容的监测结果来判断。

五、病情危重的指征

1. 出血程度的评估 出血程度应视呕出血液的颜色、出血的速度、出血的量、临床表现综合评估（表 10-4）。便血的颜色取决于出血的速度和血液在肠道内停留的时间。

表 10-4 出血程度的判定

收缩压	估计出血量（ml）	脉搏（次/分）	估计出血量（ml）
>100	<200	90	200
90	500~1000	100	500
<70	>1000	>100	1000

Allgoewer 等根据脉率与收缩压已制定出血严重程度的休克指数可供参考，见表 10-5。

表 10-5　脉搏、血压与出血量的关系

脉搏（次/分）	收缩压（mmHg）	休克指数	失血量（100%）
70	140	0.5	<10%
100	100	1.0	30%
120	80	1.5	30%~50%
140	70	2.0	50%~70%

采用休克指数估计出血量，正常为 0.54 ± 0.02，当休克指数为 1 则失血约 1L，休克指数为 1.5 则约失血 1.5L，休克指数为 2.0 则失血为 2L。

2. **病情危重的指征**　急性上消化道出血严重程度的估计最有价值的指标是血容量减少所导致的周围循环衰竭的临床表现，而周围循环衰竭又是急性大出血死亡的直接原因。短时间内出血 1000ml，可出现周围循环衰竭的表现。因此，当患者出现急性循环衰竭，脉率 100 次/分，收缩压降至 90mmHg，表示循环血量减少至少 20%；如心率 120 次/分以上，收缩压在 60~80mmHg 以下或比基础血压低 25% 以上，血红蛋白低于 7g/dl，红细胞计数低于 $3.0\times10^{12}/L$，血细胞比容低于 30% 容积，中心静脉压降低，表示循环血量减少 30% 以上，需要积极抢救。

六、急救措施

1. **休息与体位**　大出血时患者应绝对卧床休息，取平卧位并将下肢略抬高，以保证脑部供血。呕吐时头偏向一侧，防止窒息或误吸；必要时用负压吸引器清除气道内分泌物、血液或呕吐物，保持呼吸道通畅，并给予吸氧。

2. **快速补充血容量**　立即建立两条静脉通道，快速给患者输注平衡盐液或葡萄糖盐水，也可使用低分子右旋糖酐或其他血浆代用品，输液开始速度要快，必要时测定中心静脉压作为高速输液的量和调节输液速度的依据。改善急性失血性周围循环衰竭的关键是输注全血，并最好输新鲜血，输血量应视患者外周循环及贫血改善情况而定，尿量作为其重要的参考指标。避免因输液或输血过多、过快而引起急性肺水肿，对老年患者和心肺功能不全者尤应注意。

3. 迅速止血

（1）药物止血：血管加压素可用于收缩血管，减少门脉血流量，降低门脉及其侧支循环的压力，对于因食管-胃底静脉曲张引起的出血效果较好；生长抑素因不伴全身血流动力学改变，故短期使用几乎无严重不良反应，且止血效果较好；H_2受体拮抗剂或质子泵抑制剂可抑制胃酸分泌，提高胃内 pH 值具有止血作用，对消化性溃疡和急性胃黏膜损害引起的出血，常规应用 H_2 受体拮抗剂或质子泵抑制剂有较好的止血效果。

（2）内镜治疗：是目前治疗食管-胃底静脉曲张破裂出血的重要手段，对于活动性出血，在内镜直视下注射硬化剂，无活动性出血的用皮圈套扎可达到止血目的，并可有效防止再出血。其他原因引起的急性上消化道出血也可选用内镜止血。并发症主要有溃疡、出血、穿孔、瘢痕狭窄等，因此，要注意操作及术后处理。

（3）气囊压迫止血：对于食管-胃底静脉曲张破裂出血者，较好的止血措施就是气囊压迫止血。经鼻腔或口腔插入三腔双囊管，进入胃后先抽出胃内积血，然后向胃囊内注气，向外加压牵引，用以压迫胃底，若未能止血，再向食管囊内注气，压迫食管内壁达到止血的目的。

（4）手术治疗：当出现大量上消化道出血经上述方法治疗无效时可考虑应用手术进行治疗。

七、治疗措施

1. 一般措施　平卧头偏向一侧，吸氧，保持呼吸道通畅，保暖，禁食。

2. 积极补充血容量

（1）建立有效静脉通路：建立两条静脉通路（用 16 号留置针或静脉切开），可用盐水或糖盐水，也可用血浆代用品等尽快补充血容量，积极纠正休克，以恢复和维持有效循环，改善症状，并建立 CVP 监测。

（2）配血、备血、输血

1）紧急输血指征：①改变体位出现晕厥、血压下降和心率加快；②失血性休克；③血红蛋白 80g/L 以下或血细胞比容低于 25%，收缩压在 90mmHg 以下，心率 110~120 次/分以上。

2）输血量：视患者周围循环动力学及贫血改善而定，尿量是有价值的参考指标。以不超过正常血细胞比容为宜，对食管静脉曲张的患者应及早输新鲜血，避免诱发肝昏迷，输血量应为失血量的 2/3 或 3/4 或血压维持在 100/60mmHg，避免门脉压力增高致再出血。

3. 止血措施

（1）药物止血

1）血管加压素：为常用药物，作用机制是通过对内脏血管的收缩作用，减少门脉血流量，降低门脉及侧支循环压力，从而控制食管-胃底静脉扩张出血。血管加压素推荐用量 0.2U/min 静脉持续滴入，视治疗反应，可逐渐增加到 0.4U/min。目前国内用垂体后叶素与硝酸甘油同时使用，以减少血管加压素的不良反应。

2）抑制胃酸分泌药物：常规给予 H_2 受体拮抗剂或质子泵抑制剂，如西咪替丁、雷尼替丁、奥美拉唑（洛赛克）等。

3）局部用药：去甲肾上腺素 8mg 或凝血酶 8000～40000U 加 0.9%盐水 100～200ml 口服或管内注入，必要时变换体位，使药液与出血部位接触达到局部止血作用，q2h。

（2）气囊压迫止血：食管-胃底静脉曲张患者应插三腔双囊管，以尽快局部压迫止血。

（3）胃降温止血：消化性溃疡患者应插入胃管，应尽快抽出胃内积血后注入冷盐水降低胃内温度以利止血。

（4）纤维内镜下用热探头、高频电灼、激光、注射治疗等方法直视止血。

（5）手术治疗：内科积极救治仍不能止血者进行手术治疗。

（6）介入治疗：患者既不能进行内镜治疗，又不能耐受手术治疗可考虑在选择肠系膜动脉造影找到出血灶的同时进行血管栓塞治疗。

八、护理措施

1. 病情观察

（1）生命体征的观察：一般患者出现头晕、心动过速、血压下降等表现说明出血量大于 1000ml，也说明出血速度较快。因此，T、P、R、BP、意识的观察很重要，尤其血压和心率是关键指标，需进行动态观察，并综合其他相关指标加以判断。因为血压和心率具评估出血量和有否出血倾向的依据，所以应定时监测并记录。当生命体征平稳时要注意体位改变对血压和心率的影响。

（2）出血的观察

1) 色和量的观察：出血量的估计比较困难。

①黑便：一般认为，成人出血量>5~10ml 便潜血呈阳性；每日出血量 50~100ml 可呈黑便；排出柏油样黑便是血液与肠道细菌作用变成硫化物所致，出血量 500~1000ml；如排出暗红色便是血液未能与肠道硫化物作用即排出所致，提示出血量大。

②呕血：胃内储血量达 250~300ml 可引起呕血；呕吐物为咖啡色是血液与胃酸结合转变为正铁血红素所致，出血量<500ml；呕吐物为暗红色并有血块，出血量>500ml；呕吐物为鲜红色是血液未能与胃酸作用即呕出所致，提示出血量大。如呕血又伴有便血，提示高危。

③症状：一次出血量<400ml，一般不引起全身症状；出血量>400~500ml 可出现全身症状，如头晕、心悸、乏力等；短时间内出血>1000ml 可出现周围循环衰竭的表现，如晕厥、面色苍白、四肢湿冷等。

④出血停止后，如患者每日排便 1 次，一般 3 天后无黑便，7 天便潜血阴性。准确记录呕血、便血的量与次数是估计出血量的关键。

2) 出血倾向的观察：经积极治疗，血压、脉搏仍不稳定；置胃管和三腔双囊管持续抽出新鲜血；中心静脉压恢复又下降；便血次数较频、肠鸣音亢进；补液和尿量足够时或出血后 3 天 BUN 仍未下降；经治疗循环状况仍未改善；红细胞计数及血细胞比容、血红蛋白测定继续下降，而网织红细胞计数上升等，均是提示出血未止的危险因素。

3) 尿量的观察：重度出血的患者应留置尿管以便观察尿量。尿量可提示休克纠正与否，成人 30ml/h，儿童 20ml/h 以上，说明有足够的肾灌注量，否则说明血容量未补足。

4) 皮肤的观察：皮肤的温度、颜色、干湿状况能提示周围循环衰竭的改善程度。要观察口周、四肢末梢是否由苍白、发绀转为红润，皮肤是否由湿冷转为干燥、温暖，均提示周围循环衰竭是否有改善。

(3) 输液速度和量的观察：严重失血性休克，补充血容量要先快后慢，前 1 小时是关键，必须用输血泵或加压补液、输血，以快速增加血容量。血压达到满意后，可减慢速度，以维持血压和有效尿量为原则。防止输液、输血过多、过快而引起再次出血和急性肺水肿。尤其对有心、肺、肾疾患的老年患者更应警惕，应加强心脏的监测。最好在 CVP 的监测下进行。

(4) 止血措施的观察

1) 抗酸药物：常用西咪替丁、法莫替丁、奥美拉唑及奥曲肽等，需注意合理应用，出血停止后改为口服。

2）局部止血药：去甲肾上腺素或凝血酶加入生理盐水 100ml 后注入胃内，注意更换体位使药物与出血部位充分接触达止血效果。出血停止后要及时停药，尤其用去甲肾上腺素时间长可引起胃黏膜缺血而不利溃疡面愈合。

3）止血药：垂体后叶素，使用时要注意不良反应，尤其门脉高压症患者的血压不宜过高，稳定在 90~100/60mmHg 为宜。

4）气囊压迫：对食管-胃底静脉曲张破裂出血的止血有效率 70%~80%，因患者痛苦大、并发症多，目前已不推荐作为首选的止血措施。气囊的压力是关注的重点。压力过小，止血效果差；压力过大，鼻部的皮肤黏膜尽管垫入棉球仍出现缺血坏死，患者很痛苦。因此，牵引固定在面部时 4~6 小时后，需及时为鼻部的皮肤黏膜减压，以缓解缺血坏死。

5）内镜下硬化止血：是目前评估上消化道出血最有效的诊断工具。对于持续出血患者，尤其是溃疡和静脉曲张引起的出血不止，用纤维胃镜直视下将硬化剂注入曲张静脉内，使血管内形成血栓、闭塞曲张静脉与曲张静脉之间一层厚的纤维化组织，以加强血管壁抵抗力，达到防止破裂出血的目的，效果明显。术后 24~48 小时可有低热、心动过速。术后观察 24 小时，如无出血可进温凉流食。

2. 其他护理重点

（1）管腔的护理：失血性休克的患者一般带有多条管路，必须认真护理。

1）胃管护理：溃疡患者合并上消化道出血应置胃管进行胃降温，反复冰盐水灌洗和局部给药止血治疗，以及直接抽吸观察出血状况。

2）三腔双囊管护理：三腔双囊管护理的规范是止血成败的关键，必须认真实施。插入胃里后，先注入胃底囊 200~300ml 气体，测压 40~70mmHg 牵引至床尾 500g 重量。抽出胃内积血后反复用冷盐水灌洗至基本清水后注入止血药夹闭保留 30 分钟。如仍有出血可注入食管囊 80~150ml 气体，测压 30~40mmHg 再抽出胃内积血后反复用冷盐水灌洗至基本清水后注入止血药夹闭保留 30 分钟。为避免胃、食管压迫坏死，压迫持续不应超过 24 小时，须放气 10~15 分钟后再注气。如果压迫止血不理想，应查找原因，一般有气囊注气不够、牵引方法不当或重量不够。如患者感胸骨下不适、心悸、恶心，应考虑是否食管囊充气过多或胃底囊充气不足进入食管下端挤压心脏所致，应给予适当调整或快速放气以防窒息。

3）尿管护理：每日清洁会阴部及尿道口，以防止细菌滋长，导致尿路感染。尿路未感染前一般不行膀胱冲洗，以防逆行感染。患者病情好转稳定后应尽快拔管。

（2）口腔护理：由于呕血患者血液留存口内，轻则改变口腔舒适，重则是细菌生长的天然培养基，使口腔定植菌增多，易致呼吸道感染，最好用盐水纱布做口腔护理，每日2次；病情允许时须加强呕血后的漱口。

（3）饮食的护理：上消化道出血的患者出血停止后，对饮食多心有余悸，应加以指导。

1）对少量出血无呕吐者可选用温凉、清淡无刺激性流食。进食可减少胃的饥饿性收缩运动并中和胃酸，促进黏膜愈合，维持营养需要。出血停止后改半流食。开始少量多餐，以后改为正常饮食。

2）对出血量大的患者，一般出血停止24小时后可以进低温流食3天（米汤、藕粉、牛奶、酸奶等）；低温半流食3天（米粥、面片、软面条、混沌、鸡蛋羹等）；温软食3天后未见出血可转普食。

3）正常普食应以易消化、高热量、高蛋白、高维生素、低或无纤维的食物为主。忌生冷硬、刺激性食物和饮料。

4）对于不能经胃肠进食者应给予完全胃肠外营养，以保证营养摄入。

（4）心理护理：消化器官是一个情绪器官，出血本身对患者就是一种恶性刺激，给患者带来恐惧、不安、悲观、痛苦等心理问题。护理人员应以精湛的技术、优良的作风赢得患者的信任，再以激励的方法，帮助患者树立战胜疾病的信心，使其调动自身免疫功能和医护人员一起战胜疾病。

（5）纤维胃镜止血的护理：要观察出血是否停止，停止2小时后就能进温凉流食。

第七节　急性胰腺炎

急性胰腺炎是一种比较常见的急腹症，是由多种刺激因素所致胰酶在胰腺内被激活后引起胰腺组织自身消化、水肿、出血甚至坏死的炎症反应。急性胰腺炎以急性上腹痛、恶心、呕吐、发热和血胰酶增高为特点。临床将胰腺变化只有充血、水肿称轻症急性胰腺炎（MAP），具有自限性，预后良好；将病理变化发展为出血、坏死称重症急性胰腺炎（SAP），合并症多，病死率高。

一、病因及发病机制

急性胰腺炎40%~50%的发病与胆管疾患有关。因胆总管和主胰管共同开口于十二指肠壶腹部，胆石的嵌顿、炎症的水肿均可使胆汁和胰液排出受阻，胆汁逆流至胰管，导致胰腺组织受损和胰酶激活引起胰腺自身消化而发生急性胰腺炎和上行胆管炎，即"共同通道学说"。另外，长期酗酒和暴饮暴食，特别是高脂餐后，使胰液分泌大量蛋白，形成蛋白"栓子"阻塞胰管，造成胰腺受损以及 Oddi 括约肌功能紊乱和十二指肠乳头水肿促发急性胰腺炎。还有腹部术后、某些药物、神经精神因素、过敏、甲亢、感染等都可能是发病因素。

二、临床表现

急性胰腺炎的临床表现因病变的轻重程度不同而异，但均以急腹症的一般症状而就诊。

1. **腹痛**　突发性剧烈的上腹部持续性钝痛，阵发性加重。常牵涉腰背部疼痛，左侧更为明显。出血坏死性胰腺炎常见刀割样剧痛，不易被一般镇痛药缓解。如同时伴有腹膜炎症则表现为全腹痛。

2. **恶心、呕吐**　多在发病后不久出现，呕吐次数不等且与疾病严重程度一致，呕吐后腹痛不缓解，反复呕吐者呕吐物中混有胆汁或偶有血液。呕吐剧烈可出现脱水征、电解质紊乱和血压下降等。

3. **发热**　急性胰腺炎的发热一般为中等程度，一般持续 3~5 天，发热并非炎症而是组织损害引起。如持续 39℃ 以上，提示感染所致，应考虑并发腹膜炎、胰腺脓肿、肺部感染等并发症。

4. **黄疸**　常于起病 2~3 天出现，几天内消退。如黄疸持续加深，应考虑胆源性、胆总管结石、蛔虫、感染致壶腹部出口梗阻，表示病情加重。

5. **皮肤淤斑**　体检时在腰部可发现蓝-绿-棕色的皮肤斑（Grey Turner征），脐周亦可出现蓝色改变（Cullen 征），提示腹腔内有出血坏死和血性腹腔积液，预后较差。

6. **多脏器功能衰竭**

（1）循环衰竭：急性胰腺炎发生循环衰竭的表现，轻者为心率增快、血压偏低、心功能改变，重症为血压下降呈休克状态，多数为低血容量休克，甚至出现心室颤动、心脏骤停。

（2）呼吸衰竭：常于 2~7 天发生。早期表现为胸闷、憋气、呼吸急促、发绀、肺湿啰音，重者出现 ARDS，进行性呼吸窘迫、气促、发绀、烦躁、低氧血症，晚期伴呼吸和代谢性酸中毒。

（3）肾衰竭：常于起病后 3~5 天发生，出现少尿、无尿、CO_2 结合率下降、肾前性氮质血症，乃至急性肾小管坏死，最终进入尿毒症。

（4）胰性脑病：起病于急性胰腺炎的 2~5 天间，表现为神志的改变，如谵语、烦躁、幻觉、共济失调、反应迟钝、意识丧失、昏迷等。其发病率占 10%~25%，病死率达 40%以上。

三、并发症

1. DIC　临床表现为皮下出血、黏膜出血、血尿、血便、呕血、咯血，重症者有颅内出血。

2. 继发感染　继发感染并不少见，有腹腔内、腹膜后感染，败血症，真菌感染和胰腺假性囊肿。

3. 电解质紊乱　由于频繁呕吐，不同程度的脱水可致水、电解质和酸碱平衡紊乱。

4. 高血糖　30%以上的患者有血糖增高。

5. 低血钙　30%~60%的患者发生血钙低于 2.1mmol/L。低血钙与急性胰腺炎严重程度呈正相关。

四、病情危重的指征

1. 急性胰腺炎严重程度的评估　Ranson 等提出 12 个危险因素。

（1）一般危险因素（入院时）：年龄>55 岁、白细胞>16×10^9/L、血清 LD>350U/L、SGOT>250U/dl、血糖>11.12mmol/L（200mg/dl）、体温>38.3℃。

（2）一般危险因素（发病初 48 小时）：血细胞比容减少>10%、血尿素氮增加>1.79mmol/L（5mg/dl）、碱丢失>4mmol/L、PaO_2<60mmHg、血清钙<2mmol/L（8mg/dl）、液体丢失>6000ml。

2. Harness 等将严重度分为Ⅰ~Ⅳ级

Ⅰ级：≤2 个危险因素。常为轻型水肿型，大多于起病后 72 小时症状消失，体温、白细胞计数下降，血尿淀粉酶下降，如 7 天以上症状仍无改善，甚至恶化，提示并发脓肿或胃肠瘘管等，则应列为Ⅱ级。

Ⅱ级：3~4 个危险因素，或血压<90mmHg。此级病情较重，有低血压，呼吸功能减退，脑病出现，病程较长。于第 7 天病情好转，否则有并发症存在。

Ⅲ级：>5 个危险因素，或血清或腹腔积液中正铁血白蛋白阳性，或腹腔积液呈黑啤酒色或梅干汁样，或腹腔积液总蛋白在 50g/L。多为出血坏死型，常有昏迷。

Ⅳ级：诊断不肯定，Ⅱ级或Ⅲ级病情急剧恶化，存在需手术治疗的病因和并发症（出血、脓肿），有顽固性低血压，有剧烈而难以缓解的腹痛，有腹膜炎体征进行性加重等症状并出现多器官功能障碍。

五、治疗措施

处理原则是减轻和控制胰腺的炎症、阻断和防止并发症、支持疗法和治疗并发症。及时采取正确的措施是抢救成功的关键。

1. 一般治疗　监测生命体征，吸氧，有条件应进入重症监护病房。

2. 控制胰腺、胃酸的分泌

（1）禁食、禁水：禁食、禁水可免受食物和胃酸刺激，使胰腺分泌减少到最低限度待其恢复。一般禁食5~8天，严重者2周。

（2）胃肠减压：以减少胃酸对胰腺分泌的刺激和减轻胃肠道胀气，使胰腺的急性炎症消退。一般2~3天。

（3）胃肠外营养（TPN）：重症胰腺炎不但长期不能进食，而且机体处于高分解状态，患者处于负氮平衡急需TPN补充各种营养物质。

（4）抑制胰酶活性：抗胰酶剂主要有抑肽酶、氟尿嘧啶、二磷酸胞嘧啶-胆碱等。

（5）抑制胃酸分泌：用H_2受体阻滞剂，西咪替丁、洛塞克等。

（6）镇静、镇痛：吗啡可使Oddi括约肌痉挛，不利于胰液融流，以用哌替啶加阿托品为好。哌替啶50~100mg，阿托品0.5~1mg，每4~8小时肌注1次。

3. 阻断和治疗并发症

（1）纠正水、电解质、酸碱平衡失调：发病6小时后血容量下降20%~30%，病情进展及重症者下降更显著，发生低血容量性休克，应快速补液，先给晶体液，必要时给低分子右旋糖酐、血浆等，及时纠正水、电解质和酸碱平衡紊乱。

（2）抗生素：本病为自身消化，无菌性炎症，一般可不用抗生素，若有感染或重症胰腺炎则主张应用广谱抗生素。

（3）腹腔灌洗：适用于腹内大量渗液或伴急性肾功能不全者，灌洗可使腹内含毒性作用的酶、肽类等排出体外，对改善一般情况、防止并发症有益。越早灌洗越好。

（4）监测重要脏器：给予吸氧，定时测血气分析，发生呼吸衰竭可作气管切开、气管插管，应用呼吸机辅助呼吸，并注意心、肾功能不全的相应处理。

（5）内镜下 Oddi 括约肌切开术（EST）：对胆源性胰腺炎，可用于胆管紧急减压、引流去除胆石梗阻，达到治疗和预防胰腺炎发展的作用。适用于老年人不宜手术者。

（6）中医中药：对胰腺炎有一定疗效。

4. 外科手术治疗　急性胰腺炎发展至出血和坏死阶段，病死率高，手术治疗是患者有生存机会的唯一手段。但要掌握好手术指征，一般认为手术适用于重症急性胰腺炎经内科治疗无效者或伴腹膜炎者；胰腺炎伴脓肿、假性囊肿需手术引流或切除者；反复发作且有胆管梗阻者。

六、护理措施

1. 病情观察

（1）观察生命体征：T、P、R、BP、神志、尿量的及时评估很重要，有助于早期发现和防止并发症。

（2）观察并发症

1）腹膜炎：观察腹部疼痛、压痛、反跳痛及腹肌紧张的程度，白细胞增多程度。

2）ARDS：观察患者呼吸频率、呼吸困难程度以及血氧分压的下降程度。

3）DIC：观察患者血压，皮肤温度、颜色、有无出血点，血尿、血便等。

4）胰性脑病：观察患者的神志，反应迟钝或烦躁、兴奋等精神异常的表现。

（3）用药效果观察

1）制酸解痉剂：观察患者体温、心率和胃肠减压的量及颜色。

2）镇痛药：观察腹痛缓解程度，能否睡眠等。

2. 护理

（1）全胃肠外营养（TPN）的护理

1）护理要求：输液剂量初起从每日 1~1.5L 开始，以后每 1~2 天剂量增加 0.5~1L，直至总量达到 3~4.5L/d；配好的混合液加脂肪乳剂最好加入无菌高营养袋内混匀再输，无条件时可用两套输液装置加一个"三通"连接即可。输液速度应保持 24 小时恒定，最好用输液泵。初起速度 60ml/h，无不适可 80~100ml/h，总量以匀速滴入。

2）注意事项

①TPN 的监测：营养液输入速度不可过速，以免发生高血糖；TPN 不可突然停止，应每日减少 1L，逐渐过渡到停止。停用后 12 小时内静脉输入 10% 葡萄糖，以免发生低血糖。

②血糖的监测：血糖超过 200mg/100ml 时，应减慢输入速度，必要时增用胰岛素。在 TPN 使用平稳情况下出现血糖突然增高，多因脓毒症所致，除降糖措施外，更重要的是控制感染去除病因。血糖达 600~700mg/100ml，则可发生非酮性高渗昏迷，死亡率高。必须立即停止高渗糖的输入，改用不含糖的平衡液加胰岛素。

③化验监测：开始 5~7 日内每天测定血糖、尿糖（q6h）、电解质，除尿糖外，以后每周检查 2~3 次。

（2）腹腔灌洗的护理

1）方法：在局麻下行脐下 4~5cm 的正中切口，切开腹膜将腹透管置入腹腔后进行腹腔灌洗术。

2）灌洗液应为等渗液，一般用生理盐水或平衡盐灌注，也可用腹膜透析液。如炎症严重可加适量抗生素。

3）液量一般为 1000~2000ml，q2~4h，灌洗 3~5 天。根据病情可增减时间。

4）液温 37℃ 为最佳。

（3）注意事项

1）为保证灌洗出入平衡，减少腹膜吸收，灌入后保留 20 分钟，再引出灌洗液，引流不畅时可调整患者体位或导管位置，必要时进行腹部轻微按压，以利引流通畅。

2）每次终末留样本，进行颜色、透明度、碎屑的比较，以观察灌洗的效果。

3）伤口采用 3M 透明胶布，可观察伤口及管腔部位情况，防止管道脱落。

3. 饮食的护理和指导

（1）急性胰腺炎患者轻者腹痛缓解后可给藕粉、米汤等碳水化合物类饮食，禁蛋白、脂肪和酸性食物；重者禁食待腹痛缓解拔胃肠减压管后可给以上饮食。危重者给予 TPN 治疗者待 TPN 停止后给予藕粉、米汤类饮食 3 天，如无不适可给米粥、面片等无脂半流饮食 3 天，仍无不适可给软饭、馒头、面包、蔬菜等高碳水化合物、高维生素、低蛋白、无脂软食，以后逐步恢复低脂饮食 1~2 个月。

（2）应避免暴饮暴食及酗酒。

第八节　肝 性 脑 病

肝性脑病（HE）过去称肝昏迷，是肝脏严重受损引起的以代谢紊乱为基础、中枢神经系统功能失调的综合征，主要临床表现是意识障碍、行为异常和昏迷。

一、病因及发病机制

1. 病因　大部分肝性脑病是由各型肝硬化引起，小部分肝性脑病见于各类肝病的急性期或暴发性肝功能衰竭阶段。肝性脑病常有明显的诱因，如上消化道出血、大量排钾利尿、放腹腔积液、高蛋白饮食、催眠镇静药、麻醉药、便秘、尿毒症、外科手术和感染等。

2. 发病机制　肝性脑病的发病机制迄今未完全明了。一般认为，产生肝性脑病的病理生理基础是肝细胞功能衰竭和门腔静脉之间有手术造成的或自然形成的侧支分流。主要是来自肠道的许多毒性代谢产物，未被肝脏解毒和清除，经侧支进入体循环，透过血脑屏障而至脑部，引起大脑功能紊乱。肝性脑病的体内代谢紊乱是多方面的，是多种因素综合作用的结果。但含氮物质、蛋白质、氨基酸、氨、硫醇的代谢障碍和抑制性神经递质的积聚可能起主要作用。糖和水、电解质代谢紊乱以及缺氧可干扰大脑的能量代谢而加重脑病。脂肪代谢异常，特别是短链脂肪酸的增多也起重要作用。

二、临床表现

肝性脑病的临床表现包括两类：

1. 意识障碍　出现妄想、幻觉、精神错乱、精神恍惚，继而定向力和睡眠倒错，最后出现木僵、昏睡，昏迷逐步加深，最后死亡，也有狂躁再转为抑制状态者。

2. 行为运动异常　情绪低沉、衣冠不整、哭笑无常、随处便溺、讲话缓慢和口齿不清、理解力减退、书写错误、不能完成简单计算及智力活动（如用火柴棒摆五角星）等。特征性表现是扑翼样震颤，亦称肝震颤，即嘱患者双臂平伸，手指分开，可见双手向外侧偏斜，掌指关节和腕关节有快速不规则的扑翼样抖动。患者肌张力增高，腱反射亢进，甚至出现四肢屈曲和面肌抽搐。此外，患者呼气中具有特殊的肝臭味。

一般根据意识障碍程度、神经系统表现和脑电图改变，将肝性脑病自轻微的精神改变到深昏迷分为四期。

一期（前驱期）：轻度性格改变和行为失常，例如，欣快激动或淡漠少言，衣冠不整或随地便溺。应答尚准确，但吐词不清且较缓慢，可有扑翼样震颤，脑电图多数正常，此期历时数日或数周，有时症状不明显，易被忽视。

二期（昏迷前期）：以意识错乱、睡眠障碍、行为失常为主。前一期的症状加重，定向力和理解力均减退，不能完成简单的计算和智力构图。言语不清、书写障碍、举止反常也很常见。多有睡眠时间倒错，昼睡夜醒，甚至有幻觉、恐惧、狂躁，而被看成一般精神病。此期患者有明显神经体征，如腱反射亢进、肌张力增高、踝痉挛及阳性 Babinski 征等。此期扑翼样震颤存在，脑电图有特征性异常。患者可出现不随意运动及运动失调。

三期（昏睡期）：以昏睡和精神错乱为主，各种神经体征持续或加重，大部分时间患者呈昏睡状态，但可以唤醒。醒时尚可应答问话，但常有神志不清和幻觉。扑翼样震颤仍可引出。肌张力增加，四肢被动运动常有抗力。

四期（昏迷期）：神志完全丧失，不能唤醒。浅昏迷时，对痛刺激和不适体位尚有反应，腱反射和肌张力仍亢进；由于患者不能合作，扑翼样震颤无法引出。深昏迷时，各种反射消失，肌张力降低，瞳孔常散大，可出现阵发性惊厥、踝阵挛和换气过度。脑电图明显异常。

以上各期临床表现可有重叠，病情发展或经治疗好转时程度可进级或退级。

三、治疗措施

肝性脑病目前尚无特效疗法，治疗应采取综合措施。

1. 消除诱因 某些因素可诱发或加重肝性脑病。肝硬化时，药物在体内半衰期延长，廓清减少，脑病患者大脑的敏感性增加，多数不能耐受麻醉、镇痛、安眠、镇静等类药物，如使用不当，可出现昏睡，直至昏迷。当患者狂躁不安或有抽搐时，禁用吗啡及其衍生物、副醛、水合氯醛、哌替啶及速效巴比妥类，可减量使用（常量的 1/2 或 1/3）地西泮、东莨菪碱，并减少给药次数。必须及时控制感染和上消化道出血，避免快速和大量的排钾利尿和放腹腔积液。注意纠正水、电解质和酸碱平衡失调。

2. 减少肠内毒物的生成和吸收

（1）饮食：开始数日内禁食蛋白质。每日供给热量 1200～1600kcal 和足量维生素，以碳水化合物为主要食物，昏迷不能进食者可经鼻胃管供食。三、四期患者应禁止从胃肠道补充蛋白质，可鼻饲或静脉注射 25%葡萄糖溶液，每日可进 3～6g 必需氨基酸。胃不能排空时应停鼻饲，改用深静脉插管滴注 25%葡萄糖溶液维持营养。在大量输注葡萄糖的过程中，必须警惕低钾血症、心力衰竭和脑水肿。神志清楚后，可逐步增加蛋白质至 40～60g/d，最好用植物蛋白，植物蛋白含蛋氨酸、芳香族氨基酸较少，含支链氨基酸较多，且能增加粪氮排泄。此外，植物蛋白含非吸收性纤维，被肠菌酵解产酸有利于氨的排除，且有利通便，故适用于肝性脑病患者。

（2）灌肠或导泻：清除肠内积食、积血或其他含氮物质，可用生理盐水或弱酸性溶液（如稀醋酸液）灌肠，或口服或鼻饲 25%硫酸镁 30～60ml 导泻。

（3）抑制细菌生长：口服新霉素 2～4g/d 或选服巴龙霉素、卡那霉素、氨苄青霉素均有效。长期服新霉素的患者中少数出现听力或肾功能减损，故服用新霉素不宜超过 1 个月。口服甲硝唑 0.2g，每日 4 次，疗效和新霉素相等，适用于肾功能不良者。乳果糖口服后在结肠中被细菌分解为乳酸和醋酸，使肠腔呈酸性，从而减少氨的形成和吸收。对忌用新霉素或需长期治疗的患者，乳果糖或乳山梨醇为首选药物。近年发现，乳糖在乳糖酶缺乏人群的结肠中，经细菌发酵产酸后也降低粪便 pH 值，减少氨含量，用以治疗肝性脑病，效果和乳果糖相同，但价格较便宜。

3. 促进有毒物质的代谢消除，纠正氨基酸代谢的紊乱

（1）降氨药物

1）谷氨酸钾和谷氨酸钠加入葡萄糖液中静脉滴注，每日 1～2 次。谷氨酸钾、钠比例视血清钾、钠浓度和病情而定，尿少时少用钾剂，明显腹腔积液和水肿时慎用钠剂。

2）精氨酸可促进尿素循环而降低血氨，10～20g/d 加入葡萄糖液中静滴 1 次，药呈酸性，适用于血 pH 偏高的患者。降氨药对慢性反复发作的门体分流性脑病疗效较好，对重症肝炎所致的急性肝昏迷无效。

3）苯甲酸钠可与肠内残余氮质，如甘氨酸或谷氨酰胺结合，形成马尿酸，经肾脏排出，从而降低血氨。治疗急性门体分流性脑病的效果与乳果糖相当。剂量为每日 2 次，每次口服 5g。

4）苯乙酸与肠内谷氨酰胺结合，形成无毒的马尿酸经肾排泄，也能

降低血氨浓度。

5）鸟氨酸-a-酮戊二酸和鸟氨酸门冬氨酸均有显著的降氨作用。

（2）支链氨基酸：口服或静脉输注以支链氨基酸为主的氨基酸混合液，在理论上可纠正氨基酸代谢的不平衡，抑制大脑中假神经递质的形成，但对门体分流性脑病的疗效尚有争议。支链氨基酸比一般食用蛋白质所致昏迷作用较小，如患者不能耐受蛋白食物，摄入足量富含支链氨基酸的混合液对恢复患者的正氮平衡是有效和安全的。

（3）GABA/BZ复合受体拮抗药：氟马西尼可以拮抗内源性苯二氮䓬所致的神经抑制。对三、四期患者有促醒作用且起效快，但维持时间短，通常在4小时之内。其采用的剂量为0.5~1mg静脉注射或用1mg/h持续滴注，对肝硬化伴发肝性脑病者的症状有很大改善。

4. 肝移植　是治疗各种终末期肝病的一种有效手段。由于移植操作过程的改良和标准化，供肝保存方法和手术技术上的进步，以及抗排异的低毒免疫抑制剂的应用，患者在移植后的生存率已明显提高。

5. 其他对症治疗

（1）纠正水、电解质和酸碱平衡失调：每日入液总量以不超过2500ml为宜。肝硬化腹腔积液患者的入液量应加以控制（一般约为尿量加1000ml），以免血液稀释、血钠过低而加重昏迷。及时纠正缺钾和碱中毒，缺钾者补充氯化钾；碱中毒者可用精氨酸盐溶液静脉滴注。

（2）保护脑细胞功能：用冰帽降低颅内温度，以减少能量消耗，保护脑细胞功能。

（3）保持呼吸道通畅：深昏迷者，可行气管切开，以利排痰和给氧。

（4）防治脑水肿：静脉滴注高渗葡萄糖、甘露醇等脱水剂，防治脑水肿。

（5）防治出血与休克：有出血倾向者，可静脉滴注维生素 K_1 或输鲜血，以纠正休克、缺氧和肾前性尿毒症。

（6）腹膜或肾脏透析：如氮质血症是肝性脑病的原因，可以采用腹膜或血液透析治疗。

四、护理措施

肝性脑病（肝昏迷）是肝功能衰竭的最终表现，在临床中如能及时发现、及时治疗预后尚好。所以患者家属及医院护理工作者应注重预见性护理，即寻找并清除诱因。

1. 病情观察

（1）观察患者的性格和行为变化：发病前有脾气、性格的改变，表现为烦躁、易怒、表情欣快或少言寡语。同时，患者伴有扑翼样震颤。尤其要观察夜间是否睡眠颠倒、异常行为表现。当患者出现上述症状时，用与患者交谈的方式，了解患者的反应性和回答问题的能力（如家中有几口人？今年多大了？计算加减法），肝昏迷早期患者在回答这些简单问题时常出现错误或反应迟钝。

（2）观察患者有无诱因：发热、腹痛（腹膜炎）症状提示感染的发生；呕血、便血、黑便、皮肤紫癜提示出血；要准确记录 24 小时尿量，少尿、无尿提示肝肾综合征发生；头痛、烦躁、呼吸急促、血压升高提示可能有急性脑水肿。当患者出现肝昏迷前兆时，护理人员应及时报告医生，如果患者在家中出现，家属应立即拨打 120 急救电话送医院治疗。

2. 护理

（1）饮食护理：昏迷前期开始数日内禁食蛋白质，供给足量维生素，以碳水化合物为主要食物，昏迷不能进食者给予鼻饲流质饮食。

（2）安全防护：肝昏迷早期患者，可能会出现行为错乱、狂躁，可出现自伤或伤害他人的行为，护理人员要注意加强安全防护措施，并给患者的病床加床栏或保护带，以防坠床。

（3）口腔护理：对肝昏迷患者，每日用生理盐水擦洗口腔，及时清理呕吐物，保持患者的头部偏向一侧，防止发生窒息。

（4）皮肤护理：保持患者身体清洁，防止发生压疮。

（5）保持呼吸道通畅：对吸氧患者要保持鼻管通畅、清洁，经常翻身拍背做胸部体疗，避免吸入性肺炎和坠积性肺炎的发生。

（6）保持排便通畅，减少氨的吸收：每日了解排便情况，根据病情可用稀醋酸灌肠或口服乳果糖，每次 20g，每日 3 次，使肠腔内酸化减少氨的吸收，也是预防肝性脑病发生的措施之一。

（7）慎用安眠药，加强心理护理：疾病的困扰，心理上的烦恼，躯体上的不适往往影响患者睡眠，使病情加重，但应用安眠药又有可能诱发肝性脑病。因此，要做好耐心、细致的解释工作，减轻患者的心理负担，为患者创造舒适的休养环境。

第九节　癫　痫

癫痫是大脑神经元突发性异常放电，导致短暂的大脑功能障碍的一种慢性疾病，是神经系统疾病中仅次于脑卒中的第二大常见疾病，男性略高于女性，患病率4%～6%。具有突然发生、反复发作的特点，大脑皮层过度放电是各种癫痫发作的病理基础。由于异常放电神经元所涉及的部位不同，可表现为发作的运动、感觉、自主神经、意识及精神障碍。疲劳、缺睡、饥饿、便秘、饮酒、闪光、感情冲动和一过性代谢紊乱都可能诱发发作。癫痫患者若不进行正规治疗和良好的护理，可能频繁出现癫痫发作，甚至导致出现癫痫持续状态，危及生命。

一、基本概念

1. 痫性发作　是指纯感觉性、运动性和精神运动性发作，或者每次发作及每种发作的短暂过程，患者可以同时有一种或几种痫性发作，去除病因后不再发生。正常人由于感冒、发热、电解质紊乱、药物过量、长期饮酒戒断、睡眠不足等也可以有单次发作，但不能诊断为癫痫。

2. 癫痫综合征　是指在特定的年龄、不同病因或促发条件下，某些临床表现和体征通常固定地组合在一起所出现的痫性疾病。

3. 发作先兆　是指在大发作前数秒钟内患者出现的幻觉、错觉、自动症或局部肌肉阵挛抽动等症状，而且在大发作后，常能回忆起昏迷前所出现的症状。临床上先兆症状的出现，实质上是发作的首发症状，具有定位意义。另外，当发现有大发作的先兆症状时，即预示着癫痫将很快发作。

4. 自动症　是指在癫痫发作的过程中或发作之后，患者的意识尚处于混浊状态时所出现的一些或多或少的不自主、无意义、无目的的刻板样动作，清醒后不能回忆。临床表现形式多样，可能是重复原先正在进行的动作，也可能是新的无意识动作，或者是对幻觉、错觉的反应动作。常见的有饮食性自动症、习惯性自动症、姿态性自动症、神游症、梦游症、言语性自动症、蒙眬状态。

二、病因及分类

1. 病因

（1）原发性癫痫又称真性或特发性或隐源性癫痫。其真正的原因不明。

（2）继发性癫痫又称症状性癫痫，指能找到病因的癫痫。常见的原因有：

1）脑部疾病：先天性疾病、脑肿瘤、颅脑外伤、颅内感染、脑血管病。

2）全身或系统性疾病：缺氧、代谢疾病、内分泌疾病、心血管疾病、中毒性疾病。

2. 分类

（1）部分性发作：由一侧大脑半球某个部分神经元开始痫性活动。

1）单纯部分性发作：无意识障碍，痫性活动局限在相应皮质区域内。

2）复杂部分性发作（精神运动性发作）：伴有意识障碍，包括有精神症状（感知、情感、记忆、错觉、幻觉等）及自动症。病灶多在颞叶。

3）部分性发作发展至全身性发作。

（2）全身性发作：非局限性开始，两侧半球同时受累，意识障碍可以是最早症状。①全身强直-阵挛发作（大发作）；②失神发作（小发作）；③肌阵挛发作；④阵挛性发作；⑤强直性发作；⑥失张力性发作。

（3）不能分类：因资料不足或不能归入上述各类型的发作。

三、临床表现

1. 单纯部分性发作

（1）运动性发作

1）局限性运动性发作：局部重复抽搐，多见于一侧口角、眼睑、手指、足趾，也可涉及整个半身，可持续数分钟、数小时甚至数天数周，严重长时间发作后可有抽搐部位暂时性麻痹病，称 Todd 麻痹。

2）Jackson 发作：抽搐发作由某一部位开始，可按大脑皮质运动代表区排列而逐渐移动，如由口角—手指—腕—肘肩部。

3）旋转性发作：头眼向病灶对侧转动，也可包括躯干，甚至在原地旋转。

（2）感觉性发作

1）体觉性发作：局部麻木、针刺、触电感，多见于口角、舌、手指、足趾，可持续数秒、数分、数小时，也可类似 Jackson 癫痫按大脑皮质感觉代表区排列移动。

2）特殊感觉发作：视觉，简单幻视（闪光、亮点、暗点），病灶在枕叶；听觉，简单幻听（噪音），病灶在颞叶外侧；嗅觉，焦臭及难闻气味，病灶在外侧裂钩回附近；味觉，苦、酸等难以形容的怪味，病灶在岛叶附近；眩晕，旋转，晃动下沉感，病灶在第 1 颞回或顶叶。

3）自主神经性发作：胃气上升、恶心、呕吐、苍白、出汗、潮红等，病灶在岛叶、杏仁核。

2. 复杂部分性发作

（1）精神性发作

1）记忆障碍性发作：发作时对周围环境感到熟悉或陌生，似曾相识感、生疏感。

2）意识障碍性发作：环境失真，如入梦境。

3）情感性发作：无名恐惧、愤怒、抑郁或欣快。

4）错觉发作：视物变大、变小，声音变强、变弱。自觉自己肢体变化。

5）复杂幻觉发作：幻视人物、虫兽。幻听复杂人语或音乐。

6）言语障碍发作：重复一字或一句为多见，也有失语。

（2）运动性发作：癫痫自动症，患者瞪视不动，有一系列无意识动作，如吸吮、咀嚼、搓手、抚面、解扣、脱衣、摸索动作，甚至有游走、奔跑、乘车动作。也可有自言自语、叫喊、歌唱，发作可持续数分钟、数小时至数天，过后不能回忆起发作时的情况。

（3）强直-阵挛发作（大发作）（GTCS）：以意识丧失和全身抽搐为特征，发作可分三期：

1）强直期：全身肌肉强直性收缩，眼球上窜，发出尖叫，上肢上举后旋，下肢伸直，呼吸暂停，面色青紫，瞳孔扩大，光反射消失，持续10~20秒。

2）阵挛期：肌肉短暂收缩和松弛，由面部或肢端小而快速抽动开始到全身大幅度阵挛性抽动，舌咬碎，口吐白沫或血沫，尿失禁，心率加快，血压升高，抽动频率逐渐减慢而消失，持续不超过5分钟。

3）发作后期：肌肉松弛，心率、血压、呼吸逐渐平稳，瞳孔恢复正常，对光反射存在，意识逐渐恢复，不少患者又进入昏睡，1~2小时清醒。个别患者清醒前有精神错乱，狂躁或有自动症，挣扎外出乱跑，清醒后有头痛、全身酸痛、乏力，不能回忆发作过程。

4）继发性GTCS：常有先兆，如胃气上升、心悸、头晕等不适。

5）GTCS在短期内频繁发生，发作间隙期意识持续昏迷称癫痫持续状态，常可伴发高热、脱水、电解质紊乱、感染。

（4）失神发作：以意识障碍为主，通常在儿童期发病，预后较好，多数随年龄增长而停止发作，少数可转为其他类型发作。

1）典型失神发作（小发作）：突然意识丧失、活动中止、两眼凝视、呼之不应，持续5~30秒，发作后继续发作前活动，不能回忆发作情况，脑电图有3周/秒棘慢波组合。也可有不同伴随征象，如眼睑、口角、上肢轻微阵挛；无肌张力表现坠头、手中持物跌落，偶有跌倒；肌强直头后仰，背部后弓，局部肌群强直收缩；自主神经症状，表现苍白、潮红、流涎；自动症，如吸吮动作等。

2）不典型失神发作：发作类似典型失神发作但发生和停止均较缓慢，脑电图为较慢而不规则棘慢波或尖慢波。

（5）肌阵挛性发作：短暂快速，对称性的肌收缩，以颈躯干、上肢为多见，也可遍及全身，意识不丧失，持续时间不超过 0.5 秒，脑电图有多棘慢波。

（6）阵挛性发作：全身重复阵挛性肌收缩，持续时间短，儿童多见，脑电图见快活动、慢波，偶有棘慢波。

（7）强直性发作：全身强直性肌阵挛，可有角弓反张，脑电图见低电位 10 周/秒波。

（8）失张力发作：部分或全身肌肉突然肌张力降低，可有垂颈、肢体下垂或跌倒，脑电图见多棘慢波或快活动。

3. 特殊类型的癫痫综合征

（1）West 综合征（婴儿痉挛）：1 岁前发病，围生期异常引起脑损伤或感染，疫苗接种后脑炎等脑部器质性病变所致；发作类似肌阵挛、点头—屈体—举手发作，每次 1~2 秒，可频繁发作。患儿精神发育迟滞，预后差。

（2）Lennox-Gastaut 综合征：1~7 岁发病，除同上述病因外，还可有原虫、巨细胞病毒感染、颅内血肿、结节硬化等，有各种全身混合发作，常有不同表现，如强直性、失张力性、肌阵挛、失神以及 GTCS，每次 5~6 分钟，频繁发作。患儿发育迟滞、智力低下，可有其他弥散性脑病体征，发作难以控制，预后差。

（3）小儿良性中央回癫痫：5~15 岁发病，男童多见，主要是单纯部分性发作。一侧口角、面部、舌阵挛性抽动，也可累及上肢，一般在睡眠时发作，脑电图见中央区周围高幅棘慢波，患儿智力正常，预后良好，青春期后自行停止。

（4）良性少年肌阵挛癫痫：少年期发病，晨醒后发作为多，肢体肌阵挛性抽动，疲劳时增多，脑电图见全脑阵发性、对称性多棘慢波，智力正常，预后良好，但有时不能完全控制，可能有复发。

四、诊断

癫痫的诊断正确与否直接关系治疗及预后，并影响患者的生活和工作。确定是否癫痫主要依靠确切的病史。根据发作时的表现及持续时间长短可以区分发作类型,但有些特殊类型需借助脑电图区分。

鉴别特发性及继发性癫痫,可根据首发年龄、有无家族史、发作类型、发作时表现,如有无先兆、过去有关病史、有无神经系统体征进行鉴别。

确定继发性癫痫原因,除依靠病史外,必须做详细体格检查,并配合辅助检查,如脑电图、CT、MRI、DSA、腰穿脑脊液检查、B超等。脑电图是诊断癫痫最常用的一种辅助检查方法,40%~50%患者在发作间歇期首次 EEG 检查可见尖波、棘波、尖-慢波或棘-慢波等痫样放电。癫痫发作患者出现局限性痫样放电提示局限性癫痫,普遍性痫样放电提示全身性癫痫。

五、治疗措施

1. **病因治疗** 对继发性癫痫尽量找出病因,治疗去除致病原因能有效控制发作,对顽固性癫痫,CT 或 MRI 揭示有不明性质独立病灶者应考虑手术探查;可能为生长缓慢的良性胶质瘤、蛛网膜囊肿、血管畸形。对癫痫放电灶也可考虑切除。

2. **癫痫持续状态的急救措施** 癫痫持续状态是一严重的紧急情况,需做出及时正确的处理,以减少致残率和死亡率。

(1) 迅速控制抽搐

1) 地西泮:成人首次剂量 10~20mg,按 1~5mg/min 缓慢静脉注射,有效而复发者,30 分钟后可重复应用,或在首次用药后将地西泮 20~40mg 加入 10%葡萄糖液 100~250ml 中缓慢静滴,10~20mg/h,视发作情况控制滴注速度和剂量,24 小时总剂量不超过 120mg,儿童剂量每次 0.25~0.5mg/kg 静推,速度 1mg/min,婴儿不超过每次 2mg,幼儿不超过每次 5mg。5~10 岁 1 毫克/岁,儿童一次用量不超过 10mg。新生儿及婴儿亦可用地西泮,每次 0.5~1mg/kg 肛管给药,应同时注意有无抑制呼吸。因其作用时间较短,可同时给鼻饲苯妥英钠或肌注苯巴比妥钠。

2) 异戊巴比妥钠:成人用 0.5g,以注射用水或生理盐水稀释成 10ml,以 50mg/min 速度缓慢匀速静注,直到抽搐停止后再追加 50mg,剩余部分可行肌内注射。注射过程中需密切观察呼吸情况,如有抑制呼吸现象应立即停止注射。

3) 苯妥英钠:按 8~10mg/kg 或冲击剂量 14~20mg/kg,成人以 50mg/min、儿童以 1~3mg/min 速度缓慢静注。有心律失常、呼吸功能障碍及低血压者慎用。

4）利多卡因：成人用1%利多卡因10ml，以20mg/min速度匀速静注。

5）10%水合氯醛：成人20~30ml、儿童0.3ml/kg保留灌肠。

（2）减轻脑水肿：可用20%甘露醇、呋塞米20~40mg或10%葡萄糖甘油利尿脱水，以减轻脑水肿。

（3）其他：维持呼吸道通畅，注意循环功能，纠正水、电解质及酸碱平衡紊乱，控制高热及感染等。

3. 预后　多数癫痫患者的寿命与常人差别不大，癫痫患者的死亡多是由于：

（1）直接与发作有关，如癫痫持续状态或发作造成意外。

（2）与发作无关的其他疾病、药物不良反应、重要脏器疾病等。

六、护理措施

1. 病情观察

（1）充分了解患者发作特征，如发作的诱因、场所、发作时间、发作先兆、持续时间等。

（2）严密观察发作时的特点，主要观察是以抽搐为主，还是以意识丧失为主，抽搐部位、有无尿便失禁、咬破舌和外伤等。

（3）观察发作后的表现，如有无头痛、乏力、恶心、呕吐等。

（4）持续癫痫发作后常伴发脑水肿和颅压升高，表现为意识障碍不断加深，或抽搐停止后意识无好转，生命体征恶化，抽搐幅度变小、变频。

2. 急救护理

（1）发作护理

1）注意安全，避免外伤：发病时首先迅速使患者躺下，解开领扣，抽搐时不可强行喂水或用强力按压肢体，以免造成窒息或骨折，用牙垫或纱布等塞入患者上下臼齿之间，以防咬伤舌。

2）保持呼吸道通畅：置患者于侧卧位，以防呼吸道分泌物误吸或窒息，注意及时吸除痰液。对深昏迷患者应防止舌后坠引起呼吸道阻塞，可将患者头部放低，下颌托起，将舌拉出或插入口咽通气管以确保呼吸功能。

3）癫痫发作是大脑异常放电引起，只有放电结束才能停止发作，应让其自然停止，或使用药物静脉注射，控制发作。对有攻击行为者应给予镇静药物，以保证患者安全。

（2）间歇期护理

1）不论何种病因引起，病因是否能去除均需药物对症治疗，治疗前向患者及家属解释清楚，以获充分合作，规则服药，不要自行停药、减量、换药。

2）间歇期可下床活动，出现先兆即刻卧床休息，必要时加床栏，以防坠床。

3）清淡饮食，少进辛辣食物，禁用烟酒，避免过饱。发作 1 天以上不能进食者给予鼻饲。

4）用肛表或腋表测量体温。

5）发现癫痫患者烦躁、焦虑、恐惧、头痛、头晕时，要及时给予安慰，使其平静，预防发作。

（3）饮食护理

1）抗癫痫药能引起维生素 K、叶酸、维生素 D、钙、镁等物质的缺乏，应及时补充：①维生素 K 和血液凝固有关，缺乏易引起出血。新鲜蔬菜、豆油和蛋黄中含有大量的维生素 K；②维生素 D、钙、镁与骨骼、牙齿的生长有关，钙缺乏易加重发作。所以儿童期应供给充足的维生素 D、钙和镁。鱼类、蛋类、动物肝、豆制品、牛奶中含有丰富的钙和维生素 D；③叶酸缺乏也与癫痫发作增加有关，动物肾、牛肉、绿色蔬菜中均含有叶酸，但烹饪时间不宜过长，以免破坏过多；④维生素 B_6 和 γ^- 氨基丁酸的生成有关。米、麦糠、牛肝、鱼类中含有大量的维生素 B_6。

2）饱餐与饥饿：一次服用大量甜食后，大量的糖分进入血液，会激发胰腺分泌过多的胰岛素，使血糖快速下降，血糖过低导致脑的能量供应不足而促发癫痫发作。同样，饥饿时也会使癫痫容易发作。

3）饮料：大量饮用或饮用太浓的茶、咖啡同样可诱发癫痫。因为这些饮料中或多或少的含有中枢兴奋性物质，使抗发作能力降低，诱发癫痫发作。

第十节　急性脑出血

脑出血（ICH）是指原发性脑实质出血，是高病死率和高致残率的疾病。高血压性脑出血常发生于 50～70 岁，男性略多于女性，冬春季易发。情绪激动、过度兴奋、劳累、用力排便或精神过度紧张等为主要诱因。

一、病因

高血压和动脉粥样硬化为脑出血最常见的病因，血压骤升使动脉破裂所致。其他病因包括颅内动脉瘤，脑动静脉畸形，血液病（白血病、再生障碍性贫血、血小板减少性紫癜、血友病等），脑动脉炎，抗凝及溶栓治疗，原发性或转移性肿瘤，梗死后脑出血等。

临床所指的脑出血主要是占发病率 70%~80% 的高血压性脑出血。

二、临床表现

1. 高血压脑出血常在活动和情绪激动时发病 出血前多无预兆，起病突然，往往在数分钟至数小时内病情发展至高峰。50% 的患者出现头痛且剧烈，常见呕吐、偏瘫、失语、意识障碍、尿便失禁等。重症者迅速转入意识模糊或昏迷。临床症状体征因出血部位及出血量不同而异。

2. 常见临床类型及特点

（1）基底节出血：壳核和丘脑是高血压脑出血的两个最常见部位。①壳核出血：为高血压性脑出血最常见的部位，约占 60%。主要是豆纹动脉外侧支破裂，通常引起较严重的运动功能缺损，持续性同向性偏盲、偏瘫、偏身感觉障碍，主侧半球可有失语。出血量小（<30ml）时，临床症状较轻，预后较好；出血量较大（>30ml）时，临床症状重，可出现意识障碍和占位效应，也可引起脑疝；②丘脑出血：占所有脑出血的 12%~24%。由丘脑膝状体动脉和丘脑穿通动脉破裂所致，产生较明显的感觉障碍，短暂的同向性偏盲。其出血特点是：上下肢瘫痪较均等，深感觉障碍较突出；大量出血使中脑上视中枢受损，眼球向下偏斜，如凝视鼻尖；意识障碍多见且较重，出血波及丘脑下部或破入第三脑室则昏迷加深，瞳孔缩小，出现去皮质强直等；如出血量大使壳核和丘脑均受累，难以区分出血起始部位，称为基底节区出血；③尾状核出血：较少见，表现为头痛、呕吐及轻度脑膜刺激征，无明显瘫痪。临床常易忽略，偶因头痛行 CT 检查时发现。

（2）脑叶出血：常由动静脉畸形、Moyamoya 病、血管淀粉样变性和肿瘤等所致。常出现头痛、呕吐、失语症、视野异常及脑膜刺激征，癫痫发作较常见，昏迷较少见。脑叶出血的部位以顶叶多见，以后依次为颞、枕、额叶，40% 为跨叶出血。

（3）脑桥出血：多由基底动脉脑桥支破裂所致，出血灶位于脑桥基底与被盖部之间。常突然发病，患者于数秒至数分钟内陷入昏迷、四肢瘫痪和去大脑强直发作，可见双侧瞳孔针尖样且固定于正中位，呕吐咖啡样胃内容物，中枢性高热（躯干持续 39℃ 以上而四肢不热），中枢性呼吸障碍等，病情常迅速恶化，通常在 24~48 小时内死亡。

（4）小脑出血：小脑齿状核动脉破裂所致，起病突然，数分钟内出现头痛、眩晕、频繁呕吐、枕部剧痛和平衡障碍等，但无肢体瘫痪。发病初期意识清楚或轻度意识模糊，轻症表现为一侧肢体笨拙、行动不稳、共济失调和眼球震颤。大量出血可在 12~24 小时内陷入昏迷和脑干受压征象；晚期瞳孔散大，中枢性呼吸障碍，可因枕骨大孔疝死亡。

（5）脑室出血：是脑室内脉络丛动脉或室管膜下动脉破裂出血所致。小量脑室出血可见头痛、呕吐、脑膜刺激征及血性脑脊液，无意识障碍及局灶性神经体征，似蛛网膜下腔出血，预后良好。当出血量大时起病急骤，迅速陷入昏迷，四肢迟缓性瘫及去脑强直发作，呕吐频繁，针尖样瞳孔，病情危重，多迅速死亡。

三、病情危重的指征

主要是根据出血部位和出血量的多少及机体的反应而定，一般出现以下的症状（或体征）应引起护士注意：

1. 意识障碍逐渐加深，甚至昏迷。
2. 剧烈头痛、频繁呕吐、大汗淋漓、尿便失禁。
3. 体温不断上升或突然下降；呼吸不规则或呈鼾式呼吸；脉缓有力；一侧瞳孔或双侧瞳孔散大或缩小等提示病情危重。

四、治疗措施

1. 院前急救措施

（1）当发现患者发病后，家属或周围的人应保持安静，不可大声呼唤或摇晃患者，应使其保持安静，采取平卧位，且头偏向一侧。及时拨打急救电话。

（2）急救人员到达现场后，应对患者的生命体征、病史及临床症状进行简单评估。

（3）尽可能快捷、安全地转运患者到医院，将延误时间降至最低。

（4）转运途中，要对病史及体征进行进一步的核实，通知医院做好相关的抢救准备。

（5）保持呼吸道通畅，及时清理呼吸道分泌物，必要时吸氧。头偏向一侧，避免呕吐物误吸入气管内。

（6）建立静脉通道，第一瓶液体给生理盐水。如有条件，从怀疑卒中起予以脑保护治疗。

（7）给予必要的稳定生命体征的治疗。

2. 院内治疗措施

（1）血压紧急处理：急性脑出血时血压升高是颅压增高情况下保持正常脑血流量的脑血管自动调节机制，应用降压药物仍有争议，降压可影响脑血流量，导致低灌注或脑梗死，但持续高血压可使脑水肿进一步恶化。舒张压降至约 100mmHg 水平较适宜，但要谨慎，防止个体对降压药异常敏感。

（2）控制血管源性脑水肿：脑水肿可使颅压（ICP）增高，急剧增高时，可出现脑疝，是脑出血的主要死因。因此，控制脑水肿，降低颅压是脑出血急性期处理的一个重要环节。常用的抗脑水肿治疗药物：

1）20% 甘露醇 125~250ml，快速静滴，30 分钟内滴完，每 6~8 小时1 次，连用 7~10 天。

2）10% 复方甘油 500ml 静滴，每日 1~2 次，3~6 小时内滴完，作用缓和。

3）呋塞米 40mg，静脉注射，每天 2 次，常与甘露醇合用。

4）10% 血浆白蛋白 50ml，静脉滴注，每天 1~2 次，作用较持久。

5）昏迷者应予气管插管，机械通气；机械过度换气可用于快速降低颅压；高颅压控制后逐步恢复正常通气。

（3）纠正凝血异常：高血压性脑出血部位发生再出血不常见，通常无须用抗纤维蛋白溶解药，如需给药可在发病后 3 小时内给予抗纤溶药物，如 6-氨基己酸、止血环酸等；巴曲梅（立止血）也可推荐使用。

（4）保证营养和维持水、电解质平衡：静脉补液、避免脱水，每日补液量按尿量+500ml 计算，高热、多汗、呕吐或腹泻的患者还需适当增加入液量，防止低钠血症，以免加重脑水肿。

（5）其他治疗

1）发病早期或病情较轻时通常不应用抗生素，如合并肺部感染、尿路感染则根据药物敏感试验选用抗生素治疗。

2）应激性溃疡可用 H_2 受体阻滞剂预防，如西咪替丁 0.2~0.4g/d，静脉滴注；奥美拉唑 20mg/d 口服，1~2 次/天，或 40mg 静脉注射；若发生上消化道出血可用冰盐水 80~100ml 加去甲肾上腺素 4~8mg 口服或胃管注入，4~6 次/天；云南白药 0.5g，4 次/天口服或胃管注入，保守治疗无效时可在胃镜直视下止血。并注意补液或输血，维持血容量。

3）稀释性低钠血症可加重脑水肿，每日应限制水摄入量 800~1000ml，补钠 9~12g；宜缓慢纠正，以免导致脑桥中央髓鞘溶解症。

4）痫性发作可用地西泮 10~20mg 静脉缓慢推注；不能控制发作时可用苯妥英钠静脉缓慢推注，不需长期用药。

5）中枢性高热宜物理降温，效果不佳时可用药物治疗。

6）外科治疗：手术宜在发病后 6~24 小时内进行，可挽救重症患者的生命及促进神经功能恢复。但脑干出血、大脑深部出血、淀粉样血管病导致脑叶出血不宜手术治疗。

五、护理措施

1. 配合抢救 绝对卧床，抬高床头 15°~30°，以减轻脑水肿；迅速给予氧气吸入，建立静脉通路，遵医嘱给予快速脱水、降颅压药物，如应用甘露醇要在 15~30 分钟内滴完；防止液体外渗；避免咳嗽和用力排便；保持呼吸道通畅，随时清除呕吐物和口鼻分泌物，防止舌后坠，避免窒息；备好气管切开包，气管插管等。

2. 病情监测 严密观察病情变化，定时测量体温，监测呼吸、脉搏、血压、神志及瞳孔，并详细记录。如患者剧烈头痛、呕吐呈喷射状、躁动不安、血压升高、脉搏减慢、呼吸不规则、一侧瞳孔散大、意识障碍加重等，为脑疝的先兆表现，应立即通知医生，及时进行抢救。

3. 应激性溃疡的观察 注意有无呃逆、上腹部饱胀不适、胃痛、呕吐、便血、尿量减少等症状、体征。留置胃管的患者，应定时回抽胃液，观察胃液的颜色是否为咖啡色或血性。有无黑便，监测便潜血试验结果。

4. 用药护理 应用脱水降颅压药物时要注意监测尿量及水、电解质的变化。给予保护胃黏膜的药物，如雷尼替丁、氢氧化铝凝胶，应观察用药后的反应。

5. 休息与安全 急性期绝对卧床休息；谵妄、躁动的患者应有专人陪护并加床栏，适当约束；严格限制探视，避免刺激，保持安静，各项治疗护理操作应集中进行。

6. 饮食护理 给予高蛋白、高维生素、清淡、易消化、无刺激性、高热量的饮食；对神志不清或不能经口进食者，予以鼻饲流质饮食；如有消化道出血合并症，应禁食 24~48 小时之后根据病情放置胃管。

7. 生活护理 定时翻身、拍背，保持床单整洁、干燥；保持口腔清洁无异味，做好皮肤及尿便护理；保持肢体功能位置。

8. 心理护理 评估患者及家属的心理状态，是否焦虑、恐惧或绝望等，要及时沟通病情及满足患者及家属的需求。并与患者、家属共同制定护理措施，帮助患者树立战胜疾病的信心，保持稳定的心态，积极配合抢救与治疗。

9. 需外科手术者应做好术前准备。

第十一节 急性中毒

中毒分为急性和慢性两大类，主要由接触毒物的剂量和时间决定。短时间内接触大量毒物可引起急性中毒，急性中毒发病急骤，症状严重，变化迅速，可引起呼吸、循环多脏器功能损害，如不及时救治可危及患者生命。急性中毒是急诊护理常见问题之一。临床常见的急性中毒，毒物来源有工业性毒物、农业性毒物、日常生活性毒物、植物性毒物和动物性毒物等。前三者因多为通过化学手段获得，故称为化学毒物。

一、概述

1. 毒物与急性中毒 某些物质进入人体后，与机体的体液或者器官组织发生生物化学或生物物理作用，引起功能性或器官性病变，造成机体暂时性或永久性病理改变，使正常生理功能发生严重障碍者称为中毒。能引起中毒的外来物质称为毒物。一定量的毒物在短时间内突然进入机体，迅速引起不适症状，产生一系列病理生理变化，甚至危及生命称为急性中毒。

2. 毒物的吸收途径

（1）经消化道吸收：很多毒物常经消化道途径进入体内，如有机磷农药、毒蕈、乙醇、氰化物、安眠药等。胃和小肠是消化道吸收的主要部位，胃肠道 pH 值、毒物的脂溶性及其电离的难易程度是影响吸收的主要因素。此外，胃内容物量、胃排空时间、肠蠕动等也影响其吸收。

（2）经呼吸道吸收：经呼吸道吸收中毒，常见的有一氧化碳、硫化氢、氨气、液化石油气、苯、光气、氯气等。从鼻腔至肺泡整个呼吸道，其部位越深，面积越大，滞留时间越久，吸收也越多。同时也与空气中毒性物质的浓度、理化性质有关，还与该物质在肺泡内外的分压有关，分压越大，吸收越快。

（3）经皮肤吸收：经皮肤吸收中毒常见的有强酸、强碱、有机磷化合物及多种农药。其化学毒物通过皮肤的表皮屏障、毛囊、汗腺而进入。毒物经皮肤吸收的数量和速度，与毒物的脂溶性、水溶性及浓度等有关，同时还与皮肤的湿度、出汗、解剖部位等有关。

3. 急性中毒的治疗与护理

（1）治疗护理基本原则

1）清除未被吸收的毒物：①经皮肤吸收的毒物，应迅速脱去被污染的衣服，用大量清水冲洗皮肤；②经呼吸道吸入的毒物，应迅速将患者移至通风处，给予氧气吸入；③经口进入的毒物，应立即采取催吐、洗胃、导泻、洗肠等方法排出毒物。

2）清除血液内毒物：①强化利尿；②血液净化治疗。

3）应用解毒剂或拮抗剂：立即应用其特异性抗毒剂，但使用过程中应密切观察其不良反应。

4）给予生命支持，监测生命功能：①保持呼吸道畅通，维持正常呼吸功能；②维持心血管系统的稳定；③密切监测生命体征及水、电解质、尿量变化。

5）意识不清、昏迷、抽搐等患者，应采取对症治疗。

6）了解患者全面情况，进行心理疏导，实施整体护理，预防护理并发症。

（2）协助采集病史，以准确判断中毒毒物的种类、数量和中毒时间。

（3）实验室检查

1）毒物分析：提供可疑的食物、呕吐物、胃液等进行检测，以判断毒物性质。

2）常规检查：血常规、血气分析、血液胆碱酯酶测定、血清电解质等检查，了解各脏器功能情况。

二、一氧化碳中毒的救治与护理

1. 病因及中毒机制

（1）生活性中毒：由煤气外漏或用煤炉取暖时通风不畅引起中毒最常见，多发生于室内 CO 浓度过高，而室内门窗紧闭、火炉无烟囱或烟囱堵塞、漏气、倒风等情况。

（2）职业性中毒：如炼钢、化学工业及采矿等生产过程中操作不慎或发生意外事故（管道泄漏及煤矿瓦斯爆炸）等可引起煤气中毒。

（3）其他：汽车尾气、失火现场等。

CO 中毒途径是呼吸道。CO 吸入肺后，与血液中的血红蛋白结合形成稳定的碳氧血红蛋白（HbCO），使红细胞失去携氧功能。同时，HbCO 使血红蛋白的氧解离曲线左移，使氧气不易释放，加重组织缺氧。其中对缺氧最敏感的脑和心肌首先受累，出现中毒性脑水肿、心肌损害和心律失常等。CO 还可与还原型细胞色素氧化酶的二价铁结合，使细胞内呼吸受抑制，阻碍对氧的利用。

2. 护理评估

（1）病史：评估 CO 吸入史。职业性 CO 中毒多见于意外事故，常为集体中毒。生活性中毒需详细询问病史，注意了解患者中毒时所处的环境、停留时间和突发昏迷情况及既往健康状况等。

（2）身体状况：中毒症状的轻重与空气中 CO、血中 HbCO 浓度有关，也与个体的健康状况及对 CO 的敏感性有关，如妊娠、嗜酒、贫血、营养不良、慢性心血管疾病或呼吸道疾病等均可加重中毒的程度。

1）轻度中毒：患者感到头痛、头晕、恶心、呕吐、心悸、四肢无力，甚至短暂性晕厥等。脱离中毒环境并吸入新鲜空气或氧气后，症状很快消失。血 HbCO 浓度为 10%～30%。

2）中度中毒：患者除有轻度中毒症状外，口唇黏膜呈樱桃红色，神志不清、呼吸困难、烦躁、谵妄、昏迷，对疼痛刺激可有反应，瞳孔对光反射、角膜反射迟钝，腱反射减弱，脉快、多汗等。经吸氧等抢救后恢复，一般无明显并发症及严重后遗症。血 HbCO 浓度为 30%～40%。

3）重度中毒：患者处于深昏迷，各种反射消失，肌张力增强，出现脑局灶损害体征，常并发脑水肿、休克、严重心肌损害、肺水肿、呼吸抑制、上消化道出血，死亡率高；抢救存活者多留有不同程度的后遗症。血 HbCO 浓度在 40% 以上。

4）迟发性脑病：急性 CO 中毒患者在意识障碍恢复后，经过 2～60 天的"假愈期"，再次出现中枢神经系统损害症状者称迟发性脑病。常有下列表现：①大脑皮质局灶性功能障碍，如失语、失明、不能站立及继发性癫痫；②意识障碍、谵妄、痴呆或呈现去大脑皮质状态；③锥体系神经损害，如偏瘫、病理反射阳性或尿便失禁等；④锥体外系神经障碍，出现帕金森病。

（3）心理社会状况：患者常因急性发病而焦虑不安。重度中毒者清醒后可因并发症、后遗症而产生焦虑、悲观、失望的心理反应。

（4）辅助检查

1）血液 HbCO 测定：血 HbCO 测定是诊断 CO 中毒的特异性指标。

2）动脉血气分析：急性 CO 中毒患者 PaO_2 和 SpO_2 降低，中毒时间较长者常呈代谢性酸中毒，血 pH 和剩余碱降低。

3）CT检查：脑水肿时，头部CT检查可见病理性密度减低区。

4）脑电图检查：急性CO中毒患者脑电图可呈现中、高度异常波。

5）心电图检查：重度中毒者可因心肌缺氧性损害出现ST段及T波改变、心律失常等。

3. 病情危重的指征

（1）患者昏迷、口唇樱桃红色以及呼吸困难程度等。

（2）血液中碳氧血红蛋白的含量40%以上。

4. 急救措施

（1）紧急措施

1）现场急救：进入中毒现场迅速打开门窗进行通风、换气，断绝煤气来源。立即将患者移送至空气新鲜处，解开患者衣领，松开腰带，保持呼吸道通畅，注意保暖。如呼吸、心跳停止应立即进行心肺脑复苏。

2）纠正缺氧：患者脱离现场后应立即吸氧，采用高浓度（大于60%）面罩给氧或鼻导管给氧（氧流量应保持8~10L/min），时间不超过24小时，以免发生氧中毒。有条件时应积极采用高压氧治疗，可以减少神经、精神后遗症和降低病死率。高压氧治疗应早期应用，最好在中毒后4小时内进行，中毒超过36小时效果甚微。氧疗过程中注意随时清除口鼻腔及气道分泌物、呕吐物，以提高氧疗效果，防止发生窒息。必要时协助医生行气管插管或气管切开。

（2）建立静脉通路，遵医嘱使用药物，防治脑水肿：CO中毒所致的脑水肿可在24~48小时发展至高峰。患者应绝对卧床休息，床头抬高15°~30°；头置冰袋、冰帽降温，减少耗氧及代谢；按医嘱应用20%甘露醇快速加压静滴，6~8小时1次；必要时加用呋塞米及激素类药物；按医嘱使用促进脑细胞代谢的药物，如能量合剂、细胞色素C、胞二磷胆碱、脑活素等，注意应用细胞色素C之前需常规做过敏试验。

（3）准确记录液体出入量，注意液体的选择与滴速，防止脑水肿、肺水肿及水电解质紊乱等并发症的发生。

（4）做好病情观察及记录：一是生命体征的观察，重点是呼吸和体温；二是意识障碍的观察，注意昏迷程度变化；三是瞳孔、出入液量、液体滴速的观察，并做好记录

5. 护理措施

（1）休息与体位：重度中毒者应绝对卧床休息，床头抬高15°~30°。昏迷患者经抢救苏醒后应绝对卧床休息，观察2周，避免精神刺激。

（2）饮食护理：神志清醒者，给予清淡、易消化流质或半流质饮食，宜选用高热量、高蛋白、高维生素、低脂、低刺激的食物。神志不清者，可予以鼻饲营养，应进高热量、高维生素饮食。

（3）病情观察：①严密观察患者的生命体征、神志、瞳孔变化，若出现呼吸衰竭、严重心律失常或心力衰竭表现，均应立即报告医生，并协助紧急处理；②观察患者神经系统的表现及皮肤、肢体受压部位损害情况，例如，有无急性痴呆性木僵、癫痫、失语、惊厥、肢体瘫痪等。

（4）对症护理：高热昏迷、频繁抽搐者可物理降温或用冬眠疗法等降温；防止坠床或自伤；对皮肤出现水肿、水疱者，应抬高患肢，减少受压，可用无菌注射器抽液后包扎，注意防止因营养和循环障碍而继发皮损及感染，加强皮肤护理，保持清洁、干燥，预防发生压疮。

（5）并发症护理：头部抬高或配合头部物理降温，遵医嘱使用脱水剂、利尿剂防止脑水肿。注意输液量和速度，防止肺水肿发生。严重中毒患者清醒后须密切观察 2~3 周，直至脑电图恢复正常，预防迟发性脑病的发生。

（6）用药护理：遵医嘱选用药物，以营养脑神经和减轻脑水肿。用药期间应注意药物的不良反应，如甘露醇可出现电解质失调，糖皮质激素应用后可能出现免疫力低下、并发感染等。

（7）心理护理：护理人员应有高度的同情心和责任心，多与患者交谈，建立良好的护患关系，增加患者的信任感和安全感，以消除不良的心理情绪，增强康复的信心，更好地配合护理和功能锻炼。

（8）健康指导

1）生活指导：CO 中毒的宣传工作应每年冬季反复进行，以提高自我防护意识。居室内火炉要安装烟囱，烟囱要密闭不可漏气，并注意通风。煤气炉和管道要经常维修以防漏气。工矿企业生产过程中应认真执行操作规程，注意劳动保护，加强安全操作规程检查和监督，定期监测 CO 的浓度，并安置报警装置。

2）疾病知识指导：凡有可能接触 CO 的人出现头晕、头痛等症状，应立即离开所在环境，吸入新鲜空气，严重者须及时就医治疗。抢救后苏醒的患者，应绝对卧床休息，密切观察 2 周，以防神经系统后遗症的发生。对留有后遗症的患者，应鼓励其继续治疗，增强战胜疾病的信心，并教会家属对患者进行语言和肢体功能训练的方法。

三、急性有机磷杀虫药中毒的救治与护理

1. 毒物分类、中毒原因及中毒机制

（1）毒物分类：有机磷杀虫剂品种多，根据毒性大小分为四类：

1）剧毒类：如甲拌磷（3911）、内吸磷（1059）、对硫磷（1605）、丙氟磷（DFP）。

2）高毒类：如甲胺磷、氧化乐果、甲基对硫磷（甲基1605）和敌敌畏（DDVP）。

3）中毒类：如乐果、乙硫磷、美曲膦酯（敌百虫）等。

4）低毒类：如马拉硫磷、锌硫磷、氯硫磷等。

（2）中毒原因：有机磷杀虫药常通过皮肤、胃肠道、呼吸道黏膜吸收引起中毒。

1）职业性中毒：有机磷杀虫药在生产、包装等过程中，由于设备密闭不严，化学物跑、滴、漏，毒物污染衣服、口罩、皮肤或吸入呼吸道导致中毒；也可在运输、保管和使用过程中，不注意个人防护，违反操作规程，有机磷杀虫药经呼吸道、皮肤、黏膜吸收而中毒。

2）生活性中毒：主要是自服、误服或误食被农药污染的蔬菜、水源或食物引起中毒，也可见于接触灭虱、灭虫药液浸湿的衣服、被褥等引起中毒。

（3）中毒机制：有机磷杀虫剂吸收入人体后与胆碱酯酶的酯解部位结合成磷酰化胆碱酯酶，后者比较稳定，且无分解乙酰胆碱的能力，致使乙酰胆碱不能被酶分解，在组织中大量蓄积，从而使中枢神经系统和胆碱能神经功能紊乱。先是过度兴奋，继而转为抑制，出现一系列毒蕈碱样、烟碱样和中枢神经系统症状，严重者可致昏迷，以至呼吸衰竭而死亡。

2. 护理评估

（1）病史：应详细询问有机磷农药接触史，了解农药侵入时间、途径、浓度、种类、剂量。生活性中毒多为误服或自服，因此，应详细询问患者或陪同人员，患者近来生活和工作情况、精神状态、情绪变化，有机磷农药的来源、种类、服用量及具体时间，同时还应注意患者呕吐物、呼出气味有无刺激性大蒜臭味。生活性中毒有时为接触灭虱、灭虫药液浸湿的衣服、被褥等引起，应注意了解患者有无使用农药灭虱、灭虫史。

（2）身体状况：急性中毒发病时间与毒物品种、剂量和侵袭途径密切相关，经皮肤吸收中毒，一般在接触2~6小时内发病，口服或呼吸道中毒

在几分钟至数十分钟出现症状。因乙酰胆碱在体内分布及作用广泛，故有机磷中毒表现多种多样。

1）毒蕈碱样症状：出现最早，是由脏器平滑肌、腺体等兴奋而引起，症状与毒蕈中毒所引起症状相似。表现：①腺体分泌亢进：有多汗、流涎、流泪、口吐白沫、肺水肿等症状；②平滑肌痉挛：有瞳孔缩小、恶心、呕吐、腹痛，尿便失禁，气管、支气管痉挛导致呼吸困难等症状；③血管功能受抑制，可表现为心动过缓、血压下降、心律失常等症状。

2）烟碱样症状：自交感神经节和横纹肌活动异常引起，与烟碱中毒所引起的症状相似，故称烟碱样症状，表现为全身紧缩和压迫感，继而发生肌力减退和瘫痪，呼吸肌麻痹引起呼吸衰竭。

3）中枢神经系统症状：脑内乙酰胆碱积聚，引起中枢神经系统功能障碍。表现为头晕、头痛、疲乏、共济失调、烦躁不安、谵妄、抽搐和昏迷等。

4）其他表现

①症状复发：中、低毒类有机磷杀虫剂，如乐果、马拉硫磷口服中毒，经急救后临床症状好转，可在数天至1周后突然急剧恶化，重新出现有机磷急性中毒的症状，甚至发生肺水肿或突然死亡，临床称中毒后"反跳"现象。可能与残存在胃肠道、皮肤、毛发、指甲内的有机磷杀虫剂重新吸收或阿托品等解毒药停用过早或减量过快或中毒性心肌炎引起严重心律失常等原因有关。

②迟发性多发性神经损害：个别重度中毒者，在急性中毒症状消失后2~3周后可发生迟发性感觉、运动神经损害，主要累及肢体末端，左右侧对称，下肢较重，可向上发展。临床表现为肢端麻木、疼痛、腿软、无力，甚至下肢瘫痪、四肢肌肉萎缩等。目前，认为这种病变可能是有机磷杀虫剂抑制神经靶酯酶并使其老化所致。

③中间型综合征：少数病例一般在急性中毒后24~96小时突然发生肢体近端肌肉、脑神经支配的肌肉以及呼吸肌麻痹而死亡，称"中间型综合征"。病死前先有颈、上肢和呼吸肌麻痹，累及脑神经者可出现上睑下垂、眼外展障碍和面瘫。

④局部损害：有机磷杀虫药污染眼引起结膜充血、瞳孔缩小；敌敌畏、美曲膦酯（敌百虫）、对硫磷、内吸磷污染皮肤，可引起过敏性皮炎、水疱和脱皮。

（3）心理社会状况：误服误用者会因突然发病而导致精神紧张、恐惧感或愤怒、怨恨的心理，并为是否留有后遗症而担忧。蓄意服毒者往往心理素质脆弱，缺乏自我调节能力，易出现激动、愤怒或抑郁的情绪反应；苏醒后，易产生矛盾心理，既想摆脱身心痛苦，又交织着悔恨、羞耻等复杂心理，产生自卑、抑郁，不愿亲友、同事探访。个别自杀者消极情绪严重，有再自杀的念头。

（4）辅助检查：血液中胆碱酯酶活性测定是诊断有机磷杀虫药中毒的特异性指标，能反映中毒严重程度、判断疗效、估计预后。血胆碱酯酶活性与病情轻重相平行，正常人全血胆碱酯酶活力值为80%～100%，有机磷杀虫药中毒时该值下降。对患者胃内容物或呼吸道分泌物做有机磷化合物测定，或尿中有机磷分解产物测定，均有助于诊断。

3. 病情危重的指征

（1）胆碱酯酶活力在30%以下。

（2）皮肤黏膜出现面色苍白、发绀、大汗淋漓。

（3）骨骼肌出现肌纤维颤动、抽搐。

（4）全身出现意识障碍、呼吸循环衰竭的症状，如昏迷、肺水肿、休克等。

4. 急救措施

（1）紧急处理，确保生命体征：有机磷农药中毒首要死因是呼吸衰竭，一旦呼吸衰竭，将迅速出现呼吸-循环衰竭。此时，患者不仅面临死亡，而且给予的药物也不能到达药物作用部位。因此，维持患者的呼吸、循环功能不仅是抢救中毒患者的首要措施，也是抗毒药物发挥疗效的基础。当患者出现发绀或呼吸停止时，应立即给予吸氧或进行气管插管、呼吸机辅助呼吸。出现循环衰竭时，应立即进行心肺复苏，同时用大号静脉留置针开放两条静脉通道，以保证抢救的成功。

（2）迅速清除毒物

1）皮肤、黏膜接触中毒者：立刻脱离现场，脱去污染的衣服，用清水或肥皂水反复彻底清洗污染的皮肤、毛发和甲缝，禁用热水或乙醇擦洗。

2）眼部污染者：可用2%碳酸氢钠溶液或生理盐水冲洗，时间至少10分钟，然后滴入1%阿托品1～2滴。

3）口服中毒者：立即予以催吐、洗胃、导泻和灌肠。早期反复洗胃，可彻底清除胃内毒物，减轻中毒。洗胃的原则为持续减压、反复洗胃。用清水、生理盐水、1%～2%碳酸氢钠溶液（敌百虫中毒禁用，因碱性溶液可使其转化为毒性更强的敌敌畏，只能用清水冲洗）或

1：5000高锰酸钾溶液（对硫磷中毒禁用）反复洗胃，不用热水，以免增加毒物溶解吸收。对毒物品种不明者用清水或生理盐水洗胃。洗胃要尽早、彻底和反复进行，直至洗出液与洗胃液颜色、气味一致为止。洗胃过程中，应密切观察呼吸、心率、心律、神志等变化，一旦有呼吸、心脏骤停，应立即停止洗胃，迅速抢救。待病情平稳后再继续洗胃。洗胃后再给硫酸镁导泻。

（3）建立静脉通道，遵医嘱使用特效解毒药阿托品和胆碱酯酶复能剂，观察解毒药的疗效和不良反应，尤其要注意"阿托品化"与"阿托品中毒"。有机磷农药中毒病情急、发展快，当确诊后应立即给予足够的胆碱酯酶复能剂和抗胆碱能药，用药原则为尽早用药、联合用药、首次足量、重复用药。过去传统的救治方法是以阿托品的对症治疗为主，并强调阿托品化。近年来提出新的治疗观念，主要是：①治本为主，标本兼治。所谓治本就是彻底洗胃和用复能剂尽快使胆碱酯酶复活；②以胆碱酯酶为依据，因症施治。根据胆碱酯酶活力使用抗胆碱能药物及复能剂，例如，有毒蕈碱样症状应用抗胆碱能药物，若胆碱酯酶活力低于50%，酌情使用复能剂。

1）阿托品的应用与护理

①作用机制：阿托品是解救有机磷杀虫药中毒的关键性药物，能阻断乙酰胆碱对副交感神经和中枢神经M受体的作用，解除平滑肌痉挛，抑制腺体分泌，防止肺水肿，消除毒蕈碱样症状，兴奋呼吸中枢，消除或减轻中枢神经系统症状。

②使用原则：早期、足量、反复给药。

③用药护理："阿托品化"和阿托品中毒的剂量接近，阿托品化的临床表现为瞳孔较前散大、口干、皮肤干燥、颜面潮红、肺部湿啰音消失及心率加快。按照新观念，阿托品用到口干舌燥、无汗、肺部啰音消失即可，不必用到瞳孔散大、颜面潮红。如患者出现神志恍惚、高热、烦躁不安、抽搐、昏迷和尿潴留等，提示阿托品过量，应酌情减量或遵医嘱停用阿托品。使用阿托品过程中，护士应准确记录用药时间、剂量和效果；注意观察神经系统、皮肤情况、瞳孔大小及体温、肺部啰音的变化，以便正确判断阿托品化或阿托品中毒（二者区别见表10-6）；可疑阿托品中毒时应及时提醒医师，做好给药、输液及药物反应的记录。

表 10-6　阿托品化与阿托品中毒的主要区别

内容	阿托品化	阿托品中毒
体温	正常或升高<39℃	>39℃
心率	增快，≤120 次/分	>120 次/分
皮肤	颜面潮红、干燥	紫红、干燥、绯红
瞳孔	<4.5mm	>4.5mm
神经系统	意识清楚或模糊	谵妄、幻觉、双手抓空、昏迷
尿潴留	无	有

目前用于救治有机磷杀虫药中毒的抗胆碱药还有新型抗胆碱药盐酸戊乙喹醚（长效托宁）。该药具有较强的中枢和外周抗胆碱作用，有效剂量小，持续时间长；且不良反应小，不会致心率加快，与胆碱酯酶复活药联用，对严重有机磷杀虫药中毒疗效显著。

2）胆碱酯酶复活药的应用与护理：包括碘解磷定、氯解磷定、双复磷和双解磷。

①使用机制：其作用为肟类化合物通过竞争作用，夺取磷酰化胆碱酯酶中的磷酰基，使其与胆碱酯酶的酯解部位分离，从而使被抑制的胆碱酯酶恢复活力，消除烟碱样症状；对毒蕈碱样症状作用较差。WHO 将氯解磷定推荐为救治急性有机磷杀虫剂中毒的首选肟类复活药。

②使用原则：早期、适量、短程。一旦确诊为有机磷杀虫药中毒、应即刻使用。该类药起效速度快、作用时间较持续。

③足量和停药的指征：肌颤消失和全血胆碱酯酶活力恢复至正常的50%~60%。

④用药护理：碘解磷定见光易变质，水溶性不稳定。因含碘刺激性大，故不宜肌内注射，静脉推注时应防止药液外渗，以免引起剧痛和麻木感。因此，静脉推注时必须保证针头在血管内，才可注射药物。对碘过敏者禁用。氯解磷定疗效高，水溶性大，不良反应小，使用方便。复能剂在碱性环境中极不稳定，易水解生成剧毒的氰化物，而使毒性加剧，故禁忌与碱性药物合并使用。若需使用，必须间隔给药。在用药过程中护士应密切观察药物的不良反应。如氯解磷定用后有短暂的眩晕、视物模糊、血压升高、心律失常等不良反应，用量过大可引起癫痫样发作；解磷定剂量较大时，有口苦、咽痛、恶心、血压升高等，注射过快可引起短暂性呼吸抑

制，甚至反而抑制胆碱酯酶活性；双复磷可透过血脑屏障，迅速控制中枢神经系统症状，兼有阿托品样作用，不良反应明显，可有头部发胀、口周麻木、颜面潮红、全身灼热感、恶心、呕吐；剂量过大时，还可引起室性期前收缩、房室传导阻滞，甚至发生中毒性肝炎。

3）复方制剂的应用与护理

①作用机制：复方制剂是将生理性拮抗剂与中毒酶重活化剂组成复方制剂，既能对毒蕈碱样、烟碱样和中枢神经系统症状有较好的对抗作用，又能使被抑制的胆碱酯酶恢复活性。

②用药护理：常用解磷定注射液（每支含阿托品 3mg，苯那辛 3mg，氯解磷定 400mg），常规采用肌内注射，必要时可静脉注射，其起效快，作用时间持久，目前临床已广泛使用。在应用过程中应注意观察不良反应的发生，如瞳孔散大、口干、皮肤干燥、颜面潮红、心率加快等，用药过量可出现头痛、神志模糊、烦躁不安、抽搐、昏迷和尿潴留等。出现不良反应无需特殊处理，停药后即可恢复。

4）加强病情监护：密切观察患者神志、瞳孔、面色、皮肤、尿量、体温、脉搏、呼吸、血压、呼吸道分泌物、肺部啰音变化。注意观察毒物刺激和反复洗胃后有无消化道出血，如有呕血、便血应及早报告医生处理。

5）保持呼吸道通畅：有机磷中毒可引起支气管黏膜分泌物增多及充血、水肿。重者常伴有肺水肿、呼吸肌瘫痪或呼吸中枢抑制所致呼吸衰竭，因此，保持呼吸道通畅、维持呼吸功能极为重要。护士应及时清理呼吸道分泌物。

6）准确记录液体出入量，保证液体供应，防止脱水及电解质紊乱。

7）按医嘱留取呕吐物、胃内容物及血标本送检。

5. 护理措施

（1）休息与体位：急性有机磷杀虫剂重度中毒者应绝对卧床休息，并根据患者的病情选择合理的体位，意识不清者置患者于平卧位，头偏向一侧，肩下垫高，使颈部伸展，防止舌后坠发生窒息。

（2）饮食护理：吸入性或皮肤、黏膜侵入性中毒者，应鼓励患者早期进食，宜选择清淡、少渣的流质或半流质，逐渐恢复普通饮食；口服中毒者，不宜过早进食，待病情稳定、神志清醒后可试验性进食，以米糊、米汤、藕粉、蛋清等温流质为主，禁食刺激性、高脂食物，以免引起残存在胆管系统和胃黏膜皱襞的毒物再次进入血液。禁食油类及酒类，防止残留的有机磷急性吸收。昏迷者应鼻饲，禁用牛奶及高糖类食物。注意补充维生素、水、电解质、优质蛋白质。

（3）病情观察

1）观察生命体征、瞳孔、意识的变化：有机磷中毒者呼吸困难较常见，在抢救过程中应严密观察呼吸的变化，呼吸中枢常为先兴奋后抑制。监测呼吸、血压、脉搏、体温，即使在"阿托品化"后亦不能忽视。意识在一定程度上反映中毒程度的深浅，随着毒物的吸收，意识障碍的程度逐渐加深。有机磷中毒患者瞳孔缩小为其特征之一。严密观察神志、瞳孔的变化，以准确判断病情。轻度中毒者，监测 24 小时，观察病情有无发展；重度中毒者症状消失后停药，至少观察 3~7 天。

2）洗胃时注意观察洗胃液及腹部情况，有无消化道出血、穿孔症状。

3）胆碱酯酶活力的观察：首次给药后 30~60 分钟，测定胆碱酯酶活力，如胆碱酯酶活力增加，继续观察；如胆碱酯酶活力无好转，再次给药，1~2 小时后再测胆碱酯酶活力；如下降，再次洗胃，重复给药。主要中毒症状基本消失，血胆碱酯酶活力上升达 50% 以上停药观察，每 2~3 小时测 1 次血胆碱酯酶活力，连续 3 次血胆碱酯酶活力保持在 50% 以上方可。

4）观察有无"反跳"与猝死的发生："反跳"和猝死是有机磷杀虫剂中毒死亡的第二个高峰（第一个死亡高峰是中毒后 24 小时内，为胆碱能危象）。一般发生在中毒后 2~7 天，其死亡率占急性中毒的 7%~8%。为了避免或减少"反跳"的发生：①应尽可能地清除残存在胃肠道、皮肤、毛发、指甲处的有机磷杀虫剂，以防重新被吸收入血；②严格遵循阿托品使用原则以及停药或减量的指征，不能过早停药或过快减量；③在用药过程中，密切观察有无并发症发生。出现并发症即刻予以相应处理；出现"反跳"或"反跳"的先兆症状，如胸闷、流涎、出汗、言语不清、吞咽困难、神志模糊等，应争分夺秒地抢救患者，迅速建立静脉通路，彻底清除残存在体内或体表的毒物，尽早应用特效解毒剂，并密切观察药物反应和减量或停药指征，严密观察病情变化，并做好记录；记录 24 小时出入量，监测心、肝、肾等主要脏器功能，防止多脏器功能障碍。

5）观察患者情绪反应：服毒自杀患者消极情绪严重，个别有再自杀的念头。因此，护理人员应观察患者情绪反应，让家属陪伴患者，不歧视患者，防止再自杀的意外发生。

（4）对症护理：呼吸困难应及时清除呼吸道分泌物，保持呼吸道通畅，吸氧（根据呼吸困难程度调节氧流量）；中、重度中毒昏迷伴抽搐时，按昏迷常规护理，头偏向一侧，防止呕吐时发生窒息，并加强口腔护理和皮肤护理，防止坠积性肺炎和压疮的发生。尿潴留者可行按摩、针灸、导尿等，留置导尿时应严格遵循无菌技术操作，保持尿道口清洁，保持引流管的通畅，定时更换贮尿袋，防止泌尿系统的逆行性感染。惊厥者遵医嘱使用药物并注意安全防护，防止外伤和坠床。中毒及用大量阿托品后易导致散热障碍，常出现高热，可采用头部冷敷或低压冰水灌肠，或遵医嘱使用解热药，但应注意避免过量，防止大量出汗引起失水、休克。如出现脑水肿，除头部置冰袋或冰帽、吸氧、脱水治疗外，变动体位时动作应缓慢，防止发生脑病。

（5）并发症护理：有机磷杀虫剂中毒的主要并发症是肺水肿、呼吸衰竭、脑水肿，因此，护理的重点是维持正常呼吸和循环功能，保持呼吸道通畅，合理用氧，必要时应用机械通气。

（6）心理护理：误服、误用毒物患者因突然发病而导致精神紧张、恐惧或愤怒、怨恨的心理，并为是否留有后遗症而担忧。蓄意服毒的患者易出现激动、愤怒或抑郁的情绪反应，苏醒后，易产生矛盾心理，自卑、抑郁，不愿亲友、同事探访。护士应通过仔细观察以寻找急性中毒患者心理护理的切入点，以诚恳的态度与患者多交流，做好疾病的解释工作，消除精神紧张、恐惧感或愤怒、怨恨的心理。对自杀患者应详细了解其心理社会状况，向患者解释自杀的危害性，开导患者叙述心理问题，给予安慰、体贴及疏导，打消其自杀念头，同时应与患者家属、亲戚及同事沟通，做好他们的思想工作，帮助患者正确对待人生，提高心理应激能力。

（7）健康指导

1）生活指导：普及预防知识教育，告知生产者、使用者，特别是农民、牧民，有机磷杀虫药可通过皮肤、黏膜、呼吸道、胃肠道吸收，进入人体内导致中毒。要向牧民讲解有机磷杀虫药的危害，不能用农药灭虱（如衣服、被褥）以免农药通过皮肤、黏膜吸收中毒。告诉农牧民在喷洒农药时应遵守操作规程，加强个人防护，穿长袖衣裤及鞋袜，戴口罩、帽子及手套。下工后用碱水或肥皂洗净手和脸后方能进食。经治虫后的蔬菜瓜果，在雨季需半个月方可食用，干旱季节至少 1 个月方可食用。污染衣物及时洗净。农药盛具要专用，严禁装食品、牲口饲料等。

2）疾病知识指导：告知患者出院后需要在家休息 2~3 周，按时服药，不可单独外出，以防发生迟发性神经症。

3）自我监测：长期接触有机磷杀虫药者应定期体检，测定全血胆碱酯酶活力。若全血胆碱酯酶活力在 60% 以下，应尽早治疗，不宜工作。

四、镇静、安眠类药物中毒的救治与护理

1. 疾病定义及分类

（1）疾病定义：镇静催眠药中毒是指服用过量镇静催眠药引起的一系列中枢神经系统过度抑制的病症。镇静催眠药是中枢神经系统抑制药，小剂量具有镇静作用，中等剂量具有催眠作用，大剂量则可产生深度抑制，导致全身麻醉。一次大剂量服用可引起急性镇静催眠药中毒。长期滥用催眠药可引起耐药性和依赖性而致慢性中毒。突然停药或减量可引起戒断综合征。

镇静催眠药分为三类：

1）苯二氮䓬类：抑制呼吸作用弱，大剂量也不引起麻醉作用，耐受性和药物依赖性轻。主要用于治疗焦虑、恐慌、抑郁、失眠、惊厥、肌肉及骨骼疼痛、酒精戒断及麻醉时的辅助用药。根据半衰期分为：

①长效类：氯氮平、地西泮、氟西泮、甲氨二氮䓬等。

②短效类：阿普唑仑、奥沙西泮、氟硝西泮、艾司唑仑等。

③超短效类：三唑仑、替马西泮、咪达唑仑、溴替唑仑等。

2）巴比妥类：20 世纪初此类药为主要的镇静催眠药，近 25 年逐渐被苯二氮䓬类替代。巴比妥类中毒发生率逐渐降低，主要用于静脉麻醉、抗惊厥、脑复苏的治疗。根据药物作用时间分为：

①长效类：巴比妥、苯巴比妥、扑痫酮。

②中效类：异丁戊巴比妥、异戊巴比妥。

③短效类：司可巴比妥、他布比妥、戊巴比妥。

④超短效类：硫喷妥钠、硫戊巴比妥。

3）非巴比妥、非苯二氮䓬类：过量、中毒后毒性反应大，逐渐被苯二氮䓬类取代。常用药为水合氯醛、格鲁米特（导眠能）、甲喹酮（安眠酮）、甲丙氨酯（眠尔通）。

（2）病因及发病机制：大量误服或故意服药自杀可引起急性中毒；而长期滥用镇静催眠药则可引起耐药、依赖而致慢性中毒。

近年研究苯二氮䓬类的中枢神经抑制作用，认为该类药的作用与增强 γ-氨基丁酸（GA-BA）能神经的功能有关。考虑在神经突触后膜表面有由苯二氮䓬受体、GABA 受体、氯离子通道组成的大分子复合物，苯二氮䓬类与苯二氮䓬受体结合后，可增强 GABA 与 GABA 受体结合的亲和力，使与 GABA 受体偶联的氯离子通道开放而增强 GABA 对突触后膜的抑制功能。苯二氮䓬类主要选择性作用于边缘系统，影响情绪和记忆力。

巴比妥类对 GABA 能神经有与苯二氮䓬类相似的作用，但由于二者在中枢神经系统的分布有所不同，作用也有所不同。巴比妥类有广泛的中枢抑制作用，但明显作用于脑干、小脑及脑皮质，可抑制延髓的呼吸中枢和血管运动中枢。巴比妥类对中枢神经系统的抑制有剂量-效应关系，随着剂量的增加，由镇静、催眠到麻醉，以至延髓中枢麻痹。

非巴比妥类、非苯二氮䓬类镇静催眠药物对中枢神经系统有与巴比妥类相似的作用。

2. 护理评估

（1）病史：患者具有误服或故意大量服用安眠药病史。护士应询问服用药物的名称、剂量、服用时间以及是否经常服用此种药物。

（2）身体状况：镇静催眠药对中枢神经系统有抑制作用。中毒者多有服用安眠药病史，如超过催眠量的 10 倍可抑制呼吸或致死。临床主要表现为：

1）中枢神经系统：头晕、注意力不集中、记忆力减退、欣快感、情绪不稳、言语不清、意识模糊、嗜睡、瞳孔缩小或正常、眼球震颤、共济失调，严重者可出现抽搐、知觉减退或消失、腱反射消失、昏迷。

2）呼吸系统：初期呼吸速率减慢且规则，以后则呼吸减慢而不规则，严重时出现呼吸困难、发绀。

3）循环系统：脉搏细弱，心律失常，血压下降，尿少，重者可出现循环衰竭。

4）耐受性、依赖性和戒断综合征：发生机制尚未完全明了。长期服用苯二氮䓬类发生耐受的原因是苯二氮䓬类受体减少，突然停药时，苯二氮䓬类受体密度增高，出现戒断综合征，即焦虑和睡眠障碍。巴比妥类、非巴比妥类发生耐受性、依赖性和戒断综合征的情况更为严重，停用巴比妥类可出现躁动和癫痫样发作。镇静催眠药之间有交叉耐受性，致死量不因耐受性而有所改变。

5）其他表现：可见皮疹、体温下降、恶心、呕吐、便秘、肝肾衰竭。安眠药一次用量多、时间长而未被发现的患者可导致死亡。

（3）心理社会状况：因误服镇静催眠药中毒的患者会出现焦虑、紧张不安、急躁易怒、悲观失望、忧虑消沉等情绪，自杀者对生活失去信心，有自卑、抑郁、绝望、消极抵触等心理。

（4）辅助检查

1）药物浓度检测：尿中药物的定性检查有助于诊断，而血药浓度测定对临床并无帮助，因其常不与临床病情平行，亦难判断预后。

2）生化检查：应检测动脉血气、血糖、肝肾功能、电解质。

3. 病情判断

（1）轻度中毒：嗜睡，出现判断力和定向力障碍、步态不稳、言语不清、眼球震颤。但各种反射存在，生命体征正常。

（2）中度中毒：患者呈浅昏迷状态，强刺激可唤醒，很快又进入昏迷状态。腱反射消失，呼吸浅而慢，血压仍正常，角膜反射、吞咽反射存在。

（3）重度中毒：深昏迷，早期四肢肌张力增强，腱反射亢进，病理反射阳性。后期全身肌肉弛缓，各种反射消失。瞳孔对光反射存在，瞳孔时而散大，时而缩小。呼吸浅而慢、不规则或呈潮式呼吸。脉搏细数，血压下降。

4. 急救措施

（1）保持呼吸道通畅、给氧：在及时清理呼吸道内分泌物、保持呼吸道通畅的情况下，给予氧气吸入，确保有效吸氧，防止脑水肿的发生。必要时进行气管插管，使用呼吸机。

（2）清除毒物，促进毒物排出：采用催吐、洗胃、导泻等方法迅速清除毒物，用 1：5000 高锰酸钾洗胃，洗胃后用硫酸镁导泻。对深昏迷者在洗胃前应行气管插管。

（3）建立静脉通道，遵医嘱使用特效解毒药或应用中枢神经系统兴奋药：苯二氮䓬类中毒的特效解毒药是氟马西尼，该药能通过竞争抑制苯二氮䓬受体而阻断苯二氮䓬类的中枢神经抑制作用，但不能改善遗忘症状。巴比妥类中毒无特效解毒药。对镇静催眠药中毒引起的意识障碍、反射减弱或消失、呼吸抑制，可根据病情轻重选用中枢神经系统兴奋药，首选纳洛酮。

（4）及时准确记录患者病情变化：包括患者生命体征、尿量、意识状态、瞳孔大小、对光反射等变化。

5. 护理措施

（1）体位护理：根据病情需要选择合适的体位，意识不清者取仰卧位，使头偏向一侧，或侧卧位，可防止舌根后坠阻塞气道。

（2）饮食护理：加强饮食护理，患者意识不清超过 3~5 天，营养不易维持，应鼻饲给予高热量、高蛋白易消化的流质饮食，补充营养及水分。

（3）病情观察

1）观察患者意识状态、瞳孔大小及对光反射，若瞳孔散大、血压下降、呼吸变浅或不规则，常提示病情恶化，应及时向医师报告，采取紧急处理措施。

2）观察生命体征：观察体温变化，注意脉搏速率、节律、血压及尿量的变化，及时发现循环衰竭和休克征兆。注意保暖。危重患者每 15~30 分钟观察 1 次，并做好记录。

（4）并发症护理：对躁动患者加床旁护栏，防止坠床外伤的发生。意识障碍者应根据病情为患者定时翻身拍背，减少肺部感染或压疮的发生，定时做口腔护理。

（5）用药护理：严格遵医嘱用药，细心观察药物的不良反应，如嗜睡、共济失调、语言不清、低血压、视物模糊、皮肤瘙痒等，若出现中毒反应必须立即告诉主管医师并迅速予以处理。

（6）心理护理：针对患者情况，给予患者心理支持和鼓励。若是自杀患者，避免歧视，应关爱、尊重患者，要有护理人员陪伴，避免周围一切安全隐患，从根本上消除患者的自杀念头，重新树立生活的勇气。

（7）健康教育

1）严格慎重用药：严格控制镇静催眠药的处方、使用、保管。对情绪不稳定和精神异常者应慎重用药。

2）防止药物的依赖性：告知长期服用催眠药及服用苯巴比妥的癫痫患者，不可突然停药，应逐渐减量后停药。

3）严格药物管理：将本类药物放置在安全地点，老年人应在监护下服药，同时防止儿童误服、乱服药。

五、强酸、强碱中毒的救治与护理

1. 病因及发病机制　强酸、强碱为腐蚀性化学物。强酸主要指硫酸、硝酸及盐酸等。急性中毒多为经口误服或意外吸入，皮肤接触或被溅洒，引起局部腐蚀性烧伤，组织蛋白凝固和全身症状。强碱是指氢氧化钠、氢氧化钾、氧化钠和氧化钾等。急性中毒多为误服或意外接触，引起局部组织碱烧伤，与组织蛋白结合形成碱性蛋白盐，使脂肪组织皂化出现全身症状。

2. 临床表现　口服中毒者发生口咽、喉头、食管及胃黏膜烧伤，从而出现剧烈灼痛，呕吐血性内容物，并可出现喉头水肿、痉挛、吞咽困难，严重者出现胃穿孔。幸存患者可遗留食管及胃部瘢痕收缩引起的狭窄等。吸入中毒者出现呛咳、咳痰、喉及支气管痉挛、呼吸困难、肺炎及肺水肿等。

3. 救治原则

（1）强酸口服中毒者立即服用氢氧化铝凝胶或 7.5% 氢氧化镁混悬液，并可服用生蛋清或牛奶，同时加服植物油，严禁洗胃、催吐。强碱口服中毒者立即食醋、3%~5% 醋酸或 5% 稀盐酸，大量橘汁或柠檬汁等中和，禁用催吐、洗胃。

（2）强酸吸入中毒者，用 2% 碳酸氢钠溶液雾化吸入，大量肾上腺皮质激素预防肺水肿，抗生素预防感染。

（3）皮肤接触首先脱掉污染衣物，用大量清水冲洗；强酸者可用 2% 碳酸氢钠溶液反复冲洗，强碱者用 2% 醋酸溶液湿敷。皮肤损伤时，按烧伤处理。

4. 护理措施

（1）强酸、强碱类毒物中毒的患者，清洗毒物时首先以清水为宜，并要求冲洗时间稍长，然后选用合适的中和剂继续冲洗。强酸中毒可用 2%~5% 碳酸氢钠、1% 氨水、肥皂水、石灰水等中和；强碱中毒用 1% 醋酸、3% 硼酸、5% 氯化钠、10% 枸橼酸钠等中和。

（2）口服强酸、强碱的患者禁止洗胃，可给予胃黏膜保护剂缓慢注入胃内，注意用力不要过大，速度不要过快，防止造成穿孔。

（3）严密观察生命体征的变化，准确记录出入液量，谨防休克的发生。

（4）保持呼吸道畅通，防止窒息的发生。

（5）耐心听取患者的诉说，当患者需要时陪伴患者，充分利用患者的社会及家庭支持系统。

六、急性酒精中毒的救治与护理

1. 病因　酒中有效成分是乙醇，别名酒精，是无色、易燃、易挥发的液体，具有醇香气味。能与水和大多数有机溶剂混溶，更易溶于水。乙醇用于工业溶剂。酒是含乙醇的饮料。谷类或水果发酵制成的酒中含乙醇浓度较低，以容量浓度（L/L）计，啤酒为 3%~5%，黄酒 12%~15%，葡萄酒 10%~25%；蒸馏形成烈性酒，如白酒、白兰地、威士忌等含乙醇 40%~60%。

2. 临床表现　急性酒精中毒主要造成中枢神经系统、循环系统和呼吸系统功能紊乱。由于饮酒量的不同，临床症状出现的迟早也不相同，大致可分为：

（1）兴奋期：血中乙醇含量在 40～100mg/dl，患者表现为欣快、多语、面红、吐词不清、情绪不稳，也有安静入睡者。

（2）共济失调期：血中乙醇含量在 100～200mg/dl，患者可出现共济失调、动作笨拙、步态不稳、语无伦次。

（3）昏睡、昏迷期：血中乙醇含量在 200～400mg/dl，患者意识不清、昏睡或昏迷、面色苍白或潮红、皮肤湿冷、口唇青紫、心动过速、呼吸缓慢、血压下降。严重时尿便失禁、抽搐、昏迷。当血中乙醇含量达 400～500mg/dl 时，可抑制延髓呼吸中枢，最终因呼吸衰竭而死亡。

3. 病情危重的指征　患者出现昏睡、昏迷，瞳孔散大；酗酒后可因误伤导致硬膜下血肿，患者出现双侧瞳孔不等大；生命体征出现改变者。

4. 救治原则

（1）保持呼吸道通畅：使患者处于头低左侧卧位，以防呕吐物吸入气道。呼吸抑制者，给予呼吸兴奋剂，必要时行气管插管，呼吸机辅助呼吸。

（2）清除毒物：如患者在 1～2 小时内饮了大量酒，并在 45 分钟内到达医院，根据患者意识程度可用催吐或洗胃的方法，清除未吸收的酒精。紧急血液透析可以有效地清除体内酒精，可用于昏迷或出现呼吸抑制者。血液灌流和利尿不能有效清除酒精。

（3）特效解毒剂：纳洛酮是阿片受体拮抗剂，对昏迷和呼吸抑制的患者有兴奋呼吸和催醒作用。轻度中毒（兴奋期和共济失调期患者），给予 0.4～0.8mg 纳洛酮肌内注射或加入 10% 葡萄糖 40ml 稀释后静注，重度中毒（昏睡期）者给予 0.4～0.8mg，加入 10% 葡萄糖 40ml 静注，1 小时后症状无改善者，可重复给予 0.4mg。总药量可达 3～5mg。

（4）对症治疗：躁狂者可给予氯丙嗪 25mg 肌内注射，或地西泮 10mg 稀释后缓慢注射。这些药物能与酒精起协同作用，对中枢神经系统产生抑制作用，使用时切忌过量。可静脉输注肌苷、肝太乐、维生素 C 等药物保护肝脏。有出血倾向给予维生素 K 及新鲜血浆。酒精依赖者常发生低镁、低钾或低磷血症，应及时补充。如有精神状态改变及严重酒精戒断症状患者应住院治疗。

（5）护理措施：全面监护患者，防止意外。加强护理，减少并发症。

第十一章　急性器官衰竭的急救护理

第一节　急性心力衰竭

急性心力衰竭是指某种原因导致心肌收缩力下降或心脏前后负荷突然增加引起心脏排血量急剧下降、体循环或肺循环急性淤血、组织器官灌注不足的临床综合征。根据解剖学部位分急性左心衰竭和急性右心衰竭。其中，临床以急性左心衰竭最常见，表现为急性肺水肿，严重者发生心源性休克及心脏骤停等。急性右心衰竭比较少见，多由大块肺栓塞引起，也可见于右室心肌梗死。本节主要介绍急性左心衰竭。

一、病因及发病机制

1. 病因

（1）急性弥漫性心肌损害：急性心肌炎、急性广泛性心肌梗死、心肌缺血。

（2）急性机械性排血受阻：严重二尖瓣狭窄，持续性快速心律失常，大量心包积液、积血，缩窄性心包炎。

（3）急性左室后负荷增加：高血压、严重主动脉瓣狭窄、梗阻性肥厚性心肌病。

（4）急性左室前负荷增加：急性瓣膜穿孔、静脉输血输液过多过快。

2. 诱因

（1）急性感染：特别是呼吸道感染或感染性心内膜炎。

（2）心律失常：特别是房颤、心动过速或严重缓慢性心律失常。

（3）妊娠、分娩或甲亢。

（4）精神与身体的过度劳累。

（5）药物使用不当：洋地黄用量不足或过量。

（6）输血输液过多过快或钠盐摄入过多。

3. 发病机制　由于左室排血量急剧下降，致左室舒张末压显著增加，左房、肺静脉及肺毛细血管压力随之升高。当肺毛细血管内流体静压超过胶体渗透压时，大量血浆自肺毛细血管漏入肺间质和肺泡，发生肺水肿或肺淤血。血浆进入肺泡内与气体形成泡沫后，表面张力增大，影响气体交换，引起缺氧。肺泡与肺间质水肿使肺的顺应性下降，引起换气不足和肺内动静脉分流，导致动脉血氧含量降低，组织代谢乳酸产生过多而发生代谢性酸中毒，使心力衰竭进一步恶化。另外左室排血量下降，造成组织器官灌注不足，不能满足机体对氧和代谢的需要，血压降低，最后导致休克、严重心律失常而死亡。

二、护理评估

1. 主要症状　主要由肺循环淤血和肺水肿引起。

（1）夜间阵发性呼吸困难是左心衰竭的典型表现。常在夜间入睡后突然憋醒，出现咳嗽、胸闷、气短，轻者坐起后症状可缓解，严重者坐起或站起后仍有明显气短，并有频繁咳嗽和喘鸣，发展为急性肺水肿。

（2）急性肺水肿是急性左心衰竭的严重表现。典型症状为突发呼吸窘迫、端坐呼吸、咳嗽、咳粉红色泡沫样痰、极度烦躁、大汗淋漓、面色苍白、口唇发绀、皮肤湿冷、晕厥和休克。

2. 主要体征　两肺布满哮鸣音与湿啰音，心率增快，心尖部第一心音低钝，可出现收缩期杂音或舒张期奔马律，肺动脉瓣区第二心音亢进，呼吸浅快，频率在 30~40 次/分以上，吸气时肋间隙、锁骨上窝、胸骨上窝凹陷。伴心源性休克时出现相关的体征与血压改变。

3. 辅助检查

（1）实验室检查：测定血清电解质、血尿素氮和肌酐，判断有无电解质紊乱和肾功能不全。动脉血气测定：动脉血氧分压降低，二氧化碳分压降低、正常或升高。

（2）X 线检查：肺间质水肿时，肺野透亮度下降，肺纹理增粗、模糊，肺门边缘轮廓不清，呈云状阴影。肺泡水肿时，典型 X 线表现为由肺门向周围扩展的蝶状阴影，大多数为两肺广泛分布、大小不等的斑片状阴影，可融合成片，严重者出现胸腔积液。

（3）血流动力学检查：因血流动力学变化先于临床表现和 X 线改变，肺毛细血管楔压（PCWP）升高先于肺淤血，故血流动力学检查对于早期发现左心衰竭以及指导治疗甚为重要。急性左心衰竭早期，PCWP 增加，心排血指数（CI）正常。PCWP 大于 2.4kPa（18mmHg），提示肺淤血；CI 为 2.2~2.5L/（min·m^2）、PCWP 为 3.3~4.7kPa（25~35mmHg），提示肺水肿；CI 2.2L/（min·m^2）、PCWP 大于 2.4kPa（18mmHg），提示心源性休克。

三、急救措施

1. 体位 将患者置于端坐位或半卧位，两腿下垂，减少静脉回心血量。

2. 纠正缺氧 一般用鼻导管或面罩给氧，流量为 5~6L/min，供氧浓度为40%~60%。氧气湿化瓶内可放入 30%~50%的酒精或加甲基硅油消泡剂，降低肺泡表面张力，以改善通气。如患者反应迟钝，血气分析结果示 $PaCO_2>70mmHg$，$PaO_2<60mmHg$，即应给予气管插管呼吸机辅助呼吸，可以使用呼气末正压通气（PEEP），以增加肺的功能残气量，减轻肺泡萎陷，并可抑制静脉回流。

3. 建立静脉通道，准备做进一步处理。

4. 药物治疗

（1）吗啡：5~10mg 皮下或静脉注射，可减轻烦躁不安和呼吸困难，并可扩张周围静脉，减少回心血量。已有呼吸抑制者或慢性肺病者应避免使用，低血压者应避免静脉用药。

（2）快速利尿：可选用呋塞米 20~40mg 静脉注射。必要时 4~6 小时再重复给药 1 次，可大量快速利尿，减少血容量。

（3）血管扩张剂：可减轻心室前负荷及降低后负荷，以改善心功能，减低氧耗，增加心搏量和心排出量，常用的药物有硝普钠、硝酸甘油、酚妥拉明及压宁定。

（4）强心剂：近期未用过洋地黄药物者，可将毛花苷丙（西地兰）0.2~0.4mg 缓慢静脉注射。

（5）氨茶碱：氨茶碱 0.25g 放入生理盐水溶液 250ml 中静滴，以减轻支气管痉挛，并有强心利尿作用。

（6）肾上腺皮质激素：激素可降低周围血管阻力，减少回心血量和解除支气管痉挛，可用地塞米松 10~20mg 静脉注射。

5. 积极治疗原发病。

四、护理措施

1. 生命体征监测 给予患者心电监测，注意观察体温、脉搏、呼吸、血压变化。及时发现心力衰竭的早期征兆，夜间阵发性呼吸困难是左心衰竭的早期症状，应予以警惕。当患者出现血压下降、脉率增快时，应警惕心源性休克的发生。

2. 观察神志变化 由于心排血量减少，脑供血不足、缺氧及二氧化碳增高，可导致头晕、烦躁、迟钝、嗜睡、晕厥等症状，应及时观察，特别是使用吗啡时应注意观察神志及有无呼吸抑制情况。

3. 做好护理记录，准确记录 24 小时出入量，尤其是每小时尿量。

4. 保持呼吸道通畅，及时清除呼吸道分泌物。

5. 保持床单位清洁，及时为患者更换潮湿衣物。

6. 药物应用观察

（1）应用强心剂时，注意有无中毒症状，如恶心、呕吐、厌食等胃肠道症状；心律失常；头痛、失眠、眩晕等神经系统症状及黄视、绿视。应监测电解质变化及酸碱平衡，纠正低钾、低钙及酸中毒。

（2）应用血管扩张剂时，应从小计量、低速度开始，根据血压变化调整滴速，并严密观察用药前后血压、心率的变化，若血压明显下降，心率显著增快并伴有出汗、胸闷、气短等症状应及时报告医生，立即停药，将双下肢抬高。静脉滴注时还应注意观察注射局部有无血管炎及外渗引起的组织坏死。

（3）应用利尿剂时注意观察尿量的变化，若用药后 24 小时尿量大于 2500ml 为利尿过快，患者可出现心率加快、血压下降等。全身软弱无力、腱反射减弱、腹胀、恶心、呕吐等症状可能为低钾、低钠的征象。

7. 判断治疗有效的指标 自觉气短、心悸等症状改善，情绪安定，发绀减轻，尿量增加，水肿消退，心率减慢，血压稳定。

8. 避免诱发因素 做好心理护理，解除患者的焦虑，避免过分激动和疲劳；做好生活护理，防治呼吸道感染；控制输液量及速度，防止静脉输液过多过快。

第二节 急性呼吸衰竭

急性呼吸衰竭是指各种原因引起的肺通气和（或）换气功能严重不全，以致不能进行有效的气体交换，导致缺氧和（或）二氧化碳潴留，引起一系列生理功能紊乱及代谢不全的临床综合征。因机体不能很快代偿，若不及时抢救，会危及患者生命。

一、病因及发病机制

1. 病因

（1）脑部疾患：急性脑炎、颅脑外伤、脑出血、脑肿瘤、脑水肿等。

（2）脊髓疾患：脊髓灰质炎、多发性神经炎、脊髓肿瘤、颈椎外伤等。

（3）神经肌肉疾患：重症肌无力、周围神经炎、呼吸肌疲劳、破伤风、有机磷中毒等。

（4）胸部疾患：血气胸、大量胸腔积液、胸部外伤、胸腔和食管肿瘤手术后、急性胃扩张、膈运动不全等。

（5）气道阻塞：气道肿瘤、异物、分泌物及咽喉、会厌、气管炎症和水肿。

（6）肺疾患：ARDS、肺水肿、急性阻塞性肺疾患、哮喘持续状态、严重细支气管和肺部炎症、特发性肺纤维化等。

（7）心血管疾患：各类心脏病所致心力衰竭、肺栓塞、严重心律失常等。

（8）其他：电击、溺水、一氧化碳中毒、严重贫血、尿毒症、代谢性酸中毒、癔病等。

2. 发病机制　急性呼吸衰竭的发生主要有肺泡通气不足、通气/血流比例（V/Q）失调、气体弥散障碍、肺内分流四种机制。

（1）肺泡通气不足：其结果引起低氧和高碳酸血症。机制主要有：

1）呼吸驱动不足：如中枢神经系统病变或中枢神经抑制药过量抑制呼吸中枢，使呼吸驱动力减弱，导致肺容量减少和肺泡通气不足。

2）呼吸负荷过重：胸廓或膈肌机械性运动能力下降，致肺泡通气下降及气道阻力增加，胸肺顺应性下降。

3）呼吸泵功能障碍：由于呼吸肌本身的病变导致呼吸运动受限，如呼吸肌疾患、有机磷农药中毒等。

（2）通气/血流比例（V/Q）失调：正常人肺泡通气量（V）约为4L/min，流经肺泡的血流（Q）约为5L/min，V/Q约为0.8。有效的气体交换主要取决于V/Q保持在0.8水平。当V/Q低于0.8时，肺泡通气不足、血流过剩，肺动脉内混合静脉血未经充分氧合即进入肺静脉，引起低氧血症。当V/Q大于0.8时，肺泡过度通气，肺泡内气体不能与血液进行充分的气体交换而成为无效通气，结果也导致低氧血症。严重的通气/血流比例失调亦可导致二氧化碳潴留。

（3）气体弥散障碍：氧和二氧化碳可自由通过肺泡毛细血管膜进行气体交换，氧的弥散能力约为二氧化碳的 1/20。当肺不张、肺水肿、肺气肿、肺纤维化导致气体弥散面积减少、弥散距离加大时，往往影响氧的弥散从而引起低氧血症。

（4）肺内分流：肺动脉内的静脉血未经氧合直接流入肺静脉，引起低氧血症，是通气/血流比例失调的特例，常见于肺动脉-静脉瘘。

二、护理评估

1. 分类

（1）换气功能不全（Ⅰ型呼吸衰竭）：以低氧血症为主。

（2）通气功能不全（Ⅱ型呼吸衰竭）：以高碳酸血症为主。

2. 主要症状　呼吸衰竭表现为低氧血症、高碳酸血症或二者兼有，可使机体各器官和组织受到不同程度的影响。主要表现为呼吸困难、呼吸频率加快、鼻翼煽动、辅助呼吸肌活动增强、呼吸费力，有时出现呼吸节律紊乱，表现为陈-施呼吸、叹息样呼吸，重症患者可出现意识不全、烦躁、定向力不全、谵妄、昏迷、抽搐、全身皮肤黏膜发绀、大汗淋漓，可有腹痛、恶心、呕吐等症状。

3. 主要体征　早期心率加快，血压升高；严重时可有心率减慢、心律失常及血压下降。严重高血钾时出现房室传导阻滞、心律失常，甚至心脏骤停。

4. 辅助检查

（1）血气分析：$PaO_2 < 60mmHg$ 时即可诊断为呼吸衰竭。

（2）电解质测定：注意血钾水平。

（3）胸部 X 线：如胸片上表现为弥漫性肺浸润，主要见于 ARDS、间质性肺炎、肺水肿等；如表现为局限性肺浸润阴影，可见于重症肺炎、肺不张等。

三、急救措施

1. 氧疗　Ⅰ型呼吸衰竭者给予中、高流量吸氧，流量为 4~6L/min，Ⅱ型呼吸衰竭者应给予低流量吸氧，氧流量为 1~2L/min。

2. 清除呼吸道分泌物　根据病情稀释痰液，气道湿化，刺激咳嗽，辅助排痰，也可给予肺部物理治疗，有支气管痉挛可给予支气管扩张剂，如氨茶碱等。

3. 机械通气 吸氧浓度高于 40%、血气分析示 $PaO_2 < 60mmHg$ 时，应尽早给予气管插管，人工呼吸机辅助呼吸。

4. 控制感染 肺和支气管感染是引起呼吸衰竭的主要原因，而迅速有效地控制感染是抢救呼吸衰竭的最重要措施，一般根据既往用药情况与药物敏感试验选用抗生素。

5. 呼吸兴奋剂 呼吸衰竭经常规治疗无效，PaO_2 过低，$PaCO_2$ 过高，或出现肺性脑病表现或呼吸节律、频率异常时，可考虑使用呼吸兴奋剂。常用尼克刹米，可直接兴奋呼吸中枢，使呼吸加深加快，改善通气。

6. 监测通气和血氧饱和度的变化 动态监测血气，指导临床呼吸机各种参数的调整和酸碱紊乱的处理，持续血氧饱和度监测敏感、方便，以便指导临床。

7. 并发症的防治 保持水、电解质和酸碱平衡，及时纠正酸碱平衡失调和电解质紊乱，纠正休克和防治 DIC。同时防止心衰与脑疝的发生，及时治疗肺性脑病。

四、护理措施

1. 一般护理

（1）将患者放在坐位或半坐卧位，以利于呼吸和保证患者舒适。

（2）做好心理护理，安慰患者，消除紧张情绪。

（3）清醒患者给予高蛋白、高热量、高维生素、易消化饮食。

（4）做好口腔、皮肤护理，防止细菌感染。

2. 建立静脉通道，用于药物治疗。

3. 病情观察

（1）注意观察患者的神志、呼吸频率与节律、有无发绀，监测氧饱和度及动脉血气值的变化。

（2）监测血压、脉搏、心律及体温的变化，观察原发病的临床表现。

（3）观察神经系统的表现，如神志、头痛、瞳孔的变化，及时发现脑水肿及颅压增高。

（4）监测和记录液体出入量。

（5）观察氧疗的效果。

（6）注意控制静脉用药的滴速，及时监测血钾等电解质的变化。

4. 清除痰液，保持呼吸道通畅 鼓励患者深呼吸，进行有效的咳嗽和咳痰，必要时给予吸痰。协助患者翻身、叩背，必要时给予肺部物理疗法。

5. 机械通气患者的护理

（1）保持呼吸机正常运转。

（2）保持呼吸机管路接口紧密。

（3）监测呼吸机各参数，并了解通气量是否合适。

（4）及时发现并防治机械通气治疗的并发症。

6. 用药的观察与护理

（1）呼吸兴奋剂：使用呼吸兴奋剂时要保持呼吸道通畅，液体给药不宜过快，用药后注意观察呼吸频率、节律及神志变化，若出现恶心、呕吐、烦躁、面部抽搐等药物反应及时联系医生，出现严重肌肉抽搐等反应立即停药。

（2）肾上腺皮质激素：应加强口腔护理，防止口腔真菌感染。

第三节 急性肾衰竭

急性肾衰竭是各种原因引起的肾脏功能在短时间（几小时至几天）内急剧降低，以致机体内环境出现严重紊乱的临床综合征。肾功能下降可发生在原来没有肾功能不全的患者，也可发生在已稳定的慢性肾病者，突然有急性恶化。临床主要表现为氮质血症，水、电解质和酸碱平衡紊乱，以及全身各系统并发症。常伴有少尿（400ml/d），但也可以无少尿表现，称非少尿型急性肾衰竭。

一、病因及发病机制

1. 病因 急性肾衰竭可在许多致病条件下发生，常见的病因可分为肾前性、肾实质性和肾后性三大类。

（1）肾前性衰竭：肾前性衰竭是指肾脏血液灌注不足，导致肾小球滤过率下降，一旦补足血容量，肾功能立即恢复，肾脏无结构损坏，但如果治疗不及时，可发展为缺血性急性肾小管坏死，即使改善肾脏灌注，也不能逆转。常见病因：

1）急性血容量不足：主要为细胞外液丢失，如呕吐、腹泻、烧伤、过度利尿、大出血等。

2）心排血量减少：常见于充血性心力衰竭、急性心肌梗死、严重快速性心律失常、心脏压塞、手术后低心排血量综合征、急性肺栓塞。

3）周围血管扩张：见于感染性休克、过敏性休克、麻醉或使用降压药。

4）肾血管阻力增加：见于应用血管收缩药、前列腺素抑制剂等。

（2）肾实质性衰竭：肾实质性衰竭是指由原发性或继发性肾内血管、肾小球、间质及肾小管病变引起的肾衰。主要原因：

1）急性肾小管病变：常见于急性肾缺血、急性肾毒性损害（常见有药物、化学毒素、生物毒素、造影剂及内源性毒素，如异型输血、挤压伤、创伤引起的血红蛋白、肌红蛋白沉积肾小管）。

2）急性肾小球病变：各种病因引起的急性肾小球肾炎、急进性肾炎、恶性小动脉性肾硬化症及肾皮质坏死。

3）肾血管病变：恶性或急进性高血压、肾动脉栓塞或血栓形成。

4）急性间质性肾炎：常见的原因有药物性、感染性及代谢性引起。

（3）肾后性衰竭：肾后性衰竭是指排尿器官（输尿管、膀胱和尿道）梗阻引起的少（无）尿。主要病因：

1）尿路梗阻：尿道损伤及炎症水肿、狭窄、膀胱肿瘤、前列腺肿大。

2）双侧输尿管梗阻：结石、血块阻塞、腹膜后纤维化。

2. 发病机制　急性肾衰竭的发病机制有多个学说。不同发病原因引起的急性肾衰竭，其发病机制亦各不相同，下面主要叙述急性肾小管坏死引起的急性肾衰竭发病机制。

（1）血流动力学改变学说：肾脏作为血液过滤的管道，当肾动脉血管痉挛、肾灌注降低、滤过受损，使肾血流量减少和肾血管阻力增加，导致急性肾小管坏死，引起 ARF。

（2）渗漏学说：肾小管上皮细胞损伤坏死脱落，沉积堵塞肾小管，并且肾小管管壁失去完整性，屏障作用减弱，加上肾小管周围血浆胶体渗透压的回吸收作用，致使肾小管液体（原尿）向管周血管反渗，引起肾间质水肿，压迫肾单位，加重肾缺血，使肾小球滤过率更降低，导致 ARF。

（3）肾小管阻塞学说：肾小管上皮细胞遭毒性损伤坏死脱落和内源性毒素（如肌红蛋白、血红蛋白、尿酸和钙等）阻塞肾小管，引起囊内压升高，肾小球滤过停止导致 ARF。

二、护理评估

1. 病史　急性肾衰竭的临床表现有时隐匿，有时进展迅速，常见的临床表现可因发病原因不同而异，仔细询问病史，辨别致病因素，评价容量状态具有重要意义。

2. 临床表现　可分为少尿期、多尿期和恢复期三个阶段。

（1）少尿期：尿量骤减或逐渐减少。主要表现：①高氮质血症：当受损肾单位的总和未达到80%以上时，可不出现高氮质血症。根据血清尿素氮递增的速度将肾衰竭分为轻、中、重三度。轻度每日递增<15mg，中度每日递增在 15～30mg，重度每日递增＞30mg；②高钾血症：血清钾＞5.5mmol/L，称高钾血症；③酸中毒、低钠血症；④神经系统表现：嗜睡、头痛、烦躁及昏迷，可能与脑水肿有关；⑤消化系统症状：恶心、呕吐、厌食等，部分患者出现急性胃黏膜损伤而引起消化道出血；⑥贫血：急性肾衰竭中晚期常伴有贫血。

（2）多尿期：每日尿量可达4000ml，甚至更多，多尿期早期（3~7天以内），尽管尿量增多但肾小管功能并未迅速恢复，血尿素氮水平可继续上升。

（3）恢复期：尿量正常，尿毒症症候群消失，随意饮食下尿素氮、肌酐值在正常范围。

3. 辅助检查

（1）实验室检查

1）尿比重与尿渗透压：正常尿比重为 1.015～1.025 之间，当肾小管功能受损时，重吸收能力下降，尿比重降低。正常尿渗透压为 40～120mOsm/（kg·H_2O），较尿比重更能反映肾脏浓缩和稀释功能。

2）血尿素氮、肌酐：二者均为体内代谢产物，当肾功能下降50%左右时，才开始出现血浓度升高，因此，不是反映肾脏早期受损的敏感指标。

（2）影像学检查

1）B超：对危重肾病患者的肾脏、尿路系统器质性改变的诊断和监护具有独特价值。常用于观察肾脏大小、有无占位、肾盂积水、尿路结石、肾周围脓肿或血肿、肾动脉狭窄等。

2）尿路平片与静脉肾盂造影：可以显示肾脏大小、位置、有无结石及占位、尿路梗阻及尿路畸形等，静脉肾盂造影还可用于判断肾脏功能状态。

3）CT 和 MRI：二者均有分辨率高和无创性的优点，可以显示微小病灶，对肾功能不良者亦可使用。

（3）肾穿刺活检是获取肾脏标本的重要手段之一。大约有20%的急性肾衰需要活检明确病因诊断。

三、急救措施

1. 病因治疗 积极治疗原发病是抢救成功的关键。对肾前性肾衰竭者,扩容、补充血容量、控制心力衰竭有助于改善肾血流和肾功能;解除尿路梗阻有利于肾后性肾衰竭的缓解;中毒患者及时应用解毒药或迅速促进毒物排出;所有 ARF 患者均停用影响肾脏血流灌注或肾毒性药物,避免应用对比剂;根据肾功能调整所用药物的剂量与用药的间隔时间。

2. 纠正水、电解质、酸碱失衡

(1) 维持水平衡:少尿期患者应严格计算 24 小时出入量,严格控制液体的摄入,每日入量等于前一天液体排出量(包括尿、粪便、呕吐物、创口渗出液、引流液、透析超滤量)+500ml(为不显性失水减去代谢内生水),入量则包括输入液体、饮水及摄入食物中所含水分。多尿期补充液量应比出量少 500~1000ml。能起床的患者每日定时测体重。

(2) 高血钾的处理:抢救肾衰竭中防治高钾血症非常重要。限制饮食中含钾高的食物、不输库存血、及时清除体内坏死组织等均为防治高钾血症的重要措施。当发生高钾血症时需采取的措施:①静脉注射 10% 葡萄糖酸钙 10~20ml,可对抗钾离子对心肌的毒性作用;②用 10% 葡萄糖 500ml 加入胰岛素 10U 静脉滴注,可促进糖原合成,使钾进入细胞内;③用 5% 碳酸氢钠 100~250ml 静脉滴注;④口服钠型离子交换树脂 20~50g 加 30% 山梨醇 20~50ml,每日 3~4 次,增加钾离子从肠道排出;⑤透析治疗。

(3) 代谢性酸中毒的处理:①5% 碳酸氢钠 100~250ml 静脉滴注;②透析治疗。

3. 肾脏保护血容量恢复 血流动力学稳定后,应用药物可解除肾血管痉挛或肾小管堵塞,缩短急性肾衰竭病程或加快肾功能恢复。肾脏局部可试用热敷、理疗或普鲁卡因肾囊封闭。常用药物有:

(1) 多巴胺:小剂量多巴胺有选择性扩张肾血管和增加尿量作用,被称为肾脏剂量多巴胺,一般为 $2\sim5\mu g/(kg \cdot min)$。

(2) 多巴酚丁胺:多巴酚丁胺能明显增加感染性休克患者血压和心排血量,尿量和尿钠排泄分数无明显增加,但肾脏灌注改善,肾小球滤过率提高,肌酐清除率明显增加。其效果明显优于多巴胺。至于其改善肾功能的机制尚待进一步研究。一般为 $2\sim5\mu g/(kg \cdot min)$。

(3) 呋塞米(速尿):40~100mg 间隔 4~6 小时静脉注射,或 200mg 加 5% 葡萄糖 30ml 持续静脉微量注射泵输入,能增加尿量。

4. 营养支持供给 高热量饮食,减少内源性蛋白质的分解,有利于肾组织的再生与修复。碳水化合物的摄入量应不少于每日 100g，限制蛋白质的摄入，少于每日 0.5g/kg，蛋白质以富含动物蛋白为主。限制饮食中钾、钠的含量，避免高钾血症以及水、钠潴留。危重患者及早给予胃肠内营养或静脉高营养（TPN）。

5. 血液净化 目前主张早期预防性透析，尽早清除体内代谢产物，预防和治疗水、电解质、酸碱失衡，降低病死率，改善预后，提高生活质量。

（1）适应证：急性肾衰竭合并下列情况时应进行透析：①高钾血症：钾离子大于 6.5mmol/L；②血尿素氮大于 28.6mmol/L（60~80mg/dl），血肌酐大于 442μmol/L；③严重代谢性酸中毒，其他治疗无效；④急性肺水肿；⑤高分解代谢状态，无尿 2 天或少尿 4 天以上者。

（2）透析方法：包括血液透析和腹膜透析，二者对急性肾衰竭的疗效相近。血流动力学不稳定宜进行腹膜透析。高分解代谢患者常需每天透析。传统间断性血液透析不能控制症状性尿毒症的患者，或血流动力学不稳定且又不宜进行腹膜透析的患者，应选择连续性肾脏替代治疗（CRRT），对血流动力学不稳定，如有脓毒症或多器官功能障碍的患者更适合 CRRT 治疗，其优点是具有极好的溶质和水的去除作用，便于静脉用药、全身静脉高营养治疗及持续控制氮质血症，而且还可以去除脓毒症毒素及损伤性细胞因子（包括 IL-1 及 TNFα）的作用，有利于脓血症及多器官功能障碍的治疗，但此种方法需要 24 小时连续治疗和监护。

四、护理措施

1. 卧床休息 应绝对卧床休息，以减轻肾脏负担，昏迷患者应定时翻身，每 2 小时 1 次。

2. 饮食护理 对能进食的患者，鼓励尽量进食低蛋白、高热量饮食。限制饮食中钾、钠的含量，以避免高钾血症及水潴留。危重患者禁食，给予胃肠内营养或静脉高营养。

3. 心理护理 安慰患者，减轻其恐惧及焦虑情绪。

4. 病情观察

（1）生命体征的观察：无论是少尿期还是多尿期均要严密观察呼吸、心率（心律）、血压、体温和神志变化，及时发现急性肾衰竭的各种并发症，如肺水肿、代谢性酸中毒、电解质平衡失调和感染等。

（2）尿的观察：急性肾衰竭最显著的特征是尿的变化。因此，在肾衰竭患者的治疗与护理中严密观察尿的量、色、性质，每小时记录尿量，定时测量尿比重，肾衰竭患者尿比重固定在 1.015 以下，是肾脏丧失浓缩功能所致。尿液外观多混浊，尿色深，有时成酱油色，尿沉渣中含红细胞、白细胞、小管上皮细胞或管型。尿的颜色由浊变清，预示着病情好转。

（3）电解质的观察：高钾血症常是少尿期的主要死因。肾衰竭患者由于尿液排钾减少、合并感染、溶血及大量组织破坏等均可使钾离子由细胞内释放到细胞外，引起高钾血症。应每日监测电解质情况，密切观察血钾和心电变化，血钾高于 8mmol/L 可发生心律失常、心脏骤停而致死。因此，应将血钾控制在 6.0mmol/L 以下。

（4）肾功能的观察：每日应检查血浆肌酐及尿素氮的情况，一般血浆肌酐每日升高 44.2～88.4mmol/L，血尿素氮每日升高 3.6～10.7mmol/L，病程长、高分解代谢者肌酐、尿素氮可更高。

（5）合并症的观察：肾衰竭患者抵抗力极差，容易发生感染，以泌尿系统感染多见，其次为肺部感染及败血症。败血症是重要死因，因此，应注意患者的体温、血常规及白细胞计数变化。应激性溃疡、尿毒症性肠炎及凝血功能障碍等可引起肾衰竭患者消化道大出血、皮肤黏膜出血等，故应观察有无出血倾向。

5. 血液透析的护理　透析疗法是治疗急性肾衰竭的最有效方法。可采用的透析技术包括血液透析和腹膜透析。

（1）血液透析

1）血液透析原理：根据 Gibbs-Donnan 膜平衡原理，将患者的血液与透析机供给的透析液同时引入透析器的膜内、外室，在透析膜的两侧呈反向流动，即血液自透析器的动脉端向静脉端流动，而透析液从透析器的静脉端膜外向动脉端膜外流动，借助膜两侧的溶质梯度、渗透梯度和水压梯度，通过弥散、对流吸附清除毒素，通过渗透、超滤清除体内潴留水分，同时补充机体需要的物质，从而达到治疗目的。

2）血管通路的建立：急性肾衰竭采用临时性血管通路，主要采用单针双腔血透管从中心静脉置管。

3）抗凝方法：无出血倾向者给予全身肝素化，首剂量 0.2～0.8mg/kg，于透析前静脉注射，以后每小时由微量注射泵输入，根据出凝血结果调整肝素量。

4）透析护理

①血液透析前护理：先向患者说明透析目的、过程和可能出现的情况，以避免紧张、焦虑。向家属讲明血液透析的风险，并签署同意书。检查患者一般情况，如出入量、出凝血结果、肾功能及电解质情况。每次透

析前监测体重与生命体征。并消毒周围环境。

②血液透析过程中观察：生命体征有无变化，尤其是血压的改变；有无失衡综合征、热原反应、头痛、呕吐、肌痉挛和过敏反应等现象；血液和透析液的颜色是否正常，有无血液分层或凝血现象；透析装置各部件运转是否正常；及时采集血标本，观察各种生化指标有无改善。

③血液透析后护理：透析结束后做好留置管道的维护与固定，用肝素液封管，并用敷料包扎，观察敷料有无渗血、渗液，如有要分析原因并及时更换。躯体活动时注意不要使管道扭曲与滑脱。

（2）腹膜透析

1）腹膜透析原理：腹膜透析与血液透析所起的作用基本相同，都是根据弥散原理进行。在腹膜透析中，半透膜就是腹膜本身，主要通过渗透作用去除液体，而不是像血透那样主要通过压力梯度。

2）急诊置管术前护理：①向患者说明透析目的、过程和可能出现的情况，以避免紧张、焦虑；②做普鲁卡因皮试；③术前排空尿便，如有便秘应清洁灌肠，昏迷者留置导尿管。

3）透析前环境与物品准备：透析室应备好急救药物与氧气装置。透析前房间彻底消毒。配置透析液和透析操作应严格无菌操作，使用前检查透析液的透明度，发现异常严禁使用。

4）透析过程护理：①患者取仰卧位或半坐卧位，注意保暖；②密切观察患者的全身情况、生命体征及有无腹痛，注意灌注速度和排出速度，透析管有无漂移，保持透析液温度在 37~38℃；③观察流出液的颜色和澄清度，如有混浊、出血应及时报告医生，每日送检标本监测血生化指标；④记录出入量、透析次数、透析时间；⑤保持皮肤清洁，每次透析后更换敷料，注意腹透管周围皮肤情况，如有炎症可用抗生素药膏外涂或碘伏湿敷。

第四节 急性肝衰竭

急性肝衰竭（AHF）是各种原因引起的肝细胞大量坏死或严重的肝细胞功能损害，导致肝功能迅速恶化的临床综合征。AHF 的主要临床特征是起病急，进展迅速，患者原先无慢性肝脏疾病，其表现除肝性脑病外，还有进行性加深的黄疸、严重的出血倾向、急性肾衰竭、代谢紊乱等肝衰竭表现。且肝性脑病常在黄疸出现数天至 8 周内发生。

一、病因及发病机制

1. 分类　根据肝衰竭病理组织学的特征和病情发展的速度，可将肝衰竭分为急性肝衰竭（ALF）、亚急性肝衰竭（SALF）和慢性肝衰竭（CLF）。其中急性和亚急性肝衰竭是肝脏功能急剧减退导致以明显黄疸、凝血功能障碍和肝性脑病为主要表现的综合征；慢性肝衰竭是肝细胞损害慢性进行性加重所致以腹腔积液或其他门脉高压、凝血功能障碍和肝性脑病为主要表现的肝功能失代偿状态。

在慢性肝病基础上发生的急性肝衰竭，国外将其称为慢加急性肝衰竭（ACLF），国内称之为慢性重型肝炎。对于慢性急性肝衰竭的归属问题，目前国内外学者尚有不同意见，有些学者认为属于急性（亚急性）肝衰竭，也有学者认为应该归于慢性肝衰竭，还有认为应单独分为一类。

急性肝衰竭：急性起病，2 周以内出现肝衰竭的临床表现。

亚急性肝衰竭：起病较急，15 日~24 周出现肝衰竭的临床表现。

慢性肝衰竭：在慢性肝病、肝硬化基础上，肝功能进行性减退。

2. 病因

（1）病毒感染：中国 85%~90% 的急性肝衰竭由急性病毒性肝炎所致，以急性乙型肝炎最常见，占 70%~75%。其余有甲型肝炎、丙型肝炎、丁型肝炎、戊型肝炎及疱疹病毒和巨细胞病毒等，这些病毒均可引起重症肝炎而导致急性肝衰竭。

（2）急性中毒：常见化学毒物有磷、锑、氯仿、氟烷、硝基苯、四氯化碳等。常见生物毒素有毒蕈和鱼胆中毒。短期大量饮酒也可导致急性肝衰竭。

（3）药物：引起急性肝衰竭的药物以抗结核药、抗抑郁药、非甾体抗炎药和抗癌药最常见。

（4）缺血：急性循环衰竭，如休克、急性心力衰竭、Budd-Chiari 综合征（肝静脉阻塞型）或门静脉血栓形成等，导致肝细胞缺血、坏死。肝癌肝动脉栓塞治疗也可引起急性肝衰竭。

（5）其他：急性肝豆状核变性、妊娠急性脂肪肝、肝淀粉样变、中暑、脓毒症、恶性肿瘤及自身免疫性肝炎等。

3. 发病机制　急性肝衰竭的发病机制非常复杂，不同病因导致肝衰竭的发病机制也有所不同，甚至多种病因同时共存，相互影响，根据损伤机制不同分为直接损伤和免疫损伤。

（1）直接损伤：病毒性肝炎直接引起的肝细胞广泛变性、坏死。药物、毒物经肝细胞中的细胞色素 P_{450} 酶系催化，进行生物转化，使非极性脂溶性化合物转化为带氧的极性基团，这些基团有直接的肝细胞毒性，能使细胞膜损伤、线粒体功能失调、细胞内电离子活动失衡、最终导致细胞坏死溶解。

（2）免疫介导损伤：细胞因子（如肿瘤坏死因子、白介素、干扰素等）、效应细胞（如库普弗细胞、中性粒细胞、T淋巴细胞等）共同作用，诱导和参与炎症反应，过度的炎症反应产生细胞毒性作用、氧自由基损伤，同时引起细胞凋亡，最终导致肝细胞溶解破坏、肝坏死。

二、肝衰竭的分期

1. 早期

（1）极度乏力，并有明显厌食、频繁呕吐和顽固性腹胀等严重消化道症状。

（2）黄疸进行性加深（血清总胆红素 $>171\mu mol/L$ 或每天上升 $\geqslant 17\mu mol/L$）。

（3）有出血倾向，$30\% \leqslant$ 凝血酶原活动度（PTA）$<40\%$。

（4）未出现肝性脑病及明显腹腔积液。

2. 中期 在肝衰竭早期表现基础上，病情进一步发展，出现以下两条之一者。

（1）出现Ⅱ级或以下肝性脑病和（或）明显腹腔积液。

（2）出血倾向明显，且 $20\% \leqslant PTA <30\%$。

3. 晚期 在肝衰竭中期表现基础上，病情进一步加重，出现以下三条之一者。

（1）有难治性并发症，如肝肾综合征、上消化道大出血、严重感染和难以纠正的水、电解质紊乱等。

（2）出现Ⅲ级或以上肝性脑病。

（3）有严重出血倾向，$PTA<20\%$。

三、肝衰竭的诊断

1. 临床诊断 肝衰竭的临床诊断需要依据病史、临床症状和辅助检查等综合分析而确定。

（1）急性肝衰竭：急性起病，在2周内出现以下表现者。

1）极度乏力，并有明显厌食、腹胀，频繁恶心、呕吐等严重消化道症状和（或）腹腔积液。

2）短期内黄疸进行性加深（血清总胆红素>171μmol/L 或每日上升≥17μmol/L）。

3）出血倾向明显，PTA<40%，且排除其他原因。

4）有不同程度的肝性脑病。

5）肝脏进行性缩小。

（2）亚急性肝衰竭：急性起病，在 15 日~24 周出现以急性肝衰竭为主要临床表现。

（3）慢性肝衰竭：是指在慢性肝病、肝硬化基础上，肝功能进行性减退。其主要诊断要点：①有腹腔积液或其他门脉高压表现；②肝性脑病（C 型）；③血清总胆红素增高，清蛋白<30g/L；④有凝血功能障碍，PTA≤40%。

2. 辅助诊断

（1）总胆红素升高。

（2）清蛋白或前清蛋白明显下降。

（3）AST/ALT 比值>1。

（4）血清胆碱酯酶活力显著降低。

（5）PTA<40%。

（6）支链氨基酸/芳香氨基酸比值（BCAA/AAA）显著下降。

（7）血氨水平明显升高。

（8）血内毒素水平升高。

（9）影像学检查提示肝脏体积进行性缩小。

（10）血胆固醇水平明显降低。

3. 组织病理学诊断　　组织病理学检查在肝衰竭的诊断、分类及预后判定上具有重要价值，但由于肝衰竭患者的凝血功能严重降低，实施肝穿刺具有一定的风险，在临床工作中应该慎重对待。肝衰竭的病理变化随病因不同而有所差异。由肝炎病毒引起者主要表现为肝组织弥漫性炎症坏死；药物引起者主要为肝脏中央带坏死。免疫抑制状态下发生肝衰竭的病理变化主要为汇管区周围纤维化，肝内胆汁淤积和肝细胞气球样变，大块或亚大块坏死性病变少见。

（1）急性肝衰竭的主要病理特征：肝细胞呈一次性坏死，坏死面积≥肝实质的 2/3；或亚大块坏死，或桥接坏死，伴存活肝细胞严重变性，窦壁网架不塌陷或少量非完全性塌陷。

（2）亚急性肝衰竭的主要病理特征：肝组织呈新旧不等的亚大块坏死或桥接坏死；较陈旧的坏死区网状纤维塌陷，或有胶原纤维沉积；残留肝细胞呈程度不等的再生，再生肝细胞团的周边部可见小胆管样增生和胆汁淤积。

（3）慢性肝衰竭的主要病理特征：主要为弥漫性肝脏纤维化以及异常结节形成，可伴有分布不均的肝细胞坏死。

四、护理评估

1. 临床表现

（1）症状与体征：进行性加重的全身乏力、恶心、呕吐和明显腹胀。黄疸迅速出现逐渐加深，出现肝臭以及肝脏进行性缩小。部分患者有腹腔积液，且常为少量，同时伴肠鸣音减弱。

（2）肝性脑病表现：肝性脑病是急性肝衰竭最重要的表现，一般根据意识障碍程度、神经系统表现及脑电图改变，临床分四期：

Ⅰ期（前驱期）：轻度性格和行为改变，欣快多语，注意力和计算能力下降，轻度协调能力障碍，伴头痛、头晕。脑电图尚正常。

Ⅱ期（昏迷前期）：意识模糊，睡眠障碍，行为失常，间歇性定向力障碍，扑翼样震颤，共济失调。脑电图有特征性异常。

Ⅲ期（嗜睡或昏睡期）：嗜睡，严重精神混乱，语无伦次，腱反射亢进，肌肉强直，脑电图有异常波形。

Ⅳ期（昏迷期）：意识完全丧失，对疼痛刺激无反应，呈去大脑强直姿势。脑电图明显异常波形。

Ⅲ、Ⅳ期急性肝性脑病可发生脑水肿、脑疝，表现为意识障碍加深、呕吐、血压升高、呼吸节律不齐、瞳孔反射减弱或消失。

（3）肾功能障碍：多为功能性肾衰竭（即肝肾综合征），表现为少尿、无尿、血尿素氮和肌酐升高、代谢性酸中毒、高钾血症等。肝衰竭治疗好转或肝脏移植后，肾功能改善。应除外低血压、药物和中毒引起的肾损害。

（4）心肺功能不全：患者出现呼吸窘迫，低氧血症，低碳酸血症和肺水肿。大部分患者发生心力衰竭或心律失常，血流动力学变化类似于脓毒性休克。Ⅳ期肝性脑病患者常出现低血压。

（5）严重出血倾向：全身性出血倾向主要是肝功能损害凝血因子合成减少所致，常见皮肤、牙龈、口腔黏膜和鼻黏膜及内脏广泛出血，约70%患者出现消化道出血。由于广泛微血栓形成引起循环衰竭，相继出现肾、脑、心、肺等重要器官功能障碍，肝损伤亦加重，并加速死亡。

（6）内环境紊乱：肝细胞坏死时糖原不能分解为葡萄糖，且不能有效灭活胰岛素，易发生低血糖。严重低血糖可加重脑损害。急性肝衰竭初期常因过度通气，引起呼吸性碱中毒。晚期常因脑水肿和并发气道感染，导致通气功能下降，引起呼吸性酸中毒。肾衰竭后酸性代谢产物蓄积，发生代谢性酸中毒。呕吐、腹泻、禁食、应用排钾利尿药和继发性醛固酮增多等，常导致低钾血症、低钙血症和低镁血症。肾脏排水障碍，渗透性利尿和细胞膜离子泵衰竭引起低钠血症。

2. 辅助检查

（1）实验室检查

1）血液生化检查：血清转氨酶升高，血总胆红素、直接胆红素、间接胆红素均升高。部分患者可表现血清胆红素明显升高，转氨酶却迅速下降，即胆-酶分离现象，提示预后不良。严重肝衰竭伴有低血糖、低血钾、低蛋白血症。

2）凝血功能检查：纤维蛋白原和凝血因子Ⅱ、Ⅴ、Ⅶ、Ⅸ、Ⅹ减少，血小板减少。凝血酶原时间（PT）延长，用维生素 K 不能纠正。如Ⅰ期PT 时间>50 秒，提示预后不良。

3）血氨和氨基酸测定：急性肝衰竭发生肝性脑病后，血氨升高。血支链氨基酸：芳香族氨基酸比值由正常的（3~4）：1 降低到≤1：1，预示将出现肝性昏迷。

4）病毒性肝炎病因诊断：检查甲、乙、丙、丁、戊型肝炎标志物，以明确病因。

（2）超声检查：B 超检查对于确定肝脏大小、肝脏的血流状态、病变进展和肝性腹腔积液有重要意义。

（3）脑电图：AHF 出现肝昏迷时典型改变是频率变慢，出现 $4\sim7H_2$ 的 θ 波和 $1\sim3H_2$ 的 δ 波。昏迷时两侧可同时出现成对的高波幅的 δ 波。

五、急救措施

目前，针对急性肝衰竭的内科治疗尚缺乏特效的药物和手段，应强调早期诊断、早期治疗，针对不同病因采取相应的综合治疗措施，并积极防治各种并发症。

1. 一般支持治疗

（1）绝对卧床休息，减少体力消耗，减轻肝脏负担。

（2）加强病情监护。

（3）高糖、低脂、适当蛋白饮食，进食不足者，每日静脉补给足够的液体和维生素，保证每日 1500kcal 以上总热量。

（4）适当补充清蛋白或新鲜血浆，纠正低蛋白血症，并补充凝血因子。

（5）注意纠正水、电解质及酸碱平衡紊乱，特别要注意纠正低钠、低氯、低钾血症和碱中毒。

（6）注意消毒隔离，预防医院感染发生。

2. 针对病因和发病机制的治疗

（1）病因治疗：针对不同病因采取不同措施，例如，药物性肝衰竭应停用致肝损害药物；对 HBV DNK 阳性的肝衰竭患者，可早期酌情使用拉米关定 100mg/d。

（2）免疫调节治疗

1）肾上腺糖皮质激素：目前对于肾上腺糖皮质激素在肝衰竭治疗中的应用尚存在争议。对于急性肝衰竭早期，病情发展迅速的患者，可酌情使用肾上腺糖皮质激素治疗。

2）胸腺素制剂：为调节肝衰竭患者机体的免疫功能，可使用胸腺素 a 等免疫调节剂。

（3）控制肝细胞坏死，促进肝细胞再生：可选用促肝细胞生长素和前列腺素 E 等药物。

（4）其他治疗：应用肠道微生态调节剂，使用乳果糖或拉克替醇，酌情选用改善微循环药物，抗氧化剂，如还原型谷胱甘肽和 N-乙酰半胱氨酸（NAC）等治疗。

3. 并发症的防治

（1）肝性脑病

1）去除诱因，如严重感染、出血及电解质紊乱等。

2）限制饮食中的蛋白摄入。

3）应用乳果糖或拉克替醇，口服或高位灌肠，可酸化肠道，促进氨的排出，同时抑制肠道蛋白分解菌群，减少肠源性毒素吸收。

4）视患者的血电解质和酸碱情况酌情选择精氨酸、鸟氨酸-门冬氨酸等降氨药物。

5）酌情使用支链氨基酸或支链氨基酸+精氨酸混合制剂等纠正氨基酸失衡。

6）人工肝支持治疗。

（2）脑水肿

1）高渗性脱水剂，如20%甘露醇或甘油果糖，肝肾综合征患者慎用。

2）袢利尿剂，一般选用呋塞米，可与渗透性脱水剂交替使用。

（3）肝肾综合征

1）大剂量袢利尿剂冲击，可用呋塞米持续泵入。

2）限制液体入量，控制尿量在700ml/24h以上。

3）肾灌注压不足者可应用清蛋白扩容加特利加压素等药物。

4）液体负荷试验：对于疑有肾前性少尿的患者，应行快速补液试验，即在30分钟内输入500~1000ml晶体液或300~500ml胶体，同时根据患者反应性（血压升高和尿量增加）和耐受性（血管内容量负荷过多）来决定是否再次给予快速补液试验。

（4）感染

1）肝衰竭患者容易合并感染的常见原因是机体免疫功能低下和肠道微生态失衡等。

2）肝衰竭患者常见感染包括原发性腹膜炎、肺部感染和败血症等。

3）感染的常见病原体为大肠埃希菌、其他革兰阴性杆菌、葡萄球菌、肺炎球菌、厌氧菌等细菌以及白色念珠菌等真菌。

4）一旦出现感染，应首先根据经验用药，选用强效抗生素或联合用药，同时加服微生态调节剂，及时进行病原体检测及药敏试验，并根据药敏结果调整用药。

（5）出血

1）门脉高压性出血：①降低门脉压力，首选生长抑素类药物，也可使用垂体后叶素或联合应用硝酸酯类药物；②用三腔管压迫止血；③可行内镜硬化剂或套扎治疗止血；④内科保守治疗无效时采用急诊外科手术。

2）弥散性血管内凝血：①给予新鲜血浆、凝血酶原复合物、纤维蛋白原等补充凝血因子，血小板显著减少者可输血小板；②可选用低分子肝素或普通肝素；③可应用氨甲环酸等抗纤溶药物。

六、护理措施

1. 病情观察

（1）观察患者的神志及言行表现：因肝性脑病为肝衰竭后期的主要表现及致死原因，故要特别注意观察患者的神志是否清楚，性格和行为有无异常，如无故大哭大笑，衣服上下倒穿、表情淡漠，突然沉默寡言或喋喋不休等，常为肝性脑病的先兆；如患者由躁动不安转入昏睡状态，对周围环境反应迟钝，强刺激才能唤醒，常提示为肝性脑病的先兆；如患者表情淡漠、面色苍白、大汗淋漓等，常为大出血或休克的先兆，应及时报告医生处理。

（2）观察患者的呼吸有无异常：呼吸异常常出现在肝性脑病、出血或继发感染时，因此，应密切注意观察患者呼吸情况，如呼吸频率、节律及呼吸的气味等，如闻及患者呼出的气味有肝臭味，常为肝性脑病的先兆，应立即通知医生及时救治。

（3）观察患者体温的变化：肝衰竭患者因肝细胞的坏死常会出现持续低热，如患者的体温逐渐并持续升高，常常提示有继发感染的可能，用物理降温或药物退热者，应每半小时测体温 1 次并记录，为治疗提供依据。

（4）观察血压、脉搏的变化：如患者的血压明显下降、脉搏细数，常提示有大出血或休克的可能，如脉搏缓慢、洪大有力，同时伴有血压升高，呼吸深慢时，常为颅内高压的先兆。对于肝衰竭患者，做肝穿刺或腹腔穿刺放腹腔积液时和处理后，需专人观察，定时测量血压并做记录。

（5）准确记录每日出入液量：注意观察尿量的变化及尿的颜色和性质，如患者的尿量突然减少或无尿，常为合并肾功能不全的征象或大出血、休克的先兆，应及时报告医生处理。

2. 一般护理

（1）饮食护理：应以适量蛋白质、糖和丰富的维生素为基本原则。避免食用粗糙、坚硬、油炸和辛辣食物，防止损伤食管黏膜诱发出血。因肝脏功能多严重损伤，清除氨的能力下降，故蛋白质饮食要适当控制，特别是含芳香氨基酸多的鸡肉、猪肉等，以防诱发肝性脑病。出现肝性脑病时，应严禁蛋白质饮食，同时控制钠盐和水的摄入量。

（2）心理护理：由于患者多病情危重，抢救治疗难度大，常会使患者产生悲观、恐惧、绝望等不良情绪，护理人员除做到勤巡视、细观察外，还应重视并满足患者的心理需求，可选择适当的语言进行安慰，多向患者说明治疗的进展情况以及相应的护理程序，使患者明白必须主动配合才能得到最佳疗效，才能战胜疾病，尽可能消除其恐惧、悲观、绝望等消极情绪，帮助患者树立战胜疾病的信心。

（3）其他护理：保持床铺整洁干净，加强患者的皮肤护理，经常按摩受压部位，防止压疮的发生；保持患者呼吸道通畅、勤翻身、叩背、吸痰，以防止呼吸道感染及坠积性肺炎的发生；做好口腔护理，对神志清楚者可督促其进食后漱口，早晚刷牙，对病重生活不能自理者，可按病情需要适当增加口腔护理的次数，昏迷患者禁止漱口，可用开口器协助擦洗护理。

3. 并发症护理

（1）肝性脑病：肝性脑病是严重肝病引起的、以代谢紊乱为基础、中枢神经系统功能失调为表现的临床综合征。高蛋白饮食是诱因之一，因此，发病初期数天内应禁食蛋白质，避免氨基酸在肠道内分解产生氨而加重肝性脑病。病情好转或清醒后，每隔 2~3 天增加 10g 蛋白质，逐渐增加至 30~60g/d，以植物蛋白为主，因其含支链氨基酸较多，甲硫氨酸、芳香氨基酸较少，且含有非吸收性纤维而被肠菌酵解产酸，有助于氨的排除和通便。

以碳水化合物为主的食物，如蜂蜜、葡萄糖，既可以减少组织蛋白质分解产氨，又可促进氨与谷氨酸结合形成谷氨酰胺而降低血氨。昏迷者可用鼻胃管供食，鼻饲液最好用 25% 的蔗糖或葡萄糖液，或静脉滴注 10% 葡萄糖溶液，长期输液者可深静脉或锁骨下插管滴注 25% 葡萄糖溶液和维持营养。避免快速输注大量葡萄糖液，防止产生低钾血症、心力衰竭和脑水肿。脂肪每日供给 50g 左右，不宜过高，以免延缓胃的排空，增加肝脏负担。

无腹腔积液者每日摄入钠量 3~5g，显著腹腔积液者，钠量应限制在 0.25g/d，入水量一般为前 1 天的尿量加 1000ml，防止血钠过低、血液稀释。低钾血症时，要补充氯化钾和含钾多的食物，如浓果汁、香蕉、香菇、黑木耳等；高血钾时，避免食用含钾多的食物。

饮食应选用柔软的食物纤维，以利通便，因便秘可促进细菌分解产氨，使血氨浓度增高，故保持排便通畅可减少肠道毒素的吸收。伴有肝硬化食管–胃底静脉曲张的患者，避免刺激性、坚硬、粗糙食物，不宜食用多纤维、油炸、油腻食物，应摄入丰富的维生素，但不宜用维生素 B_6，因其可使多巴在周围神经处转为多巴胺，影响多巴进入脑组织，减少中枢神经系统的正常传导递质。

肝性脑病时，患者可取仰卧位，头偏向一侧，以保持呼吸道通畅；给予持续低流量吸氧，以改善机体的缺氧情况，防止脑缺氧；鼻饲饮食，以保持机体足够的营养代谢。有躁动时应专人护理，以防止坠床，仔细观察并记录患者的意识状态、瞳孔大小、对光反应、角膜反射及压眶反应等。

一般肝性脑病患者常伴有尿失禁或尿潴留，应留置尿管，定时间歇放尿，一般为 4 小时 1 次，记录尿量，观察尿的颜色、性质等，定期送尿检查；保持外阴的清洁，注意肛周及会阴皮肤的保护。

（2）上消化道大出血的护理：患者因为肝严重损伤致凝血因子合成障碍，常有明显的出血倾向，上消化道大出血是导致重症肝炎患者死亡的重要原因之一。对少量出血无呕吐，或仅有黑便，或无明显活动性出血者，可选用温凉、清淡无刺激性流食。

对食管-胃底静脉曲张破裂出血、急性大出血伴恶心、呕吐者应禁食，不恰当的进食水有加重或引发再次出血的可能。出血停止后1~2天改为半流质饮食，渐渐改为软食。开始少量多餐，以后改为正常饮食。给营养丰富易消化的食物，限制钠和蛋白质摄入，避免诱发和加重腹腔积液与肝性脑病。不食生拌菜及粗纤维多酸蔬菜，不食酸辣、刺激性食物和饮料、硬食等，应细嚼慢咽，避免损伤食管黏膜而再次出血。

绝对卧床休息，应保持去枕平卧位，头偏向一侧，以免误吸。持续低流量吸氧，机体缺氧会严重地损伤本已衰退的肝脏功能，为抢救带来困难。

详细记录出血量及性质，密切观察患者的一般情况，如脉搏、血压、神志、甲床、四肢温度等，以判断出血情况，如患者出现面色苍白、心悸、大汗、烦躁，脉细数等，为再次大出血的先兆，应立即通知医生，并做好抢救准备。

注意观察粪便的颜色、次数及量，以判断有无继续出血的迹象。为了清除肠道内积血，减少患者肠内血氨吸收，可用弱酸溶液灌肠，严禁用碱性溶液灌肠。

做好患者的心理护理，突然出现的大量呕血、便血常会极大刺激患者，使之产生恐惧、抑郁、绝望，甚至濒临死亡等消极情绪，应做好解释安慰工作，尽可能地消除患者的消极情绪，帮助其树立战胜疾病的信心。

第五节　多器官功能障碍综合征

多器官功能障碍综合征（MODS）是指机体遭受严重感染、创伤、休克、急性胰腺炎、药物中毒等原发病损害，24小时之后同时或连续发生两个或两个以上器官功能不全，并达到各自器官功能障碍诊断标准的临床综合征。MODS是急诊危重患者发病和死亡的一个主要原因，既不是一个独立疾病，又不是单一脏器演变过程，而是涉及多个器官的病理变化。MODS强调两个重点：一是MODS由较严重的病损所触发的；二是致病因素不是导致器官损伤的直接原因，而是经过体内某个过程所介导，在特定的病理环境下发展而来。

MODS与其他器官功能障碍的区别在于：①原发损害为急性；②继发受损器官为远隔部位，发病前其功能良好，发病中伴应激、全身炎症反应综合征（SIRS）；③二次打击，常有几天的间隔；④其功能障碍与病理损害程度不一致，病理变化没有特异性；⑤发展迅速，一般抗休克、抗感染及支持治疗难以奏效，死亡率高；⑥可逆转，一旦治愈不留后遗症，不会转入慢性阶段。

一、病因及发病机制

1. 病因

（1）感染：为主要病因，尤其脓毒血症、腹腔脓肿、急性坏死性胰腺炎、肠道功能紊乱、肠道感染和肺部感染等较为常见。

（2）组织损伤：严重创伤、大手术、大面积深部烧伤。

（3）休克：有创伤出血性休克和感染性休克。凡导致组织灌注不良，缺血缺氧均可引起 MODS。

（4）心脏呼吸骤停：复苏时造成各脏器缺血、缺氧；复苏后又可引起"再灌注"损伤。

（5）诊疗失误

1）高浓度氧持续吸入，可使肺泡表面活性物质破坏，肺血管内皮细胞损伤。

2）在应用血液透析和床旁超滤吸附中造成不均衡综合征，引起血小板减少和出血。

3）在抗休克过程中使用大剂量去甲肾上腺素等血管收缩药，继而造成组织灌注不良，缺血、缺氧。

4）手术后输液过多引起心肺负荷过大，微循环中细小凝集块出现，凝血因子消耗，微循环不全等均可引起 MODS。

2. 发病机制

MODS 发病机制非常复杂，涉及全身多个系统，如神经、体液、内分泌、免疫、营养代谢等。当前较一致的看法认为，严重感染、创伤、休克等致病因素除直接损伤细胞外，主要通过炎症介质的释放引起全身炎症反应，全身炎症反应不仅始终伴随 MODS，而且是 MODS 的前驱。MODS 发生过程大致如下：

（1）全身炎症反应的启动：严重感染、创伤和休克过程造就启动全身炎症反应的环境和许多刺激物，如细菌、内毒素、氧自由基、凝血因子激活、补体活化等，在上述环境和刺激物激活作用下，中性粒细胞、淋巴细胞、单核巨噬细胞等炎性细胞被激活，释放出一系列化学或具有生物活性的炎性物质，主要有两类：一类具有直接生物学毒性，如溶酶体酶、弹性蛋白酶、胶原酶等，可以直接攻击和破坏靶物质，如入侵微生物；另外一类无生物学毒性，但能作为调节因子对器官和系统的功能活动产生深刻的影响，通常被称为细胞因子，如肿瘤坏死因子、白细胞介素、血小板活化因子、集落刺激因子等。这些炎性介质广泛作用于全身各大系统，使机体全身出现生理反应，称为全身炎症反应。感染性因素和非感染性因素引起的反应是相似的，这种反应有助于机体对病原的局限、清除，促进受损组织的修复，加强和动员各系统器官的代偿潜能，适应机体与病损斗争的消耗和需要。因此，全身炎症反应在本质上是机体抗病的一种保护性反应。

（2）全身炎症反应的失控：炎症反应在主要发挥保护功能的同时，机体也付出一定的代价。例如，具有直接生物毒性的介质在杀灭病原微生物的同时，也能使自身正常的细胞和组织受损。这些代价短期内或炎症不甚剧烈的情况下机体是可以耐受的，但如果炎症持续发展，甚至失去控制，从而由对机体保护转变为对机体自残，最后形成 MODS。将 MODS 归咎于失控的全身炎症反应和各种炎性介质的效应，是近年来人们认识的进步，与过去比较，其更强调的是机体的反应性而不是致病因素本身。失控的炎症反应可导致以下重要的病理生理变化：低血压和氧利用障碍；心肌抑制；内皮细胞炎症和血管通透性增加；血液高凝，微血栓形成；超高代谢，蛋白营养不良。

（3）全身炎症反应的失控原因

1）"两次打击"或"双相预激"假说：该假说由 Schlag 提出，它把创伤、休克、感染等早期病损视为第一次打击。此阶段可以造成器官损害，但不严重，称为"早期器官功能障碍"。炎症细胞被动员起来，处于一种"预发状态"。此后，如果病情平稳，则炎症反应逐渐消退，损伤的组织得以修复。但如果病情继续进展或再次出现病损侵袭，便构成第二次打击。此阶段突出的特点是使已处于"预发状态"的炎细胞超量地释放细胞和体液介质使炎症反应放大，从而形成"瀑布样反应"（或称"级联反应"）。

2）肠道细菌、毒素移位：实验研究证明，创伤、休克、应激和全身炎症反应可在很短的时间内即造成肠上皮细胞损伤，从而导致肠道细菌和毒素的移位。肠道细菌和毒素移位为炎症反应提供了丰富和不竭的刺激物质，导致炎症反应持续发展。有学者称胃肠道为 MODS 的"始动器官"。

3）代偿性抗炎症反应综合征（CARS）：在全身炎症失控和 MODS 发生、发展过程中，体内所出现的作用广泛而复杂的细胞因子相互作用，形成了彼此交错的细胞因子网络。目前已知，从全身炎症反应一开始，抗炎机制就启动了。如在应激反应时，神经-内分泌系统大量释放肾上腺皮质激素和抑制催乳素分泌均对免疫反应有抑制作用。在细胞素方面，已经发现 IL-4、IL-10、IL-13 和 TGF3 是最重要的巨噬细胞抑制因子，它们通过抑制抗原递呈活动而抑制多种细胞因子的产生。机体内环境的稳定确实有赖于各种作用的平衡，这是任何生物体都必须遵循的规律。失去这种平衡，无论哪一方占据优势，都可导致机体损害。

4）基因表达的特性：炎症反应的程度及是否失控与机体基因多态性及其活化有关。基因的多态性决定了人体对应激打击的易感性与耐受性，如 TNF-B2 纯合子易并发 MODS。

二、护理评估

1. 诱发因素　包括严重创伤，大手术，感染尤其是腹膜炎、肺和严重的伤口感染，脓毒性休克和非感染性炎症，如肠道黏膜屏障受损后造成的细菌及其毒素的"移位"，医疗和操作引起的出血、伤口裂开、吻合口瘘、肠黏膜缺血，各种内镜检查引起的并发症等。而原有器官功能较差者如具有下列危险因素，如老年人、血管闭塞性疾病、肝损害、慢性阻塞性肺部疾病、慢性肾病、心脏病、各种原因的免疫抑制（如器官移植、化疗、营养不良恶病质等）则较正常器官更易受损。

2. SIRS 的诊断标准及与 MODS 的关系　SIRS 的诊断标准是具备以下 2 项或 2 项以上和任何一种原发病。

（1）体温>38℃或<36℃。

（2）心率>90 次/分。

（3）呼吸>20 次/分，$PaCO_2$<4.3kPa（32mmHg）。

（4）白细胞>$12×10^9$/L 或<$4×10^9$/L，或未成熟白细胞>10%。

原发病：感染、肠内毒素、缺血、多发性创伤、胰腺炎、热损伤、休克、中毒。

SIRS 是 MODS 的病因，而 MODS 是 SIRS 进展的结果，二者是可以相互转化疾病的不同阶段。其经典过程为：损伤→全身性炎症反应综合征（SIRS）→脓毒症→严重脓毒症→脓毒性休克→多器官功能障碍（MODS）→多器官衰竭（MOF）。需要注意的是，并非所有的临床案例都能严格地区分从 SIRS 到 MOF 的各个阶段。

3. MODS 的诊断标准及临床表现　随着人们对 MODS 的认识逐渐深入，其诊断方法和标准也在不断的变化，常用的是评分制，可以反映炎症反应中其器官损伤的动态过程，既可以反映单一器官功能损伤的程度，也可以反映受累器官的数目，很多学者都试图提出其认为最合理的评分系统,但迄今为止,国内外对 MODS 尚无一致公认的诊断及严重程度评分标准。我国也在对计分系统进行探讨,在 1995 年制定了"庐山会议"标准(表 11-1)。除此之外,本书还列举了两种分级、计分方法(表 11-2、表 11-3)。

表 11-1 MODS 病情诊断标准及严重程度评分标准(1995 庐山标准)

受累脏器	诊断依据	评分
循环衰竭	无血容量不足;MAP≥7.98kPa(≈60mmHg),尿量>40ml/h	1
	无血容量不足;>6.65kPa(>50mmHg);尿量>20ml/h;肢端冷或暖;无意识障碍	2
	无血容量不足;MAP<6.65kPa(<50mmHg),尿量<20ml/h;肢端冷或暖;多有意识恍惚	3
心	心动过速;体温↑1℃;心率 15~20 次/分;心肌酶正常	1
	心动过速;心肌酶异常(CPK、GOT、LDH 高于正常值 2 倍以上)	2
	室性心动过速;室颤(Ⅱ度-Ⅲ度-V 传导阻滞)	3
肺	呼吸频率 20~28 次/分;吸入空气 PaO$_2$≤9.31kPa(70mmHg),>7.98kPa(60mmHg);PaO$_2$/FiO$_2$≥39.9kPa(300mmHg);X 线胸片正常	1
	呼吸频率>28 次/分;吸入空气 PaO$_2$≤7.98kPa(60mmHg),>6.6kPa(50mmHg);PaO$_2$/FiO$_2$≤39.9kPa(300mmHg),>26.6kPa(200mmHg);X 线胸片肺泡无实变或实变<1/2 肺野	2
	呼吸频率>28 次/分;吸入空气 PaO$_2$≤6.6kPa(50mmHg);PaO$_2$>5.98kPa(45mmHg);PaO$_2$/FiO$_2$≤26.6kPa(200mmHg);X 线胸片肺泡变实,≥1/2 肺野	3
肾	无血容量不足;尿量≈40ml/h,尿 Na$^+$、血肌酐正常	1
	无血容量不足;尿量<40ml/h,>20ml/H;利尿药冲击后尿量不增多;尿 Na$^+$ 20~30mmol/L(20~30mEq/L);血肌酐≈176.8mmol/L(2.0mg/dl)	2
	无血容量不足;无尿或少尿(<20ml/h,持续 6 小时以上);利尿药冲击后尿量不增多;尿 Na$^+$>40mmol/L(40mEq/L);血肌酐>176.8mmol/L(2.0mg/dl)	3

续　表

受累脏器	诊断依据	评分
肝	SGPT≈正常值 2 倍；血清总胆红素>17.1μmol/L（1.0mg/dl）	1
	SGPT>正常值 2 倍以上；血清总胆红素>34.2μmol/L（2.0mg/dl）；肝性脑病	2
胃肠道	腹部胀气，肠鸣音减弱	1
	高度腹部胀气，肠鸣音近于消失	2
	麻痹性肠梗阻；应激性溃疡出血；非结石性急性胆囊炎；急性胰腺炎（具备 4 项中 1 项即可确认）	3
凝血功能	血小板计数<100×10⁹/L；纤维蛋白原正常；PT 及 TT 正常或较正常缩短	1
	血小板计数<100×10⁹/L，纤维蛋白原≥4.0g/L；PT 及 TT 正常或比正常值延长≈2 秒，优球蛋白溶解试验<2 小时；全身性出血表现明显	2
	血小板计数<100×10⁹/L；纤维蛋白原<2.0g/L；PT 及 TT 比正常值延长>2 秒，优球蛋白溶解试验<2 小时；全身性出血表现明显	3
脑	兴奋及嗜睡；语言呼唤能睁眼；能交谈；有定向障碍；能听从指令	1
	疼痛刺激能睁眼；不能交谈、语无伦次；疼痛刺激有屈曲或伸展反应	2
	对语言无反应；对疼痛刺激无反应（改良 Glasgow 昏迷评分）	3
代谢	血糖<3.9mmol/L 或>6.4mmol/L；血 Na^+<135mmol/L 或>145 mmol/L；pH<7.35 或>7.45	1
	血糖<3.5mmol/L 或>7.0mmol/L；血 Na^+<130mmol/L 或>150 mmol/L；pH<7.20 或>7.50	2
	血糖<2.5mmol/L 或>7.5mmol/L；血 Na^+<125mmol/L 或>155 mmol/L；pH<7.10 或>7.55	3

＊以上标准均需空腹或停止输糖 2 小时后取血

表 11-2　MODS 评分

器官或系统	0	I	II	III	IV
肺（PaO_2/FiO_2）	>300	226~300	151~225	76~150	≤75
肾（Cr, μmol/L）	≤100	101~200	201~350	351~500	>500
肝（Bil, μmol/L）	≤20	21~60	61~120	121~240	>240
心（PAR, mmHg）	≤10	10.1~15	15.1~20	20.1~30	>30
血（PCL, $\times10^9$/L）	>120	81~120	81~120	21~50	≤20
脑（GCS 评分）	15	13~14	10~12	7~9	≤6

注：1mmHg=0.133kPa

表 11-3　器官功能障碍、衰竭的标准

器官或系统	功能障碍	衰竭
肺	低氧血症需机械呼吸支持至少 3~5 天	进行性 ARDS，需 PEEP>10cmH$_2$O 和 FiO$_2$>0.5
肝	血清胆红素 ≥ 50μmol/L，GOT、GPT 等≥正常 2 倍	临床黄疸，胆红素≥272~340μmol/L
肾	少尿 ≤ 479ml/24h 或肌酐上升 ≥ 177~270μmol/L	需肾透析
肠、胃	腹胀，不能耐受经口饮食>5 天	应激性溃疡需输血，无结石性胆囊炎
血液	PT 和 PPT 升高>25% 或血小板<（50~80）×10^9/L	DIC
中枢神经	意识混乱，轻度定向力障碍	进行性昏迷
心血管	射血分数降低或毛细血管渗漏综合征	心血管系统对正性肌力和血管收缩药无反应

三、急救措施

以祛除病因，控制感染，消除触发因子，有效抗休克，改善微循环，重视营养支持，维持机体内环境平衡，增强免疫力，防止并发症，实行严密监测，注意脏器间相关概念，实行综合防治。

1. 改善心脏功能

（1）MODS 常发生心功能不全，血压下降，微循环淤血，动静脉短路开放血流分布异常，组织氧利用不全，故应对心功能及其前、后负荷和有效血容量进行严密监测。

（2）确定输液量与输液速度，注意晶体与胶体、糖液与盐水、等渗与高渗液的比例。

（3）清蛋白、新鲜血浆应用，不仅补充血容量有利于增加心搏量，而且维持血液胶体渗透压，防止肺间质和肺泡水肿，可增加免疫功能。

（4）全血的使用宜控制，血细胞比容在 40% 以下为好。

（5）使用血管扩张剂有利于减轻心脏前、后负荷，增大脉压，促使微血管管壁黏附白细胞脱落，疏通微循环。

2. 加强呼吸支持

（1）肺是敏感器官，ALI、ARDS 时肺泡表面活性物质破坏肺内分流量增大，肺血管阻力增加，肺动脉高压，肺顺应性下降，导致 PaO_2 降低、随着病程迁延、炎性细胞浸润和纤维化形成，治疗更棘手。

（2）呼吸机辅助呼吸应尽早使用，PEEP 是较理想模式，但需注意对心脏、血管、淋巴系的影响，压力宜渐升缓降。一般不宜超过 $15cmH_2O$。潮气量宜小，防止气压伤和肺部细菌和其他病原体向血液扩散。

（3）吸氧浓度不宜超过 60%，否则可发生氧中毒和肺损害。

（4）为了保证供氧维持一定 PaO_2 水平，而 $PaCO_2$ 可以偏高，即所谓"允许性高碳酸血症"。

（5）加强气道湿化和肺泡灌洗，清除呼吸道分泌物，防治肺部感染，保护支气管纤毛运动。

3. 肾衰竭的防治

（1）注意扩容和血压维持，避免或减少用血管收缩药，保证和改善肾血流灌注，多巴胺和硝普钠等扩张肾血管药物可能具有保护肾脏功能的作用。

（2）床旁血液透析和持续动静脉超滤及血浆置换进行内毒素清除，可能具有一定效果。

（3）呋塞米等利尿药对防治急性肾衰有一定疗效，但注意过大剂量反而有损肾实质。

4. 胃肠功能的保护

（1）传统采用西咪替丁、雷尼替丁等 H_2 受体拮抗剂防治消化道出血，可降低胃酸，反而促使肠道细菌 MODS 膜屏障破坏，毒素吸收，细菌移居引起肠源性肺损伤和肠源性脓毒，从而加剧 MODS 发展，所以在使用该类治疗时，要注意时机和用量。

（2）MODS 患者肠道中双歧杆菌、拟杆菌、乳杆菌明显低于正常人，专性厌氧菌与黏膜上皮细胞紧密结合形成一层"生物膜"，有占位性保护作用。大量应用抗生素，可破坏这层生物膜，导致肠道菌群失调，故应用微生态制剂可能是有益的。

5. 凝血系统紊乱的治疗

（1）理论上肝素诱导的 ATⅢ活性增加可以抑制凝血级联的所有的丝氨酸蛋白酶凝血因子，防止凝血系统激活进展为 DIC 或 DIC 的进一步发展，但全身感染患者的 ATⅢ明显下降，限制了这种治疗方法的效果。普通肝素还可能会加重与 DIC 有关的出血倾向，进一步降低 ATⅢ的水平；几乎没有证据显示，普通肝素能改善感染患者的器官功能。

（2）尽管输注低分子量肝素对全身感染患者有一定好处，但支持其应用的客观临床资料还很少。

（3）也有学者认为，有出血倾向应尽早使用肝素，因 MODS 各器官损害呈序贯性而 DIC 出现高凝期和纤溶期可叠加或混合并存，故肝素不仅用于高凝期，而且亦可在纤溶期使用，但剂量宜小，给药方法采用输液泵控制静脉持续滴注，避免血中肝素浓度波动。

6. 营养与代谢管理

（1）MODS 机体常处于全身炎性反应高代谢状态，热能消耗极度增加，采用营养支持目的是补充蛋白质及能量过度消耗；增加机体免疫和抗感染能力；保护器官功能和创伤组织修复需要。

（2）热卡分配：非蛋白热卡 30kcal/（kg·d），葡萄糖与脂肪比为（2~3）：1，支链氨基酸比增加，如需加大葡萄糖必须相应补充胰岛素，故救治中需增加胰岛素和氨基酸量。

（3）新近发现，此类患者体内生长激素和促甲状腺素均减少，适当补充可有较好效果。

（4）中长链脂肪乳剂可减轻肺栓塞和肝损害，且能提供热能防治代谢衰竭；还要重视各类维生素和微量元素补充。

（5）深静脉营养很重要，但不能完全代替胃肠营养，现已认识创伤早期胃肠道麻痹主要在胃及结肠，而小肠仍存在吸收功能，故进行肠内营养有利于改善小肠供血，保护肠黏膜屏障。肠黏膜营养不仅依赖血供，50%

小肠营养和80%结肠黏膜营养来自肠腔内营养物质。

（6）MODS肠内营养如采用持续胃内滴注，可使胃酸分泌减少，pH升高，致细菌繁殖，故有学者认为应以间断法为宜；空肠喂养可避免胃pH升高。

（7）代谢紊乱除与缺乏营养支持有关，主要与休克、低氧和氧耗/氧供（VO_2/DO_2）失衡关系密切，故要重视酸碱平衡、水电解质紊乱和低氧血症的纠正。

7. 免疫与感染控制

（1）MODS患者细胞、体液免疫、补体和吞噬系统受损易产生急性免疫功能不全，增加感染概率。

（2）控制院内感染和增加营养。

（3）应选用抗革兰阴性杆菌为主广谱抗菌药，并注意真菌防治。

（4）血清蛋白和丙种球蛋白使用，可能有利于增强免疫机制。

四、护理措施

1. 了解发生病因　应了解严重多发伤、复合伤、休克、感染等是常见发病因素，掌握病程发展的规律性并有预见性地给予护理。

2. 严密观察病情

（1）生命体征监测：严密监测患者的生命体征，包括体温、脉搏、呼吸及神志。MODS早期常无特殊表现，待症状出现时病情常难以逆转，因此，早期评价各脏器功能识别MOF有重要意义。监测呼吸时要注意是吸气性还是呼气性呼吸困难，有无"三凹征"；脉搏细数或缓慢提示可能存在心力衰竭；血压过低提示可能合并休克；意识及瞳孔变化多提示中枢神经系统病变。

（2）内环境监测：注意胶体或晶体渗透压平衡，水、电解质平衡，凝血与抗凝血系统平衡，氧合、通气指标，血酸碱度，肠道菌群平衡等。观察尿量、尿的颜色及比重，有无血尿。注意观察皮肤颜色、湿度、弹性，有无出血点、淤斑等，观察有无缺氧、脱水、过敏及DIC等现象。加强皮肤护理，防止压疮发生。准确记录出入量，及时发现应激性溃疡所致的上消化道出血。

3. 保证营养与热量的摄入　患者多处于代谢和分解亢进状态，热量需要提高，应给予患者充分的营养支持，维持正氮平衡，长期静脉营养时应注意导管的护理，防止导管败血症的发生。合理调配饮食，增加患者的抵抗力。

4. 防止感染　患者免疫功能低下，抵抗力差，极易发生感染，尤其是肺部感染。为此最好安排患者住单人房间，严格执行床边隔离和无菌操作，防止交叉感染。室内空气要经常流通，定时消毒，医护人员注意洗手，杜绝各种可能的污染机会。加强各种导管的护理，定时更换，确保引流通畅。手术及外伤患者注意伤口敷料有无渗血、渗液；做好皮肤、口腔护理。定时翻身、叩背，防止压疮发生。长期卧床者注意下肢活动，避免下肢深静脉血栓形成；对糖尿病患者注意监测血糖，防止高血糖或低血糖的发生。

5. 用药的观察

（1）血管活性药物：常用多巴胺，其不良反应有胸痛、呼吸困难、心律失常等，长期应用时可能会出现手足疼痛或手足发冷，外周血管长期收缩可能导致局部坏死或坏疽，应注意观察及时发现。

（2）皮质激素类：常见的不良反应有厌食、头痛、嗜睡等，长期使用或用量较大时可以导致胃溃疡、血糖升高、骨质疏松、肌肉萎缩以及诱发感染等，应注意观察。

（3）蛋白酶抑制剂：常用乌司他丁，主要的不良反应为恶心、呕吐、腹泻、肝功能损害，注射部位出现疼痛、皮肤发红、瘙痒及皮疹等，偶见过敏时应立即停药并给予适当处理。

6. 脏器功能支持

（1）对心功能不全者要注意输液速度，最好用输液泵，同时注意观察血压、心率、心律变化；注射洋地黄制剂或抗心律失常药应在心电监护下进行。

（2）保持呼吸道通畅，加强气道湿化和吸痰，翻身、叩背有利于痰液引流。

（3）避免使用肾损害药物，注意监测尿量、尿常规和血肌酐变化，对肾衰竭少尿期患者注意防止低钾或脱水。

（4）及时纠正休克，防止血压过高；使用甘露醇、呋塞米等利尿剂时将患者置于头高足低位，以减轻脑水肿；昏迷者使用亚低温进行脑复苏时，应将体温控制在 32℃ 左右，并随时监测，复温时要逐渐升温。

（5）监测肝功能变化，肝性脑病患者禁用肥皂水灌肠。

（6）留置胃管者注意观察胃液量、颜色、pH 变化，注意肠道排泄物性状，保证每日排便，必要时清洁洗肠。

第十二章 创伤的急救护理

第一节 创伤与多发伤的护理

一、基本概念

1. 创伤 创伤有广义和狭义之分，广义是指机体受到机械、物理、化学或生物等致伤因素作用或侵袭后发生组织结构破坏和功能障碍。狭义的创伤是指人体遭受机械致伤性因素后所造成的组织结构完整性破坏和功能障碍，并且出现不同程度的局部或全身反应。

2. 多发伤 多发伤是指在同一种机械致伤因素下，人体同时或相继遭受两个或两个以上解剖部位或脏器较严重的损伤，称为多发伤。凡具有以下2条或2条以上者均可诊断多发伤。

（1）颅脑外伤：包括颅骨骨折，颅内血肿、脑挫裂伤、颌面部骨折等。

（2）颈部损伤：颈部大血管损伤、颈椎损伤。

（3）胸部损伤：主要为多发肋骨骨折、血气胸，心、肺、气管、纵隔、膈肌和大血管损伤。

（4）腹部损伤：腹腔内脏器损伤、出血、后腹膜血肿等。

（5）脊柱骨折、脱位伴脊髓或神经损伤。

（6）骨盆骨折伴大出血和休克。

（7）四肢长骨干骨折。

（8）四肢软组织广泛撕脱伤。

（9）泌尿、生殖系统损伤。

3. 容易混淆的概念

（1）多处伤：是指同种致伤因素作用于同一个解剖部位或某个脏器引起多处损伤，如子弹进入腹腔后可导致小肠多处穿孔，称小肠多处伤。

（2）多系统伤：两个以上重要生命系统同时遭受损伤，严重的创伤仍属多发伤。

（3）合并伤：两处以上的损伤，除较重的主要损伤外，尚有其他部位较轻的损伤，称为该主要损伤的合并伤。

（4）复合伤：是指两种或两种以上致伤因素同时或相继作用于人体而引起损伤，称复合伤。最典型是车祸后汽油爆炸起火，除汽车撞伤外，同时又有烧伤等损伤。

（5）混合伤：两种以上的机械致伤因素，如弹片、枪弹、刃器等所引起的损伤。

（6）联合伤：同一致伤因素引起的两个相邻解剖部位的连续性损伤，常见的有胸腹联合伤、眶颅联合伤等。

二、病理生理

1. 局部反应　局部反应即局部炎症反应，与伤后组织细胞破坏、释放出各种炎性介质和细胞因子有关。局部炎症反应的轻重取决于致伤因素的种类、作用时间、组织损害程度和性质等，常表现为损伤的局部出现红、肿、热、痛。这是一种保护性反应，有利于清除坏死组织、杀灭细菌及组织修复。一般情况下，创伤性局部炎症反应在3~5日后趋于消退。

2. 全身反应　严重创伤后，机体会释出大量的炎性介质和细胞因子，使机体发生一种非特异性的应激反应，即全身性的病理反应。反应的轻重与损伤的性质、程度、机体状态、治疗等因素有关。主要反应：

（1）神经内分泌系统：创伤后因精神紧张、疼痛、有效血容量不足等因素的综合作用，使神经-内分泌系统发生代偿性变化，释放出大量的儿茶酚胺、肾上腺皮质激素、抗利尿激素等，以保证重要脏器的微循环灌注，但这种自我代偿能力有限。

（2）代谢：严重创伤后机体总体上处于高分解代谢、高能量消耗状态。表现为糖、蛋白质、脂肪分解加速，糖异生增加，使机体迅速发生负氮平衡、营养不良、酸中毒和水、电解质代谢紊乱，从而进一步加重机体组织细胞的结构和功能损害。

（3）免疫系统：严重创伤可致人体免疫功能紊乱，防御能力下降，创伤后免疫功能紊乱的机制较为复杂，一般认为与免疫抑制因子、免疫抑制细胞和神经-内分泌-免疫功能紊乱有关。防御功能降低导致机体对感染的易感性增加，而感染又是创伤最常见和最严重的并发症。

（4）体温变化：创伤后的发热是炎性介质作用于下丘脑体温中枢所致。若体温中枢直接受损，则可发生中枢性高热或体温过低。创伤性休克时由于炎症反应受到抑制，体温可表现过低。合并感染时体温则会明显升高。

三、临床表现

严重创伤对机体是一种强烈、有害的刺激和损害，由于神经-内分泌反应调控机制，使机体处于高代谢、高动力循环、高血糖、负氮平衡状态，内环境严重紊乱。在严重创伤中，特别是多发伤中低氧血症可高达90%。尤其是颅脑外伤、胸部外伤伴有休克或昏迷者，PaO_2 可低至 4kPa 以下。

1. 临床特征

（1）创伤常合并休克：严重创伤或多发伤时，常并发低血容量性休克，尤其是胸腹联合伤。多发伤休克的另一特点是低血容量休克可能与心源性休克同时存在（由胸部外伤、血气胸、心脏压塞、心肌挫伤、创伤性心肌梗死等所致）。

（2）感染发生率高：创伤应激引发 SIRS（全身炎症反应综合征），导致机体免疫功能，特别是细胞免疫功能受到抑制，机体易感性增高；伤口污染严重，肠道细菌移位，以及侵入性导管的使用等均可引发感染。易产生耐药菌和真菌的感染。

（3）严重创伤及多发伤的处理较困难：如脑外伤时可有血压升高，但伴有内脏损伤出血时，可出现血压下降，此时，严密观察伤情，仔细进行检查及鉴别尤为重要。

（4）严重创伤和多发伤的影响大：受伤脏器对机体的打击不是简单的 1+1＝2 的影响，而是严重影响全身状况，甚至危及生命。

（5）严重创伤并发症多：易引起多器官功能衰竭，衰竭的脏器数越多，死亡率越高。

（6）严重创伤易延误诊断：涉及多部位、多脏器的多发性创伤，要求急诊科医生专业知识全面，判断准确、迅速、果断。在诊治过程中，如过多的请求专科会诊可能延误抢救时间，也容易发生科室间推诿，造成不良后果。

2. 创伤严重程度评分

（1）入院前常用评分

1）创伤指数（TI）：1971 年由 Kirkpatrick 等提出，根据受伤部位、损伤类型及循环、呼吸和意识五方面记分。五项积分相加，总分 ≤9 为轻伤或中度伤，10~16 为重度，≥17 为极重。

2）创伤记分（TS）：1981 年由 CHampion 等提出，根据收缩压、呼吸次数、呼吸幅度、毛细血管充盈和格拉斯哥昏迷评定。五项分值相加，总分1～16，分值越小伤情越重。

3）改良创伤（RTS）：在 TS 基础上，将呼吸幅度、毛细血管充盈两项指标废除，更能正确反应颅脑伤的严重程度。

4）CRAMS 评分法：此法创伤评分比较简略，但可帮助急救人员迅速区分创伤的严重性，利于组织多名伤员同时急救。包括循环、呼吸、腹胸部、运动及语言五方面功能。根据每项记分分别为2、1、0，可大体区分为轻、中、重伤。

（2）入院前指数（PHI）：为 Kochler 经前瞻性研究后发表的方法。根据收缩压、脉搏、呼吸和意识四种生理指标，每项以0～5分计算。0～3分为轻伤，4～20分为重伤。

（3）入院后常用评分法

1）简明损伤定级法（AIS）：将各种损伤予以数字化，其目的是为了便于资料收集与积累和计算机输入。每一处损伤严重度分为6级。

2）损伤严重度记分法（ISS）：将人体分为6个分区：头颈部、面部、胸部、腹部和盆腔脏器、四肢与骨盆、体表。分值范围1～75。ISS 存在的不足是不能正确反应严重程度。

四、诊断

1. 病史的采集

（1）了解受伤姿势：通过了解受伤时的姿势，发现一些"隐蔽"部位的创伤，例如，高空坠落者，足先落地时可引起跟骨、踝部骨折，常合并脊柱和脊髓损伤。

（2）有无昏迷史：①脑震荡：短暂意识丧失，继而清醒；②脑挫裂伤：持续昏迷，深浅不一；③硬膜外血肿：昏迷→清醒→再昏迷（中间清醒期）；④脑疝：昏迷逐渐加重，呼吸、心率变慢，血压增高（Cushing征）。

2. 早期检查 紧急情况下，可在几分钟内根据伤情，对呼吸、循环、消化、泌尿、脑、脊髓以及四肢骨骼各系统进行必要检查（此程序只是一般原则，只能作为检查时防止漏诊的参考，而不能完全按此顺序进行）。

（1）早期检查应牢记："CRASH PLAN"英文单词，在紧急情况下，可在几分钟内根据伤情，对患者的呼吸、循环、消化、泌尿、脑、脊柱及四肢骨骼等各系统进行迅速和必要的检查，以防漏诊。然后按各部位伤情轻重缓急合理安排抢救顺序。C = circulation（循环）；R = respiration（呼吸）；A＝abdomen（腹部）；S＝spine（脊柱）；H＝head（头部）；P＝pelvis（骨盆）；L＝limb（四肢）；A＝arteries（动脉）；N＝nerve（神经）。

（2）全身各系统检查：如病情允许，应尽可能做到全面、仔细及系统的体格检查。

1）生命体征：注意意识状况、呼吸、脉搏、血压。

2）头部：颅、耳鼻有无出血和脑脊液，眼球活动及瞳孔大小变化，口腔内有无异物、出血或义齿脱落等。

3）颈部：有无活动受限、压痛，动脉搏动情况，四肢有无感觉和运动障碍。

4）胸部：胸廓挤压试验、胸廓畸形及反常呼吸运动等。

5）腹部：有无腹部伤口、腹部隆起、压痛及反跳痛。

6）脊柱骨盆：注意棘突压痛、脊柱畸形、骨盆分离挤压试验阳性。

7）四肢：四肢疼痛、肿胀、畸形及功能障碍，足背动脉搏动情况。

3. 辅助检查

（1）血型和交叉配血、动脉血气分析、血常规、测定血红蛋白含量、血细胞比容、血液生化、肝肾功能、血糖、尿常规等。

（2）如伤员伤情稳定，可根据受伤部位及时行 X 线、B 超、CT 等检查。

（3）对伤情不稳定者，可进行床旁摄片、床旁 B 超以及各种诊断性穿刺术检查等。

4. 主要器官系统损伤的诊断

（1）颅脑损伤：严重创伤或多发伤中颅脑损伤的发生率较高，占2/3～3/4，休克发生率也较高，达 26%～68%，单纯颅脑损伤伴休克的占 2%～3%。有下列情况者应疑有多发伤存在：①颅脑外伤出现休克，尤其在外伤后 6 小时逐渐出现休克现象；②肢体出现肿胀、畸形、假关节、骨擦音及功能障碍；③急性颅脑损伤出现呼吸窘迫或呼吸困难时，应考虑有胸腔脏器或呼吸器官的损伤；④伤后很快出现腹部膨胀，腹肌紧张或伴有呼吸困难时，应疑有腹内脏器破裂出血可能；⑤脑损伤后，同时有四肢运动功能障碍，要考虑脊柱和脊髓损伤的可能。

（2）胸部损伤：严重创伤和多发伤中胸部损伤的发生率仅次于四肢和脑损伤，约占 52.3%；因胸部损伤而死亡的占创伤的 1/4。其中 2/3 在运送途中院前死亡，单纯胸部损伤的死亡率为 4%～8%；胸部损伤合并单脏器损伤的死亡率为 10%；合并多脏器损伤时死亡率为 35%。

（3）腹部损伤：腹部损伤在严重创伤及多发伤中的发生率占 29.0%～63.9%。诊断较单纯的腹部损伤困难，尤其在有脑损伤时诊断更为困难。随着医学影像诊断技术（腹部超声、CT 等）的发展，对腹部损伤伤情的判定，有较为确切的评估，尤其重症监护技术的应用和发展，使腹部损伤的诊治有明显传统观念上的转变。

（4）骨盆骨折：骨盆骨折在严重创伤及多发伤中的发生率较高，占 40%～60%。主要表现为骨盆变形、髂骨部压痛，会阴部可见淤斑、血肿、撕脱伤、尿道或阴道出血，常伴腹腔内脏的损伤，诊断可依靠 X 线检查及直肠指诊。

（5）脊柱和四肢骨折：脊柱或四肢骨折在严重创伤和多发伤中是最多见的合并伤，占 60%～90%。脊柱骨折常伴有脊髓损伤，表现为四肢或双下肢感觉、运动障碍；四肢骨折多有明显的临床症状和体征，如伤肢的功能障碍、肿胀、压痛、伤肢畸形、骨的异常活动和骨擦音等。X 线检查可明确诊断。

（6）泌尿系统损伤：泌尿系统的损伤在严重创伤或多发伤中也很常见，骨盆骨折合并膀胱破裂约有 15%，肾挫伤合并其他脏器的损伤为 60%～80%。血尿是诊断泌尿系统损伤的重要依据，约有 80%伤员出现不同程度的肉眼或镜下血尿。需注意的是并非依据血尿的多少来衡量肾损伤的严重程度，当膀胱破裂时有下腹压痛和腹膜刺激征，尿道口见血迹可推断有尿道损伤。

五、救治原则

1. 早期救治 严重创伤者，特别是多发伤患者可有三个死亡高峰。

（1）第一死亡高峰：多发生在伤后数分钟，约占 50%，主要死因为脑、脑干、高位脊髓的严重创伤或心脏、主动脉等大血管撕裂，常常来不及抢救。

（2）第二死亡高峰：出现在伤后 72 小时以内，约占 30%，主要死因为颅内血肿、血气胸、肝脾破裂等，如抢救及时，大部分可免于死亡。

（3）第三个死亡高峰：约在伤后数天或数周出现，约占伤亡人数的 20%，主要死因为严重感染和多器官功能衰竭。

因此，对于严重多发伤的抢救必须迅速、准确、有效。这就要求急诊科要制定一套针对严重多发伤抢救的规范程序，并有各种具体应急抢救方案。

2. 手术时机 手术时机分为 2 种，一种择期手术，指能够选择最佳时间实施的常规手术；二是急诊手术，指对突发急诊病例，包括外伤及急性病，如阑尾炎、动脉瘤、胆结石等。不能选择时间被迫实施的紧急手术。在外伤急诊手术概念中再分为急诊早期、一般、晚期手术。早期急救手术（伤后 1.5 小时内实施手术），一般急救手术（1.5~6 小时实施手术）和晚期急救手术（超过 6 小时实施手术）。

多发伤的病情严重，发病机制错综复杂，病变相互影响，形成恶性循环，如及时手术可阻断恶性循环，使患者摆脱危重状态，若处理不当，手术能加重病情，因此，严格掌握手术适应证甚为重要。抢救手术指须立即进行手术而不能拖延，如大中血管和实质脏器的出血，有血流动力学的不稳定等；急诊手术，如实质脏器的出血，但血流动力学尚稳定等；择期手术可安排在生命体征完全稳定后，如闭合性骨折的内固定等。

3. 抢救程序 多发伤抢救的程序和计划内容可概括为 VIPCO：ventilation（V），要求保持呼吸道通畅及充分通气供氧；infusion（I），及时给予输液、输血扩充血容量及细胞外液；pulsation（P），对心泵功能的监测；control bleeding（C），紧急控制明显或隐蔽性活动性出血；operation（O），分秒必争进行急诊手术。

4. 处理原则 严重创伤或多发伤的伤情严重，发病机制错综复杂，病变相互影响，形成恶性循环，如能针对病因及时手术可阻断恶性循环，使患者摆脱危重状态。若处理不当，反而手术可加重病情。因此，严格掌握手术适应证甚为重要。

严重创伤或多发伤救治过程的三个阶段：①早期：主要是抢救生命；②中期：主要是防治感染和多器官功能衰竭；③后期：主要是矫正和治疗各种后遗症及畸形。掌握手术时机，及时合理安排手术顺序：一般按抢救手术、急诊手术和择期手术顺序进行。先脑、后胸腹、最后脊柱四肢手术；先无菌部位、后有菌部位手术。

合理安排手术的优点：①在病情允许情况下，若能先重后轻地依次完成手术，可使患者免受再次手术的痛苦，减少术后卧床时间及其他并发症，减轻伤痛，方便术后护理；②便于早期功能锻炼，促进病情恢复；③缩短住院时间，减少医疗费用。

六、急救护理

急救护理程序可分为评估判断伤情，呼吸道护理，建立有效静脉通道，伤口包扎，对症处理，病情观察，抢救记录，安全转送，心理护理。

1. 伤情评估判断 入院后根据患者的意识、生命体征、面色、出血量、骨折以及受伤的部位与程度，迅速做出正确的判断。

2. 保持呼吸道通畅　患者头偏向一侧，迅速清除患者口、鼻内的血液、痰液、呕吐物等，确保呼吸道通畅，防止窒息。给氧，提高组织血氧含量，必要时给予紧急气管插管，气管切开并辅以呼吸机。心跳、呼吸骤停者，立即行胸外心脏按压及人工呼吸。

3. 立即建立静脉通路进行快速补液

（1）立即建立2条以上静脉通路，有条件最好有一通路为套管针，保证安全无渗漏，快速补液，保证组织血液灌注。对病情危重者，可采用颈内静脉插管。优点：①可快速补液、输血；②因导管插入深度约20cm，可达上腔静脉至右心房，测中心静脉压对病情反映更准确；③直接留取血标本便于护理；④病情稳定可保留通道，随时封管，病情变化可随时打开通道为病情反复变化患者提供了方便。

（2）快速输液过程中的注意事项。

1）晶体与胶体液的比例：以晶体液为主胶体液为辅。平衡盐液为晶体液，晶体液可使血液黏度降低，疏通微循环，防止DIC发生。再者输入数小时后，只有1/4保留在血管内，大部分渗透到组织间隙。因此，输入量应大于估计出血量的3倍。严重休克时输入量更大。只有快速足量输入才可能迅速提高血浆容量。同时使组织间隙得到充分的充盈和反渗，从而持久地保持血管内高容，增加微循环灌注，改善靶器官功能，一般先输1000~2000ml平衡盐，再输胶体液。只有在血管内水和电解质获得初步补偿，高黏度血液被稀释，酸中毒有所缓解，微循环疏通时，输胶体液才能发挥稳定血液胶体渗透压的作用。

2）大量输液与低温：严重创伤休克伤员的体温常偏低，在大量输入温度较低的液体或冷藏库血，可使体温大幅度下降，直接影响休克的复苏。

3）颅脑外伤时要控制输液量，避免颅压升高。必要时遵医嘱用20%甘露醇利尿，减低颅压。给脱水药前必须测量血压，避免因脱水加重休克，并在给予脱水药后严密观察血压及尿量。

4. 病情观察

（1）伤情瞬息万变，要严密观察各生命体征，抓住抢救时机。如果发现心脏骤停，立即给予心外按压，肾上腺素1mg静推等急救措施，护士还应准确记录病情、输液量、尿量及性质和各种抢救措施。

（2）观察病情应不局限于诊断，要有全身观点。由于外伤受力部位、方式、力量、体位不同可造成各种意想不到的伤害，护士要全面掌握各种外科体征及表现，给医生诊断提供依据。

5. 加压包扎伤口 对出血患者立即用无菌敷料包扎止血，为手术赢得时间。

6. 对症处理 根据病情给予相应的处理，例如，需急诊手术者，立即进行备皮、备血，留置导尿管等术前准备。注意烦躁者安全护理，通知手术室及相关医师做好术前准备，为抢救患者生命争分夺秒。

7. 完善记录 准确记录出入量及每小时尿量，保持引流管通畅，注意其性质、颜色、量的变化及患者入科时间、医生到达时间、伤情抢救经过、护理经过、用药情况、病情变化。

8. 安全转送 急症患者经抢救后病情趋于稳定，需进一步检查治疗，由护士和陪护一起送患者至相关科室，途中需保持呼吸道、给氧管、静脉通道及各种引流管通畅有效，密切观察病情变化，发现异常及时处理。

9. 心理护理 受伤患者多有不同程度思想紧张、恐惧心理，而这些不良情绪不利于控制伤情，并加重出血，使心率、呼吸增快，降低机体抵抗力和应激能力，此时护士更应沉着、冷静、有条不紊，以高超的技能、熟练的操作、和蔼的态度取得患者信任，同时安慰患者及家属稳定情绪，积极配合治疗。

七、麻醉护理

严重多发伤急诊手术因病情严重程度不同，麻醉难度亦有很大差异。除了常规麻醉应考虑的问题外，还有许多外伤的特殊点：①对麻醉药的耐力减低；②呼吸障碍；③血液循环差，组织灌注不足；④饱胃。急诊麻醉时应一并考虑。

1. 处理要点 因多发伤者遭受创伤打击，血压下降，各脏器功能受损，对麻药耐受力下降，即使使用常规用量也可造成周围血管扩张，加重休克，甚至发生心脏骤停。因此，在麻药选择方面应注意：

（1）适当减少麻醉药用量：严重休克伤员反应迟钝，对手术刺激反应小，应适当减少麻醉药用量，视伤情可仅在表面麻醉下气管内插管，采用任何静脉麻醉用药时均应小心（特别是硫喷妥钠），以防心肌抑制和周围血管扩张而加重休克，甚至发生心脏骤停。可选用对循环影响小的地西泮、芬太尼诱导，小量非去极化肌松剂维持麻醉，辅以适当浓度的安氟醚或异氟醚吸入，严重休克者一般第一次给药剂量为半量，观察效果，视患者反应酌情追加。

（2）合理选择用药：三碘季胺酚可使心率加快，组胺释放，并主要经肾排泄，箭毒因有组胺释放，导致血压下降等不良反应，故应弃用。对多发伤使用去极化肌松药琥珀胆碱（司可林），行诱导气管插管曾有发生心脏骤停的报道，特别是在严重创伤后3~8周内，此与高钾血症、电解质紊乱、全身消耗等因素有关，因此，凡多发性骨折、四肢挤压伤、大面积灼伤、肾功衰竭等应禁用琥珀胆碱，可选用非去极化类肌松药，如阿曲库铵（卡肌宁）、泮库溴铵（潘可罗宁）等。

（3）可在严重创伤抢救中应用无静脉用药经鼻盲插管法麻醉。常规气管插管因准备充分及静脉用药，为气管插管提供了良好的条件。由于严重创伤患者常伴有失血性休克，任何有助于气管内插管的静脉镇痛或肌松剂等都会影响血流动力学的变化，加重组织缺氧。可采用2%丁卡因2ml环甲膜穿刺气管内黏膜浸润麻醉，再以1%丁卡因合用麻黄碱30mg鼻腔黏膜浸润麻醉后，行经鼻气管插管，缩短插管时间，减少对严重创伤伤员血流动力学的影响。其次，消除了插管时无通气期，在急诊条件下更为适用。不使用静脉药，经鼻盲插管，保留患者自主呼吸，不仅解决了插管过程中缺氧问题，避免了CO_2在伤员体内的蓄积，还避免了常规插管在急诊条件下的并发症，因急诊创伤特点之一是发生突然，救治无常规的准备时间；静脉快速诱导插管，患者在无意识的情况下发生反流、呕吐，甚至误吸的可能性很大，引起呼吸道梗阻及肺部感染，严重危及伤员的生命；而经鼻盲插，因无静脉用药，插管过程中，伤员始终处于清醒状态，就大大降低了反流导致误吸的可能性。此方法操作简单易行，稍加训练即可掌握。鼻插管对患者刺激小，易耐受，术后患者可较长时间保留插管，对麻醉恢复期患者可能更安全。

2. 护理要点

（1）应对麻醉药的机制及应用有基本了解，及时抽吸麻醉药配合麻醉师给药，并对其不良反应进行观察，防止发生血压突降、心脏骤停的危象。

（2）为了确保药量小且剂量准确，可将麻醉药稀释到5~10ml，根据麻醉需要随时推注。推注时应根据实际推入量不停口述，推1ml、2ml，给麻醉师报告准确剂量，以控制麻醉深度。

（3）协助医生麻醉，当决定做无静脉用药经鼻盲插法麻醉时，护士应立即抽吸2%丁卡因2ml，递给麻醉师，用2%丁卡因麻黄碱浸润棉签插于一侧鼻腔，并用液状石蜡润滑插管，协助盲插并固定插管。

（4）可在行麻醉前静脉推注地塞米松5~10mg，增强机体的应激能力。

八、体温异常

严重创伤休克伤员的体温常偏低，在大量输入温度较低的液体或冷藏库血，可使体温大幅度下降，其发生率为16%，直接影响出血性休克的复苏。因为在低温下心率、血压、心排出量和冠状动脉血流量都进行性下降，全身血管阻力增加，氧血红蛋白解离曲线左移，氧释放困难，细胞血氧代谢进一步加重，尤其在实施大静脉输液时，由中心静脉输入大量冷藏库血可使心脏体温急剧下降，诱发室颤。有资料表明，出血性休克伤员的中心体温低于32℃者的死亡率为100%。

因此，大量液体和库血输入扩容时必须注意：

1. 液体适当加温，如在温水中浸泡或放暖气周围烘烤。

2. 注意躯体体温，制作各种型号的小被子，尽可能覆盖不需暴露的身体部位，或放置热水袋保温。

3. 连续监测体温，除体温计监测外，可用手触摸伤者皮肤判断。

第二节　创伤现场急救的护理

近年来，我国大城市的创伤急救医学发展较快，特别对多发伤的严重性和对社会的危害性已引起人们的高度重视，并将其列为创伤救治的重要研究课题之一。但是，目前我国对严重创伤的整体救治水平还不高，尤其是在现场急救及护理方面与发达国家相比还有一定的差距。

一、概述

1. **流行病学**　创伤患者以青壮年居多，约占受伤总人数的2/3以上。性别构成为男多于女，男性体力劳动者多，受伤机会也多。人群构成以城市人口居多，人口比较集中，车祸事故占较大比例。伤者一般文化程度偏低，防范意识较差。高温炎热季节是创伤的高发期，其次为气候突然变换季节。

创伤的致伤性质以交通事故伤占66.5%，其次为矿难，城建施工及自然灾害。伤情特点为闭合性损伤居多，开放伤、多发伤比例也在不断上升。发生率以运动系统伤最多，其次是神经系统、呼吸系统。泌尿生殖系统及消化系统伤相对较少。伤情多以撞击伤、挤压伤、坠落伤、压砸伤为主，其次为切割伤、刺扎伤、绞轧伤及爆炸伤。

创伤的院前停留时间普遍较长。主要是居住农村或突发事件、重大自然灾害时通讯及交通不便。由于大部分患者需进行生命支持、连续监护、加强治疗、手术干预、并发症处理或功能重建等，因而使经济费用陡增。总之，其伤残率较高，与就诊时间、交通后送及救治水平不平衡有关。

2. 目的和任务　现场急救的目的不仅是使患者的心脏搏动延长数小时或数天，而是心肺脑复苏（CPCR）之后提高患者生存生活质量，故要求医护人员：

（1）接受任务后急救人员快速到达现场，对伤病员进行紧急、简要、正确、合理的救护。

（2）建立有效的呼吸与循环，维持生命。

（3）避免再伤，有效控制死亡和残疾率。

（4）使伤员尽快脱离现场，转送到就近医疗单位进一步救治。

3. 工作特点

（1）伤员多、伤情复杂：特别在遇到灾难或重大交通事故急救时，大批伤员同时出现，伤情表现轻重不一。

（2）环境差、条件简陋：事故现场一般都混乱不堪，医务抢救人员必须有良好的心理和思想准备，备好简单适用和有效的抢救器材。

（3）时间紧、及时救治：要求医护人员在最短时间内到达现场，在数分钟内完成体格检查、初步诊断和迅速采取紧急救护措施，挽救患者生命和减少伤残率。

（4）人员少、一专多能：参加现场救护的人员一般数量有限，但要求医学专业知识面广、基本功扎实、抢救技术熟练。救护技术主要包括通气与心肺复苏、止血、包扎、固定及搬运。

二、伤情判断

1. 尽量减少搬动伤员，在最短时间内通过初步检查明确脑、胸、腹是否存在致命性的损伤。

2. 注重物理学诊断，配合辅助检查　近年来，对严重创伤和多发伤的辅助检查及诊断技术有较大提高，如腹部超声、全身 CT、MRI 等，但在急诊情况下，仔细、准确和反复的物理学检查仍是判明伤情的重要手段。

3. 注意患者的生命体征变化，如有无呼吸道梗阻、呼吸和心脏骤停、大出血、休克等致命征象。

4. 迅速判断有无威胁生命的征象，注意伤员的神志、呼吸、脉搏、血压、面色、体位、伤口出血、伤肢姿态、有无尿便失禁、衣服撕裂和血迹、呕吐物的性状等情况，迅速做出有无威胁生命的征象判断。

（1）创伤性或出血性休克：通常为严重创伤或大失血所致的休克临床表现。在无严重外出血时必须考虑到胸、腹内脏的闭合性损伤，骨盆骨折、四肢长骨骨折失血所致休克等。

（2）有无呼吸困难：注意伤者有无呼吸道梗阻。特别是头、面、颈部的严重损伤、多发性肋骨骨折、连枷胸、血气胸等均可引起呼吸困难。

（3）是否存在意识障碍：常是颅脑外伤所致。常见的颅脑损伤包括脑震荡、颅内血肿、脑挫裂伤等。

三、出血与止血

由于大中血管损伤或软组织损伤大量渗血可发生致命性失血，必须分秒必争，立即进行止血救治。现场止血主要是对周围血管出血的紧急止血，而内脏伤的出血，应到有条件的医院进行手术止血。

1. 对出血伤情的判定

（1）出血的种类及其特点：①动脉出血：色鲜红，速度快、呈喷射状；②静脉出血：色暗红，速度稍慢。呈持续涌流状；③毛细血管出血：色鲜红，片状渗出或自伤口缓慢流出。

（2）确定出血部位：一问：清醒伤员询问受伤部位在何处，受伤时间多长，大概失血多少等；二看：仔细观察伤口出血情况，判断是动脉、静脉还是毛细血管出血，以便选择止血方法。

（3）根据出血情况选择器材、物品和止血方法：①指压止血法：一般不需特殊物品，主要以徒手止血；②加压包扎止血法：准备急救包、无菌敷料、绷带或代用品；③止血带止血法：橡皮或卡式止血带、衬垫或布类；④绞棒止血法：布类衬垫、三角巾、木棒等；⑤填塞止血法：无菌纱布、三角巾、布类。

2. 常用止血方法

（1）指压止血法：指压法止血是用手指压住动脉经过骨骼表面的部位，达到止血目的。根据出血部位压迫相应动脉，临时用于中、大动脉出血，再根据情况改用其他止血方法。因此救治者必须熟悉四肢的动脉部位。①头颈部出血：压迫伤侧颈总动脉或面动脉、颞浅动脉等；②上臂和前臂出血：可压迫腋动脉或肱动脉；③股或小腿出血：压迫股动脉等。

（2）加压包扎止血法：主要用于体表及四肢的小动脉、静脉、毛细血管和软组织创面等出血。一般用急救包或清洁敷料覆盖伤口，用绷带或三角巾折叠成带状局部加压包扎，可以达到止血。包扎压力要均匀，包扎范围要足够大；包扎后应抬高伤肢，避免因静脉回流受阻而增加出血。

（3）止血带止血法：止血带种类有橡皮止血带、卡式止血带和充气式止血带，多用于四肢较大的动脉出血。止血效果确切，可以挽救生命。①扎止血带位置：一般应靠近伤口的最近端，上臂最好扎在上 1/3 处，避免损伤桡神经；但不强调"标准位置"，也不必受前臂和小腿"成对骨骼"的限制；②顺序：如有伤口伴动脉出血，应先扎止血带后再包扎伤口；③止血带标准压力：采用充气式止血带时，标准压力一般成人上肢 33.3～40kPa，下肢为 40～66.7kPa；儿童减半。使用橡皮止血带和卡式止血带时，松紧要适度，以摸不到远端动脉搏动为度；④注意事项：为了保护皮肤和软组织，扎止血带部位需平整加衬垫；标明上止血带的时间并定时松解止血带，通常以每隔 1～1.5 小时松 1 次，每次松 1～3 分钟；松止血带时用手暂时压迫伤口防止大出血；需要连续应用止血带时一般不超过 3 小时；因止血带远端长时间缺血、缺氧，有大量组胺类毒素产生，突然松止血带后毒素吸收，可发生"止血带休克"或急性肾衰竭。上止血带后必须挂明显标志，并优先护送。

（4）绞棒止血法：主要通过自救或无止血带的情况下，绞棒止血法可用于四肢大动脉的止血。①方法：用绷带或三角巾在伤肢近端松松包扎后，插入一根木棒，采用一提（轻轻提起），二绞（往一个方向扭劲），三固定（达到止血目的后将木棒固定）；②注意事项：严禁用铁丝、电线等过细的物品代替，以防勒坏皮肤或其他软组织；同样需要记录扎止血带时间和定时松止血带。

3. 止血有效的判定

（1）伤口不再继续出血。

（2）四肢远端摸不到脉搏搏动（上肢摸桡动脉，下肢摸足背动脉）。

四、骨折与临时固定

急救现场固定目的是为了减轻疼痛，防止再损伤。固定的适应证：①四肢骨折与脱位；②脊柱骨折脱位；③四肢广泛软组织损伤；④严重关节及韧带扭伤。

1. 根据骨折的特有体征判定伤情，有下列任何一项即可诊断为骨折
①肢体出现畸形；②移动伤肢时有骨擦音或骨擦感；③肢体有异常或假关节活动。

2. 固定所需器材和物品　①木制夹板或制式夹板、充气式夹板、石膏夹板等；也可就地取材，如树枝、木棒、竹板等替代品；②衬垫：棉花、纱布、毛巾或布类等；③三角巾、绷带、手帕、毛巾等。

3. 固定方法

（1）上臂肱骨骨折固定法：可用前、后和内外四块木制夹板固定，也可用能任意弯曲的铁丝夹板或上肢充气式夹板等进行固定，还可用三角巾将上肢与躯干直接固定在一起。

（2）前臂骨折固定法：可用前后两块木制夹板或其他替代品固定。

（3）股部股骨骨折固定法：可采用自体（伤肢与健肢一起）固定法或简便长夹板固定法。

（4）小腿骨折固定法：可采用超膝关节夹板、充气式夹板、铁丝夹板或自体固定法。

（5）颈椎和胸腰椎骨折固定法：颈椎骨折最好用颈托固定，胸腰椎骨折可用"工"字形夹板固定。

4. 固定要点及注意事项

（1）如果伤肢同时有血管损伤、开放性伤口及骨折，应先止血，再包扎，最后固定。

（2）开放性骨折不得将外露骨端送回伤口内，避免污染深层组织。

（3）夹板长宽适度，固定时应当包括上下关节。

（4）骨突起处和神经、血管表浅部位应加垫保护。

（5）固定需牢靠，上下肢固定者需露出指（趾）端，便于观察血液循环。

（6）上肢固定应保持屈肘 90° 功能位，三角巾或绷带悬吊；下肢呈伸直位固定即可。

五、搬运

搬运的目的是将重症伤员、脊柱损伤或四肢骨折不能行走的伤员迅速脱离现场，通过徒手、担架或其他运输工具将患者送至相对安全的地方或附近医院进一步救治。

1. 对现场伤员的伤情初步判定

（1）休克患者：多因受伤部位（或内脏）出血或严重创伤引起。主要表现为面色苍白、四肢发凉、脉搏细弱、心跳加快、躁动或意识淡漠等。

（2）骨折患者：伤肢出现局部肿胀、畸形及活动障碍。

（3）脊柱骨折伤员：多为直接撞伤、挤压伤或高处坠落伤等引起。胸腰椎骨折表现为腰背部疼痛、翻身困难。伴有脊髓损伤时，可出现下肢感觉、运动丧失和尿便功能障碍。颈椎骨折、脱位则颈部疼痛，活动受限；合并脊髓损伤时，颈部以下感觉、运动障碍。

（4）多发伤伤员：全身情况严重，可有休克和相应受伤部位或脏器损伤之表现。

（5）烧伤、创伤复合伤：烧伤患者可根据烧伤面积、程度不一而临床表现有所不同；创伤复合伤的临床征象需根据受伤史、伤员周围环境、体表创伤和烧伤程度等进行初步判断，但其严重程度常不能用体表所见的创伤或烧伤来解释，死亡率也较单一损伤高。

2. 准备搬运器材和物品　木板、担架、救护车等。

3. 搬运方法

（1）徒手搬运法：不需要任何搬运器材，而是通过人力进行搬运。①单人搬运法：可采用背、抱、掮等方式进行搬运；②双人搬运法：主要有坐椅式、拉车式和搬抬式。坐椅式搬运法：多用于头部伤（无昏迷）、血气胸、双小腿骨折等伤员，方法是两人将双手互相交叉，抓住自己和对方的手腕部搭成坐椅式，伤员坐在上面；拉车式搬运法是两人一前一后朝一个方向如拉车一样搬运伤员，对脊柱伤和腹部伤不宜采用。

（2）担架搬运法：适用于各类伤病员，特别是休克、严重脑伤、胸腹部伤、脊柱骨折和四肢骨折、昏迷患者等。①胸、腰椎骨折伤员搬运法：需用硬担架或木板搬运，一般由2~4人一组进行操作。单（双）膝跪地，分列伤员一侧，双臂分别伸到伤员的肩、臀及双腿后面，使伤员身体大致成一直线将其轻轻托住，一人下令，步调一致，同时用力，用均衡的力量将伤员抬起并挪上担架；②颈椎骨折及脱位伤员搬运法：由2~4人操作，一人牵引或固定头颈部，颈托保护或颈下垫小垫，头部两侧用软枕或沙袋固定，避免头颈部左右摇动，其他同胸腰椎骨折搬运法；③腹部损伤搬运法：严重的腹部损伤，可见腹腔脏器从伤口处脱出，因此，搬运前用合适的饭碗或腰带围成环状保护脏器，搬运时伤员仰卧，双下肢屈曲，防止腹腔内脏因腹压增加而继续脱出；④昏迷伤员搬运法：患者仰卧，将手足固定，头偏向一侧，防止呕吐时误吸造成窒息。

4. 抬担架行进中的注意事项

（1）行进时伤员头在后，足在前，便于后面抬担架的人员观察伤者的呼吸和其他反应。

（2）行进中担架保持平衡，尽量防止颠簸。

（3）上陡坡或上下车时头在前，足在后，使伤员在行进中始终保持平稳状态。

六、特殊伤型的护理

1. 体内异物存留或火器伤

（1）伤者体内有刀子、钢管、竹竿或弹皮等大块异物存留时，不能在现场将其取出，避免准备不充分引起大出血。

（2）搬运伤员时，可在刀子、钢管等异物周围缠绕棉花、纱布、布类等予以保护，并注意调整体位，防止搬运过程中加重损伤。

2. 断肢和断指伤员

（1）残肢的处理：肢体近端扎充气式或橡皮止血带止血，记录用止血带时间；断肢残端用无菌敷料覆盖，并用三角巾或绷带加压包扎。

（2）离体断肢（指）的保护：严禁用盐水、酒精、消毒液等清洗或浸泡断肢（指）；断肢（指）可用无菌敷料或清洁布类包好，外罩塑料袋后放入加盖容器中，周围加冰块低温保存；短时间内迅速将患者送往有条件的医院进行断肢再植手术。

3. 烧伤

（1）指挥现场人员迅速脱离现场：勿喊叫、用湿毛巾捂口鼻，防止吸入火焰烧伤呼吸道；用弯腰低姿等方式迅速脱离火场。

（2）扑灭身上明火：可采取脱掉着火衣服，跳入水池、扑打身上明火、就地打滚等方式灭火，勿奔跑防止引火烧身。

（3）保护烧伤创面：可采用无菌敷料覆盖、包扎或暴露疗法迅速将伤者送往医院救治。

第三节 颅脑创伤

颅脑创伤是常见的严重创伤，患者发病急，病情重，病死率高，目前仍是影响人类健康的主要问题之一，仅次于四肢损伤。因为伤及中枢神经系统，其致残率及致死率在创伤中居首位，所以严密细致的观察护理及有效的抢救措施，对挽救患者生命，降低病死率有至关重要的作用。

一、概念

1. 颅脑损伤的类型

（1）脑组织暴露在空气中为开放伤，与外界不沟通的脑损伤为闭合伤，由火器造成的损伤为火器伤，常在颅内残留弹片等异物；伤及头皮和颅骨为颅损伤；伤及脑组织、脑血管和脑神经为脑损伤。

（2）外物直接打击头部，产生原发性脑损伤。由低血压、低氧或高碳酸血症等造成脑缺氧、脑水肿或脑温升高，产生继发性脑损伤。

（3）颅损伤和脑损伤常同时存在，严重程度相似，亦有颅损伤重而脑损伤轻，或颅损伤不明显而有致命性脑损伤。

2. 复合性颅脑伤　指除颅脑损伤外还伴有其他重要组织脏器损伤。据统计各种多发伤的总死亡率约为20%，其中伴有颅脑伤者高达35%~40%，而不伴有颅脑伤者仅为10%。由此可见，多发伤中颅脑外伤是影响死亡率的重要因素。

二、创伤机制

1. 直接暴力　是指直接作用于头部引起损伤的致伤力，故有直接的着力点，根据头皮、颅骨损伤的部位及暴力作用的方式，即加速性、减速性和挤压性，常能推测脑损伤的部位，甚至可以估计受损组织的病理改变。

（1）加速性伤：相对静止的头颅突然遭到外力打击，迫使其瞬间由静态变为动态造成脑损伤，称加速性损伤。

（2）减速性损伤：运动的头颅突然撞到静止的物体上，迫使其瞬间由动态转为静态造成的损伤，称减速性损伤。其损伤效应主要是对冲性脑损伤，其次为局部冲击伤。

（3）挤压性损伤：头颅在相对固定的情况下，被两侧相对的外力挤压而致伤。

2. 间接暴力　即指着力点不在头部的外部暴力。其作用于身体其他部分而后传递至颅脑的损伤，是一种特殊而又严重的脑损伤类型。

（1）挥鞭样损伤：因为暴力并非作用头部，所以头部的运动必较身体其他部位（着力点）要晚。且暴力作用的突发性，传递过来的振动波只有单一的或间歇性的脉冲，当脉冲作用头部时，身体其他部位已静止。因此，头部必将受到剪切力的作用而导致脑表面和实质内各部分产生剪应力损伤。

（2）颅颈连接处损伤：坠落伤时，由于质量和重力加速度使患者获得的动量在瞬间化为零，因此，着力点必将受到极大的作用力，该作用力沿着脊柱上行到脑，引起脑损伤。

（3）胸部挤压伤：是因胸部受巨大压力致使上腔静脉的血流逆行灌入颅内，甚至迫使动脉血逆流。常引发毛细血管壁受损，同时，因为胸部创伤又伴有中枢神经系统损伤，更容易引起急性呼吸窘迫综合征。

三、护理评估

1. 分类及临床特点

（1）头皮损伤：分为头皮下血肿、头皮裂伤和头皮大面积撕脱伤。头皮下血肿表现为血肿部位有肿块、压痛。头皮裂伤、头皮大面积撕脱伤伤员可大量出血，常发生失血性休克。

（2）颅骨损伤：颅骨骨折按骨折部位分为颅盖骨折和颅底骨折；按骨折的形态分为线形、凹陷形及粉碎形骨折。颅底部骨折根据其发生部位不同有以下临床特点。

1）颅前窝骨折：累及眶顶和筛骨，可损害视神经、嗅神经。表现眶周广泛淤血斑（熊猫眼征），鼻和口腔出血、失明、嗅觉丧失等。

2）颅中窝骨折：常累及蝶骨、面神经、听神经等受损，表现鼻和口腔出血，脑脊液耳漏、失听、眩晕等。

3）颅后窝骨折：累及颞骨岩部，可见乳突皮下淤血斑。常合并后组脑神经（第Ⅸ～Ⅻ脑神经）损伤，引起吞咽困难，呼吸道受阻，严重者发生窒息。

（3）脑损伤

1）脑震荡：是一过性的脑功能障碍。表现为受伤当时出现短暂的意识障碍，清醒后大多不能回忆受伤当时和近期的情况，称逆行性遗忘。受伤时，患者出现面色苍白、出冷汗、血压下降、脉微弱、呼吸减慢，多有头痛、头晕、疲乏无力、恶心、呕吐等症状，短期内可消失，无神经系统阳性体征。

2）脑挫裂伤：指脑组织、神经和血管的器质性损伤。伤后患者立即出现昏迷，绝大多数在半小时以上，重症者持续时间长，并伴有剧烈头痛、恶心、呕吐。伤后患者即刻出现神经系统症状和体征，如锥体束征、肢体抽搐或偏瘫、失语等。若继发脑水肿和颅内血肿，出现颅压增高和脑疝的表现。合并下丘脑损伤时，体温因中枢调节失控可高达41℃。

3）原发性脑干损伤：伤后立即昏迷，昏迷程度深、持续时间长。瞳孔不等大，极度缩小或大小多变，对光反应消失，眼球位置不正或同向凝视，去皮质强直。延髓损伤时，则出现严重的呼吸循环功能紊乱，伤情重，死亡率高。

（4）颅内血肿：颅内血肿是常见的原发性脑损伤严重并发症，其严重性在于引起颅压增高导致脑疝。①按血肿部位分：硬脑膜外血肿（占30%～

40%)、硬脑膜下血肿（占 45%~53%）、脑内血肿（占 5%）等；②根据血肿发展速度分：特急型，伤后 3 小时内出现脑受压征者；急性型，伤后 3 天内出现脑受压征者；亚急性型，伤后 3 天~3 周内出现脑受压征者；慢性型，伤后 3 周以上才出现症状者。

2. 临床表现

（1）意识障碍：伤后昏迷-清醒-昏迷，有中间清醒期，常见于硬脑膜外血肿；伤后昏迷-意识好转-昏迷，无中间清醒期，常见原发性脑损伤并发颅内血肿；持续性昏迷并进行性加重，证明伤情严重，易发生脑疝，多见于硬膜下血肿。

（2）瞳孔变化：伤后一侧瞳孔先缩小后扩大，对光反射由迟钝而消失，提示瞳孔散大的一侧已发生脑疝。

（3）偏瘫：伤后一侧肢体少动或不动，对痛刺激反应迟钝或无反应，有锥体束征，并呈进行性加重，应考虑血肿引起脑疝或血肿压迫运动中枢，出现去大脑强直为脑疝晚期。

（4）生命体征变化：血压呈阶梯式上升，脉搏呈阶梯式减慢，呼吸深慢（两慢一高现象，又称库欣式反应，是颅压增高的主要特征之一）。当合并枕骨大孔疝时，可致呼吸、心脏骤停。

四、护理措施

1. 观察病情

（1）意识观察：患者意识变化是判断颅脑损伤程度及颅压升高与否的重要指征之一，要密切观察意识障碍程度，如意识逐渐恢复是病情好转的征象；伤后出现中间清醒期，则是硬膜外血肿的典型表现；出现进行性意识障碍，说明有进行性脑受压存在，提示颅内血肿持续增大或脑水肿加重，应立即报告医生及早处理。

（2）瞳孔的观察：瞳孔的变化是颅脑损伤患者病情变化的重要体征之一，需要密切观察，详细记录。如双侧瞳孔散大、光反射消失常为死亡前兆，护士应做好急救准备，出现双侧瞳孔不等大则提示有颅内血肿发生，应积极进行术前准备。

（3）注意生命体征的变化：伤后应每 15~30 分钟测量血压、脉搏、呼吸 1 次，为防止患者躁动而影响准确性，测量时按先测呼吸再测脉搏、血压，最后观察意识。如呼吸深慢，脉搏缓慢，血压高，多提示颅压升高，或是脑疝的早期表现；如出现呼吸浅促，脉搏快而微弱，血压下降，昏迷加深则说明病情危重，应立即报告医生并配合抢救。

（4）肢体活动：注意观察有无自主活动，活动是否对称，有无瘫痪及瘫痪程度等，伤后立即偏瘫或原发瘫痪加重，并伴意识障碍加重多为继发性脑损伤。

2. 急救护理

（1）分诊评估：询问病史和体格检查要有重点，了解受伤的时间、原因、外力作用的部位及伤后昏迷情况。检查头部受伤情况有无合并其他部位的损伤，重点了解神经系统，如意识、瞳孔、肢体活动及颈部有无抵抗，同时测量生命体征，如病情允许遵医嘱做 CT、X 线等检查，快速检查诊断和紧急处理应穿插进行。

（2）伤情判定

1）GCS 昏迷评分：是目前国际通行的病情判断标准，分为轻（13~15分）、中（9~12 分）、重（3~8 分）型，有人将 3~5 分定为特重型。患者一旦能说话或睁眼视物就表明昏迷的结束。要除外因醉酒、服大量镇静剂或癫痫发作后所致昏迷。

2）观察生命体征：重症颅脑损伤出现血压升高，呼吸、心率减慢，血氧饱和度下降，是颅内高压中晚期的表现，说明病情危重。

3）瞳孔变化：继发性动眼神经损伤，当出现两侧瞳孔不等大光反射消失时，小脑幕切迹疝已经形成，脑干受压时间较长，预后差。

4）监护指标：重症颅脑创伤者大多有低血压和低氧血症，如果平均动脉压低于 90mmHg，血氧饱和度低于 90%，常预后不良。同时应注意影响血氧饱和度变化的可能原因：①气道不畅，主要是舌后坠和痰液堵塞气道；②颅内高压；③肺不张，肺功能差，气血交换减弱；④皮肤颜色及末梢血运导致血氧饱和度检测误差。另外，颅压监护能协助分析判断脑部病情变化趋势和脑组织的代偿能力，及时发现颅压增高。

（3）呼吸支持

1）应保持呼吸道的通畅和充分供氧，头抬高 30°，半卧位，防止颈部过度屈曲和伸展。

2）舌后坠及咳嗽反射减弱可发生呼吸道阻塞，导致机体缺氧或二氧化碳潴留，从而加重脑水肿，因此，应及时清除呼吸道分泌物，舌后坠可用舌钳将舌拉出，呼吸道困难、吸痰效果不好，应早期行气管切开术。

3）进行吸痰及其他口腔呼吸道处理时，应避免刺激气管咽部以免产生剧烈咳嗽，使颅压增高或呕吐。

4）如患者自发过度换气，可呈现呼吸性碱中毒，PaO_2 为 100mmHg、$PaCO_2$ 25~30mmHg，可使脑血容量下降，颅压降低。

（4）建立静脉通路

1）颅脑外伤患者来诊后不可被血压无变化的假象迷惑，要积极抗休克治疗，立即建立静脉通道，输入平衡盐，尽快输入胶体溶液和血液，预防及纠正休克。

2）即使在血压正常的情况下也应有治疗休克的防范措施，如每 5 分钟测 1 次血压。

3）在脑外伤急性期，有不同程度的水钠潴留，为减轻脑水肿，应限制钠盐摄入量，成人每日补液 2000ml 左右，以预防脑水肿。

（5）给予脱水药：20% 甘露醇输入为最重要的降颅压方法，利尿剂（如呋塞米等）也可促进患者脱水，以减轻脑水肿。遵医嘱给药，并观察尿液变化，判断脱水效果。注意给药前必须测量血压，避免在休克基础上脱水治疗，休克时脱水不仅不能改善脑水肿，反可会加重休克。因此，在给予脱水药前后应测量血压，预防低血压。

3. 脑脊液漏的护理

（1）脑脊液漏患者应采取仰卧头部抬高位，可借助颅压增加脑组织的重力压闭硬膜（瘘孔），减少或阻止脑脊液外流，促进伤口愈合，同时防止脑脊液反流引起逆行颅内感染。

（2）变换体位时需注意协助患者，保持头高位状态，避免用力，动作轻柔、缓慢，防止脑脊液反流。

（3）避免患者用力咳嗽、打喷嚏。预防便秘，以防突然用力，使颅压增高，引起脑脊液漏出增加。咳嗽不止者可用镇咳药，便秘者给予缓泻剂及多进食纤维食物。

（4）脑脊液耳漏的患者禁止用棉球堵塞外耳道，保持外耳道清洁，每 4 小时用 75% 酒精棉签或棉球消毒外耳道及耳郭 1 次，以无菌干棉球轻放于外耳道口，下垫无菌治疗巾，并及时更换浸湿的敷料及无菌巾，防止感染。

（5）脑脊液鼻漏者勿抠鼻、擤鼻，保持鼻腔清洁，定时以无菌棉签擦拭，在鼻前庭处松松放一无菌棉球，浸湿后及时更换。

（6）脑脊液伤口漏患者，保持内层伤口敷料无菌，外层伤口敷料浸湿后随时更换，定时换药，观察脑脊液渗出情况。

（7）患者因脑脊液外漏及上体位活动的局限性，导致精神紧张、睡眠质量下降，故应做好解释工作，缓解患者的焦虑，促进睡眠及体力恢复。

第四节 胸部创伤

严重创伤和多发伤中胸部创伤的发生率仅次于四肢和颅脑创伤，胸部创伤由于心、肺等重要脏器损伤而危及生命，是创伤死亡的主要原因之一。胸部创伤的特点是容易发生呼吸和循环功能障碍，体征明显，容易被发现。迅速正确的救护，是提高严重胸部创伤抢救成功率的关键。

一、概念及创伤机制

1. 概念 胸部创伤根据伤口是否穿破全层胸壁，造成胸膜腔与外界沟通分为闭合性和开放性创伤两大类。开放性伤中穿透胸膜或纵隔者称穿通性开放伤，又称胸腔伤；仅伤及胸壁者称非穿通性开放伤，无论穿通性或非穿通性伤均可为贯通伤和非贯通伤（盲管伤）。

胸部创伤的致伤原因分为钝性伤和穿透性伤两大类。钝性伤的原因较多；穿透性伤包括刃器伤、枪弹伤和弹片伤。

胸部创伤的受伤机制可归纳为三大类：①急剧减速和加速；②挤压；③高速撞击（亦含枪弹伤）。

2. 创伤机制

（1）疼痛和胸壁稳定性破坏：胸廓的稳定性和保护作用又为与之紧密相连的锁骨、肩胛骨和多层强大肌肉所加强。胸壁创伤、肋骨骨折和胸骨骨折等，除引起疼痛、造成神经刺激和限制呼吸动度以外，可使胸廓运动的对称性和协调性破坏，从而导致通气功能障碍。

（2）失血：胸壁和胸内脏器富于血管，又有心脏和大血管。创伤后出血一方面可引起胸膜腔内或心包腔内积血，造成压迫；另一方面可使血容量减少。

（3）肺与纵隔受压：因胸腔容积较大和肺脏富有弹性回缩能力，故而胸膜腔内大量积血和积气（1500~2000ml）可造成压迫性肺不张和纵隔向对侧移位。

（4）胸腔负压受损：若创伤使一侧胸膜腔负压受损，压力升高（血胸或气胸），不但伤侧肺受压萎陷，而且纵隔受压移向对侧，使对侧肺受压，心脏大血管亦受压和扭曲。若胸壁缺损使胸膜腔与外界直接相交通，大气压可使伤侧肺萎陷和纵隔向健侧移位，同时，因对侧胸膜腔内仍为负压且仍随呼吸而周期性增减，致使纵隔随呼吸而左右来回移位，称纵隔摆动。

（5）肺损伤：肺损伤后可引起气胸、血胸和血容量减少，肺毛细血管通透性和表面活性物质的改变，通气和换气功能障碍，通气/血流比值失调等。

（6）气道阻塞：创伤后呼吸道和肺出血或有误吸，可致气道阻塞。

（7）膈肌破裂：一方面影响呼吸功能；另一方面，当膈肌裂口较大时，腹内脏器可疝入胸腔，造成对肺和纵隔的压迫，引起呼吸和循环功能障碍。

（8）心脏压塞：纵隔内发生气肿和出血时，容易沿其间的疏松结缔组织扩散，引起心脏和大血管受压。

二、护理评估

1. 临床表现

（1）肋骨骨折：受伤局部疼痛、肿胀、压痛明显，胸痛随呼吸、咳嗽加剧，挤压时可产生骨摩擦音，肋骨骨折多发生在第4~7肋。相邻的多根多处肋骨骨折造成胸壁软化，形成"浮动胸壁"，称为连枷胸。吸气时浮动胸壁内陷，呼气时浮动胸壁外凸，与正常胸壁呼吸运动相反，称为"反常呼吸"运动。反常呼吸运动使双侧胸腔内压力失去平衡，引起纵隔摆动。

（2）胸骨骨折：骨折可发生在胸骨的任何部位，多数发生在胸骨体上段或胸骨体与胸骨柄交接处，并使二者分离。胸骨骨折还常伴有双侧多发性肋骨骨折，引起反常呼吸运动，半数以上合并纵隔血肿、心脏大血管损伤。

（3）创伤性气胸：因外伤导致肺、支气管或食管破裂或胸壁穿透伤，胸膜破损，空气进入胸腔统称气胸。气胸可分为闭合性气胸、开放性气胸和张力性气胸3种。

（4）创伤性血胸：胸部创伤引起胸腔积血称血胸。胸腔积血 0.5L 以下为少量血胸，临床上可无明显的症状和体征，X 线检查示肋膈角变浅或消失；0.5~1.0L 为中量血胸，1.0L 以上为大量血胸。中量以上血胸的患者可有明显失血症状，如面色苍白、呼吸困难、脉搏细弱、血压下降，甚至出现失血性休克。

（5）肺挫伤：轻度肺挫伤仅有胸痛、胸闷、气促、咳嗽和血痰等。重度肺挫伤表现为明显的呼吸困难、发绀、血性泡沫痰、心动过速和血压下降等。

（6）心脏损伤：大多数因急性大出血或急性心脏压塞死于创伤现场，少数患者可存活被送到医院。临床不仅表现急性出血引起的失血性休克症状，还出现急性心脏压塞症状和心脏挫伤症状。

2. 伤情评估

（1）胸痛：是胸部创伤的主要症状，疼痛常位于伤处，随呼吸运动而加剧。局部有压痛，胸廓试验阳性。

（2）呼吸困难：由于创伤后胸痛使胸廓呼吸运动受限；气管内有血液、分泌物阻塞；气胸、血胸压迫或膈肌破裂，使肺受压萎陷，气体交换量减少；肺挫伤后可发生肺泡内出血、淤血或肺间质水肿，更加加重缺氧和二氧化碳潴留。

（3）呼吸运动异常：当胸壁、胸膜、肺脏有创伤时，可出现伤侧呼吸运动减弱或消失。当有多根多处肋骨骨折时，可出现"连枷胸"、"反常呼吸"及"纵隔摆动"。

（4）咯血：肺、支气管损伤者，痰中常带血或咯血；大支气管损伤者，伤后即刻咯出大量鲜血；肺挫伤或肺爆震伤后，多为泡沫样血痰。

（5）休克：血胸、气胸、创伤性膈疝、急性心脏压塞或大血管损伤等，可引起血容量急剧下降或严重的呼吸循环障碍，使患者很快陷入休克状态。

3. 辅助检查

（1）胸膜腔或心包穿刺：气胸、血胸时可直接抽到气体或血液。

（2）影像学检查：X 线摄片、B 超、CT 或 MRI 等可明确有无骨折、血气胸及纵隔移位、胸腔积液、心包积液、心脏损伤等情况。

三、急救措施

1. 连枷胸的救治原则

（1）迅速纠正反常呼吸运动，可采取以下救护措施：

1）胸壁加压包扎固定法：适用于范围较小的软化胸壁。用敷料或棉垫等置于胸壁软化区，适当加压包扎固定，以控制反常呼吸运动。

2）牵引固定法：适用于大范围连枷胸的治疗与固定。在软化区中央部位，用布巾钳钳夹游离段肋骨 1~2 根，连以牵引架，做重力牵引。时间 1~2 周，牵引重量为 2~3kg。

3）切开复位内固定：对合并有胸内脏器损伤需要剖胸手术的多根多处肋骨骨折伤员，可在气管内麻醉下行手术内固定。

（2）控制性机械通气（呼吸机内固定法）：在气管内插管或气管切开后插入气囊导管，连接呼吸机行控制性辅助通气，从胸内纠正反常呼吸，称"内固定法"。适用于双侧反常呼吸伴严重肺挫伤、低氧血症（$PaO_2 <$ 60mmHg，$PaCO_2 > 50$mmHg）、肺分流 $\geq 25\%$ 的患者。但使用时注意监测血气分析，一旦 PaO_2 得以纠正应尽早停机。

（3）镇痛：多采用肋间神经阻滞法、药物镇痛法，或留置硬膜外麻醉导管分次注入镇痛剂方法。

2. 血气胸的救治原则 胸部创伤引起胸腔积血，称血胸。血胸同时伴气胸者称血气胸。大量血胸使肺受压、纵隔受压，影响气体交换，还可导致失血性休克。少量血胸可暂时观察；中等量以上血胸，应首先补充血容量，同时行胸腔穿刺术，尽早施行胸腔闭式引流；进行性血胸及早剖胸探查止血；凝固性血胸可开胸清除血块。

3. 心脏压塞的救治原则 心脏创伤，短时间内血液大量流入心包腔，压迫心脏，引起急性心脏压塞。表现为静脉压升高、动脉压下降、心音低钝，大血管损伤者可迅速陷入休克状态。心脏压塞是伤员死亡的主要原因，其急救措施主要是：

（1）抗休克：立即输血、输液，提高心脏充盈压，增加心排血量，维持血压，做好术前扩容准备。

（2）心包穿刺减压：抽出心包内积血 $30 \sim 50$ml，可明显改善患者血流动力学状况，增加对麻醉和手术的耐受性。

（3）紧急手术：在抗休克的同时，争分夺秒地进行开胸手术。迅速清除心包内积血，修复破损的血管及心脏。

四、护理措施

1. 保持呼吸道畅通，彻底清除口咽腔血液、异物、分泌物，紧急时行环甲膜切开。吸出气管内分泌物或血凝块。有条件时给予超声雾化吸入，以利呼吸道分泌物的排出。持续给氧。

2. 开放性气胸，立即用急救包、衣物、毛巾或手掌堵塞伤口，变开放性气胸为闭合性气胸，以待进一步处理。

3. 张力性气胸，立即排出胸腔积气，降低胸膜腔内压，可在伤侧锁骨中线第 2 肋间插入粗针头排气。转运时用活瓣排气法。

4. 浮动胸壁，呈反常呼吸者，立即用敷料、衣物等置于软化区，加压包扎或压一沙袋，控制反常呼吸。

5. 胸骨骨折伤员，应过伸仰卧位搬运，防止继发性损伤。

6. 有出血性休克，应立即建立静脉通道，尽快补血补液。

7. 伤情未明之前，均应暂时禁食、禁水。

8. 限制输液量在 1000ml/d。慎用晶体液，多用胶体液，注意纠正水、电解质、酸碱平衡紊乱，防止肺水肿。

第五节 腹部创伤

腹部创伤分为闭合性创伤和开放性创伤，腹部创伤的严重程度取决于有无内脏器官的损伤。如果只有单纯腹壁外伤，对患者生命没有很大威胁，重要的是内脏损伤后所引起的大出血与休克，感染与腹膜炎，病情大多危重，如不及时诊治，则会危及患者生命。因此，正确诊断，及时处理，是腹部创伤救治成功的关键。

一、分类

1. 开放伤 以战时最多见，主要是火器伤引起，亦可见于利器伤所致。如为贯通伤，则有入口和出口，非贯通伤只有入口没有出口。开放伤又可分为穿透伤和非穿透伤两类，前者是指腹膜已经穿通，多数伴有腹腔内脏器损伤，后者是腹膜仍然完整，腹腔未与外界交通，但也有可能损伤腹腔内脏器。

2. 闭合伤 系由挤压、碰撞和爆震等钝性暴力之后等原因引起，也可分为腹壁伤和腹腔内脏伤两类。与开放伤比较，闭合性损伤具有更为重要的临床意义。因为，开放性损伤即使涉及内脏，其诊断常较明确。闭合性损伤体表无伤口，要确定有无内脏损伤，有时是很困难的。如果不能在早期确定内脏是否受损，很可能贻误手术时机而导致严重后果。

二、病因及发病机制

造成腹部创伤的病因有钝性暴力伤、锐器伤及医源性损伤等。发病机制包括腹腔内实质性脏器（如肝、脾、胰、肾等）大血管破裂引起的失血性休克及腹腔内空腔脏器（如胃、小肠、胆道、胰管）损伤，内容物外流引起的急性继发性腹膜炎。常见受损内脏依次为脾、肾、肝、胃、结肠等，因胰、十二指肠、膈肌、直肠等解剖位置较深，故损伤发病率较低。

三、护理评估

1. 了解受伤史 详细询问受伤原因、时间、部位及受伤时的姿势，判断有无腹内脏器损伤。

2. 症状与体征

（1）观察生命体征：密切观察患者的神志、皮肤色泽、脉搏、呼吸、体温、血压、尿量等，注意有无休克征象。实质性脏器破裂可发生失血性休克，空腔脏器破裂致急性腹膜炎可发生感染性休克。

（2）腹痛：腹痛呈进行性加重和腹痛范围扩大，为内脏创伤的重要表现。一般来说，伤员诉说最先疼痛和疼痛最重的部位常是内脏损伤的部位。空腔脏器（胃、肠、胆囊、膀胱等）穿透伤，导致胃液、肠液、胆汁、尿液等流入腹膜腔，立即引起剧烈腹痛，且伴有腹肌紧张、压痛、反跳痛等腹膜刺激征。胰腺损伤胰液漏出也引起类似的腹部症状和体征。实质性脏器（如肝、脾破裂及肠系膜）大血管破裂腹痛呈持续性，一般不剧烈，腹膜刺激征也较轻，主要为内出血导致的面色苍白、脉快而弱、血压下降等失血性休克。

（3）恶心、呕吐：空腔脏器、实质性脏器创伤均可刺激腹膜，引起反射性恶心、呕吐；腹膜炎可引起麻痹性肠梗阻，为持续性呕吐，可呕出肠内容物。

（4）腹胀：创伤后短期内进行性加重的腹胀，表明腹腔内有出血（血腹）或积气（气腹）。血腹提示有实质性脏器或血管破裂伤；气腹则提示有胃或结肠破裂；膀胱破裂可产生尿性腹腔积液；腹膜炎造成的肠麻痹或水、电解质平衡紊乱，如低钾可引起腹胀。

（5）胃肠道出血：呕血常见于胃、十二指肠损伤，呕吐物混有胃液、胆汁和食物残渣；伤后便中带血，说明结肠或直肠有损伤。直肠指检提示陶氏腔饱满并有触痛。腹膜外直肠伤可触及直肠穿孔或指套上有血迹。

3. 辅助检查

（1）化验检查：血红蛋白、血细胞比容下降，白细胞计数略升高，见于实质性脏器破裂出血；白细胞数明显升高，见于空腔脏器破裂；尿常规检查有助于发现泌尿器损伤；血、尿淀粉酶升高，有助于诊断胰腺损伤。

（2）腹腔穿刺：腹腔穿刺在腹部创伤的诊断中，阳性率达90%以上。抽出的血液、胃肠内容物、胆汁、腹腔积液、尿液等可判断是哪类脏器损伤，以协助诊断。

（3）腹腔灌洗：腹腔灌洗对腹部创伤的诊断准确率达98.5%。灌洗后，利用虹吸吸出10ml以上无凝块的血性灌洗液，表明腹腔内有出血，灌洗液可做实验室细胞、生化检查，以判断脏器损伤。

（4）其他辅助检查：视伤情选择性做X线、B超、CT、腹腔镜检查。

四、急救措施

1. 术前处理

（1）积极处理威胁生命的合并伤，维持呼吸循环功能，保持呼吸道畅通、充分给氧。

（2）积极抗休克：快速输血、输液，保持收缩压大于 90mmHg，脉率小于 120 次/分。腹腔内有进行性大出血时，应一边抗休克、一边积极做好术前准备，迅速剖腹探查止血。

（3）诊断未明确者禁用镇痛剂、泻药和灌肠，以免掩盖或加重伤情。

（4）及早应用广谱抗生素及抗厌氧菌抗生素以控制感染。

2. 剖腹探查术　剖腹探查既是为了进一步诊断，也是为了治疗。

（1）适应证：①腹痛和腹膜刺激征有进行性加重或范围扩大者；②疑有腹腔内出血者；③疑有腹腔内脏器穿孔者；④腹腔穿刺及腹腔灌洗结果阳性者。

（2）手术探查的原则是"先查出血，后探穿孔"。探查后，先处理出血性损伤，后处理穿破性损伤；对穿破性损伤，应先处理污染重（如下消化道）的损伤，后处理污染轻的损伤；在原发病灶处理后，对腹腔污染严重者，应用大量生理盐水反复冲洗，吸净液体后放置腹腔引流管。

五、护理措施

1. 一般护理　术前不宜随意搬动伤者，以免加重伤情，应采用半卧位或斜坡卧位。合并休克者需采用抗休克卧位。

2. 急救护理

（1）严密观察病情变化：每 15~30 分钟检查 1 次腹部体征，注意腹膜刺激征程度和范围的改变；每 30~60 分钟测定 1 次红细胞、血红蛋白、血细胞比容、白细胞，有利于判断伤情。必要时重复进行诊断性腹部穿刺或灌洗术。严密观察患者生命体征的变化，及时发现并处理失血性休克。

（2）输血输液，防止休克。

（3）放置胃管：持续胃肠减压。禁食、禁饮，以免加重腹腔感染，为手术做好准备。

（4）留置尿管，观察并记录尿量。

（5）术后护理

1）术后体位：无休克者，宜采用半卧位。半卧位有利于改善呼吸、循环，减轻腹痛、腹胀，使腹腔渗液流入盆腔利于局限、吸收、引流，控制感染。

2）生命体征的观察：术后即刻测量脉搏、呼吸、血压 1 次。以后定时连续观察，直到麻醉作用基本消失或病情稳定。体温是反映术后有无感染的一个较敏感的指标。创伤反应一般在术后 3 天仅有轻度发热；若术后体温逐渐升高或持续高热不退或体温下降数日后又升高，说明感染未控制或有继发性感染。

3）观察出血情况：观察伤口及各种引流管有无出血现象。伤口敷料被浸湿应及时更换，若持续多量出血，应考虑手术所致的出血并发症，及时处理。

4）观察肠蠕动恢复情况：术后肠蠕动恢复需 24～72 小时。患者有腹胀的感觉，可听肠鸣音了解肠蠕动情况。术后生命体征稳定后，应指导患者早期下床活动，促进肠蠕动恢复。

5）注意保持静脉输液畅通：根据需要调节滴速，维持营养及水、电解质平衡。并观察记录出入量。肛门排气后，方可进食流质。

6）引流的监护：术后患者有各种引流管道连接引流装置；要妥善固定，防止滑脱、扭曲、折叠，保持引流畅通；观察各种引流物的量、性质、颜色，及时记录；保持引流伤口清洁，更换引流袋或冲洗时，注意无菌操作；术后持续胃肠减压，3～4 天肛门排气后方可拔除胃管；一般其他单纯引流腹腔渗液的引流管 24～48 小时拔除；各种造瘘的引流管视情况拔除。

7）镇静镇痛：适当应用镇痛药，采用镇痛泵镇痛效果较好。

8）预防感染：协助其翻身拍背，鼓励和帮助患者咳嗽、排痰，预防腹部感染，加强口腔护理，保持床铺清洁平整、舒适，预防压疮的发生。

第六节　骨关节损伤

创伤造成的骨关节损伤，主要是遭受各种暴力所致，多有严重的骨折、脱位和软组织损伤。骨折是指骨的完整性或连续性中断。骨折一般均伴有软组织损伤，如骨周围的骨膜、肌腱、肌肉、血管、神经及关节等的损伤。关节损伤是指构成关节的骨、关节软骨、关节囊、韧带等组织的损伤。严重多发性骨、关节损伤，伤情复杂，可造成永久性伤残甚至死亡。

一、病因及发病机制

患者均有严重外伤史，主要以交通事故伤、重物砸伤、高处坠落伤、机械损伤等直接暴力或间接暴力作用造成严重的创伤。暴力直接作用使受伤部位发生骨折，常伴有不同程度软组织损伤。间接暴力是通过传导、杠杆、旋转和肌肉收缩使肢体远处发生骨折。如果严重持续暴力或连续重复暴力作用，常致伤者多部位的骨折与脱位。

二、护理评估

1. 局部表现

（1）一般表现：骨与关节损伤部位感疼痛、压痛、局部肿胀、皮下淤斑、伤肢功能障碍等。

（2）特征性体征

1）骨折部位出现畸形、肢体反常活动及骨折端互相摩擦产生的骨摩擦音或骨摩擦感。

2）关节完全性脱位：①畸形：在脱位的关节部位可看到畸形，如伤后患肢长度异常改变（变长或缩短），移位的关节骨端可在异常部位触到；②弹性固定：即脱位关节部肌腱、韧带的牵紧及周围肌肉痉挛等使脱位关节僵化于一定体位，被动活动时有一定的抵抗感；③关节盂空虚感：骨端移位突出，使构成正常关节结构部出现空虚感；④患肢长度于伤后异常改变（变长或缩短）。

2. 辅助检查

（1）X线检查：有助于骨折的诊断，指导骨折复位，手术定位，判断治疗效果。常规 X 线摄片，包括正位、侧位、邻近关节。有时需摄特定位置或健侧对比 X 线片。

（2）CT 检查：对某些诊断不明确的骨关节损伤，CT 检查有很大价值，如脊椎体或附件的纵裂骨折、旋转移位的骨折、环椎弓骨折、骨盆骨折、脊髓的受压迫情况、关节脱位后股骨头的位置判断及活动情况等。

三、急救措施

1. 开放性骨、关节伤的清创术

（1）做好术前准备：备同型血、X 线检查、抗生素应用。伤口大或大量出血者，酌情使用充气止血带，在适当麻醉下，首先清洁皮肤，用消毒

的软毛刷、肥皂水及生理盐水反复清洗伤口周围皮肤，去除油污、剃毛，创面内一般不刷洗。但污染严重的创面，可去除表浅污染后，用消毒液冲洗创面，但不可冲入深部。切取污染创面组织送细菌培养及抗生素敏感试验。

（2）清创术：酌情切开扩大伤口，创缘切除，由浅入深，逐步清创；清除一切可见的污染物、异物、关节内的游离碎骨或软骨碎片；创底深可适当扩大伤口以达到良好暴露利于引流；保留有软组织相连的碎骨；尽量减少对组织的损伤；保护神经、肌腱、骨关节软骨及骨组织，避免不必要的切除。

（3）创口清洗：清创后，应用大量生理盐水冲洗创腔，关节腔冲洗一般用生理盐水 6~12L。近年来有学者报告，喷射脉冲冲洗法冲洗创腔，是一种有效的冲洗方法，其原理是用高压气体将水压出，通过脉冲发生器，将直接喷流变成脉冲水流，以每分钟 800 ~ 1200 次的速度喷水 700 ~ 1000ml，压力为 2~2.5kg/cm^2，此法可避免直流水的持续压力造成组织冲击损伤。冲洗效果是持续冲洗的 2 倍以上。

（4）伤口的闭合：伤后 6~8 小时内，一般在彻底清创后可做一期缝合伤口。皮肤缝合困难者，设法做减张缝合、皮瓣转移、植皮等方法闭合伤口。对创伤时间长，伤口污染严重无法一期闭合者可行延迟的一期闭合或二期闭合，即在清创内固定后，用软组织妥善覆盖裸露的骨骼及内固定器材，再用敷料覆盖包扎，待 3~5 天按伤口进展情况行延期缝合。无论伤口如何闭合，需引流者应在伤口低位或另行切口置管，并保证引流畅通，必要时负压引流。

（5）清创后将患肢固定于功能位或采用持续牵引：全身和局部使用抗生素治疗。伤口一期缝合者，可开始早期活动，2~3 周后才进行主动关节功能的锻炼。

2. 骨折复位　复位是将移位的骨折段恢复正常或接近正常的位置。复位的方法有两类，即手法复位和切开复位。

（1）手法复位：应用手法使骨折复位，称手法复位。常用的复位手法有牵引加压法、屈折手法和分骨手法。

（2）切开复位：通过手术切开骨折和关节损伤部的软组织，暴露骨折部，在直视下将骨折复位。

3. 骨折固定　骨折复位后，须采取固定的方法将骨折维持于复位后的位置。固定的形式有内固定和外固定两种。

（1）外固定：由肢体的外部将骨折固定称为外固定。常用的外固定方法有小夹板固定、石膏绷带固定、骨外支架固定。

1）小夹板固定：用于较稳定的成人闭合性骨折，一般不固定关节。小夹板的材料可用杉树皮、木板或竹片等。固定时在适当的部位加固定垫，外扎横带。注意抬高患肢，密切观察患肢血运，如有剧痛、严重肿胀、青紫、麻木或者水疱等，应及时处理。

2）石膏绷带固定：有石膏托及管型石膏等。护理重点：石膏未干之前最好不搬运患者，注意勿使石膏折断或变形，须用手掌托住石膏，忌用手指捏压，放患肢于病床上时须将石膏用软枕垫好；为使石膏早干，可采用电烤或通风方法。

3）骨外支架固定：常用于开放性骨折伴严重广泛软组织损伤。

（2）内固定：用各种形式的内固定器材直接作用于骨骼本身，称内固定。常用的内固定器材有螺丝钉、接骨钢板、髓内针等，特殊内固定器材有 Dick 钉、可吸收螺丝钉等。

4. 持续牵引 是利用滑车系统的重力作用于肢体远端，以相应的体重作为反作用力对骨折进行复位和固定。适用于不稳定性骨折，如股骨闭合性骨折或股骨、胫骨开放性骨折等。牵引方法有两种。

（1）皮牵引：利用适当宽度的胶布或乳胶条贴于患肢两侧，并包扎纱布绑带加固，沿肢体纵轴进行牵引。多用于小儿下肢骨折、年老体弱者无严重移位的不稳定性骨折。

（2）骨牵引：用钢针（钉）穿过骨质进行牵引。常用骨牵引有胫骨结节牵引、跟骨牵引、尺骨鹰嘴牵引和颅骨牵引等。

四、护理措施

1. 伤情观察

（1）立即观察生命体征、全身情况及意识状况，有无危及生命的并发症（如大出血、休克）和颅脑、胸腹部脏器伤。

（2）观察损伤部位的血运、感觉、肌力，有无骨折移位损伤或压迫大血管、神经或脊髓损伤。

2. 现场救护

（1）抢救生命：迅速使伤员脱离危险现场；紧急进行心肺复苏；及时处理威胁生命的合并伤；预防和抢救创伤性休克，及早进行大量快速输血、输液；昏迷患者必须保持呼吸道畅通。

（2）创口处理：一般创口出血，用无菌棉垫或干净布类加压包扎伤口即可止血。如肢体有活动性大出血，可用止血带止血，但须有明显标志，注明上止血带时间、松止血带时间。骨折端露出伤口外的开放性骨折，可先用消毒敷料或干净的布类临时包盖伤口，待送医院清创后再进行复位，及早使用抗生素及破伤风抗毒素以预防感染。

（3）妥善固定：临时外固定是骨折急救的重要措施。急救固定的目的：①镇痛，有利于防治休克；②避免骨折端在搬运时移动而损伤软组织、血管、神经或内脏；③便于运输。临时固定可就地取材（如树枝、木棍等），也可将受伤的上肢绑在胸部，受伤下肢同健肢一并绑起。四肢损伤的临时性固定包括骨折部的上下邻近关节，如有严重骨折成角畸形或骨折端移位于皮下可能穿破皮肤，可顺肢体长轴手法牵引，做好临时固定，以减少畸形压迫，改变局部血运。

3. 伤员的转送　正确的搬运方法，对脊柱脊髓损伤的伤员尤其重要。搬运工具用配有木板或其他硬物板的担架，仰卧或俯卧位，将伤员移动和上下担架时，应保持伤员的脊柱相对平直，不可随意屈伸脊柱，要求 3~4 人用手托法或滚动法将伤员移到担架上，颈椎损伤者必须有 1 人将伤员头颈部固定，并略加牵引，切不可 1 人背或两人抬送，以免加重或造成脊柱畸形，从而造成或加重脊髓损伤。

4. 骨折固定的护理　抬高患肢，观察肢端血运、皮肤颜色、温度、肿胀、感觉、运动情况；做好基础护理，防止粪、尿浸湿石膏，保持床铺平整、干燥、清洁；防止压疮，每日用温水或乙醇按摩骨突出部位；患者卧床时，协助翻身，指导患者做石膏内的肌肉收缩活动，情况许可时，鼓励下床活动。

5. 持续牵引的护理

（1）患者卧硬板床：床脚抬高作反牵引。头部稍垫高，腰下可垫小枕。保持患者舒适。

（2）将肢体置于功能位，如下肢保持外展正中位。

（3）保持牵引的有效性：牵引重锤应悬空；牵引绳与被牵引的肢体长轴应成一直线；不随便改变患者的位置及牵引重量，经常检查皮肤牵引绷带有无松动、滑脱。

（4）注意牵引部皮肤有无炎症、水疱。骨牵引针孔处应保持清洁、干燥，以防感染。

（5）预防压疮及呼吸、泌尿系统并发症。鼓励患者利用床架上拉手抬起上身、臀部，促进血液循环，预防血栓性静脉炎。

（6）指导患者做有规律的功能锻炼，如手指、足趾、小腿关节及股四头肌运动等，防止关节僵直及肌肉萎缩。

6. 功能锻炼 功能锻炼的目的是使患肢迅速恢复功能，避免发生关节僵直、肌肉萎缩或粘连等。为了做好功能锻炼，须注意以下几方面：

（1）讲解功能锻炼的重要意义，调动患者的主观能动性。

（2）制定功能锻炼的护理计划，按一定的方法循序渐进。如骨折早期，伤后1~2周，锻炼的形式主要是使肌肉做舒缩运动；骨折中期，2周以后，应逐步增加活动上下关节；骨折后期，则是加强患肢关节的主动活动锻炼。

（3）指导和教会患者功能锻炼的方法：如前臂骨折可做轻微的握拳及手指伸屈活动，股骨骨折牵引时可进行撑臂、抬臀及伸屈髋、膝等活动。

第十三章　环境及理化因素损伤的急救护理

环境及理化因素损伤多为意外伤害，如高温、高湿的工作环境和高压或超高压电场、意外溺水等，可导致人体发生中暑、电击伤及淹溺等，严重时可危及患者生命。因此，除应掌握救护知识，通过健康教育建立有效的预防措施及提高防范意识至关重要。

第一节　中　　暑

中暑是指人体在热环境中，体温调节中枢发生障碍，突然发生高热、皮肤干燥、无汗、意识丧失或惊厥等临床表现的一种急性疾病。临床分先兆中暑、轻症中暑、重症中暑。重症中暑包括热痉挛、热衰竭、热射病三种类型。

一、病因及发病机制

1. **病因**　对高温环境的适应能力不足是导致中暑的主要原因。人在高温（室温超过 35℃）、高湿、通风不良的环境中或者在热源强辐射下，长时间从事繁重的体力劳动和剧烈运动、过分暴露在烈日下而又缺少必要的防暑降温措施，均可发生中暑。导致中暑的原因：①环境温度过高；②产热增加：如从事重体力劳动、甲状腺功能亢进症；③散热障碍：如高湿、过度肥胖、着衣较厚；④汗腺功能障碍，如先天性汗腺缺乏症、硬皮病。在相同条件下，老年人、儿童、体弱多病者、产妇更易中暑。

2. **发病机制**　正常情况下，在大脑皮质和下丘脑体温调节中枢的控制下，通过产热和散热保持体温的动态平衡。人体的产热主要依赖于体内氧化代谢过程产生的基础热量和骨骼肌的收缩及运动。产热中枢兴奋时，皮肤血管收缩，抑制汗腺活动，减少散热；同时提高组织代谢率和促使肌肉活动，达到产热的目的。人体的散热方式：①辐射：在室温 15～25℃ 时，人体散热主要依赖辐射；②蒸发：在高温环境下，蒸发是人体的主要散热方式；③对流：此种散热方式取决于皮肤与环境温度差和空气流速；④传导：传导是机体的热量直接传给与之接触的较冷物体的一种散热方式；当高温、高湿、环境封闭时，人体散热受阻，体内产热大于散热，就会出现热蓄积。体内热蓄积达到一定限度时，汗腺功能发生障碍，出汗减少，进一步加重高热。

二、中暑分类

1. 热昏厥 脑血供不足，皮肤血管扩张及血容量不足导致突然低血压，脑及全身血供不足而意识丧失，多为体力活动后。此时皮肤湿冷，脉弱，收缩压低于 13.3kPa（100mmHg）。

2. 热痉挛 低钠血症为大量出汗而脱水、电解质损失，血液浓缩，然后单纯饮淡水导致稀释性低钠血症，引起骨骼肌缓慢的、痛性痉挛、颤搐，一般持续 1~3 分钟。由于体温调节、口渴机制正常，此时血容量尚未明显不足，生命体征一般尚稳定，如体温多正常或稍升高，皮肤多湿冷。

3. 热衰竭 脱水、电解质缺乏。脱水、电解质缺乏造成发热、头晕、恶心、头痛、极度乏力，体温调节系统尚能工作，治疗不及时会转变为热射病。与热射病在表现上的主要区别在于没有严重的中枢神经系统紊乱。此时口渴明显，肛温>37.8℃，皮肤湿，大量出汗，脉细速，可有轻度的中枢神经症状（头痛、乏力、焦虑、感觉错乱、歇斯底里），高通气（为了排出热量）而导致呼吸性碱中毒。其他症状还有恶心、呕吐、头晕、视物不清、低血压等及热晕厥及热痉挛的症状。治疗关键是补液。

4. 热射病 体温调节功能失调，为在热衰竭基础上再进一步发展，体温调节功能失调而引起的高热及中枢神经系统症状在内的一系列症状体征，在热衰竭的症状基础上会有典型的热射病三联症：超高热，标志性特点，肛温>41℃；意识改变，标志性特点，神志恍惚并继发突发的癫痫、谵妄或昏迷；无汗，在早期可能有汗，但很快会进展到无汗。此外还表现有血压先升后降，高通气导致呼吸性碱中毒，伴随心、肝、凝血、肾等损伤。热射病可分为两型：①经典型：以上症状在数天时间内慢慢递增，多见于湿热环境或老年、慢性病伤员，无汗；②劳累型：以上症状可迅速发生，多为青壮年，伴有体力活动，但可能还会继续出汗。治疗关键是降温补液，处理并发症。

三、护理评估

1. 病史 应了解患者发病环境的情况，特别是夏季作业场所的气温、空气湿度和热辐射强度，是否有不戴帽在烈日下工作或行走，居室内是否过热和通风不良等。

2. 身心状况

（1）症状与体征：根据中暑的严重程度可分为：

1）先兆中暑：在高温下工作一定时间后，出现头痛、头晕、口渴、多汗、四肢乏力发麻、心悸、胸闷、注意力不集中、动作不协调等症状，体温正常或稍升高。如患者及时转移至阴凉通风处安静休息，并补充水、电解质，可于短时间内恢复。

2）轻度中暑：除上述症状外，常伴有体温升高，多在 38℃ 以上，并出现面色潮红、皮肤灼热等。部分患者可出现面色苍白、皮肤四肢湿冷、血压下降、脉搏细数等。如能及时处理，可于数小时内恢复。

3）重症中暑

①热痉挛：在高温环境中进行繁重劳动和剧烈运动，大量出汗后因口渴而大量饮水，缺乏电解质的补充而发病。患者突然出现四肢阵发性痉挛和疼痛，有时腹壁肌肉、肠平滑肌也出现痉挛性疼痛。

②热衰竭：多见于年老体弱者、产妇等，主要由于体液和体钠丢失过多而补充不足所致。表现为头痛、眩晕、胸闷、恶心、皮肤湿冷、面色苍白、脉搏细数或缓慢、血压下降，可有晕厥或手足抽搐。严重者由于失水或高钠血症而导致循环衰竭。

③热射病：a. 劳力性：多发生在炎夏烈日下暴晒，或在强烈热源辐射下，特别是头部直接受到大量热的辐射发病。最初感到头晕、头痛、视物不清、耳鸣、恶心、心悸、无力、烦躁，随之出现剧烈头痛、呕吐、谵妄和昏迷；b. 非劳力性（或典型性）：多见于居住拥挤和通风不良的城市老年居民。前驱症状为头晕、头痛、疲乏无力、心悸、恶心，随之体温迅速升高，可达 41℃ 以上，皮肤灼热无汗、嗜睡，甚至谵妄、抽搐和昏迷。周围循环衰竭时表现为面色苍白、呼吸表浅、脉搏细数（可在 140 次/分以上）、血压下降，严重时出现休克、心力衰竭、肺水肿、脑水肿、肝衰竭、肾衰竭及弥散性血管内凝血。

（2）心理与社会：患者因严重脱水、电解质紊乱，尤其是重症中暑，常引起烦躁不安、焦虑、恐惧等，并可引起患者暂时劳动力下降。

3. 辅助检查

（1）血液检查可见白细胞总数和中性粒细胞比例增高，血清氯、钾、钠异常，血 pH 值和二氧化碳结合力可降低，血尿素氮增高，ALT、AST、LDH、CK 活性升高。

（2）心电图检查可见心肌损害、ST 段改变和心律失常。

（3）其他怀疑颅内出血或感染时，应行脑 CT 和脑脊液检查。

四、急救措施

1. 现场救护　如中暑得不到及时治疗，病情发展很快，而且可导致其他疾病的发生或加重，甚至死亡。因此，采取快速有效的救护，可提高抢救成功率、减少并发症的发生。

（1）迅速降低环境温度：将患者搬离高热环境，放置到通风良好的阴凉处，或有空调的房间（室温在 20～25℃）。先兆中暑及轻度中暑患者休息数分钟或数十分钟即可恢复正常。重度中暑患者应解开或脱去外衣，取平卧位并继续采取以下措施。

（2）物理降温：反复用冷水擦拭全身，饮用含盐冰水或饮料，置冰袋于患者的头部、腋窝及股根部等处，以加快散热降温，直至体温降至 38℃以下。

（3）改善周围循环衰竭：补充水分及电解质溶液。轻者口服即可，重者应尽快建立静脉通道，给予补充水分及电解质。失水较多时应静脉滴注等渗葡萄糖；低钠血症者可静脉滴注生理盐水；中暑痉挛轻者，可经静脉滴注 5% 的葡萄糖盐水或静注 10% 的葡萄糖酸钙。

2. 转运　先兆中暑和部分轻度中暑患者，经过现场急救和处理后，症状缓解，生命体征平稳，均可恢复正常，不必转送至医院进一步治疗；重度中暑及部分轻度中暑患者通过现场对其进行通风、降温、补充水分及电解质等对症急救后，病情不稳定或症状仍不缓解，均应立即在严密监护下转运至就近医院进行治疗。

3. 医院内救护

（1）降温：降温措施包括物理降温及药物降温两种。一般要求在 1 小时内使直肠温度降至 38℃左右，降温速度决定患者的预后，必须争取时间尽快降温。

1）物理降温

①环境降温：置患者于室温 20～25℃ 的房间内，以利于患者的体温恢复至正常水平。

②皮肤降温：a. 冰水或乙醇擦浴：用冰水或 25%～30% 乙醇擦拭全身皮肤，或在头、颈、腋窝、腹股沟等大血管走行处放置冰袋；b. 冰水浴：将高热中暑患者浸浴在 4℃ 冰水中，并不断按摩四肢皮肤，使血管扩张，促进散热。浸浴时每 15～30 分钟测肛温 1 次，肛温降至 38℃ 时停止冰水

浴；c. 头部降温：将冰帽或冰槽置于患者头部。冰袋置于颈部，以降低进入颅内的血液温度。

③体内降温：适用于重度中暑的患者。a. 经股动脉向心性注入患者体内 4~10℃ 的 5% 葡萄糖生理盐水 1000ml；b. 向患者胃内注入 4~10℃ 的 10% 葡萄糖生理盐水 1000ml；c. 热痉挛性中暑可用 4℃ 葡萄糖生理盐水 200ml+氨基比林 0.5g+10% 水合氯醛 15ml 溶解后保留灌肠；d. 用 4℃ 葡萄糖生理盐水 1000~2000ml 静脉滴注。速度开始不宜过快，应 30~40 滴/分，持续 5~10 分钟后调节至正常滴速，以防止诱发心律失常。

2）药物降温：药物降温应与物理降温同时进行。①氯丙嗪：25~50mg 稀释在 500ml 4℃ 的葡萄糖生理盐水内，2 小时内迅速滴注完毕，有调节体温中枢、扩张血管、松弛肌肉、降低氧耗的作用。低血压患者禁用；②人工冬眠：氯丙嗪 8mg+哌替啶 25mg+异丙嗪 8mg 肌注或静滴，适用于高热伴有惊厥者。注意血压、呼吸变化；③激素应用：常用药物为地塞米松，10~20mg 静脉注射，能预防脑水肿，有助于降温。

（2）对症治疗

1）纠正水、电解质平衡失调：可酌情静脉输入 5% 葡萄糖生理盐水 1500~2000ml，速度不宜过快，防止心力衰竭发生。对于热痉挛的患者，因失钠较多，故应及时补充，必要时可静脉推注 10% 葡萄糖酸钙 10~20ml。

2）控制脑水肿：对有意识障碍、烦躁不安、抽搐的患者，可用地西泮 10~20mg 加入 10% 葡萄糖溶液 20ml 中静脉注射。颅内高压患者，可用脱水剂 20% 甘露醇 250ml 在 30 分钟内静脉快速滴注完毕，每 4~6 小时 1 次。

3）中暑性脑病治疗：立即置冰帽于头部降温，氧气吸入并给予脱水剂及静脉输入营养脑细胞的药物等。

4）防治 DIC：可用山莨菪碱（654-2）10~20mg 稀释在 5% 葡萄糖生理盐水 500ml 内静脉滴注，可改善微循环，防止弥散性血管内凝血（DIC）的发生。

5）防止肾衰竭：中暑高热时，由于大量水分丢失，血液浓缩，心排出量降低，造成肾小球滤过率降低，导致肾衰竭，应早期给予 20% 甘露醇 250ml 静脉滴注及呋塞米 20mg 静脉注射，维持每小时尿量在 30ml 以上。

6）其他：积极预防脑水肿、休克、感染等并发症的发生。

五、护理措施

1. 一般护理 病室阴凉通风，控制室温在 20~25℃，使患者体温尽快恢复正常。

2. 病情观察

（1）密切观察患者的神志、瞳孔、生命体征及各脏器功能情况，积极预防并发症。

（2）保持呼吸道通畅，同时给予氧气吸入。

（3）体温降至 38℃左右应停止降温，维持体温不再回升。

（4）严密监测血压的变化，使其维持在 90mmHg 以上，以免发生虚脱。

（5）积极预防并发症，如水电解质平衡紊乱、肾衰竭、感染、脑水肿、DIC 等。

3. 降温护理

（1）冰水和乙醇擦浴：必须用力按摩患者四肢及躯干，以防止周围血管收缩，导致皮肤血流淤滞，同时注意遮挡患者，保护患者隐私。

（2）冰水浸浴：浸浴的同时应不断用力按摩患者颈、躯干及四肢肌肉，使皮肤潮红，加速散热。并注意监测患者的脉搏、呼吸，必要时测量血压。新生儿、昏迷、休克、心力衰竭者禁用。

（3）冰帽、冰槽及冰袋降温：①放置部位应准确；②用冷时间最长不超过 30 分钟，如需要，休息 60 分钟后可再次使用；③每半小时测量生命体征 1 次；④注意观察降温部位的皮肤变化，每 10 分钟观察 1 次局部皮肤的颜色，冰帽、冰槽降温时，尤其注意患者耳郭部位有无发紫、麻木及冻伤发生；⑤使用过程中，检查冰块融化情况，及时更换与添加。

（4）体内降温：静脉输入冰葡萄糖时，开始速度不宜过快，以 30~40 滴/分为宜，避免诱发心律失常。

4. 基础护理

（1）呼吸道：休克的患者采取平卧位，头部偏向一侧，保持呼吸道通畅，及时清理分泌物，给予氧气吸入，必要时给予呼吸机支持，进行人工机械通气。

（2）安全：惊厥患者应将其放于保护床内，以防止坠床和碰伤。必要时口腔放置牙垫，将舌钳和开口器备好待用。

（3）口腔：对于昏迷、高热患者应及时做好口腔护理，以防口腔感染及并发症发生。

（4）皮肤：高热患者大量出汗，应及时更换衣裤及被褥，保持皮肤清洁、干燥。定时翻身，防止压疮。

（5）饮食：因高热患者处于高代谢状态，故应加强患者的营养，保证生理需求，促进早日康复。

第二节　淹　溺

淹溺又称溺水，是人淹没于水或其他液体介质中并受到伤害的状况。水充满呼吸道和肺泡引起缺氧窒息，吸收到血液循环的水引起血液渗透压改变、电解质紊乱和组织损害，最后造成呼吸停止和心脏停搏而死亡。淹溺的后果可以分为非病态、病态和死亡，其过程是连续的。淹溺发生后患者未丧失生命者称近乎淹溺。淹溺后窒息合并心脏停搏者称溺死，如心脏未停搏则称近乎溺死。

一、病因及发病机制

1. 病因　淹溺最常见的原因是溺水，造成淹溺的主要因素：

（1）游泳时或意外事件时落入水中，可发生淹溺。例如，游泳中换气过度，体内 CO_2 排出过多，引起呼吸性碱中毒，导致手足抽搐；疲劳过度、水温过低等原因可引起腓肠肌痉挛而发生淹溺。

（2）水下作业时潜水用具发生故障，发生潜水病，或潜水时间过长、过度疲劳，而使体内血氧饱和度过低，引起意识障碍而发生淹溺。

（3）人不慎跌入粪池、污水池、化学物质储存池中，造成淹溺，并引起皮肤和黏膜损伤及全身中毒。

2. 发病机制　溺水后患者因紧张、恐惧，会本能地屏气，但不久即出现高碳酸血症和低氧血症，刺激呼吸中枢，引起深吸气，从而使大量水充塞呼吸道和肺泡，严重影响气体交换，引起高碳酸血症、低氧血症和代谢性酸中毒。根据发病机制，淹溺可分为：①湿性淹溺：喉部肌肉松弛，吸入大量水分充塞呼吸道和肺泡而发生窒息，数秒钟之后神志丧失，继而呼吸和心搏停止；②干性淹溺：因受强烈刺激（惊恐、骤然寒冷等）引起喉痉挛导致窒息，呼吸道和肺部很少或无水吸入。湿性淹溺占淹溺者的 80%～90%，干性淹溺占淹溺者的 10%～20%。根据浸没的介质不同，分为淡水淹溺和海水淹溺，二者的病理生理特点见表 13-1。

表 13-1　海水淹溺与淡水淹溺的病理改变特点比较

	海水淹溺	淡水淹溺
血容量	减少	增加
血液性状	血液浓缩	血液稀释
红细胞损害	很少	大量
血浆电解质变化	高钠血症、高钙血症、高镁血症	低钠血症、低氯血症和低蛋白血症、高钾血症
心室颤动	极少发生	常见
主要致死原因	急性肺水肿、急性脑水肿、心力衰竭	急性肺水肿、急性脑水肿、心力衰竭、心室颤动

二、护理评估

1. 病史　淹溺最常见于儿童、青少年，应详细了解淹水的时间、水温，被救起的方式、情况等。

2. 身心状况

（1）症状与体征：患者常有意识障碍，牙关紧闭，呼吸、心脏搏动微弱或停止。皮肤黏膜苍白或发绀，四肢发冷，口腔、鼻腔内可充满泡沫、泥沙、水草等，上腹部膨胀、隆起伴胃扩张。复苏过程中可出现各种心律失常、心力衰竭、急性呼吸窘迫综合征、脑水肿、DIC 及急性肾衰竭等，病程中常合并肺部感染。淹溺发生在寒冷水中，可出现低温综合征。

（2）心理与社会：患者苏醒后，常可出现焦虑、恐惧、失眠，甚至出现短时记忆丧失。

3. 辅助检查

（1）血常规：淡水淹溺者可出现血红蛋白下降。

（2）血气分析：可出现低氧血症、高碳酸血症、呼吸性酸中毒合并代谢性酸中毒。

（3）电解质：淡水淹溺者可出现血清钠、血清氯降低，血清钾增高；海水淹溺者，血清钠、血清氯、血清镁、血清钙可增高。

（4）胸部 X 线检查：可见肺不张或肺水肿，肺野可见大片絮状炎性渗出物。

三、急救措施

1. 院前急救

（1）迅速将淹溺者救出水面，立即清除口鼻中的污泥、杂草，有义齿者取出义齿，并将舌拉出，对牙关紧闭者，可先捏住两侧颊肌然后再用力将口启开，松解领口和紧裹的内衣、腰带，保持呼吸道通畅。

（2）倒水急救：设法采取头低足高俯卧位，迅速将淹溺者呼吸道和胃内积水倒出。①抱腹法：急救者从淹溺者背后双手抱住其腰腹部，使淹溺者背部朝上，头胸部下垂，摇晃溺水者，以利于倒水。如两人同时施救，另一人用手叩击其背部，使呼吸道及消化道内的水倒出；②膝顶法：急救者一腿跪地，另一腿屈膝，将淹溺者腹部横置于救护者屈膝的股上使头部下垂，并用手按压叩击其背部倒水；③肩顶法：急救者抱住溺水者的腰部，将其腹部放在急救者的肩部使淹溺者头胸下垂，急救者快步奔跑，使积水倒出。淹溺者是否要进行倒水，视具体情况而定。呼吸道的容量平均约 150ml，若能倒出 50ml 水，已达其容量的重 1/3，这对减少呼吸道阻塞及对有效的人工呼吸都有一定的帮助。忌倒水时间过长而耽误心肺复苏等重要急救措施的进行，失去抢救时机。

（3）心肺复苏：立即对呼吸心跳停止者进行人工呼吸和胸外心脏按压的急救。

（4）急救药物的应用：心搏停止者可经静脉注射肾上腺素 1mg，并可酌情重复使用。静脉注射尼可刹米、洛贝林等，对兴奋呼吸、促进呼吸恢复有一定作用。但绝不能依赖药物而忽视人工呼吸和胸外心脏按压等基本急救措施。

（5）迅速转送医院，途中不中断救护。

2. 院内急救

（1）迅速将患者安置于抢救室内，换下湿衣裤，注意保暖。患者神志清楚，无缺氧、X 线胸片正常，留院观察，做一般处理。必要时可给予热疗，以促进复温。

（2）维持呼吸功能：给予高流量吸氧。对人工呼吸无效者，应行气管内插管正压给氧，必要时气管切开，机械辅助呼吸。同时可给 40%~50%的乙醇湿化吸氧，促进塌陷的肺泡复张，改善气体交换，纠正缺氧和迅速改善肺水肿。

（3）维持循环功能：现场复苏仍无心跳的患者，应继续胸外心脏按压，并进行心电监护。有室颤的给予除颤，必要时可行开胸心脏挤压术。患者心跳复苏后，常有血压不稳定或低血压状态，应注意输液的量和速度，有条件者行中心静脉压（CVP）监测和血压监测，以指导临床用药及输液治疗。

（4）对症治疗：使用甘露醇、地塞米松等，积极防治肺水肿、脑水肿发生。

（5）纠正电解质紊乱和酸碱失衡：淹溺海水者禁止输入盐水，可输入5%的葡萄糖注射液或血浆；对淡水淹溺者可用2%～3%高渗盐水或全血。低钙时输入10%葡萄糖酸钙，通过血气分析监测，及时纠正电解质紊乱和酸碱失衡。

（6）防止肺部感染：由于淹溺时泥沙、杂物、呕吐物等吸入气管，容易发生肺部感染，应及时给予抗生素预防或治疗感染。

（7）防治急性肾衰竭。

四、护理措施

1. 密切观察病情变化

（1）意识状态：严密观察患者的神志及瞳孔变化。

（2）呼吸功能：注意呼吸频率、深度的变化，判断有无呼吸困难及程度；观察有无咳痰及痰液颜色、性质。

（3）循环功能：严密监测其心率、心律情况，及时测量和观察血压、脉搏的变化。

（4）肾功能：注意监测尿的颜色、量、性质，准确记录尿量。

2. 严格控制静脉输液 海水淹溺者应控制钠盐的输入，给予5%葡萄糖注射液和血浆液体，缓解血液浓缩。淡水淹溺者应严格控制输液速度，避免短时间内大量输入液体，加重血液稀释程度。

3. 注意患者复温 低温亦是淹溺者死亡的常见原因，在冷水中淹溺超过1小时者复苏很难成功，特别是海水淹溺。因此，及时复温对患者的预后非常重要。复温的方法是脱去患者的湿冷衣裤，以干爽的毛毯或棉被包裹全身，同时配合热水浴法、温热林格液灌肠法等。注意复温的速度不宜过快，应逐渐使体温恢复正常。

4. 心理护理 溺水者常伴有紧张、恐惧心理，应积极做好心理护理，稳定患者情绪，以积极配合治疗。对于自杀溺水患者，注意引导其树立正确的人生观，消除异常心理反应，同时应注意尊重保护患者的隐私权。做好家属的思想工作，使患者消除自杀念头，防止意外发生，保障安全。

第三节　电　击　伤

电击伤俗称触电，指电流通过机体时对通路上的组织产生的损伤。常存在电流入口与出口的皮肤伤、通路上的内脏损伤。多由居家用电、工业事故或闪电引起。电击损伤的大小由电流通过人体时的路径、大小、持续时间、皮肤的电阻等决定。

一、病因及发病机制

1. 病因

（1）主观因素：电击伤大多数是直接接触电源触电，违反安全用电规程操作。不懂安全用电常识，自行安装电器、灯头及插座而不拉断开关和闸盒进行检修等违规操作均可造成触电。

（2）客观因素：用电线路、设备未及时检修。电线过低或与电话线共用二根线杆，久之绕在一起，刮风下雨时因接电话而触电。

（3）意外事故：日常生活中发生意外事故。放风筝时，风筝线缠在电线上；家用电器使用过程中因漏电而触电；闪电、雷击时在山坡上或树下躲雨，暴风、地震或房屋倒塌使高压线断后落地而触电。

（4）救护知识缺乏：抢救触电者时，由于忙乱而用手直接拉伤员，从而使抢救人员触电。但在高压和超高压的电场下，电流可经空气或其他介质电击人体，如雷击（闪电）伤就属于电击伤的一种。

2. 发病机制　
电击伤对人体的伤害包括电流本身以及电流转换为电能后的热和光效应两个方面的作用。电击伤对人的致命作用：①引起心室颤动，导致心脏停搏，此常为低电压触电死亡原因；②对延髓呼吸中枢的损害，引起呼吸中枢抑制、麻痹，导致呼吸停止，此常为高电压触电死亡原因。电流转换为热和光效应则多见于高压电流对人的损害，造成人体的电烧伤，轻者仅烧伤局部皮肤和浅层肌肉，重者则可烧伤肌肉深层，甚至骨髓，电流对机体的伤害和引起的病理改变极为复杂，但其主要的发病机制是组织缺氧。

二、护理评估

1. 触电史　
救护人员到达现场后，首先查看触电现场，了解触电的原因、时间、方式及电压等情况，以利于抢救。

2. 病情判断

（1）全身表现：轻度电击者表现精神紧张、惊恐、面色苍白、呼吸心跳加速、头晕及肌肉收缩。重度电击者多发生于电压高、电流强度大的情况下，触电后未能及时脱离电源。电击时间较长的患者，可出现意识丧失，甚至呼吸、心脏骤停。如不及时复苏，常发生死亡。幸存者可有定向力丧失和癫痫发作。部分病例出现心肌损伤和心脏传导系统损害，心电图显示非特异性 ST 段降低、心房颤动或心肌梗死改变。大面积体表烧伤处或组织损伤部位液体丢失过多，可出现低血容量性休克。直接肾损伤，肌肉组织坏死产生肌球蛋白尿、肌红蛋白尿及溶血后血红蛋白尿均能促使急性肾衰竭发生；脱水或血容量不足更能加速或恶化急性肾衰竭。

（2）局部表现：主要表现为电流通过皮肤出现电烧伤。触电部位释放电能最大，局部皮肤组织损伤最严重。高压电引起的损伤常见于电流进出部位，烧伤部位组织炭化或坏死成洞，由于电离子的强大穿透力，表面伤口不明显，而深部肌肉、血管、神经和骨骼损伤较重。四肢深部组织的严重烧伤可能需要截肢手术。低电压引起的损伤伤口较小，多呈椭圆形或圆形，皮肤表面呈灰白色或黄斑点、边缘规则整齐无痛的干燥创面。因肌肉组织损伤、水肿和坏死，使肌肉筋膜下组织压力增加，出现神经和血管受压体征，称骨筋膜室综合征，表现为脉搏减弱、感觉及痛觉消失。由于触电后大肌群强直性收缩，尚可发生脊椎压缩性骨折或肩关节脱位。

（3）并发症和后遗症：电击后 24~48 小时常出现并发症和后遗症，如心肌损伤、严重心律失常和心功能障碍；短期精神障碍；消化道出血；大约半数电击者有单侧或双侧鼓膜破裂、听力丧失；烧伤处继发细菌感染；横断性脊髓炎、多发性神经炎或瘫痪等；角膜烧伤、视网膜脱离、单侧或双侧白内障和视力障碍。孕妇电击后，常发生流产、死胎或宫内发育迟缓。

（4）辅助检查：早期可有肌酸磷酸激酶（CPK）、肌酸激酶同工酶（CK-MB）、乳酸脱氢酶（LDH）、谷草转氨酶（ALT）的活性增高。尿液可因血红蛋白尿或肌红蛋白尿而呈浓茶色、酱油色甚至黑色。

三、急救措施

1. 迅速脱离电源 根据触电现场情况，采用最安全、最迅速的办法，使触电者脱离电源。

2. 院前急救

（1）重型触电者：对呼吸停止、心脏停搏者，立即进行现场复苏。对于呼吸麻痹者，抢救时间要长，不要轻易放弃，因电击后存在"假死"状态，应延长心肺复苏时间以争取伤者获救的机会。

（2）轻型触电者：神志清楚，感觉心悸、乏力和四肢发麻，应就地观察1~2小时，给予消除恐慌等心理护理，以减轻心脏负荷，促进恢复。

（3）现场保护烧伤创面：防止再损伤、污染。包扎伤口，一般不涂抹任何油膏或药物，用无菌敷料覆盖保护好创面待进一步处理。

（4）转运：在转运途中注意严密观察，保证呼吸道通畅，维持生命体征平稳。对心跳、呼吸骤停患者行现场心肺复苏抢救效果不明显且时间较长时，应边转运边进行心肺复苏及监护。

3. 院内救护

（1）保证气道通畅，维持有效呼吸：重症患者转运到医院后应尽早做气管插管，给予呼吸机正压给氧。并注意清除气道内分泌物以维持有效通气。

（2）纠正心律失常，建立有效循环，防止脑水肿：对所有电击患者，应连续进行48小时心电监测，以便发现电击后迟发性心律失常。对心律失常者，选用相关抗心律失常药。在心肺复苏的同时，尚需注意脑复苏。

（3）防治急性肾衰竭，维持水、电解质平衡：迅速恢复循环血容量，维持适当尿量（50~75ml/h）。出现肌红蛋白尿时，维持尿量在100~150ml/h，同时需碱化尿液，使血液pH维持在7.45以上，预防急性肾衰竭。急性肾衰竭者，有指征时应进行血液透析。注意纠正酸中毒，维持水、电解质和酸碱平衡。

（4）外科问题处理：对于广泛组织烧伤、肢体坏死、骨折、关节脱位和并发骨筋膜室综合征者，应进行相应处置。必要时，预防注射破伤风抗毒素（3000U）。有继发感染者，给予抗生素治疗。

四、护理措施

1. 密切观察病情变化

（1）定时监测生命体征：测量呼吸、脉搏、血压及体温。注意呼吸频率，判断有无呼吸抑制及窒息发生；注意患者神志变化，对清醒患者应给予心理安慰，消除其恐惧心理，同时注意患者可能出现电击后精神兴奋症状，必要时给予镇静护理。

（2）心律失常的监测：复苏后患者尤其应仔细检查心率和心律，每次心脏听诊应保持5分钟以上，判断有无心律失常。

（3）肾功能的监测：观察尿的颜色和量的变化，对严重肾功能损害或脑水肿损害使用利尿剂和脱水剂者，应准确记录尿量。

2. 合并伤的护理 注意触电者有无其他合并伤存在，伴有颅脑损伤和气胸、血胸、内脏破裂、四肢骨折等时，应及时配合医生做好抢救。对骨髓损伤患者应注意保持脊柱固定，防止脊髓再次损伤。

3. 加强基础护理 病情严重者应注意口腔护理和皮肤护理，防止口腔感染和压疮的发生。同时保持患者局部伤口的敷料清洁、干燥，防止脱落。

4. 健康教育 大部分的触电均可预防，特别是工业上作业时需使用有资质的工人、进行岗前培训、按正规操作，任何可能接触人体的电器都要做好接地、预防破损，并在用电回路上安装漏电保护器。漏电保护器可在最低仅有 5mA 的漏地电流时就能断开回路，有效又方便。对于高压电需设置栅栏与醒目的警告标志。触电可能导致衣物的燃烧或阴燃，必要时要去除衣物防止烧伤。

第四节　烧　　伤

烧伤也称灼伤、烫伤，指过度暴露于热源、化学腐蚀剂、电流或射线导致的组织损伤。损伤程度由热强度和暴露持续时间而定。

一、原因

烧伤为平时和战时常见的损伤，致伤原因很多：①最常见热力烧伤，占90%，开放的火焰（多见于成人）、如热液体（≥45℃时，多见于儿童）、热金属、蒸气等；②腐蚀性化学物质，如强酸、强碱、磷、镁等，占6%，在病程前几天可仅有轻微的症状和体征；③电烧伤，占3%（参见本章第二节电击伤）；④射线，如太阳暴晒等。

二、发病机制与临床表现

1. 皮肤烧伤 烧伤致蛋白变性、凝固坏死。凝固组织周围血小板聚集、血管收缩致边际组织灌注不足坏死。边际外围的周边组织充血、炎症、水肿。

烧伤深度我国普遍采用三度四分法：

Ⅰ度烧伤：表皮受伤，伤处的皮肤发红，加压后能变苍白，伴有触痛与轻度疼痛，无水泡，愈后无瘢痕。一般在 2~3 天内恢复，如日晒伤。

浅Ⅱ度烧伤：包括表皮和真皮的深层受伤，但没有损伤下层的毛囊、汗腺或皮脂腺，皮肤上起大水泡，触痛明显并有剧烈疼痛，一般在 2 周左右愈合。愈后有瘢痕。

深Ⅱ度烧伤：损伤达真皮的深层，皮肤上出现小水泡，水泡破裂后可见到创面呈浅红色或白中透红，或有许多红色小点，痛感反应迟钝，一般约需要 1 个月时间才能恢复，瘢痕形成并挛缩。

Ⅲ度烧伤：全层皮肤烧伤，甚至肌肉、脂肪、血管、神经和骨组织也被烧坏凝结，伤处皮肤呈白色或焦黄色或黑色，变硬，像皮革样，因神经毁损没有疼痛及触痛，创面需要植皮才能长好。

2. 烧伤性休克　由于低血容量及炎症反应引起，又可分为原发性休克（在损伤当时立即发生，常不致命）和继发性休克（由严重烧伤慢慢发展而来，常致命）。

3. 吸入性损伤　热烟雾吸入导致呼吸道物理及化学性损伤。

4. 高分解代谢　肌肉分解，交感神经兴奋。此时给予足够的肠内肠外营养很重要。必要时可给予普萘洛尔等 β 受体阻滞剂减缓代谢。

5. 感染、脓毒血症　如创口局部及全身性感染，烧伤皮肤的屏障保护消失，细菌入侵，同时大面积烧伤会导致免疫抑制、呼吸机使用及 ARDS 使烧伤感染。皮肤感染主要是金黄色葡萄球菌为主，全身性感染多与肠道 G^- 细菌移位有关，因此，烧伤感染早期多为 G^+ 菌为主，后期为 G^- 菌或假单胞菌属为主。

6. 严重脱水　皮肤的屏障消失后，导致细胞外液漏出（毛细血管渗漏），同时组织水肿使大量液体离开血管留在组织间隙。

7. 热量散失　皮肤的保温屏障消失，大量液体的蒸发带走热量。

8. 多器官功能障碍综合征（MODS）　包括肾衰竭、ARDS、横纹肌溶解、胰腺炎等。

9. 外伤　由逃离火场、交通事故等导致。

10. 瘢痕、关节挛缩　瘢痕的形成影响美观及关节活动，后期需整形等治疗。

三、现场评估

1. 确定烧伤原因　了解致伤因素、现场环境，包括通风情况、持续时间、致伤强度、患者数量、患者身体状况及个体适应力等。对儿童还要核对病史与烧伤特征是否一致。

2. 伤情判断

（1）分程度：多个伤员烧伤需按病情轻重分拣，区分轻、重、缓、急，以开始相应治疗。

最严重：气道梗阻、无法自主呼吸、喘息、休克、无反应的儿童。

次严重：疼痛严重、颜面水肿、吸入性呼吸道损伤、呼吸短促、大面积烧伤、意识改变、严重低氧（不吸氧时 $SpO_2 < 95\%$，吸氧时 $SpO_2 < 90\%$）。

中度：低氧血症、有烟雾吸入、中度疼痛、电击伤、化学烧伤、有合并其他疾病。

轻度：局部烧伤、轻度疼痛。

（2）仔细检查记录烧伤面积：Ⅰ度烧伤不计算在内，并估算烧伤深度，结合烧伤部位、年龄、有无合并伤、既往疾病等因素综合判断烧伤严重程度。

1）大面积烧伤用"九分法"估算：成人体表面积视为100%，将总体表面积划分为11个9%等面积区域，即头颈部占1个9%，双上肢占2个9%，躯干前后及会阴部占3个9%，臀部及双下肢5个9%+1%。解释：头6、颈3、前躯13、后躯13、会阴1、双上臂7、双前臂6、双手5、臀5、双股部21、双小腿13、双足7。

小儿头大、腿短，因而12岁以下的儿童体表面积的计算方法与成人不同。

小儿各个部位的面积百分比：头部 = 9+（12−年龄）；双下肢 = 46−（12−年龄）；小儿双上肢及躯干体表面积的计算和成人相同。

2）对小面积烧伤可用手掌法快速估算：不论年龄大小与性别，以伤员自己手掌五指并拢的表面积约占体表面积的1%来估计。使用更为方便。

3）烧伤部位：面部、手部和足部是身体的外露部分，为最常见的烧伤部位。特殊部位烧伤是指面、手、足、会阴部的烧伤、呼吸道烧伤和眼球烧伤等，因为这些部位重要，直接影响生命或功能的恢复，必须加以注意。查找任何提示呼吸道烧伤的症状体征：鼻毛烧焦、颜面烧伤、痰中有炭、进行性声嘶或气促。评估烟吸入综合征，特别是密闭空间的火灾，因为烟尘吸入，可导致呼吸道黏膜（如气管、支气管）的热烧伤，可伴有一氧化碳的吸入，症状可在烧伤发生的72小时内出现。需进一步查血气分析及碳氧血红蛋白。必要时查支气管镜。

4）烧伤严重程度的分类：1970年全国烧伤会议提出的标准：①轻度：Ⅱ度烧伤面积9%（小儿5%）以下；②中度：Ⅱ度烧伤面积10%~29%

（小儿6%～15%），或Ⅲ度烧伤面积不足10%（小儿5%）；③重度：总面积30%～49%，或Ⅲ度烧伤面积10%～19%（小儿总面积在16%～25%或Ⅲ度烧伤在6%～10%），或面积虽不到但已经发生休克、严重呼吸道烧伤或较重的复合伤；④特重：总面积50%以上或Ⅲ度烧伤面积20%以上，或已有严重并发症。

5）其他：评估液体损失量，如创面的渗出、毛细血管渗出、蒸发、代谢亢进、摄入不足、失血等；评估感染的风险，如皮肤无保护、组织坏死、环境异物、贫血、炎症反应等；评估疼痛；评估营养状态及需求；评估心理状态；评估脊柱、颅脑损伤、骨折的可能。注意儿童因为糖原储备不足有发生低血糖的风险。进一步辅助检查血细胞比容、血型及交叉配血、电解质、肾功能、尿常规、X线胸片。

四、急救措施

烧伤的急救目的是维持患者的生命体征，防止进一步损伤，使患者有机会接受进一步的院内救护，因现场环境所限，本节的某些现场救护措施需延续到院内进一步救护时方能被执行。

1. 评估气道、保持呼吸道通畅，维持呼吸 所有重度烧伤伤员给予100%的氧气吸入，如果有吸入性烧伤时可能需早期行气管插管，以免水肿后无法插管，情况紧急时可予环甲膜穿刺或气管切开保持通气。

2. 保证心排血量和组织灌注 处理气道的同时，用晶体液进行液体复苏。

建立好的静脉通路很关键，从未烧伤的皮肤，如股静脉行深静脉穿刺留置，最好避免使用锁骨下静脉，因在血容量不足时难以穿刺且易损伤血管或引起气胸。但在现场医疗条件不足时仅需建立临时可用的静脉通路。

从烧伤时间而不是治疗时间开始计算液体复苏所需量。2～4ml 林格液×体重（kg）×烧伤体表面积（%）（第一个8小时内补充1/2，第二个8小时内补充1/4，第三个8小时内补充1/4）。儿童补液时，加上液体维持量；根据尿量和生命体征调整液体复苏所需量。烧伤补液原则：先快后慢，先盐后糖，先晶后碱，见尿补钾，适时补碱。在液体复苏的第一个12～24小时内不建议补充胶体溶液，因可能会减少肾小球滤过及加重肺水肿。注意在现场条件下可能无法做到标准的补液，但需给予晶体液行液体复苏让患者有机会渡过休克高潮期安全完成转运。

3. 创面处理 清洁、消毒去除烧伤处的所有衣物，清洁冷水（15～25℃）冲洗烧伤处，特别是化学烧伤应冲洗烧伤部位0.5～2小时，碱烧伤用3%硼酸水、酸烧伤用5%碳酸氢钠溶液冲，某些粉末需先清除，再用水冲，以免与水反应，但不要过分冷却肢体，也不可用冰块给烧伤部位降温。用生理盐水棉球或纱布清除污染物，创周用0.1%洗必泰或碘伏（聚维酮碘）消毒。但有时使用碘伏可能导致烧伤部位对碘的吸收，看起来像"黄褐色焦痂"，使清创更困难。眼部烧伤需用最近的干净水源立即冲洗，即使它不是无菌的，特别是碱化学烧伤时须冲数小时，避免冲洗时损伤另外一只眼。

有条件的用无菌纱布、清洁被单、衣服覆盖或简单包裹，覆盖所有烧伤区域，避免创面再受损伤及感染。烧伤部位在清洁后可涂抹5%~10%磺胺嘧啶银软膏（SD-Ag），其不良反应为偶有白细胞减少症等；颜面烧伤可使用新孢霉素（新霉素+多黏菌素）或杆菌肽软膏。不要用有颜色的、油性膏剂处理创面。

不要刺破水泡，减少感染概率。为了避免止血带样效应发生，应取下伤肢上所有的戒指、手表和其他珠宝等物品。

4. 镇痛 安慰鼓励伤员，使其情绪稳定。中度疼痛伤员口服镇痛剂，如对乙酰氨基酚可待因混合剂、对乙酰氨基酚羟考酮混合剂、对乙酰氨基酚可待因混合剂等。重度疼痛伤员给予静脉或肌内注射哌替啶、吗啡、美沙酮等，注意其有呼吸抑制的不良反应，对呼吸道烧伤或神志障碍者慎用。

5. 尽快转送 现场简单处理后转送医院，注意不要在患者休克高潮时转送，如有条件，可暂时就地处理，休克高潮期过后再行转送。严重烧伤时伤员必须尽可能快的转运到烧伤治疗中心。

五、护理措施

1. 呼吸 有气道肺损伤时还需呼气末正压辅助通气。高压氧治疗对一氧化碳中毒、昏迷、局灶神经损伤、心电图缺血改变、孕妇可能有效。必要时鼻胃管减压防误吸（对很可能发生麻痹性肠梗阻的伤员）。

2. 循环 补液同时留置导尿管观察尿量，监护尿量、血压、脉搏、体重、肾功能以确保足够水分。嘱患者不要单纯大量饮淡水，避免发生水中毒。注意此时所有的静脉通路很易细菌定植，必要时24小时更换。

3. 创面处理 每天1~4次换敷料保持清洁。严重烧伤者可经局部水疗后涂磺胺嘧啶银软膏封闭敷裹，也可外涂美宝湿润烧伤膏到1mm厚左右。可考虑使用贝复剂的表皮生长因子促进皮肤生长愈合。可每2天创面培养1次监测细菌。

　　4. 外科处理　积极的外科清创、削痂以减少对组织的压迫、植皮以闭合创面。对于四肢或胸部的缩窄性环形烧伤行焦痂切除术。有条件的可使用生物膜或者皮肤替代品。早期外科治疗可大大降低烧伤死亡率（吸入性烧伤除外）及住院天数，若患者血流动力学稳定，应尽可能在烧伤24小时后就开始削痂、植皮等。

　　5. 其他措施

　　（1）抗感染：有感染时使用抗生素，但没有指征预防性使用抗生素。

　　（2）预防破伤风：大面积或深Ⅱ度、Ⅲ度烧伤需同时注射破伤风疫苗及破伤风免疫球蛋白。

　　（3）保胃：严重烧伤伤员考虑使用 H_2 受体阻滞剂或质子泵阻滞剂，如雷尼替丁、法莫替丁、奥美拉唑、兰索拉唑、埃索美拉唑等预防应激性溃疡。

　　（4）减缓分解高代谢：此时给予足够的肠内肠外营养，如高碳水化合物、高蛋白很重要。鼓励早期肠内营养，如进口或鼻饲，若无法肠内给予应立即开始全胃肠外营养，每日 16736~25104kJ（4000~6000kcal）。必要时可给予普萘洛尔等非选择性 β 受体阻滞剂减缓代谢。持续给予小剂量胰岛素促进蛋白合成，或使用同化激素。

　　（5）维持体温：大面积烧伤皮肤保温性能下降，必要时控制室温在30℃以维持体温。

　　6. 健康教育　淋浴用热水器的温度不要设置过高。有化学、电流、放射暴露风险的工作场所注意防护。着火时不要吸入烟雾。儿童和老年人的皮肤薄，更容易烧伤，需加注意。燃烧的香烟容易诱发火灾。安装烟雾报警器。维护故障的电器、电线（参见本章第二节电击伤）。穿着的衣服着火时切不可奔跑，应迅速脱去燃烧的衣服，或躺下打滚。使用任何可用的东西，如毯子去盖灭火焰。灭火后衣物需小心脱下避免撕脱皮肤，如衣服已经融化黏在皮肤上需在医院处理。

第十四章　急诊心理护理

第一节　急诊患者的心理护理

急诊病情大多为意外或突发，患者一般缺乏心理准备。急诊科护士是最先接触患者的医护人员之一，护士的语言行动都会对患者产生较大的影响。因此，急诊科护士应以冷静、沉着、热情的态度，敏捷、有序地处理各种复杂情况，减轻患者的心理负担，使其处于最佳的状态。

一、心理护理的基本原则

1. 急诊患者的心理特点

（1）焦虑、恐惧心理

1）急诊患者多是病情严重，生命危急，患者精神压力很大，迫切希望获得最佳和最及时的救治。

2）有些患者因过度焦虑恐惧加重躯体疾病或出现躁动不安等精神方面的障碍。

3）瞬间的天灾人祸或恶性事故等超常的紧张刺激，可以摧毁一个人的自我防御机制而出现心理异常。

4）一向认为自己健康的人，突然患有严重疾病，也会因为过度恐惧而失去心理平衡。

（2）被重视心理

1）患者希望在就诊过程中，自己的病情被重视。

2）医护人员能耐心、认真地倾听自己陈述病情。

3）希望医护人员对自己的身体进行全面细致的检查，做出正确的诊断。

4）期望得到迅速、有效的治疗。

（3）敏感、多疑、易激惹心理

1）多见于慢性病急性发作，或病情恶化加重的患者。

2）常通过观察医护人员的言行来猜测自己病情的严重性。

3）希望自己的家属、亲人陪伴，以分担精神上的痛苦。

4）家属也急于叙述患者的病情，盼望及早得到初步诊断，并想及时了解抢救结果，故常不愿离开患者。

（4）抑郁、悲观心理

1）多见于病情危重或长期住院痛苦较重的患者。

2）缺乏医学常识，认为自己的生命即将终结，或由于长期的病痛折磨，认为生不如死，无人能帮助自己，因而悲观失望，甚至绝望。

3）表现对检查不合作，对治疗不配合。

2. 一般原则

（1）"患者中心"护理：急诊患者多数求医心切，一旦进入医院，护士应紧张而热情地接诊，亲切而耐心地询问病情，悉心体贴，关怀周到，使患者体验到危难时遇到了可信赖的救命恩人，这种护患关系的建立有助于减轻焦虑，消除患者的无助感。

（2）支持性心理护理：抢救过程中，护士娴熟的操作技术、严谨的工作作风以及医护人员的密切配合，不仅是使患者转危为安的保证，同时对患者又是极大的心理支持和鼓舞，使患者感到医护人员可信、可敬，从而潜移默化地影响患者，减缓其焦虑、恐惧心理的发展。

（3）及时有效地进行心理疏导：急诊患者大多数存在不同程度的心理冲突或心理障碍，护士应针对每位患者的具体情况及时做好心理疏导工作，缓解心理冲突，减轻精神痛苦，原则上给予肯定的保证、支持、鼓励，尽量避免消极暗示，尤其是来自家属、病友方面的暗示。医护人员之间交谈重要病情，或向家属交代病情，应注意回避患者；检查或诊治后病情有轻微好转，或基本稳定，也要告知患者，增强治愈疾病的信心。

（4）就诊顺序按轻重缓急：在急诊就诊的患者，虽然都是急诊，但病情轻重不一样，对每位患者及家属来讲，只认为自己的病最重要，最难忍受，希望尽早得到医生护士的诊断治疗，对这种心情护士应给予充分的理解。护士应有条不紊地提醒医生，注意对危重患者的抢救，优先抢救生命垂危的患者。为了解决患者的焦虑心理，提高医生的工作效率，缩短候诊时间，医生对一般患者问诊后，护士可提前给予常规处理，如测体温、血压等，体温过高给予物理降温，同时耐心诚恳地向患者及家属解释等候的原因，使患者体验到医护人员没有忘记他，一直在关心他，使他们在心理上得到安慰。

（5）耐心、科学地解释诊治过程中的问题：若患者的医学知识甚少，对医生的诊治往往会产生种种疑虑，但由于医生较忙或担心医生不耐烦，他们不直接问医生而去问护士，护士有责任和义务满足患者的要求，清晰、科学地解释诊治中的各种问题（如诊断的是什么病？这种病多长时间才能治好？这种药物效果怎样？）以解除患者的疑虑。

（6）营造和谐的人际关系：急诊患者由于病痛造成心理创伤，多数可出现言语、行为方面的异常行为，护士应表现宽广的胸怀，热情、耐心地照顾患者，启发和帮助患者正确对待疾病，对激惹性高、发脾气的患者，要态度温和、诚恳，运用语言技巧，反复解释、说服。

3. 注意事项

（1）重视心理护理的作用：虽然急诊的任务特点是在最短的时间内，用最快的速度，最有效的措施制止生命活动的终止，或缓解急性发作的症状，但是心理护理的作用不能忽视。例如，服毒患者，若只是洗胃，使用药物，患者的心理问题没有解决，患者极可能拒绝治疗甚至再次服毒。

（2）重视非语言信息的作用：由于急诊工作的特殊性质，在心理护理方面，尤其应当注意非语言信息的应用。护士冷静沉着的态度、整洁的衣着、娴熟的操作技术以及有条不紊的抢救程序都是对患者有效的安慰。对于某些病情危重的患者和被痛苦折磨得筋疲力尽的患者，利用抚摸手或轻拍肩部等非语言手段与患者沟通，都会收到良好的效果。

（3）重视患者亲属的心理需求：患者亲属的心理反应可能比患者还要复杂，很多人都表现出担忧、焦虑、情绪不稳定和易激惹现象。护士应充分理解患者亲属的心情，在认真做好抢救工作的同时，对患者亲属也要有同情心、耐心，稳定其情绪。

二、护理措施

1. 患者就诊　急诊护士最先接待患者，其一言一行、一举一动都会对患者产生很大影响。

（1）护士应仪表端庄，衣着整洁大方朴素，工作热情和蔼，举止稳重，使患者一踏进急诊科就有一种平静的心理，树立战胜疾病的信心。

（2）患者诉说病情时要认真聆听，不要东张西望，不要随意插话，同时仔细分析，尽量做到判断准确，缩短不必要的转诊时间。

（3）一切手续要求简单，使患者产生一种轻便感。

2. 处置结束

（1）多数患者取到药物后，常担心药物的效果，此时护士要配合医生对所用药物做一定程度的解释。例如，用阿托品可能出现心悸、口干、面红等反应，嘱患者不要害怕，可多饮水。

（2）对一些不够住院条件而主动要求住院的患者，要向其说明不住院的理由，仔细指导回家后的注意事项及随诊时间，使患者放心离去，这样如果病情反复，也不会产生恐慌心理。

3. 注射治疗 患者在注射时带有恐惧、紧张心理，因为注射引起疼痛，有的患者担心折针，所以心理应激增强。尤其是对刺激性大的注射药物，如果较长时间使用，患者会感到紧张，注射部位也处于紧张状态。护士应注意：

（1）语言的安抚作用：注射前要和患者做简短的交谈，语言表达要情感真实、诚挚，要向患者解释注射的程序以及将会产生何种程度的痛感。告诉患者痛如蚊咬，慢慢推药疼痛会减轻的，嘱患者放松，使患者心理上有准备，起到积极安抚作用。

（2）利用注意力转移来减轻疼痛：为了避免患者对注射引起疼痛的恐惧心理，最好的办法是转移患者的注意力，与患者说话，使其兴趣集中到另一个问题上，当注意力转移时完成注射任务。

（3）增强患者对护士的信任感：患者对护士的崇敬和信赖是减轻注射疼痛的重要因素，所以护士在操作中对患者态度要友善，耐心解答患者提出的问题，操作技术要熟练，使患者放心，减少紧张心理。

（4）环境：注射的环境既要避免过于嘈杂，又要避免过于安静，病室内注射是较为理想的环境；患者之间的谈话、看书报、同护士的简短交谈，都有利于分散患者的注意力，以减轻疼痛，克服恐惧心理。

4. 灌肠操作 患者对灌肠通常不习惯，常有一种害怕、恐惧的心理。

（1）灌肠前：护士应向患者做好解释，使之了解灌肠的目的，说明灌肠没有危险，只是灌进药液后稍有胀感，待排便后即感轻松，以消除患者紧张、恐惧和不安的心理，使患者主动地配合。

（2）灌肠时：护士要保持平静，动作要轻柔。尤其是在插肛管时，更应观察患者的情绪。如果患者紧张，肛门括约肌禁闭，肛管插不进，切忌用暴力，以防损伤肛门、直肠。护士要沉着镇静，转移患者注意力，待患者心理平静，肛门括约肌松弛后再插管。

5. 导尿操作 除昏迷、神志不清的患者外，一般患者对导尿都有羞涩感，特别是男性年轻患者，心理十分紧张，有时导尿管难以插入。年轻护士进行操作时也常感不好意思，心理忐忑不安，甚至手颤抖，影响导尿操作。护士自己应提高对导尿的认识，解除心理矛盾的冲突，控制羞涩感，使自己的心理平静下来。根据患者病情，认真而严肃地向患者讲明导尿的必要性和安全性，消除患者疑虑、羞涩、恐惧和害怕的紧张心理，配合护士的操作。

6. 急性中毒患者

（1）自服毒物的患者

1）多数患者处于狭隘心理状态，心理变化极为复杂，当毒性发作时，又多具有后悔心理，来急诊就诊时，因碍于情面，故意与医护人员不合作。若此时做不好心理护理，很难取得患者的配合，抢救就很难奏效，甚至因此失去有利抢救时间，造成死亡。

2）具有自杀心理的患者，都存在一定的社会或家庭因素，对这类患者，除了从治疗上、生活上给予关心爱护，还应根据具体情况给予开导。

3）要用温和、体贴、同情的语言去感化患者，不能用刺激性话语，要使患者真正体会到医务人员为抢救其生命在尽心尽职地工作，使其认识到自己的做法是错误的。

4）这类患者很大程度上更需要家属安慰，做好家属的说服工作尤为重要。

（2）误服毒物的患者

1）多具有焦虑、担心、害怕的心理。

2）应向患者耐心解释所服药物的毒性反应，使患者有一定的思想准备，不至于在某种毒性突然发生时感到恐慌。

3）指导患者进行正常的口服洗胃；若剂量大、病情重者应插管洗胃。

7. 外伤患者

（1）因各种不同原因所致的外伤患者，多有伤口和出血，后者使患者感到不安、焦虑甚至惊恐。

（2）来急诊后，嘱咐患者不要直视伤口，以免增加恐惧心理。

（3）在输液、输血、给氧和清创止血等治疗中，始终保持神态自若、忙而不乱，操作准确无误，并主动和患者交谈，转移患者注意力，使患者产生一种亲切感和信任感。

（4）应尽量满足患者提出的合理要求，同时也要注意安慰家属，要求家属不要在患者面前流露悲伤、焦急、埋怨的表情和态度。

（5）对有纠纷因素在内的患者，主动承担调解义务，要求双方都不要夸大或隐藏病情，同时说明夸大或隐藏病情的危害。

8. 腹痛患者

（1）腹痛剧烈，多有烦躁、不信任的心理。

（2）患者多有迫切要求镇痛的心理，认为医院不给用镇痛药就是不积极治疗，护士应耐心解释不能随便使用镇痛药的道理。

（3）应尽快明确诊断，以解除患者疼痛。

第二节 危重患者的心理护理

急诊患者常有情绪障碍，由于病情危重，大多焦虑不安、注意力分散等，患者亲属也会有严重的恐惧、抑郁等心理。急诊护士除应在急救中给予恰当及时的护理外，还应满足其对生存和安全的需要，以熟练的技术和亲切的态度减轻患者的心理压力和身体不适。

一、心理反应

1. 初期恐怖心理

（1）初始心理反应

1）刚入抢救室，患者由于躯体正受疾病的折磨，各种监护导线、治疗性管道的应用，医护人员紧张、严肃、忙碌的身影等，造成强烈的感官刺激，从而过高地估计了自己的病情，产生绝望、恐惧心理。

2）产生的因素：①抢救室的特殊环境及设备（如呼吸机、心电监护仪、抢救车、氧气瓶等）对患者造成的压力和刺激；②特殊的治疗和护理措施（如氧气吸入、胃肠减压管的应用、输血、导尿等）的刺激；③抢救室患者多为特护或一级护理，医护人员要严密观察患者病情，并给予患者多方面的特殊治疗，医护人员的紧张情绪及其他患者病情恶化等都会成为刺激源，使患者产生恐惧心理。

（2）心理否认反应：患者的心理否认反应一般从入住抢救室第二天开始，至第三、四天达到高峰。由于病情急重、角色转变突然，患者缺乏思想准备，在经过紧急抢救、急性症状略有缓解后，患者往往会否认自己病情严重，要求不住抢救室，并出现不遵医嘱的行为。

（3）护理措施

1）医护人员必须有高度的同情心，主动关心患者，对患者多采用非语言交流，对患者提出的问题应根据病情及时给予恰当的回答，避免刺激患者。在病情允许的情况下，可简单地向患者介绍抢救室的基本情况，说明各种仪器的治疗功能，以使患者尽快适应新环境。

2）对患者应进行个体化教育，要有针对性地向患者解释清楚所用药物的注意事项、良好的遵医行为对治疗和康复的重要性等。

3）诊疗操作最好集中完成，以减少对患者的不良刺激。

4）给予一些积极的暗示性语言，如"血止住了"等，树立患者战胜疾病的信心。

5）因为抢救室无家人陪护，患者往往无法求证自身疾病的情况，所以易产生猜疑、忧虑、抑郁和孤独感。护士在做好其他工作的同时，要主动与患者交流，及时向患者说明诊疗情况，使患者对诊疗情况心中有数，减少不必要的猜测和恐惧；同时，要适时向患者传达其亲友亲属对他的问候，以增加医护人员对患者的心理支持和患者对医护人员的信赖感，使患者能主动配合治疗。

6）对于心理否认反应，护士必须认真、科学地向患者讲明其病情及诊疗方案，耐心向患者解释所采取的各种治疗和护理措施对其疾病的作用，正确地解答患者提出的各种问题。同时，可针对患者易受暗示的特点，对患者进行积极的语言暗示，以促进康复。

2. 中期焦虑反应

（1）心理反应

1）一般从入住监护病房第五天开始，大部分患者都会出现焦虑反应。

2）随着治疗过程的发展，患者对自己的病情、治疗费用、疾病的预后以及病情对家庭、事业造成的影响等情况一般会基本清楚，当意识到自己将会受到疾病长期折磨或将失去工作、自理能力时，会产生强烈的失落感，主要表现为烦躁、易怒、抑郁、自卑、情绪低落，乃至会产生轻生的念头。

（2）护理措施

1）实施支持性医护法：医护人员要以同情体贴的态度与患者进行沟通，加强和患者之间的有效信息交流，给患者必要的心理支持，以唤起患者战胜疾病的信心。同时应充分调动患者亲属、单位等各方面的支持力量，解决患者在生活、工作、学习上的后顾之忧，使患者安心治病，以平稳的心态接受治疗。

2）对患者进行心理调节：对心理矛盾冲突严重的患者，可针对病情采取治疗性心理护理，如引导患者用发泄法控制不良情绪，用转移法减轻心理压力，用洞察法正视自己的病情。要积极调动患者的心理调节机制，帮助其尽快恢复心理平衡，正确对待疾病和生活。

3. 出抢救室后抑郁

（1）心理反应：有些患者当病情好转离开抢救室时因担心病情复发而产生抑郁心理，对住院后治疗或终止治疗的效果缺乏信心。

（2）护理措施

1）做好说服解释工作，使患者明确所患疾病的特点及注意事项，帮助其树立战胜疾病的信心，使其认识到增强自身的抗病能力是出院或住院后心身康复的一个必要条件。

2）要为危重患者制定强化治疗和预防复发的治疗措施，以促进患者的身心康复、解除患者的后顾之忧、消除其抑郁和依赖心理。

3）注意将抢救室患者的护理干预与住院后的健康教育衔接起来，使患者始终保持良好的心理状态。

二、护理措施

1. 优化监护环境

（1）保持安静

1）将呼吸机等仪器设备报警的音量大小调至合适，尽可能减少噪音。

2）在有条件的抢救室，应设有多个单间病房，对危重患者恢复期休息有益。

3）抢救室中的谈话只能限于与患者治疗护理有关的必须内容，保持医疗用语健康化。

4）抢救室中护士应做到"四轻"：说话轻、走路轻、关门轻、操作轻。

5）操作应尽量在不影响患者睡眠的时间内进行。工作人员要正确认识到睡眠的重要性，它标志着危重患者的精力储备。

（2）环境整洁

1）仪器设备摆放整齐，暂时不用的仪器尽量避开患者视线，以防造成患者不必要的恐惧。

2）由于患者基本与外界隔绝，活动受限，室内应有时钟和日历置于其视野范围内，使患者有正常生活的感觉。

3）做好基础护理，保证患者的清洁舒适。

4）做生活护理（如擦身）及其他操作时，应注意保护患者，避免患者感到有失尊严而表现出抑郁、消极。

2. 注重道德修养

要减少和预防危重症患者的心理疾患，就要求急诊护士不仅要有更高的理论及操作技术水平，还要有较好的思想道德素质，更强的责任心，不仅重视对"病"的护理，还要把对患者心理不利的影响降到最低限度。危重症的护理人员不仅要有熟练的专业技能、敏锐的观察能力，还要具备高尚的护理道德，及时发现患者的病情变化，使患者产生信任感和安全感，减轻恐惧、焦虑等不良情绪，使患者处于一个接受治疗、维护健康的最佳心理状态，促进疾病的康复。

3. 增加患者交流

（1）语言交流

1）当患者清醒后即做好环境介绍，简述其入室原因和出室条件。

2）根据患者的心理需求，耐心解释伤情，适时向患者简要讲明抢救、治疗、护理、营养等方面的安排。

3）做好各项操作前的解释工作，切忌命令式语言，以消除患者的恐惧心理，取得患者的积极配合。

4）要求操作技术熟练，动作轻柔，尽量减少对患者的损伤。

5）对于喷溅出的痰液不应表示厌恶；对于必须用约束具的患者，在约束前要做好解释工作，使患者消除人格受限的感觉。

6）在不影响患者休息的前提下，尽可能多与患者进行语言文字交流。护理人员及亲属经常与其沟通，及时了解及满足其需要，对于气管插管或切开等不能说话的患者，在病情许可的情况下给其纸笔，写下其所需。

（2）非语言交流

1）护士经常与之接触，密切观察，不仅包括仪器显示的各项生理指标及管道情况，而且要善于抓住患者的一个手势、眼神。

2）护士要认识到非语言交流的重要性，面带的微笑、鼓励的眼神、皮肤的接触等都可以减轻患者的孤独、不安心理。

4. 亲属探视制度　亲人的陪伴会给危重患者带来极大的安慰，有利于安定情绪、增强信心，促进疾病尽快恢复。由此，可建立一套健全的亲属探视制度及创造基本的消毒隔离措施。

（1）规定探视时间、人数、对象，记录亲属通信地址。

（2）进入病房前洗手，穿隔离衣、鞋，必要时戴口罩、帽子。

（3）遵守院规，听从医务人员指导，不能私自搬动患者，不能谈论有碍患者健康和治疗的事宜，保持病房整洁安静。

（4）危重患者亲属可持危重通知单探视。

（5）对亲属进行医学及心理宣教，力求取得亲属的充分信任与理解。

参 考 文 献

[1] 吴东. 内科住院医师手册. 北京：人民卫生出版社，2013.

[2] 张波. 急危重症护理学. 北京：人民卫生出版社，2012.

[3] 郑静晨，张利岩，陈秀荣. 实用急救护理与操作流程手册. 北京：人民军医出版社，2009.

[4] 丁淑贞. 临床急诊护理细节. 北京：人民卫生出版社，2007.

[5] 孙永显. 急救护理学. 北京：人民卫生出版社，2010.

[6] 刘书祥. 急重症护理学. 上海：同济大学出版社，2008.

[7] 许铁，张劲松. 急救医学. 南京：东南大学出版社，2010.

[8] 孙刚，刘玉法，高美. 院前急救概要. 北京：军事医学科学出版社，2010.

[9] 杨丽丽，陈小杭. 急重症护理学. 北京：人民卫生出版社，2009.

[10] 李明子. 急救护理. 北京：中国人民大学出版社，2009.

[11] 张凤梅，贾丽萍. 急救护理技术（案例版）. 北京：科学出版社，2010.

[12] 张焱焱. 规范化急救. 武汉：华中科技大学出版社，2009.

[13] 敖薪. 急救护理学. 北京：高等教育出版社，2008.

[14] 吴在德，吴肇汉. 外科学. 第 7 版. 北京：人民卫生出版社，2008.

[15] 张彧. 急诊医学. 北京：人民卫生出版社，2010.

[16] 傅一明. 急救护理技术. 北京：人民卫生出版社，2009.

[17] 楼滨城. 急诊医学. 北京：北京大学医学出版社，2009.